Springer
Berlin
Heidelberg
New York
Barcelona
Hongkong
London
Mailand
Paris
Singapur
Tokio

Wissenschaftsethik und Technikfolgenbeurteilung
Band 8

Schriftenreihe der Europäischen Akademie zur Erforschung
von Folgen wissenschaftlich-technischer Entwicklungen
Bad Neuenahr-Ahrweiler GmbH
herausgegeben von Carl Friedrich Gethmann

J.P. Beckmann, G. Brem, F.W. Eigler,
W. Günzburg, C. Hammer, W. Müller-Ruchholtz,
E.M. Neumann-Held, H.-L. Schreiber

Xenotransplantation von Zellen, Geweben oder Organen

Wissenschaftliche Entwicklungen
und ethisch-rechtliche Implikationen

Mit 28 Abbildungen und 27 Tabellen

Springer

Reihenherausgeber
Professor Dr. Carl Friedrich Gethmann
Europäische Akademie zur Erforschung von
Folgen wissenschaftlich-technischer Entwicklungen
Bad Neuenahr-Ahrweiler GmbH
Wilhelmstraße 56, 53474 Bad Neuenahr-Ahrweiler

Für die Autoren:
Professor Dr. Jan P. Beckmann
FernUniversität Hagen, Institut für Philosophie
Feithstraße 140/AVZ II, 58084 Hagen

Redaktion
Dagmar Uhl, M.A.
Europäische Akademie GmbH
Wilhelmstraße 56, 53474 Bad Neuenahr-Ahrweiler

ISBN-13: 978-3-642-64032-2 e-ISBN-13: 978-3-642-59577-6
DOI: 10.1007/978-3-642-59577-6
Die Deutsche Bibliothek - CIP-Einheitsaufnahme
Xenotransplantation von Zellen, Geweben oder Organen / von Jan P. Beckmann... Red.: D. Uhl. - Berlin ; Heidelberg ; New York ; Barcelona ; Hongkong ; London ; Mailand ; Paris ; Singapur ; Tokio : Springer, 2000
(Wissenschaftsethik und Technikfolgenbeurteilung ; Bd. 8)
ISBN-13: 978-3-642-64032-2

Springer-Verlag Berlin Heidelberg New York
ein Unternehmen der BertelsmannSpringer Science+Business Media GmbH

Reproduktionsfertige Vorlagen der Herausgeber
Einbandgestaltung: de'blik, Berlin
SPIN: 10780369 Gedruckt auf säurefreiem Papier 62/3020 hu - 5 4 3 2 1 0

Europäische Akademie
zur Erforschung von Folgen
wissenschaftlich-technischer Entwicklungen
Bad Neuenahr-Ahrweiler GmbH

Die Europäische Akademie

Die *Europäische Akademie zur Erforschung von Folgen wissenschaftlich-technischer Entwicklungen Bad Neuenahr-Ahrweiler GmbH* widmet sich der Untersuchung und Beurteilung wissenschaftlich-technischer Entwicklungen für das individuelle und soziale Leben des Menschen und seine natürliche Umwelt. Sie will zu einem rationalen Umgang der Gesellschaft mit den Folgen wissenschaftlich-technischer Entwicklungen beitragen. Diese Zielsetzung soll sich vor allem in der Erarbeitung von Empfehlungen für Handlungsoptionen für Entscheidungsträger in Politik und Wissenschaft sowie die interessierte Öffentlichkeit realisieren. Diese werden von interdisziplinären Projektgruppen bestehend aus fachlich ausgewiesenen Wissenschaftlern aus ganz Europa erstellt. Darüber hinaus bearbeiten die Mitarbeiter der Europäischen Akademie übergreifende und methodologische Fragestellungen aus den Bereichen Wissenschaftsethik und Technikfolgenbeurteilung.

Die Reihe

Die Reihe „Wissenschaftsethik und Technikfolgenbeurteilung“ dient der Veröffentlichung von Ergebnissen aus der Arbeit der Europäischen Akademie und wird von ihrem Direktor herausgegeben. Neben den Schlussmemoranden der Projektgruppen werden darin auch Bände zu generellen Fragen von Wissenschaftsethik und Technikfolgenbeurteilung aufgenommen sowie andere monographische Studien publiziert.

Geleitwort

Die Transplantation von menschlichen Zellen, Geweben oder vollständigen Organen auf Menschen (Allotransplantation) ist in der heutigen Medizin ein etabliertes Verfahren, welches nicht nur zur unmittelbaren Rettung menschlichen Lebens, sondern auch zur Verminderung von Leid und zur erheblichen Verbesserung der Lebensqualität beitragen kann. Vor diesem Hintergrund ist der Mangel an geeigneten menschlichen Spenderorganen ein schwerwiegendes Problem, das dazu zwingt, über Alternativen zur Allotransplantation nachzudenken. Eine der möglichen Alternativen könnte die Xenotransplantation darstellen, bei welcher die von menschlichen Patienten benötigten Zellen, Gewebe oder Organe aus tierischen Quellen gewonnen würden. Freilich muss der Einführung einer solchen neuen medizinischen Technik in die klinische Praxis eine eingehende Prüfung vorangehen, nicht nur im Hinblick auf medizinische Möglichkeiten, Probleme und Risiken, sondern auch im Hinblick auf ethische und rechtliche Fragestellungen. Eine solche umfassende Erörterung bedarf intensiver interdisziplinärer Zusammenarbeit, die darauf abzielt, Empfehlungen hinsichtlich des national und international anerkannten dringenden Regelungsbedarfs der Xenotransplantation zu erarbeiten.

Mit dieser Zielsetzung hat die Europäische Akademie GmbH vor zwei Jahren eine interdisziplinär zusammengesetzte Projektgruppe beauftragt, das Thema Xenotransplantation zu erörtern. Das Projekt gehört zu den ersten, welche die Europäische Akademie im bio-medizinischen Bereich durchführt. Gerade in diesem Bereich betrachtet es die Europäische Akademie als ihre Aufgabe, die Folgen wissenschaftlicher und technischer Entwicklungen in einem möglichst frühen Stadium zu beurteilen. So wird etwa zum gegenwärtigen Zeitpunkt die Frage kontrovers debattiert, ob überhaupt und wenn ja, unter welchen Bedingungen die Xenotransplantation in die klinische Praxis eingehen sollte. Nicht nur von wissenschaftlicher, sondern auch von politischer Seite und von zahlreichen gesellschaftlichen Gruppierungen wird auf europäischer und internationaler Ebene dringender Regelungsbedarf angemahnt. Besonders problematisch hinsichtlich einer rationalen Beurteilung möglicher Folgen ist in diesem Zusammenhang die Einschätzung des Infektionsrisikos, da es für eine abschließende Risikobeurteilung an wissenschaftlichen Ergebnissen mangelt, die eben nur am Menschen gewonnen werden könnten. Hier zeigt sich ein typisches Dilemma jeglicher Wissenschaftsethik, wenn sie mit dem Anspruch auftritt, nicht *nachträglich*, sondern *vor* Einführung einer neuen Handlungsoption deren Folgen rational beurteilen zu wollen. In Anerkennung dieses Dilemmas hat sich die von der Europäischen Akademie einberufene Projektgruppe ihrem Auftrag gestellt.

Mit diesem Band 8 in der Reihe *Wissenschaftsethik und Technikfolgenbeurteilung* legt die Projektgruppe nunmehr ihren abschließenden Bericht vor. Neben ausführlichen Darstellungen des wissenschaftlichen Sachstandes zum Thema „Xenotransplantation" sowie den damit verbundenen ethischen und rechtlichen Erörterungen werden auch mögliche Alternativen zur Xenotransplantation umfassend untersucht und gegeneinander abgewogen. Großer Wert wurde darauf gelegt, interdisziplinär zu erörternde Problemstellungen auch im Zusammenhang darzustellen. Um die Empfehlungen sowie die zugrundegelegten Voraussetzungen auch über den deutschsprachigen Raum hinaus zugänglich machen zu können, wurden Einleitung, Zusammenfassung und Empfehlungsteil auch als englische Übersetzungen beigefügt.

Es war ohne Zweifel kein leichtes Unterfangen, nicht nur die wissenschaftlichen Erkenntnisse sehr unterschiedlicher Disziplinen füreinander verständlich zu machen und gegeneinander abzuwägen, sondern darüber hinaus mögliche Alternativen erst noch zu erwartender wissenschaftlicher Untersuchungen zu antizipieren, um auf dieser Basis zu gemeinsamen Empfehlungen zu gelangen. Es ist der Projektgruppe, ihrem Vorsitzenden und ihrer Projektleiterin zu danken, dass sie mit großem Engagement gemeinsam an der Erfüllung dieser schwierigen Aufgabe gearbeitet haben. Ich wünsche dem Memorandum, dass die Ergebnisse der gemeinsamen Anstrengungen in den wissenschaftlichen Fachgemeinschaften, bei denen, die mit der Gestaltung des Gemeinwesens befasst sind, und der interessierten Öffentlichkeit die Beachtung findet, die für das Thema erforderlich ist.

Bad Neuenahr-Ahrweiler, im Oktober 2000 Carl Friedrich Gethmann

Vorwort

Das Forschungsprojekt ‚Xenotransplantation' der Europäischen Akademie GmbH galt dem Ziel, den naturwissenschaftlichen, ethischen und rechtlichen Forschungs- und Diskussionsstand des Verfahrens der Übertragung lebender Zellen, Gewebe und Organe vom Tier auf den Menschen darzustellen und kritisch zu analysieren und schließlich Empfehlungen auszuarbeiten, welche den zuständigen Institutionen in Gesellschaft, Politik und Wissenschaft als Ausgangspunkte für die Erarbeitung von Richtlinien dienen können. Auf diese Weise wird zugleich eine Voraussetzung für eine europäische Regelung geschaffen. Die folgenden Untersuchungen gehen auf Vorarbeiten zurück, die im Juli 1997 in Form einer Vorstudie vorgelegt worden sind (Beckmann 1997). Im Winter 1997/98 bildete sich die Projektgruppe aus den Professoren Dr. Dr. Dr. h.c. Gottfried Brem (Tierzucht und Genetik, Wien), Dr. Friedrich Wilhelm Eigler (Allgemeine Chirurgie, Essen), Ph.D. Dr. Walter Günzburg (Virologie, Wien), Dr. Dr. Carl Hammer (Chirurgische Forschung, München), Dr. Dr. Dr. h. c. Werner Müller-Ruchholtz (Immunologie, Kiel), Dr. Dr. h. c. mult. Hans-Ludwig Schreiber (Jura, Göttingen) und Dr. Jan P. Beckmann (Philosophie, Hagen). Nachdem der Wissenschaftliche Beirat der Europäischen Akademie dem Arbeitsvorhaben zugestimmt hatte, nahm die Projektgruppe zum 1.4. 1998 ihre Arbeit auf.

In ihrer zweijährigen Arbeit ist die Projektgruppe so vorgegangen, dass sich die Mitglieder in einem ersten Schritt über den Sachstand der Xenotransplantation aus der Sicht der je eigenen *Fachdisziplin* wechselseitig informiert und anschließend sogenannte Saattexte verfasst haben. In der vorliegenden Veröffentlichung hat sich dies darin niedergeschlagen, dass jedes Kapitel einen Moderator besitzt, welcher derjenigen Fachdisziplin entstammt, die für die Thematik des betreffenden Kapitels von vorrangiger Bedeutung ist.

In einem zweiten Schritt hat die Arbeitsgruppe in Kenntnis der jeweiligen fachlichen Aufklärung den Versuch unternommen, den in den einzelnen Saattexten dargelegten Sachstand auf seine zentralen Aspekte, Schwierigkeiten und Probleme hin *interdisziplinär* zu diskutieren. Im Ergebnis hat sich dies darin niedergeschlagen, dass die einzelnen Kapitel der vorliegenden Untersuchung sich nicht auf Aussagen des in ihnen jeweils vorrangigen Faches beschränken, sondern kritische Beiträge aus den übrigen Disziplinen enthalten. Grund für diesen *integrativen* Versuch, den interdisziplinären Ansatz nicht durch ein reines Nacheinander der Beiträge der einzelnen Disziplinen zu dokumentieren, sondern einen Schritt weiter zu gehen und einzelwissenschaftliche Ergebnisse und Sichtweisen gleichsam vor Ort aufeinander zu beziehen, ist der Umstand, dass dieses Verfahren nicht nur generell in Bezug auf einen sachgemäßen Umgang mit den neuen, sich rapide erweiternden Handlungsmöglichkeiten der Wissenschaften, sondern speziell angesichts der Komplexität des Gegenstandes ‚Xenotransplantation' angezeigt erscheint.

Eine weitere Besonderheit der vorliegenden Untersuchung liegt darin, dass im Verlauf ihrer zweijährigen Diskussion von der Projektgruppe immer wieder gezielt *auswärtiger* Sachverstand zu Einzelfragen bzw. zu einzelnen Abschnitten hinzugezogen worden ist. So galt es schon früh, sich mit den mutmaßlichen ökonomischen Fragen der Xenotransplantation vertraut zu machen. Hierzu haben Professor Dr. Klaus-Dirk Henke (TU Berlin), Dr. Ulrich Meyer-Panwitt (Hamburg) und Dr. med. Michael Niechzial auf verschiedenen Sitzungen Beiträge geliefert; eine schriftliche Ausarbeitung von Dr. Niechzial zu ökonomischen Fragen der Transplantation ist in das entsprechende Kapitel der vorliegenden Untersuchung eingearbeitet worden. Darüber hinaus hat die Projektgruppe zum Risikobegriff Professor Dr. Dieter Birnbacher (Philosophie, Düsseldorf) und zur Frage psychischer Auswirkungen von Organübertragungen am Beispiel der Herztransplantation Professor Dr. Brigitte Bunzel (Chirurgische Universitätsklinik, Wien) gehört und zum Thema Xenotransplantation in den Medien von Professor Dr. Georg Ruhrmann (Medienwissenschaften, Jena) fachlichen Rat eingeholt. Bei Gelegenheit des Internationalen Transplantations-Kongresses im Juni 1999 in Oslo ergab sich die Möglichkeit eines Austausches u.a. mit den Medizinern Dr. Michael Breimer (Göteborg, Schweden), Dr. Rafael Manez (La Coruna, Spanien), Dr. Arnt E. Fiane (Oslo, Norwegen) und Professor Dr. C. Groth, (Huddinge Hospital, Schweden).

Schließlich hat sich die Projektgruppe in ihrer zweijährigen Arbeit über die genannte Hinzuziehung einzelner Experten hinaus zweimal *auswärtiger Kritik* gestellt:

1. in Form eines „Kick-off-Meetings" in der Universität Göttingen durch Beiträge von Dr. Nicole Déglon (Surgical Research & Gene Therapy Center, CHUV, Lausanne), Professor Dr. Karin Ulrichs (Universitätsklinik Würzburg) und Dr. Jörg Gerlach (Charité, Berlin) Professor Dr. Gustav Steinhoff (Medizinische Hochschule Hannover) zu Aspekten der Zell- und Gewebetransplantation, Dr. Jonathan P. Stoye (National Institute for Medical Research, London) zur Infektionsproblematik und den Möglichkeiten der Risikoverminderung sowie Professor Dr. Ursula Wolf (Philosophie, Mannheim) zu Problemen der Tierethik;
2. im Rahmen eines „Mid-Term-Meetings" im Klinikum Großhadern, München, auf dem Dr. Hans Nitschko (Max von Pettenkofer-Institut, München), Dr. Manfred Stangl (Klinikum Großhadern), Professor Dr. Gustav Steinhoff (MHH), Professor Dr. Karin Ulrichs (Würzburg) und Professor Dr. Eckhard Wolff (Genzentrum, München) im Rahmen ihres jeweiligen Faches zu den ihnen zuvor zugesandten Ausarbeitungen kritisch Stellung nahmen. Hinzu kamen schriftliche Stellungnahmen von Professor Dr. Adolf Laufs (Jura, Heidelberg) zu den juristischen und Professor Dr. Annemarie Pieper (Philosophie, Basel) zu den philosophischen Ausarbeitungen. Die Ergebnisse beider Treffen sind in der vorliegenden Publikation berücksichtigt worden.

Den genannten auswärtigen Kolleginnen und Kollegen gebührt großer Dank für ihren fachlichen und kritischen Rat. Besonderer Dank gilt den Mitgliedern der

Projektgruppe für die fruchtbare und erfreuliche Zusammenarbeit und den Konsens, die vorliegende Studie gemeinsam zu zeichnen, sowie den Wissenschaftlichen Mitarbeitern Roman Oeffner (Philosophie, Hagen) und Stefan Jungeblodt (Jura, Göttingen) für ihre Unterstützung und Dr. Eva M. Neumann-Held, die von Seiten der Europäischen Akademie die Projektgruppe mit großem Einsatz betreut und einen eigenen Beitrag beigesteuert hat. Ein Wort des Dankes gilt schließlich der Europäischen Akademie und ihrem Direktor Professor Dr. Carl Friedrich Gethmann sowie Daniela Nies für die administrative und Dagmar Uhl, M.A. für die textgestalterische Hilfe.

Hagen, im August 2000 Jan P. Beckmann

Inhaltsverzeichnis

1 Einführung/Introduction 1

1.1 Ausgangslage, Aufgaben und Zielsetzung 1
1.2 Inhaltsübersicht in Kurzfassung 5
1.3 Opening, Tasks, and Purpose 20
1.4 Summary of Contents 23

2 Möglichkeiten der Transplantationsmedizin Leidverminderung und Lebensrettung 37

2.1 Präventivmedizin 37
2.1.1 Allgemeine Maßnahmen 37
2.1.2 Spezielle medizinische Maßnahmen 38
2.1.2.1 Verbesserung der Frühdiagnose 38
2.1.2.2 Verbesserung der spezifischen Behandlung 39
2.1.2.3 Verbesserung der Immunsuppression 40
2.2 Alternativen zur Transplantation 40
2.2.1 Substitutions-Therapie 41
2.2.2 Maschinelle Substitution 41
2.3 Mögliche Zell-, Gewebs- und Organtransplantationen 42
2.4 Grundsätzliches zur Indikationsstellung 44
2.4.1 elektive Indikation 44
2.4.2 akute Indikation 47
2.4.3 Kontraindikationen 48
2.5 Die Ergebnisse der therapeutischen allogenen Zell-, Gewebe- und Organtransplantation 49
2.6 Verbesserung der Lebensqualität durch Transplantation 51
2.7 Psychologische Aspekte 52
2.8 Das Problem des Organmangels 53
2.8.1 Das ärztliche Problem 53
2.8.2 Das finanzielle Problem 55
2.9 Suche nach Abhilfe 55
2.9.1 Verbesserung der postmortalen Organspende 56
2.9.2 Lebendspende – ihre Problematik und ihre Grenzen 57
2.10 Ethisch - rechtliche Überlegungen zur Verantwortung von Staat und Gesellschaft für den Schutz des Lebens und der Gesundheit der Bürger 60
2.11 Schlussfolgerung 61

3 Neuere Alternativen: Biotechnologie

3.1 Grundlagen und Begriffe 63
3.2 Extrazelluläre Matrices (EZM) und Biomaterialien 64
3.3 Benutzte Zellen 68
3.3.1 Verwendung von differenzierten Zellen 68
3.3.2 Verwendung von Stammzellen aus adulten Organismen 69
3.3.3 Verwendung von embryonalen Stammzellen 71
3.4 Bioreaktoren 73
3.5 Verkapselung von Zellen 74
3.6 Komplexe bioartifizielle Systeme 76
3.7 Biologische Reaktionen gegen Fremdmaterial 79
3.8 Biologische Beurteilung bioartifizieller Konstrukte 80
3.9 Schlussfolgerung 80

4 Entwicklung der Xenotransplantation 83

4.1 Geschichte der Xenotransplantation 83
4.1.1 Zur Nierentransplantation 83
4.1.2 Zur Herztransplantation 85
4.1.3 Zur Lebertransplantation 86
4.1.4 Zur Lungentransplantation 87
4.2 Begriff der Xenotransplantation 87
4.2.1 Das tierexperimentelle Konzept der Xenotransplantation 88
4.2.2 Das therapeutische Konzept der Xenotransplantation 92
4.3 Stand der tierexperimentellen „Xenotransplantation" 95
4.3.1 Xenogene Herztransplantation im nahverwandten System 95
4.3.2 Herztransplantation zwischen Primaten 96
4.3.3 Weitere Entwicklung 97
4.4 Schlussfolgerung 98

5 Tiere als Quelle für Xenotransplantate 99

5.1 Vorzüge eines Einsatzes von Tiertransplantaten 99
5.2 Das Problem der Inanspruchnahme von Tieren zu vom Menschen gesetzten Zwecken 100
5.2.1 Biozentrismus 102
5.2.2 Pathozentrismus 103
5.2.3 Der moralische Status von Tieren 107
5.2.4 Zulässigkeit des Rückgriffs des Menschen auf Tiere bei Lebensgefahr 111
5.2.5 Tierethische Anwendung 115
5.3 Anatomische und physiologische Probleme der Xenotransplantation 117
5.3.1 Einleitung 117
5.3.2 Anatomische Unterschiede 118
5.3.3 Physiologie der Organe 120
5.3.4 Physiologische Unterschiede der Nieren 122

5.3.5 Physiologische Unterschiede der Leber ... 124
5.3.5.1 Komplement ... 125
5.3.5.2 Albumin ... 125
5.3.5.3 Cholesterin ... 126
5.3.5.4 Hormone ... 127
5.3.6 Physiologische Unterschiede des Blutes ... 129
5.3.7 Physiologische Unterschiede der Langerhans'schen Inseln ... 130
5.3.8 Alter und Xenotransplantat ... 131
5.3.8.1 Xenogene Pharmakokinetik ... 131
5.4 Artgerechtheit der Tieraufzucht und Tierhaltung (SPF) unter den Bedingungen der Xenotransplantation ... 131
5.5 Schlussfolgerung ... 135

6 Immunologie der Xenotransplantation ... 139

6.1 Grundlagen, Begriffe, Gliederungen ... 139
6.1.1 Prinzipielles zur biologischen Fremderkennung ... 139
6.1.2 Immunologie: ihre Elemente und Funktionen ... 140
6.1.3 Transplantation und Transplantatarten ... 141
6.1.4 Xenotransplantation von Zellen, Geweben oder Organen (immunologische Gliederung) ... 143
6.2 Mechanismen immunologischer Transplantat-Abstoßungsreaktionen ... 144
6.2.1 Übersicht über die Reaktionen ... 144
6.2.2 Die hyperakute vaskuläre Abstoßung ... 145
6.2.3 Akute vaskuläre Abstoßung von Organtransplantaten ... 149
6.2.4 Akute Abstoßung von Zell-Transplantaten (ohne Gefäßanschluss) ... 151
6.2.5 Akute T-Zell-vermittelte Abstoßung ... 152
6.2.6 Chronische Transplantat-Abstoßung ... 154
6.3 Beeinflussung der Abstoßungsreaktionen (Wege zur immunologischen Akzeptanz von Transplantaten) ... 157
6.3.1 Übersicht über die Möglichkeiten ... 157
6.3.2 Maßnahmen am Transplantat ... 158
6.3.2.1 Änderung der Histoinkompatibilität ... 158
6.3.2.2 Andere genetische Modifikationen ... 158
6.3.2.3 Nutzung und/oder Schaffung sogenannter Immunprivilegien ... 160
6.3.2.4 Immunisolation ... 161
6.3.3 Maßnahmen am Empfänger ... 162
6.3.3.1 Elimination oder Hemmung von Antikörpern und/oder Komplement ... 163
6.3.3.2 Akkommodation ... 165
6.3.3.3 Immunsuppression ... 166
6.3.3.4 Immuntoleranz ... 166
6.4 Schlussfolgerung ... 173

7 Erstellung transgener Tiere ... 175

7.1 Bedeutung der Gentechnik und Klonierung für die Xenotransplantation ... 175
7.2 Gentechnische Grundlagen ... 176
7.3 Gentechnische Veränderungen und ihre Konsequenzen ... 178
7.4 Gentechnische Veränderung von Tieren aus ethischer Sicht ... 182
7.5 Erstellung transgener Schweine ... 184
7.6 Klonieren und Klone ... 187
7.7 Schlussfolgerung ... 192

8 Infektionsgefahren und ihre Einschätzbarkeit ... 193

8.1 Begriff der Xenozoonose ... 193
8.2 Die Virolyse - ein Hauptabwehrsystem gegen behüllte Viren, die von Nicht-Primaten stammen ... 194
8.3 Unterbindung der Virolyse ... 196
8.3.1 Beseitigung zirkulierender, natürlicher, gegen das Xenotransplantat gerichteter reaktiver Antikörper (XNAs) ... 197
8.3.2 Komplementinhibition ... 197
8.3.3 Expression von Komplementregulationsproteinen ... 197
8.3.4 Selektive Reduktion von Komplement ... 199
8.3.5 Inhibition der α-gal Modifizierung ... 199
8.4 Überwinden der physikalischen Barrieren gegen Virusinfektion infolge eines die Artgrenzen überschreitenden Zell-, Gewebe- oder Organtransfers ... 200
8.5 Konsequenzen der Unterbindung der Virolyse und der Umgehung von physikalischen Barrieren ... 201
8.6 Persistente Viren ... 201
8.6.1 Retrovirale Pathogenität ... 202
8.6.2 Herpesvirus Pathogenität ... 205
8.6.3 Pathogenität des Tollwutvirus ... 206
8.6.4 Unbekannte und momentan unerfassbare Viren, die eine Xenozoonose auslösen könnten ... 207
8.7 Schweine als potentielle Organquelle ... 207
8.7.1 Schweineinfluenza ... 208
8.7.2 Schweineparamyxovirus ... 208
8.7.3 Japanisches Enzephalitisvirus ... 208
8.7.4 Vesicular Stomatitis Virus ... 208
8.7.5 Maul- und Klauenseuchevirus ... 209
8.7.6 Swine Vesicular Disease Virus ... 209
8.7.7 Tollwutvirus ... 209
8.7.8 Vaccinia Virus ... 209
8.7.9 Schweineparvovirus ... 209
8.7.10 Pseudowutvirus ... 210
8.7.11 Schweinepockenvirus ... 210
8.7.12 Porcines Enzephalomyocarditis Virus ... 210
8.7.13 Schweinecircovirus ... 210

8.7.14 Schweinehepatitisvirus ... 211
8.7.15 Porcine Endogene Retroviren ... 211
8.7.16 Andere Schweineviren ... 212
8.8 Übertragungsrisiko von Schweineviren auf Menschen ... 214
8.9 Mechanismen der Neubildung von pathogenen Viren ... 215
8.9.1 Rekombination ... 216
8.9.2 Pseudotyp-Formation ... 218
8.9.3 Reassortment ... 218
8.10 Mögliche Adaptation der Viren ... 219
8.10.1 Freie Bahn nach einer Runde der Replikation in menschlichen Zellen ... 219
8.10.2 Aufdecken neuer Eintrittspforten ... 220
8.10.3 Adaptation ... 221
8.10.4 Immunsuppression ... 222
8.11 Das virusfreie Schwein ... 223
8.12 Screening Prozeduren für zoonotische Erreger ... 223
8.13 Schlussfolgerung ... 225

9 Risikobewertung ... 227

9.1 Virale Risikobewertung ... 227
9.2 Virale Risikoabschätzung ... 228
9.2.1 Risikoabschätzung anhand von Tierstudien ... 229
9.2.2 Tumor-Risiko für den Patienten ... 229
9.2.3 Humorale Immunantwort kann das Patientenrisiko vermindern ... 232
9.2.4 Keimbahnrisiko ... 232
9.2.5 Gesellschaftliches Risiko ... 233
9.3 Der Umgang mit dem Infektionsrisiko aus philosophischer Sicht ... 233
9.3.1 Gefahr und Risiko ... 234
9.3.2 Ethik des Risikoumgangs ... 235
9.4 Schlussfolgerung ... 239

10 Anthropologische und ethische Implikationen der Xenotransplantation ... 241

10.1 Anthropologische Grundfragen der Xenotransplantation ... 242
10.1.1 Grenzen des ‚Natürlichen' ... 242
10.1.2 Menschenwürde ... 245
10.1.3 Xenotransplantation und menschliche Identität ... 246
10.2 Ethische Fragen der Xenotransplantation ... 250
10.2.1 Prüfung der Legitimität der Ziele ... 251
10.2.1.1 Das Gebot der Lebensrettung und Leidverminderung ... 253
10.2.1.2 Ersetzung der Allotransplantation? ... 254
10.2.1.3 Ergänzung der Allotransplantation? ... 255
10.2.1.4 Übergangslösung? ... 255
10.2.2 Prüfung der Vertretbarkeit der Mittel ... 256

10.2.2.1 Heilzweck und Fremdnützigkeit ... 256
10.2.2.2 Zumutbarkeit und Grenzen der Belastungen infolge verstärkter Immunsuppression ... 258
10.2.2.3 Vertretbarkeit der Einschränkung von Grund- und Persönlichkeitsrechten zum Schutze Dritter ... 259
10.2.3 Prüfung der Hinnehmbarkeit der Folgen ... 260
10.2.3.1 Xenotransplantat-Empfänger ... 260
10.2.3.2 Allokationsfragen im Makro- und Mikrobereich ... 262
10.2.3.3 Merkantile Verwertung der Xenotransplantation ... 265
10.3 Schlussfolgerung ... 266

11 Rechtlicher Regelungsrahmen der Xenotransplantation - national und international ... 269

11.1 Rechtlicher Regelungsrahmen. Einführung ... 269
11.1.2 Verfassungsrechtliche Aspekte ... 269
11.1.2.1 Menschliche Würde nach Artikel 1 des Grundgesetzes ... 270
11.1.2.2 Recht auf Leben und körperliche Unversehrtheit nach Artikel 2 Absatz 2 Satz 1 des Grundgesetzes ... 271
11.1.2.3 Tierschutzaspekte im Verfassungsrecht ... 272
11.1.3 Gesetzliche Regelungen unterhalb des Ranges der Verfassung ... 273
11.1.3.1 Transplantationsgesetz ... 273
11.1.3.2 Gentechnikgesetz ... 274
11.1.3.3 Tierschutzgesetz ... 275
11.1.3.4 Bundesseuchengesetz bzw. Infektionsschutzgesetz ... 276
11.1.3.5 Arzneimittelgesetz ... 277
11.1.4 Anwendung der Xenotransplantation in der klinischen Praxis ... 280
11.1.4.1 Einzelner Heilversuch und klinische Prüfung ... 280
11.1.4.2 Deklaration von Helsinki / Tokio ... 281
11.1.5 Vorschriften im europäischen Recht ... 284
11.1.5.1 Richtlinie zur klinischen Prüfung von Humanarzneimitteln ... 285
11.1.5.2 Verordnung Nr. 2309/93 des Europarates ... 285
11.1.5.3 Empfehlungen des Europarates und Arbeitsgruppe für Xenotransplantation ... 286
11.1.5.4 Zusatzprotokoll zur Bioethik-Konvention ... 287
11.1.6 Bisherige rechtliche Regelungen im Ausland ... 287
11.1.6.1 Schweiz ... 287
11.1.6.2 USA ... 288
11.1.6.3 Spanien ... 289
11.1.6.4 Schweden ... 289
11.1.6.5 Großbritannien ... 290
11.1.6.6 Niederlande ... 290
11.1.6.7 Kanada ... 291

11.1.6.8 Frankreich ... 291
11.2 Schlussfolgerung ... 291

12 Anwendungs- und Folgekosten der Xenotransplantation ... 295

12.1 Kosten für die Generierung gentechnisch veränderter Schweine ... 296
12.2 Haltungskosten für Schweine im konventionellen und im SPF-Bereich ... 298
12.3 Erwartete Kosten bei Organentnahme von transgenen Tieren ... 299
12.4 Transplantationskosten ... 301
12.5 Kosten der Nachbehandlung mit und ohne Immunsuppression ... 303
12.6 Kostenanalysen für den Bereich der Xenotransplantation ... 304
12.7 Markt für die Xenotransplantation ... 306
12.8 Schlussfolgerung ... 307

13 Grundsätze und Empfehlungen ... 309

Glossar ... 321

Literaturverzeichnis ... 341

Sachregister ... 363

Personenregister ... 367

Autorenverzeichnis ... 373

Je nach Lösung z.B. der immunologischen Probleme bis hin zur Toleranzerzeugung könnte sich das Verfahren der Xenotransplantation als die bessere Therapieform erweisen. Daneben könnte im Erfolgsfall z.B. die Transplantation von verkapselten Inseln der großen Zahl insulinpflichtiger Diabetes-Patienten Unabhängigkeit von den täglichen Insulininjektionen verschaffen, bei Patienten mit dem bisher nicht behandelbaren Parkinson-Syndrom könnte durch xenogene Gewebetransplantation ein Fortschreiten der Krankheit verhindert und möglicherweise eine Besserung herbeigeführt werden.

Im Blick auf diese und ähnliche therapeutische Zielsetzungen ist die Wissenschaft national wie international verstärkt darum bemüht, u.a. auch die Xenotransplantations-Forschung voranzutreiben und insbesondere die genannten drei Hauptschwierigkeiten, die Überbrückung der physiologischen Differenz zwischen Mensch und (Quellen-)Tier, die Herbeiführung von Immuntoleranz und vor allem die Frage des Risikos einer möglichen Übertragung von Krankheitserregern, zu klären. Erfolge im tierexperimentellen Bereich in jüngster Zeit, vor allem in immunologischer Hinsicht, aber auch die Not, im Kampf um das Leben von Patienten mit akut lebensbedrohlichen Erkrankungen als letzte Möglichkeit auf tierische Organe zurückzugreifen, lassen seit kurzem immer häufiger den Gedanken aufkommen, die Xenotransplantation in die klinische Phase zu überführen. Auf der anderen Seite lässt die Unsicherheit des Verfahrens und die in Bezug auf Zell-, Gewebe- oder Organübertragungen möglicherweise unterschiedlichen Grade der Ungewissheit und Ungeklärtheit des Infektionsrisikos die Mehrheit der Fachleute derzeit noch vor einem solchen Übergang in die Klinik warnen.

Angesichts dieser Sachlage wird seit längerem in vielen Ländern neben der gründlichen Prüfung der wissenschaftlichen Möglichkeiten eine Diskussion der ethischen und rechtlichen Implikationen der Xenotransplantation eingefordert. In den USA existieren zur Xenotransplantation seit 1996 Richtlinien der *Food and Drug Administration* (FDA); dieselben werden z.Zt. überarbeitet, ein Entwurf ist soeben erschienen. Richtlinien zur Kontrolle möglicher Infektionsrisiken koordiniert das US-amerikanische *Center of Disease Control* (CDC, Georgia/Atlanta). In England hat das *Nuffield Council on Bioethics* 1996 einen ausführlichen Bericht zu ethischen Problemen der Xenotransplantation veröffentlicht. Ein Jahr später ist der *Kennedy Report* veröffentlicht und zum Zwecke einer Regelung der die Xenotransplantation betreffenden Fragen eine eigene Institution geschaffen worden, die *United Kingdom Xenotransplantation Interim Regulatory Authority* (UKXIRA). Ihre Aufgabe besteht darin, die Voraussetzungen für die Anwendbarkeit des Verfahrens der Xenotransplantation auf den Menschen zu klären und die Bedingungen festzulegen, unter denen klinische Versuche als Einzelfallprüfungen zulässig sind; inzwischen sind Richtlinien in Bezug auf klinische Versuche (1998) und ein vorläufiger Bericht zur Infektionsfrage erschienen (1999). Die *OECD* hat 1996 einen Sachstandsbericht veröffentlicht. Für die Niederlande hat die *Kommissie Xenotransplantatie* des *Gezondheitsraads* 1998 eine Stellungnahme zur Xenotransplantation herausgegeben. In der Schweiz erschien 1997 eine ‚Technikfolgenabschätzung Xenotransplantation' des *Schweizerischen Wissenschaftsrates*. Aus demselben Jahr stammen die spanischen Regulierungsrichtlinien des *Ministerio de Sanidad y Consumo* sowie ein Bericht der *WHO* zur Xenotransplantation;

1 Einführung/Introduction

1.1 Ausgangslage, Aufgaben und Zielsetzung

Die Xenotransplantation, vereinfacht als Verfahren der Übertragung von funktionsfähigen Zellen, Geweben oder Organen zwischen verschiedenen Spezies – im folgenden, wenn nicht anders vermerkt, vom Tier auf den Menschen – bezeichnet, wird in der gegenwärtigen internationalen Diskussion als ebenso vielversprechend wie problematisch beurteilt: vielversprechend, weil im Erfolgsfall der Mangel an humanen Spenderorganen in der Transplantationschirurgie kompensiert und damit vielen organbedürftigen Patienten das Leben gerettet werden könnte, und weil darüber hinaus das Leiden einer großen Zahl von Menschen – etwa durch Transplantation von Inseln beim Diabetes, von Hirnzellen beim Parkinson-Syndrom oder von Leberzellen – nachhaltig gelindert werden könnte; problematisch, weil Schwierigkeiten mit der physiologischen Differenz zwischen Mensch und Tier, mit der Herbeiführung der Immuntoleranz und vor allem mit der Vermeidung der Übertragung von Krankheitserregern derzeit noch vielfach ungelöst sind, ganz abgesehen von anthropologischen und human- und tierethischen Problemen sowie rechtlichen Fragen.

Wenn trotz der genannten Schwierigkeiten sowohl von Seiten betroffener Patienten als auch von der Medizin in das Verfahren der Xenotransplantation große Erwartungen gesetzt werden, so zum einen angesichts der bisherigen Erfolge bei der Allotransplantation, d.h. der Übertragung menschlicher Spenderorgane, und zum anderen wegen der derzeitigen und auch in voraussehbarer Zukunft fortdauernden Alternativlosigkeit dieses Verfahrens der Lebensrettung und Leidensminderung. Im Falle ihres Gelingens würde die Xenotransplantation infolge der jederzeitigen Verfügbarkeit xenogener Zellen, Gewebe und Organe quälende Wartezeiten sowie die Patienten und Ärzte gleichermaßen belastenden Umstände von Notoperationen vermeiden helfen. Kann Nierenkranken bei fehlenden Spenderorganen in der Regel durch regelmäßige Dialyse geholfen werden, so fehlt eine entsprechende Möglichkeit für herzkranke Patienten, von denen wegen des Mangels an Spenderherzen jeder vierte während der Zeit auf der Warteliste stirbt. Ähnlich steht es mit Patienten, die dringend eine Spenderleber oder -lunge benötigen. Dabei finden sich auf den Wartelisten lediglich diejenigen Patienten, die für eine Transplantation gemeldet sind und die strengen Kriterien hierfür erfüllen, nicht aber die um ein Vielfaches größere Anzahl derjenigen, denen im Falle eines entsprechenden Organangebots ebenfalls durch eine Transplantation geholfen werden könnte.

1998 hat die *WHO* Richtlinien speziell zur Infektionsfrage herausgegeben. In Frankreich hat das *Comité Consultatif National d'Ethique* (CCNE) 1999 eine Stellungnahme zur Xenotransplantation vorgelegt. Ebenfalls 1999 hat *Health Canada* der Öffentlichkeit Vorschläge zum Umgang mit der Xenotransplantation zur Stellungnahme vorgelegt. Was die Abstimmung in Europa angeht, hatte der Europarat bereits am 6.3.1996 einen Bericht zur Xenotransplantation erstellt; die *Parlamentarische Versammlung* hat am 29.1.1999 eine entsprechende Empfehlung verabschiedet; derzeit erarbeitet eine Arbeitsgruppe des *Steering Committee on Bioethics* (CDBI) zusammen mit dem *European Health Committee* einen Richtlinienentwurf für das Verfahren der Xenotransplantation.

In Deutschland haben das *Kirchenamt der Evangelischen Kirche* und das *Sekretariat der Deutschen Bischofskonferenz* 1998 eine gemeinsam erstellte „Hilfe zur ethischen Urteilsbildung" vorgelegt. Im Jahr zuvor hat es eine *Antwort der Bundesregierung* auf eine Kleine Anfrage der Bundestagsfraktion von *Bündnis 90/Die Grünen* zur Frage der Übertragung von Tierorganen auf den Menschen gegeben, im Dezember 1999 hat das *Büro für Technikfolgen-Abschätzung beim Deutschen Bundestag* (TAB) einen Sachstandsbericht „Xenotransplantation" vorgelegt, im Deutschen Ärzteblatt ist 1999 eine Stellungnahme des *Wissenschaftlichen Beirats der Bundesärztekammer* zur Xenotransplantation erschienen; entsprechende Richtlinien der Bundesärztekammer sind derzeit in Vorbereitung.

Allgemein wird davon ausgegangen, dass ein wissenschaftlich angemessenes, ethisch vertretbares und rechtlich zulässiges Resultat, welches als Grundlage für die Diskussion in der Öffentlichkeit dringend erforderlich ist, nur dann erreicht werden kann, wenn es zu einem kritischen Dialog zwischen den an den Forschungen zur Xenotransplantation beteiligten Disziplinen einerseits und der Ethik sowie der Jurisprudenz andererseits kommt. Aus ethischer Sicht verdient die Möglichkeit der Xenotransplantation aus einem doppelten Grund besondere Aufmerksamkeit: der Sache wegen, weil die Artgrenzen überschreitende Übertragung von Zellen, Geweben oder Organen eine Reihe ethischer Prinzipien (menschliche Würde und Identität, Gebot des Lebensschutzes bzw. der Lebensrettung und -erhaltung, Schutz des Patienten, aber auch Dritter vor Schaden, Abwägung von erwartetem individuellen Nutzen und der möglichen Gefahr eines kollektiven Infektionsrisikos, Verpflichtung zum Schutz der Tiere, etc.) tangiert, und methodisch, weil sich hier angesichts noch nicht gelöster medizinischer Probleme die Möglichkeit einer *Vergleichzeitigung* ethischer Analyse und wissenschaftlicher Entwicklungen bietet. Vielfach nämlich findet ethische Analyse und Reflexion erst dann statt, wenn die durch neue wissenschaftliche Entwicklungen eröffneten Handlungsmöglichkeiten bereits gegeben sind und man sich fragt, ob das, was in die Tat umgesetzt werden *kann*, auch umgesetzt werden *darf*. Man kann sich diesbezüglich nicht auf moralische Intuitionen verlassen, so bedeutsam dieselben im Alltag des einzelnen sind, denn Intuitionen sind ihrer Natur nach individuumgebunden, situativ bedingt, leicht verunsicherbar und an analogen Erfahrungen orientiert. Es gilt aber, überindividuelle, situationsübergreifende, gesicherte und neue Entwicklungen berücksichtigende *Gründe* des Handelns oder Unterlassens zu eruieren und einer öffentlichen Diskussion zugänglich zu machen, und das heißt, die Prinzipien, Normen und

Kriterien derjenigen Entscheidungen in den Blick zu nehmen, für die Moralität beansprucht wird.

Eine der Ursachen für die häufige Ungleichzeitigkeit wissenschaftlicher Entwicklungen und ethischer Analyse dürfte in der Schnelligkeit liegen, mit der sich viele Erkenntnisprozesse in den Wissenschaften heute vollziehen. Weitere Ursachen dürften darin zu suchen sein, dass auf der einen Seite Ethikern das erforderliche außerphilosophische Fachwissen vielfach nicht hinreichend zugänglich ist, und dass auf der anderen Seite manche Wissenschaftler anzunehmen geneigt sind, ethische Fragen ließen sich auf der Basis des tradierten und habitualisierten Berufsethos ausreichend beantworten. Beides kann einer sachgerechten Lösung im Wege stehen. Der Ethiker muss sich mit den (natur-)wissenschaftlichen Grundtatsachen und Erkenntnissen der von ihm zu analysierenden Fragestellungen vertraut machen, und für den Wissenschaftler gilt wie für alle anderen Berufsstände auch, dass jedwedes Ethos, welches Ausdruck einer durch die Geschichte sich wandelnden und durch die gesellschaftliche Vielfalt sich bildenden Moral ist, einer beständigen ethischen Reflexion seiner Prinzipien, Normen und Begründungen bedarf; dies einmal mehr, als die heutigen wissenschaftlichen Entwicklungen vielfach zu Fragen führen, welche noch vor kurzer Zeit weitgehend unbekannt waren. Dies gilt in besonderer Deutlichkeit von der Xenotransplantation.

Die Aufgabe einer ethischen Reflexion eines Verfahrens wie desjenigen der Xenotransplantation erfordert nicht nur die gründliche Beschäftigung mit einem multidisziplinären Bereich, sie muss zugleich *integrativ* angegangen werden, d.h. die ethischen Probleme im wissenschaftlichen Kontext dort ansprechen, wo sie entstehen. Das Verfahren der Xenotransplantation sowie seine Erforschung und Entwicklung stellt insoweit eine der ersten Therapiemöglichkeiten dar, die nicht erst nach ihrer Einführung, sondern bereits im Prozess ihres Entstehens zugleich fachwissenschaftlich wie ethisch und rechtlich analysiert und öffentlich diskutiert werden können.

Die folgenden Untersuchungen und Überlegungen verstehen sich als ein Beitrag hierzu. Sie dienen einem doppelten Zweck: Zum einen sollen sie in den gegenwärtigen Sachstand der multidisziplinären Arbeit an der Xenotransplantation einführen und zum zweiten die Frage der Vertretbarkeit der Erforschung, Weiterentwicklung und gegebenenfalls Anwendung dieses Verfahrens kritisch klären. Dabei geht es im einzelnen u. a. um die folgenden Untersuchungsbereiche:

- Gründe für die Transplantation, insbesondere die Xenotransplantation: Lebensrettung, Leidverminderung, Organmangel, möglicherweise die bessere Therapieform
- Medizinische Realisierbarkeit: anatomisch - physiologische, immunologische und infektologische Probleme
- Ethische Rechtfertigungsfähigkeit
- Rechtliche Zulässigkeit

Ziel der vorliegenden Untersuchung ist es, dem Leser durch gründliche und differenzierte Sachinformation sowie durch die Darlegung der Diskussion der einschlägigen Schwierigkeiten und Probleme zu helfen, sich ein eigenes Urteil über das Verfahren der Xenotransplantation, seine erwartbaren Vorzüge und möglichen Risiken zu bilden. Zugleich gilt, es die Öffentlichkeit in den Stand zu versetzen, die Bedeutung dieses Verfahrens der Lebensrettung und Leidverminderung für den Einzelnen und für die Gesellschaft als ganze angemessen zu diskutieren.

Die Ausführungen enden mit Empfehlungen für ein wissenschaftlich abgesichertes, ethisch verantwortbares und rechtlich gesichertes schrittweises zukünftiges Vorgehen, welche den zuständigen Gremien in Gesellschaft, Politik und Wissenschaft als *Ausgangspunkte für die Erarbeitung von Richtlinien* dienen können.

1.2 Inhaltsübersicht in Kurzfassung

Möglichkeiten der Transplantationsmedizin

Die Menschen haben sich schon von jeher bemüht, körperliche Einschränkungen zunächst durch Prothesen, schließlich durch Maschinen und – in jüngster Zeit – durch Transplantationen zu kompensieren. Bei der Diskussion um kostenträchtige Fortschritte in der Medizin wird aber oft auf die Möglichkeiten der kostensparenden Präventivmedizin verwiesen. Auch wenn sich hier wesentliche Potentiale sowohl im allgemeinen wie im speziellen erkennen lassen, kann dadurch die Notwendigkeit von Leidverminderung und Lebensrettung nicht prinzipiell beseitigt werden, da viele Erkrankungen zu Organversagen führen, die nicht durch entsprechende Vorsorgemaßnahmen verhütet werden können. Auch die Weiterentwicklung der Immunsuppression kann nur in kleinen Schritten die ohnehin inzwischen guten Ergebnisse der Organtransplantation so verbessern, dass erneute Transplantationen überhaupt nicht mehr oder doch weniger erforderlich werden.

Die bestehenden Alternativen zur Organtransplantation stellen im Falle der künstlichen Niere zwar eine lebensrettende Methode dar; für die meisten Betroffenen mindert sie im Vergleich zur Transplantation die Lebensqualität jedoch erheblich. Für Herz, Lunge und Leber haben die bisherigen Bemühungen für eine Funktionskompensation bei chronischem Versagen nicht zum Erfolg geführt. Damit stellt die Transplantation unter den inzwischen von der Organkommission der Bundesärztekammer erarbeiteten Indikationen und Kontraindikationen die Behandlungsmethode der Wahl dar. Auch wenn die lebenslange Immunsuppression zu Nebenwirkungen führen und ein chronischer Organverlust bislang nicht vermieden werden kann, lässt sich zeigen, dass die Betroffenen durch Transplantation im Vergleich zu anderen schweren Krankheitssituationen erheblich profitieren.

Das bedeutet aber unter den gegenwärtigen Bedingungen postmortaler Organspende eine dramatische Einschränkung möglicher Hilfeleistung bei chronischem Organversagen auf 50 % bis 25 % des Notwendigen. Wirksame Maßnahmen zur prinzipiellen Verbesserung der postmortalen Organspende lassen sich bislang nicht erkennen. Die nicht unproblematische Zunahme der Lebendspende kann den Mangel bei z.B. der Leber überhaupt nicht oder nur sehr eingeschränkt beheben. Das macht die Suche nach Alternativen nicht nur verständlich, sondern dringend und berechtigt die ernsthafte Erörterung der Xenotransplantation. Zugleich ergibt sich die Notwendigkeit für die Gesellschaft, sich dieses besonderen medizinischen Bereichs bewusst zu bleiben und nach Abhilfe für den bestehenden Mangel zu suchen.

Neuere Alternativen: Biotechnologie

Neben der Transplantation gibt es für den Ersatz von Funktionsverlusten lebenswichtiger Zellen, Gewebe oder Organe einen weiteren großen Forschungs- und Dienstleistungsbereich: die Biotechnologie (Einsatz von Biomaterialien und, künftig stark zunehmend, *tissue engineering*). Die Bereiche Transplantation (Allo- und Xenotransplantation) und Biotechnologie stehen in enger Beziehung zueinander und zeigen vielfältige Überlappungen und Verflechtungen, beruhen aber auf unterschiedlichen Ansätzen.

Biomaterialien (biokompatible Materialien) sind künstliche Materialien möglichst hoher biologischer Verträglichkeit. Man unterscheidet zwischen Metallgerüsten, anorganischen und (natürlichen oder synthetischen) organischen Trägermaterialien. Dabei nimmt die Bedeutung der Kunststoffe, insbesondere vom Körper wieder abbaubarer Polymere, rapide zu. In jedem Anwendungsfall bleibt zu prüfen, wie hoch die längerfristige Bioverträglichkeit tatsächlich ist, d.h. es muss geklärt werden, wie lange die Materialien ohne Anzeichen von Verschleiß oder physiologische, unspezifische Fremdkörper-Reaktionen funktionieren.

Tissue engineering kombiniert Biomaterialien mit Zellen, die *in vitro* kultiviert, vermehrt und verändert werden, zur Herstellung sogenannter bioartifizieller Konstrukte. Dabei werden die Materialien nicht einfach mit Zellen beschichtet, sondern zu einer dreidimensionalen extrazellulären Matrix umfunktioniert, die auf vielerlei Art zu zellregulatorischen Signalen befähigt ist und von den Zellen quasi durchdrungen wird. Es geht darum, neben der mechanischen Stützfunktion der extrazellulären Matrix das für Zell-Vermehrung, -Differenzierung, -Wanderung, -Anheftung usw. und schließlich -Tod so wichtige funktionelle Wechselspiel zwischen den Zellen und ihrer natürlichen extrazellulären Matrix nachzuahmen. Ferner geht es darum, durch Einführen von Zellen, d. h. durch Zell-Transplantation, deren unübertroffene Synthese- und Regelfunktion und ihre Fähigkeit zur ständigen Erneuerung zu nutzen.

Im Hinblick auf den jeweiligen Reifegrad lassen sich drei Zelltypen voneinander unterscheiden: differenzierte Zellen, Stammzellen und embryonale Stammzellen. Im Hinblick auf die praktische Nutzanwendung ist das Hauptproblem darin zu sehen, ausreichende Mengen insbesondere an autologen Zellen verschiedenster Art zu gewinnen. Hier hat die Zellbiologie bei der Entwicklung von Lösungsansätzen in jüngster Zeit wichtige Fortschritte gemacht.

Die Verwendbarkeit *differenzierter Zellen* ist vor allem dadurch begrenzt, dass nur einige Zellarten in nennenswertem Umfang in Zellkulturen vermehrt werden können und dass Zell-Linien entdifferenzieren können. Die *in vitro*-Steuerung einer Dedifferenzierung und dadurch ermöglichten Proliferation und anschließender Redifferenzierung steckt, trotz inzwischen vieljähriger Bemühungen, immer noch in den ersten Modellansätzen.

Demgegenüber gilt die in vitro Gewinnung aus *Stammzellen* als viel aussichtsreicher. Stammzellen, zumindest aber von diesen direkt abstammende Vorläuferzellen einer bestimmten Differenzierungsrichtung, lassen sich auch noch beim Erwachsenen in fast allen Geweben finden. Knochenmark ist eine besonders reiche und leicht zugängliche Quelle, nicht nur für hämopoetische, sondern auch für mesenchymale und andere Stammzellen.

In mehrfacher Hinsicht sind *embryonale Stammzellen* als ideale Quelle anzusehen. Ihre Züchtbarkeit in permanenten Linien und die fast unbegrenzt erscheinenden Zelldifferenzierungs-Möglichkeiten sind aus Maus-Modellen seit Anfang der 90er Jahre bekannt. 1998 sind auch humane embryonale Stammzellen erstmals angezüchtet worden, wobei man sich bei der Gewinnung Methoden bedienen konnte, die auch mit dem deutschen Embryonenschutzgesetz vereinbar sind. Seither spricht auch die Deutsche Forschungsgemeinschaft von revolutionären wissenschaftlichen und medizinischen Neuerungen, die u. a. die Züchtung von menschlichen Geweben und Organen im Labor versprechen.

Ein bedeutender Schwerpunkt biotechnologischer Entwicklungen liegt im Einsatz autologer (aus dem eigenen Körper stammender) Zellen. Vielfach wird jedoch auch mit allogenen und besonders mit xenogenen Zellen gearbeitet. Im letzteren Fall handelt es sich also um eine Variante der Xenotransplantation. Dabei werden, auch bereits zur klinischen Erprobung, Systeme eingesetzt, in denen die immunologischen Abwehrreaktionen gegen Fremdzellen durch technische (mechanische) Barrieren gebremst werden. Es wird zwischen dem Einsatz sogenannter *Bioreaktoren* und der Methode der *Zellverkapselung* unterschieden.

Die Biotechnologie hat, neben dem bereits genannten funktionellen Wechselspiel zwischen Zelle und extrazellulärer Matrix, auch die Nutzung eines zweiten physiologisch wichtigen Wechselspiels im Visier, welches zwischen den verschiedenartigen Zellen eines Gewebes stattfindet. Komplexe bioartifizielle Systeme, die zum Teil bereits in präklinischer tierexperimenteller Erprobung stehen, lassen erkennen, wieweit die Entwicklung in jüngster Zeit fortgeschritten ist. Die ersten bereits erfolgten Zulassungen für den klinischen Einsatz (in den USA) betreffen bioartifizielle Konstrukte zum Ersatz von Haut und Knorpel.

Auf der Grundlage des skizzierten Erkenntnis- und Entwicklungsstandes in den Bereichen biotechnologischer Forschung und *tissue engineering* muss gefolgert werden, dass das Verhältnis zwischen Biotechnologie und Xenotransplantation weniger als kompetitiv, sondern eher als komplementär charakterisiert werden kann.

Entwicklung der Xenotransplantation

Die Geschichte der modernen Xenotransplantationsmethodik beginnt um die Wende des 20. Jahrhunderts und geht damit der Allotransplantation voraus. Leitendes Motiv war stets, den lebensgefährdenden Funktionsverlust menschlicher Gewebe oder Organe durch Transplantation zu beheben. Die Entwicklung der heute noch gängigen Technik der Gefäßnaht durch Alexis Carrel im Jahre 1902 stellte dabei einen wichtigen methodischen Schritt in der Entwicklung der Transplantationstechnologie dar. Ein weiterer wichtiger Schritt sowohl für Allotransplantationen als auch für Transplantationen vom Tier auf den Menschen und im Tiermodell war die erst nach dem Zweiten Weltkrieg einsetzende Entwicklung von Immunsuppressiva. Bald schon konnten Immunsuppressiva zur Verfügung gestellt werden, die es erlaubten, die Methodik der Allotransplantation soweit zu verfeinern, dass diese seit ca. 30 Jahren als etablierte Methode zur Verfügung steht. Angesichts des zunehmenden Mangels an menschlichen Spenderorganen wurde aber der Gedanke an die Xenotransplantation als mögliche Alternative zur Allotransplantation - trotz der größeren immunologischen Barrieren - nicht aufgegeben. Zur Erforschung immunologischer und physiologischer Konsequenzen von Xenotransplantationen wurden zunehmend Tiermodelle verwendet. Im Bereich von xenogenen Herztransplantationen im nahverwandten System und zwischen Primaten ließen sich in jüngster Zeit Fortschritte im Hinblick auf die Überlebenszeiten erzielen. Möglicherweise wird aber erst der Einsatz transgener Manipulationen den Fortschritt bringen, der einen Übergang in die Klinik erlauben würde.

In den Versuchen an Tiermodellen sind je nach Kombination der eingesetzten Tierarten erhebliche qualitative Unterschiede hinsichtlich immunologischer Abstoßungsreaktionen zu beobachten. Dies führte zur begrifflichen Differenzierung zwischen konkordanten Tierarten (weniger starke Abstoßungsreaktionen) und diskordanten Tierarten (starke, hyperakute Abstoßungsreaktionen). Eine weitere Differenzierung betrifft den Begriff der Xenotransplantation selber. Während im Bereich der Anwendung in Tiermodellen ‚Xenotransplantation' die Transplantation zwischen unterschiedlichen Tierarten bedeutet (*tierexperimentelles* Xenotransplantationskonzept), versteht man im Hinblick auf die Anwendung auf den Menschen unter ‚Xenotransplantation' die Übertragung von lebenden Zellen, Geweben oder Organen vom Tier auf den Menschen (*therapeutisches* Xenotransplantationskonzept). Die letztgenannte Definition der Xenotransplantation ist im medizinischen Bereich inzwischen international gebräuchlich und schließt auch extrakorporale Perfusionen ein.

Tiere als Quelle für Xenotransplantate

Die Darstellung und Prüfung der zentralen wissenschaftlichen Fragen der Xenotransplantation - des Umgangs mit der anatomisch-physiologischen Distanz zwischen (Quellen-)Tier und menschlichem Transplantatempfänger, der Herbeiführung immunologischer Toleranz gegenüber tierischem Gewebe unter Zuhilfenahme gentechnischer Veränderungen und der Klärung virologischer bzw. infektologischer Risiken - macht als erstes eine Verständigung über die ethische Grundsatzfrage der Legitimität der Inanspruchnahme von Tieren zu vom Menschen gesetzten Zwecken erforderlich. Die gegenwärtige tierethische Diskussion reicht vom traditionellen Anthropozentrismus über den Pathozentrismus bis hin zum Biozentrismus. Für den Biozentrismus ist jedwede für das Tier nachteilige Nutzung rechtfertigungsunfähig, für den Pathozentrismus ist es jede mit Angst und Schmerzen verbundene Tiernutzung, während der traditionelle Anthropozentrismus die ethische Bewertung der Tiernutzung grundsätzlich auf die Perspektive des Menschen zentriert.

Im Mittelpunkt steht die Frage nach dem den Tieren eigenen moralischen Status zwischen Person und Sache, der weder einseitig aus der Interessenslage des Menschen festgelegt werden darf noch unabhängig vom Menschen bestimmt werden kann, sondern *anthroporelational*, d.h. im Ausgang von der Verantwortung des Menschen für das Tier, begründet werden muss. Tiere sind danach für den Menschen Objekte einer beiden gemeinsamen Moral, ungeachtet des Umstandes, dass der Mensch nicht nur wie das Tier Objekt, sondern im Unterschied zum Tier zugleich Subjekt von Moral ist, weil nur er Moralität zu konstituieren imstande ist. Im Ausgang hiervon ist eine Inanspruchnahme von Tieren zu vom Menschen gesetzten Zwecken in jedem Einzelfall prüfungsbedürftig und begründungspflichtig. Zur Diskussion steht, ob angenommen werden kann, dass Tiere ‚Interessen' besitzen müssen, um verantwortlich behandelt zu werden, oder ob es genügt, davon auszugehen, dass eine mit Angst und Schmerz verbundene Inanspruchnahme des Tieres nicht in seinem Interesse liegt.

Was die Xenotransplantation betrifft, so ergibt nicht erst der Bio- oder der Pathozentrismus, sondern bereits der anthroporelationale Ansatz, dass die Not von Patienten, die angesichts des Organmangels und derzeit nicht vorhandener Alternativen große Hoffnungen auf die Xenotransplantation setzen, gleichwohl nicht *jede* Weise der Inanspruchnahme von Tieren rechtfertigen kann. Tiere sind keine ‚Ersatzteillager'. Was die Schmerzzufügung der Tiere und die Organbedürftigkeit von Menschen miteinander abwägungsfähig macht, ist nicht ein wie auch immer behaupteter Vorrang des Menschen, sondern das Prinzip, mit einem zumutbaren Maß an Schaden (für das Tier) ein hohes Gut wie die Rettung menschlichen Lebens erreichbar zu machen. Es wird dabei nicht wie im Tierschutzgesetz von „vernünftigen", sondern von „zu rechtfertigenden" Gründen der Inanspruchnahme des Tieres gesprochen. Eine *generelle* Legitimation der Verwendung von Tieren zum Zwecke der Xenotransplantation kann es aus ethischer Sicht nicht geben, darin stimmen die biozentrische, die pathozentrische und die anthroporelationale Position - wenn auch mit unterschiedlichen Begründungen - überein. Im Unterschied zu den beiden erstgenannten Ansätzen schließt der anthroporelationale jedoch bei Erfüllung der Bedingungen der Alternativlosigkeit, der Verhältnismäßigkeit und der Anerkennung des eigenen moralischen Status der Tiere als Objekte menschlicher Verantwortung die Rechtfertigungsfähigkeit einer bestimmten Weise der Inanspruchnahme von Tieren zum Zwecke der Xenotransplantation nicht grundsätzlich aus.

Ob es überhaupt zu einer Inanspruchnahme von Tieren zu Zwecken der Xenotransplantation kommen kann, ist zunächst auf der Ebene empirischer Gegebenheiten zu klären. Dazu gehört die Klärung der anatomischen und physiologischen Kompatibilität der Funktionssysteme. Experimente mit Angehörigen unterschiedlicher Tierarten zeigen, dass anatomische, physiologische und biochemische Kompatibilität in Abhängigkeit von den jeweiligen Funktionssystemen variiert. Anatomische Differenzen, die ein gravierendes Hindernis darstellen könnten, sind etwa die Größe der Organe und die aufrechte (z.B. Mensch, Känguru) oder horizontale Haltung (z.B. Schwein). Es lässt sich nachweisen, dass die Körperhaltung (vertikale oder horizontale Ausrichtung der Wirbelsäule) einen erheblichen Einfluss auf Anatomie und Physiologie von Organen, insbesondere von Lunge und Herz, ausübt.

In physiologischer und biochemischer Hinsicht können schon geringe Unterschiede in der Körpertemperatur oder im pH-Wert Stoffwechselvorgänge aus dem Gleichgewicht bringen. So besteht zwischen Schwein und Mensch hinsichtlich des Hormons Insulin physiologische Kompatibilität, die es erlaubt, Schweineinsulin klinisch einzusetzen, um den Glukosespiegel von Diabetikern zu regulieren. Auch weitere an der Regulation beteiligte Hormone (Glykogen, Adrenalin, Wachstumshormone) zeigen einen Grad an Übereinstimmung, aufgrund dessen zumindest in physiologischer Hinsicht die Langerhans'schen Inseln ein geeigneter Kandidat für xenogene Transplantation vom Schwein auf den Menschen sein könnten. Dagegen weisen bei Schwein und Mensch in physiologischer Hinsicht die Nierenfunktionen gravierende Unterschiede auf. Diese lassen sich insbesondere auf hormonelle Inkompatibilitäten zurückführen, welche in der Folge lebensgefährliche Stoffwechselstörungen verursachen würden. Solche Einzeldaten unterstreichen die Notwendigkeit, physiologische Kompatibilität zwischen tierischen Systemen und dem Menschen gerade im Hinblick auf die klinische Anwendung eingehender zu erforschen. Allerdings wird dies erst möglich sein, wenn bestimmte, im nächsten Kapitel zu erörternde Grundprobleme immunologischer Art zufriedenstellend geklärt sind.

Ferner ergibt sich die Frage nach der geeigneten Tierart für die Xenotransplantation auf den Menschen. Unter anatomischen und physiologischen Gesichtspunkten kommen mehrere Säugetiere als Quellen in Betracht. Während sich Primaten (konkordantes System) in einigen Hinsichten als geeignete Quelle erweisen, sind für andere Zwecke andere Säugetiere (z.B. Schweine) vorzuziehen. Bei diesen Überlegungen darf man aber nicht übersehen, dass unterschiedliche xenogene Systeme auch ganz unterschiedliche physiologische und immunologische Probleme erzeugen. Die Ergebnisse sind weder in physiologischer noch in immunologischer Hinsicht von einem xenogenen System auf ein anderes übertragbar. Würde man verschiedene Systeme überprüfen wollen, so würde das einen erheblichen Forschungsaufwand bedeuten. Aus diesem Grund hat sich seit den 90er Jahren die Entwicklung der Forschung auf das Schwein als Quellentier konzentriert (mit einigen Ausnahmen).

Die für die Xenotransplantation als Quelle zu nutzenden Tierindividuen müssen eine Reihe von gesundheitlichen Vorraussetzungen vorweisen. Ferner muss die Tierhaltung eine Minimierung des Infektionsrisikos gewährleisten. Dies kann nur im Rahmen einer geschlossenen SPF („specific pathogen free")-Haltung erfolgen. Diese ist mit den gesetzlichen Bestimmungen zum Tierschutz kompatibel. Ebenso lassen sich die noch zu diskutierenden Maßnahmen der genetischen Manipulation und Klonierung der Quellentiere im Rahmen gesetzlicher Vorgaben durchführen.

Die Immunologie der Xenotransplantation

Fremderkennung, d. h. Selbst/Nichtselbst-Unterscheidung, beruht bei den Säugetieren (einschließlich Mensch) im wesentlichen auf Immunmechanismen. Diese sorgen einerseits für eine lebenslänglich hohe Anpassungsfähigkeit und Effizienz; andererseits ermöglichen sie jederzeit eine funktionelle Abschaltung der Immunreaktion (Induktion von Immuntoleranz) gegenüber jeweils bestimmten Strukturen (Antigenen). Bei der Allotransplantation und erst recht bei der Xenotransplantation reagiert das Immunsystem des Empfängerorganismus mit Abstoßungsreaktionen auf das Transplantat. Dabei sind verschiedene Reaktionstypen und Mechanismen zu unterscheiden, die wie Barrieren-Kettenglieder aufeinander folgen. Es sind fünf Barrieren, wenn ein diskordantes (von einer entfernteren Spezies stammendes) Organ, z. B. Schweineherz → Menschenaffe oder → Mensch, transplantiert wird. Aus immunologischer Sicht sind Transplantationen zwischen diskordanten Spezies am schwierigsten; aber aus nicht-immunologischen Gründen erscheint das Schwein heutzutage als geeignete Transplantatquelle für den Menschen. Die Mechanismen reichen von der hyperakuten Abstoßung durch sofortige Bindung präformierter (sogenannter natürlicher) xenoreaktiver Antikörper und dadurch bedingte Komplementaktivierung über später einsetzende Reaktionen induzierter Antikörper mit unspezifischen Zellreaktionen (Makrophagen, natürliche Killerzellen) und über T-Lymphozyten-Aktivierung bis zu den komplexen chronischen Abstoßungsreaktionen.

Es ist wichtig, zwischen der Übertragung von Zellen, Geweben oder Organen zu unterscheiden: Während bei den vaskularisierten Organen die antikörperinduzierten, sehr heftigen Reaktionen im Vordergrund stehen, sind es bei den Zellen und Geweben ohne funktionsnotwendiges eigenes Gefäßendothel die zellvermittelten Reaktionen mit anders ablaufenden Mechanismen. Eingriffe zur Beeinflussung der Abstoßungsreaktionen können auf der Seite des Transplantats zur Senkung seiner Immunogenität (durch gentechnologische Modifikationen, sogenannte Immunprivilegien oder Immunisolationen) oder auf der Seite des Empfängers zur Senkung seiner Reaktivität (durch Eliminierung oder Hemmung von Antikörpern und/oder Komplement, sogenannte Akkomodation, Immunsuppression oder Immuntoleranz) vorgenommen werden. Relativ erfolgreich waren bisher bei präklinischen Modell-Organtransplantationen (Schwein → Affe) Maßnahmen zur Hemmung der schädlichen Komplementaktivierungen, allerdings nur in Kombination mit gefährlich hochdosierter Immunsuppression des Empfängers.

Die Bedeutung der Komplementaktivierung ist jedoch begrenzt, vor allem auf die hyperakute Abstoßungsreaktion. Sie ist, insbesondere in der Kombination Schwein → Mensch, im wesentlichen eine Folge von Antikörper-Reaktionen, vor allem der präformierten xenoreaktiven Antikörper der Spezifität anti-Gal-α (1,3)-Gal. Umgekehrt können aber diese und die durch ein Transplantat binnen Tagen induzierbaren Antikörper auch ohne Komplement wirksam werden. Die eigentliche Ursache der vaskulären Xenotransplantat-Abstoßungsreaktionen sind also die Antikörper, die zu eliminieren oder zu hemmen bisher nur kurzzeitig möglich war. Die Wiederkehr der Antikörper und die im Vergleich zur Allotransplantation wesentlich heftigeren T-Zell-vermittelten Immunreaktionen stellen die Hauptprobleme für eine langfristige Erhaltung diskordanter Xenotransplantate, insbesondere der Organtransplantate, dar. Die Immunsuppressiva reichen nicht aus, diese Probleme zu beherrschen. Die im Prinzip einzig erkennbare Perspektive für langfristiges Erhalten diskordanter Xenotransplantate ist daher die Immuntoleranz sowohl der die Antikörper produzierenden B-Lymphozyten wie der T-Lymphozyten. Wahrscheinlich wird die Toleranz-Induktion unterstützt werden durch genetische Manipulationen am Transplantat bzw. dessen Quelle und, bei „Fast-Toleranz" (spezifische *Hyporesponsiveness*), durch niedrig dosierte längerfristige Immunsuppression. Es gibt keine immunologischen Probleme, die gegen die weitere Erprobung der Xenotransplantation von Zellen, Geweben und sogar Organen sprechen würden.

Erstellung transgener Tiere

Zwecks Verhinderung immunologischer Komplikationen sucht man als Transplantatquelle vorgesehene Tiere gentechnisch zu verändern. Die Entwicklung der Gentechnik in den letzten Jahrzehnten erlaubt es, einzelne Gene zu isolieren, zu sequenzieren und in ihrer Zusammensetzung zu manipulieren. Weiterhin ist es mithilfe gentechnischer Verfahren möglich, das Genom von Tieren zu verändern und dadurch Tiere zu erhalten, die neue Eigenschaften besitzen. Der Gentransfer wird, auch bei Schweinen, üblicherweise mittels Mikroinjektion von DNA in den Vorkern von befruchteten Eizellen erreicht. Die auf diesem Weg erzeugten transgenen Schweine können das integrierte Genkonstrukt an ihre Nachkommen vererben, so dass transgene Linien für die Xenotransplantation gezüchtet werden können. Im Hinblick auf die Xenotransplantation wichtig ist dies zwecks Überwindung der Probleme der Abstoßungsreaktionen. Seit kurzem ist es möglich, via Klonierung von kultivierten Zellen Klontiere zu erhalten. Im Prinzip können damit, nach genetischer Veränderung dieser Zellen, transgene Klongeschwister generiert werden. Für die Xenotransplantation bedeutet dies, dass eine hinreichend große Zahl gleichartiger Quellentiere bereitgestellt werden kann.

Was die Anwendung der Biotechnologien des Klonierens und des Gentransfers von den traditionellen züchterischen Methoden aus ethischer Sicht unterscheidet, ist ihre andersgeartete Eingriffstiefe. In der gegenwärtigen Diskussion dieses Sachverhalts stehen Verfechter der These von der zu bewahrenden Art-Identität von Lebewesen den Vertretern der These gegenüber, dass der Umgang mit der Natur unter Aspekten ihrer kulturellen Überformung zu bewerten ist. Im ersten Fall erscheint jede reproduktions- und gentechnische Veränderung als ethisch problematisch; im zweiten Fall ist sie es dann, wenn es zu starken Belastungen für die betroffenen Tiere und/oder zu einer nicht unerheblichen Beeinträchtigung der Biodiversität kommt. Auch bei Wahrung der Biodiversität steht die Legitimität gentechnischer Veränderungen an Tieren unter der Abwägungspflicht, dass der Grad der Eingriffstiefe vom Grad der Aussicht auf den erfolgreichen Lebenserhalt übertroffen werden muss.

Infektionsgefahren und ihre Einschätzbarkeit

Xeno- und Allotransplantation bergen das Risiko der Übertragung pathogener Mikroorganismen in sich. Die meisten Spender-Pathogene können durch Testverfahren erfasst und anschließend eliminiert werden. Schwieriger gestaltet sich die Identifizierung und Eliminierung viraler Pathogene. Viren sind daher in Hinblick auf die Risikobewertung der Xenotransplantation von ausschlaggebender Bedeutung.

Viren sind obligate intrazelluläre Parasiten, die keine eigenständige Proteinsynthese oder Energieproduktion durchführen können. Einige Viren, die sogenannten *behüllten Viren*, eignen sich sogar Oberflächenstrukturen der Wirtszellen an und bieten somit bei Übertragung auf andere Spezies einen Angriffspunkt für das Immunsystem. Bei der Übertragung von nicht-Primaten-Zellen auf Menschen werden daher sowohl die Zellen als auch die daraus stammenden Viren schnell durch eine komplementvermittelte Immunreaktion lysiert.

Zur verbesserten Akzeptanz von transplantierten nicht-Primaten-Organen im menschlichen Körper werden deswegen neben der medikamentösen Unterdrückung des Immunsystemes derzeit verschiedene Strategien entwickelt, die darauf beruhen, gezielt die Komplementlyse zu unterbinden. Allen Verfahren ist jedoch gemeinsam, dass auch die Lyse von aus transplantierten Organen stammenden Viren (Virolyse) in ihrer Effizienz beeinträchtigt ist. Da neben der Beeinträchtigung der Virolyse bei einer Transplantation auch alle physikalischen Schutzbarrieren des menschlichen Körpers gegen Virusinfektionen umgangen werden, besteht ein besonders hohes Infektionsrisiko durch Viren.

Dieses Infektionsrisiko durch Viren kann vermindert werden, wenn die Quellentiere unter extrem sterilen Bedingungen gezüchtet und auf eine Vielzahl von Viren untersucht werden. Schwierigkeiten bereiten jedoch in diesem Zusammenhang zwei Arten von Viren:

1. Persistente Viren, die nach der Infektion in der Wirtszelle verharren und zunächst keine auffälligen Krankheitssymptome verursachen (hierzu gehören einige Retro-, Herpes- und tollwutähnliche Viren). Bei Schweinen, die aus physiologischen und praktischen Gründen als Spendertiere erwogen werden, wurde besondere Aufmerksamkeit den porcinen Retroviren (PERVs) gewidmet, deren Übertragung auf menschliche Zellen nachgewiesen werden konnte. Eine anschließende Analyse von klinischen Anwendungen, bei denen menschliche Zellen mit Schweinezellen in Kontakt kamen, deutet jedoch darauf hin, dass unter Bedingungen, bei denen die Komplementlyse nicht unterbunden wird, Virusübertragungen eher selten oder gar nicht erfolgen. Die Studien geben jedoch weder Auskunft über die Transplantation solcher gegen die Komplementlyse gewappneter Organe (und deren Viren) noch über die Xenotransplantation von ganzen Organen.
2. Unbekannte Viren, für die keine Tests existieren und die bei Übertragung auf eine andere Spezies möglicherweise ihr Pathogenitätsprofil verändern. Der Nachweis unbekannter und neuer Viren ist komplex, wenn nicht unmöglich.

Zusätzlich darf auch nicht außer acht gelassen werden, dass solche Viren ihre physikalischen und/oder genetischen Charakteristika durch eine Reihe von verschiedenen Mechanismen ändern können:

- *Rekombination*, also die Neuorganisation von genetischem Material, kann dazu führen, dass neue biologische Aktivitäten gewonnen werden und somit auch potentielle Pathogenität (z.B. könnten inaktive Fragmente von menschlichen Retroviren, die in das Wirtsgenom integriert sind, mit porcinen Retroviren rekombinieren und neue Aktivitäten erlangen).
- Eine andere Art der Neuorganisation genetischen Materials liegt beim sogenannten *Reassortment* vor. Subtypen einer Virusart, die sich genetisch unterscheiden, können im Zuge der Infektion einer Zelle mit verschiedenen Subtypen durch Austausch einzelner Teile des Virusgenoms zu der Entstehung eines neuen Subtyps mit unbekannter Pathogenität führen.
- *Pseudotyp-Formation* kann erfolgen, wenn mehr als eine Virusart eine individuelle Zelle infiziert und im Zuge der Synthese von Nachkommen der Viren Teile der verschiedenen Viren untereinander ausgetauscht werden.
- *Adaptation* liegt dann vor, wenn Viren, die mit dem transplantierten Organ übertragen werden, sich an die neuen physiologischen Bedingungen im Empfängerkörper anpassen. Diese Anpassung kann dann auch zu einer Veränderung der Pathogenität führen.

Basierend auf dem vorhandenen Wissen über Pathogenität und Verbreitung der relevanten Viren kann eine einfache Risikoabschätzung der mit der Xenotransplantation von Schweineorganen auf den Menschen verbundenen Infektionsrisiken nur unter großen Schwierigkeiten vorgenommen werden. Hier ist vor allem das Risiko durch endogene Retroviren – PERVs – zu beachten. Obwohl vereinfacht, könnte jedoch eine solche Analyse in Zukunft als Ausgangsbasis für detailliertere Abschätzungen dienen, wenn das dementsprechende Datenmaterial vorliegt.

Beachtenswert bei der Risikobewertung ist, dass die vorhandenen Daten darauf hindeuten, dass bei Tieren das Risiko der Insertionsmutagenese durch Retroviren wahrscheinlich deutlich höher liegt als beim Menschen. Die hierfür vermutlich verantwortliche höhere Stabilität des menschlichen Genoms gegenüber dem von Tieren wurde auch in anderen Studien angedeutet und muss bei der Interpretation von Daten aus Tierexperimenten für die menschliche Situation mitbeachtet werden. Falls jedoch eine virale Infektion entstehen würde, deuten die Tierergebnisse darauf hin, dass die humorale Immunantwort des Menschen dazu beitragen kann, das Infektionsrisiko zu vermindern – selbst wenn Immunsuppression vorliegt.

Das Risiko einer Keimbahninfektion durch Retroviren ist als gering einzustufen und würde vor dem Hintergrund der großen Anzahl natürlicher und schädlicher Mutationen statistisch kaum erfassbar sein.

Letztlich verbleibt jedoch ein Restrisiko, dass auch breite Schichten der Bevölkerung durch ein in einem xenotransplantierten Patienten entstehendes neues Virus infiziert werden könnten (Pandemie). Es wäre daher von zentraler Bedeutung, Empfänger von Xenotransplantaten in langfristige Monitoringprogramme aufzunehmen, die auch noch nach Jahren die Infektion mit persistenten Viren nachweisen können. Diese Begleitmaßnahme könnte als „early warning system" benutzt werden und dadurch das Risiko einer Infektion größerer Teile der Bevölkerung drastisch reduzieren.

Risikobewertung

Die Risikobewertung der Xenotransplantation betrifft nicht nur den Transplantatempfänger, sondern darüber hinaus auch Dritte: Partner/in, Familie, Klinikpersonal, soziales Umfeld, ganze Populationen. Die Risikobewertung setzt eine möglichst genaue Risikoabschätzung voraus. Dieselbe ist bisher nur aufgrund von Tierversuchen möglich. Im Ausgang von vorhandenen Daten wird das Risiko einer Tumorentwicklung durch Insertionsmutagenese bei einem hypothetischen Empfänger einer Schweineleber hochgerechnet. Die daraus resultierende Zahl wird jedoch dadurch relativiert, dass die Integration eines Virus in ein wachstumregulierendes Gen allein nicht genügt, um einen Tumor auszulösen, ganz abgesehen davon, dass die geänderte Zelle der Überwachungsfunktion des Immunsystems entgehen müsste. Eine unkontrollierte Produktion von Viren könnte rein rechnerisch gleichwohl ein großes Infektionsrisiko für das persönliche, klinische und soziale Umfeld des Transplantatempfängers darstellen, auch wenn dabei die Instabilität von Retroviren zu berücksichtigen ist.

Die vielfach noch ungeklärte Frage des Infektionsrisikos durch Xenotransplantation enthält nicht geringe ethische Schwierigkeiten, weil die Verpflichtung zur Vermeidung von Schaden zwar durch das autonomie-gegründete Selbstbestimmungsrecht des aufgeklärten individuellen Transplantatempfängers, nicht aber im Falle betroffener Dritter relativiert werden kann und darf. Wichtig ist hier ein Blick auf die Semantik der Begriffe ‚Gefahr ' und ‚Risiko' sowie auf die Handlungsrelevanz des als Produkt von Schweregrad und Eintrittswahrscheinlichkeit verstandenen Risikobegriffs. Vor dem Hintergrund des Erfordernisses der Widerspruchsfreiheit und der Zumutbarkeit von Risiken lassen sich Kriterien der Grenzziehung entwickeln, die den Umgang mit den mutmaßlichen Risiken des Verfahrens der Xenotransplantation - vor allem im Hinblick auf Dritte - rational handhabbar und ethisch beurteilbar machen.

Letzteres ist im Hinblick auf den entsprechend aufgeklärten und voll entscheidungsfähigen individuellen Transplantatempfänger dann anzunehmen, wenn der Nutzen durch den Erhalt des Tiertransplantats - Lebensrettung bzw. nachhaltige Leidverminderung - den Schaden infolge des Infektionsrisikos eindeutig übersteigt. Damit ist jedoch die Prüfung der Legitimitätsfrage noch nicht beendet; hinzu kommen muss die entsprechende Klärung des Umgangs mit dem Infektionsrisiko Dritter. Auch hier gilt es, die beiden zentralen Kriterien – Nutzen-Risiko-Vertretbarkeit und *informed consent* – zu beachten. Was ersteres betrifft, so wird ein Risiko mit relativ geringem Schweregrad Dritten in einer Gesellschaft, deren Mitglieder von den Möglichkeiten der modernen Medizin mehrheitlich profitieren wollen, zumutbar sein. Ein Risiko mit erhöhtem Schweregrad einzugehen dürfte hingegen nur der unmittelbaren Umgebung des xenotransplantierten Patienten zumutbar sein, wobei an das Erfordernis des informed consent erhöhte Anforderungen (Hinweis auf fehlende Rücktrittsmöglichkeit, Einbeziehung in das Monitoring, etc.) zu stellen sind und ein Übertreten möglicher Infektionen auf Dritte, die nicht zum engen Umfeld des Patienten gehören und deren informed consent gar nicht einholbar ist, durch wirksame Präventionsmaßnahmen verhindert werden muss. Ein nicht beherrschbares lebensgefährliches Risiko für Dritte jedoch erscheint weder für die unmittelbare Umgebung des Patienten noch für unbeteiligte Dritte rechtfertigungsfähig, weil im Widerspruch zur Pflicht des Lebenserhalts stehend.

Anthropologische und ethische Implikationen der Xenotransplantation

Anthropologische und ethische Fragen der Xenotransplantation treten vor dem Hintergrund der Doppelfrage auf, ob 1. dieses medizinische Verfahren eine das „Natürliche" sowie die Würde und/oder die Identität des Menschen betreffende Grenzüberschreitung darstellt, und ob 2. die angestrebten Ziele legitim, die verwendeten Mittel vertretbar und die voraussehbaren Folgen hinnehmbar sind. Hinzu kommt die Frage, ob der Respekt vor dem moralischen Status von Tieren deren Inanspruchnahme für die Zwecke der Xenotransplantation in Forschung und Anwendung erlaubt, und die Problematik gentechnischer Veränderungen von Tieren sowie das Problem des Umgangs mit dem Infektionsrisiko.

Hinsichtlich der anthropologischen Fragen ist das Verständnis von ‚Natürlichkeit ' entscheidend; es ist von demjenigen von ‚Natur' geprägt. Versteht man ‚Natur ' als Begriff von Gegebenem, also dessen, was *in der Natur vorkommt,* dann erscheint das Phänomen der Aufnahme artfremder Zellen und Gewebe, so geläufig es im Kontext der Nahrungsaufnahme ist, als Grenzüberschreitung, weil in der Natur in dieser Form nicht vorkommend. Betrachtet man das in der Natur Anzutreffende zugleich als Norm, dann stellt sich die Xenotransplantation als im Widerspruch zur Natur stehend dar. Die Schwierigkeiten dieses Resultats liegen zum einen darin, dass die Natur einen beständigen Evolutionsprozess darstellt, und zum anderen darin, dass es logisch problematisch ist, aus Gegebenem unmittelbar Normatives abzuleiten (sogenannter naturalistischer Fehlschluss).

Versteht man ‚Natur' dagegen im Sinne der Evolution nicht als Gegebenes, sondern als Prinzip von Gegebenem, so erweist sich die Xenotransplantation zwar weiterhin als Überschreitung dessen, was *in* der Natur vorkommt, nicht aber notwendig als Überschreiten *der Natur selbst,* da das naturale Prinzip von Werden und Vergehen nicht zwingend verlassen wird. Ethisch fragwürdig wird die Xenotransplantation vielmehr dann, wenn die Natur des Menschen als eines aus Freiheit sich selbst bestimmenden Kulturwesens tangiert wird. Dies bemisst sich nicht an Biologischem, sondern am Maß der Freiheit der Selbstbestimmung des Einzelnen. Wird dieselbe durch das Verfahren der Xenotransplantation eingeschränkt, besteht die Gefahr einer Verletzung menschlicher Unverfügbarkeit und Selbstzweckhaftigkeit, mithin menschlicher Würde. Ähnliches ergibt die Analyse der Identitätsfrage. Unterstellt man insbesondere Organen eine für den Menschen identitätsstiftende Funktion, dann wird man den Erhalt fremder Transplantate - ob von einem anderen Menschen oder vom Tier - folgerichtig als Identitätsveränderung ansehen. Begreift man menschliche Identität dagegen nicht als dasjenige, was die Natur aus dem Menschen, sondern als dasjenige, was dieser aus jener macht, dann stellt sich die Identitätsfrage nicht als eine solche biologischer Kausalität, sondern als eine solche freier Selbstbewertung des Individuums.

Bei der Prüfung der Legitimität der Ziele der Xenotransplantation steht zur Diskussion, ob die Reduzierung des Organmangels die oberste Stelle einnehmen kann. Dagegen spricht, dass Organe *Mittel* und nicht Zwecke sind, Mittel nämlich zur Erreichung der zentralen Ziele der Xenotransplantation, der Lebensrettung und Leidverminderung. Die Legitimität dieser beiden Ziele leitet sich, unter Voraussetzung der Zustimmung des Patienten, aus der Pflicht zum Schutz menschlichen Lebens ab. Hieraus folgt, dass die Legitimität der Verwendung tierischer Organe voraussetzt, dass ohne sie die genannten Ziele nicht oder nicht angemessen erreicht werden können und dass Alternativen nicht bzw. nicht in hinreichendem Umfang zur Verfügung stehen. Dies gilt hinsichtlich des Ziels, die Xenotransplantation als Ergänzung der Allotransplantation bzw. zum Zweck der Überbrückung einzusetzen. Dagegen erscheint das Ziel, durch die Xenotransplantation die Allotransplantation zu ersetzen, aus tierethischer Sicht von deutlich geringerer Rechtfertigungsfähigkeit.

Im Mittelpunkt der Überprüfung der Vertretbarkeit der Mittel stehen die mit der Entwicklung der Xenotransplantation verbundenen Belastungen und Einschränkungen, wobei den Fragen nach individuellem Heilzweck und fremdnütziger Forschung besondere Aufmerksamkeit zu widmen ist. Eine Durchführung der Xenotransplantation zu Forschungszwecken (‚Humanexperiment') ist ethisch aus Respekt vor dem menschlichen Leben grundsätzlich nicht rechtfertigungsfähig, auch dann nicht, wenn es hierfür einen *informed consent* des betreffenden Patienten gäbe. Allenfalls als Heilversuch in ansonsten aussichtsloser Situation und um eines nicht nur kurzfristigen Überlebens willen erschiene die Vornahme einer Xenotransplantation an einem umfassend aufgeklärten und voll entscheidungsfähigen Patienten dann rechtfertigungsfähig, wenn ein gravierendes Risiko für sein Umfeld und vor allem für unbeteiligte Dritte ausgeschlossen werden kann. Ähnliches gilt von der zum Schutze Dritter unumgänglichen Einschränkung von persönlichen Freiheitsrechten des Transplantatempfängers.

Bei der Prüfung der Hinnehmbarkeit der Folgen schließlich ist neben der schon genannten, Transplantatempfänger wie Dritte betreffenden Infektionsproblematik die Bewertung neuester Erhebungen zur Einstellung auf der Warteliste stehender bzw. bereits mit Hilfe eines menschlichen Spenderorgans transplantierter Patienten gegenüber dem möglichen Erhalt eines Tierorgans mit zu berücksichtigen, will man nicht Gefahr laufen, die natürliche Differenz in der Einschätzung des Verfahrens der Xenotransplantation seitens betroffener Patienten auf der einen und der (sich nicht betroffen fühlenden) Öffentlichkeit auf der anderen Seite außer acht zu lassen. Was die Gruppe der Betroffenen angeht, so ist bemerkenswert, dass einer jüngsten Befragung zufolge mehr als dreiviertel bereits transplantierter bzw. auf der Warteliste stehender Patienten ein Tiertransplantat akzeptieren würden, sofern dasselbe eine einem menschlichen Spenderorgan vergleichbare Funktionstüchtigkeit aufweist.

Die Diskussion der Allokationsfragen im Makro- wie im Mikrobereich ist nicht nur eine solche der (ökonomischen) Mittel, sondern auch eine solche der Gerechtigkeit, wonach Gleiches gleich und Ungleiches ungleich zu behandeln ist. Probleme mit der Verteilungsgerechtigkeit lassen sich vermeiden, wenn man wie schon bei der Allotransplantation das Kriterium der Dringlichkeit prioritär zum Zuge kommen lässt und die Xenotransplantation (sofern dieselbe überhaupt möglich und zulässig ist) z.B. zwecks Überbrückung nur in dringlichen Fällen einsetzt und nicht, um Fälle dringlich zu machen.

Rechtlicher Regelungsrahmen der Xenotransplantation

Für die Frage der rechtlichen Zulässigkeit der Xenotransplantation kommen in der Bundesrepublik vor allem die Bestimmungen des Arzneimittelgesetzes sowie die Regeln über den Heilversuch in Betracht. Das Tierschutzgesetz steht der Nutzung von Tieren für die Transplantation nicht entgegen. Unter das Transplantationsgesetz, welches die Organübertragung nur zwischen menschlichen Spendern regelt, kann die Xenotransplantation nicht subsumiert werden. Die Bestimmungen über die klinische Prüfung von Arzneimitteln, die in den §§ 40 ff. im Arzneimittelgesetz niedergelegt sind, könnten dagegen für die Xenotransplantation nutzbar gemacht werden, sind aber primär nicht für die Transplantation gemacht. Damit sind für die Xenotransplantation die Bestimmungen über den Heilversuch wesentlich, wie sie in der revidierten Deklaration von Helsinki/Tokio festgehalten wurden. Voraussetzung der Zulässigkeit einer Xenotransplantation unter rechtlicher Perspektive ist dann eine differenzierte Nutzen-Risiko-Abwägung. Auf der Seite der Risiken ist hier vor allem an das Infektionsrisiko zu denken und an die Möglichkeit einer Verbreitung auf an einer Transplantation Nichtbeteiligte. Hier scheinen weitere Klärungen durch die Virologie erforderlich. Auf der Seite der Nutzenabwägung ist zu prüfen, ob eine Xenotransplantation mehr bieten kann als lediglich eine ganz kurzfristige Verlängerung menschlichen Lebens. Hier besteht vor allem auf immunologischer Seite weiterer Forschungsbedarf. Dies schließt die Möglichkeit eines Heilversuches nicht aus, bei dem in Fällen akuter Lebensgefahr, in denen ein Leichenorgan oder eine Lebendspende nicht zur Verfügung stehen, die Xenotransplantation das letztmögliche Mittel zur Lebensrettung sein könnte. Voraussetzungen eines derartigen individuellen Heilversuchs, der nicht mit einer kontrollierten klinischen Prüfung gleichzusetzen ist, wären eine eingehende Aufklärung über Risiken, Aussichten und Gefahren, die Einwilligung des Patienten und die Aussicht auf eine jeweils nicht nur ganz kurzfristige Besserung des Zustandes des Patienten.

Ein gesetzlicher Regelungsbedarf der Xenotransplantation besteht zur Zeit nicht. Handlungsbedarf zur Einführung von Verfahrensregeln zeigt sich aber angesichts der entsprechenden Bemühungen in anderen Ländern (Schweiz, USA, Spanien, Schweden, Großbritannien, Niederlande, Kanada, Frankreich) und auf europäischer Ebene (Europarat).

Anwendungs- und Folgekosten der Xenotransplantation

Kosten-Nutzen-Analysen bestimmen auch den Gesundheitssektor in zunehmendem Maße. Hinsichtlich der Xenotransplantation ist eine Erhebung der Kosten wegen fehlender empirischer Daten schwierig. Die Kosten verteilen sich auf zwei Bereiche: die Erstellung und Haltung der Quellentiere und die Transplantation. Vorerst ist man weitgehend auf Analogien aus dem Bereich der herkömmlichen Tierzucht sowie der Allotransplantation angewiesen.

Hinsichtlich der Kosten für die Erstellung transgener Schweine kann auf Erfahrungswerte aus verschiedenen Bereichen der Biotechnologie zurückgegriffen werden, so dass sich Schätz- und Näherungswerte ergeben. Greift man statt auf konventionell gehaltene auf SPF(Specific Pathogen Free)-Tiere oder gar Xeno/Gnotobioten zurück, so erhöhen sich die Kosten um den Faktor 2. Darüber hinaus kostensteigernd sind Testung und Selektion von PERV-freien Schweinen. Ein weiterer Kostenfaktor resultiert aus der Zucht transgener Nachkommen, die etwa doppelt so hohe Kosten verursacht wie die herkömmliche Züchtung. Hinzu kommen die naturgemäß höheren Haltungskosten für SPF-Schweine, wobei genauere Daten erst feststehen, wenn die Anforderungen zur Vermeidung von Zoonosen und speziell der Übertragung von endogenen (Retro-)Viren spezifiziert sind. Zu nennen sind schließlich die Kosten für veterinärmedizinische, mikrobielle und molekulargenetische Kontrollen.

Hinsichtlich der Transplantationskosten lassen sich Zahlen aus dem Bereich der Allotransplantation zugrunde legen, wobei davon auszugehen ist, dass die reinen Transplantationskosten nicht höher ausfallen. Nimmt man die Nierentransplantation als Orientierungsgröße, so zeigt sich, dass sich die (Allo-) Transplantation im Vergleich zu den Dialysekosten schon ab dem zweiten Jahr kostengünstiger auswirkt. Für die Xenotransplantation muss ein Mengengerüst erstellt werden, das alle hierfür erforderlichen Leistungen (präoperativ, operativ, postoperativ) erfassbar macht. Dies ist insbesondere für die Nachsorgekosten wichtig.

Insgesamt kann allein für den Bereich der Nierentransplantation in Deutschland von einem jährlichen Bedarf an 10.000 Nieren ausgegangen werden, was bei 50.000 DM pro Transplantation einem Bruttoumsatz von einer halben Milliarde DM gleichkommt.

1.3 Opening, Tasks, and Purpose

Xenotransplantation, simply described as the process of transferring functional cells, tissues or organs between different species, hereafter, unless otherwise stated, from animal to man, is seen in the contemporary international discussion as just as promising as problematic. It is considered promising because in the case of success the lack of human donor organs in surgical transplantation can be compensated for, and thereby the lives of many organ-needy patients saved, and because furthermore, the suffering of a great many persons – e.g. through the transplantation of islet cells in the case of diabetes, of brain cells in the case of Parkinson's syndrome, or of liver cells – could be effectively alleviated. It is considered problematic because difficulties with the physiological difference between human and animal, with the introduction of immune tolerance and most especially with the prevention of the transfer of pathogens are presently still unsolved, not to mention the remaining anthropological, human and animal ethical, as well as legal issues.

If in spite of the aforementioned difficulties, great expectations are had on the part of the patients concerned and of the medical profession, then it is firstly in light of the hitherto successful transfer of human organs (i.e. allotransplantation), and secondly because of the utter lack of alternatives to this life-saving, suffering-alleviating procedure, in the present as well as in the foreseeable future. In case it should be carried out successfully, xenotransplantation would, due to the constant availability of xenogenic cells, tissues and organs, help to avoid torturous waiting periods and the circumstances of emergency operations, burdensome to patients and physicians alike. While those who suffer from kidney disorders can usually be helped via regular dialysis when no donor organs are available, there is no such solution at heart patients' disposal, of whom roughly one fourth dies while on the waiting list due to the shortage of donor hearts. Patients in urgent need of a liver or lung are in a similar situation. Only those patients are on waiting lists, however, who are registered and meet the strict criteria for a transplant, not the many times greater number of those who could also be helped if there were only a sufficient organ supply.

Should a solution be found, e.g. to the immunological problems, such that the recipient should tolerate the alien cells, tissues, or organs, the procedure of xenotransplantation could prove to be a better form of therapy. Additionally, a successful transfer, for example, of encapsulated islet cells could give the great many insulin-dependent diabetes patients freedom from their daily insulin shots; for patients with the hitherto untreatable Parkinson's syndrome a xenogenic tissue transplantation could hinder the progression of the illness and perhaps even lead to an improvement.

With regard to these and similar therapeutic goals, national and international science endeavour more strongly also to further the research of xenotransplantation, and especially to clarify the three main problems already mentioned: the bridging of the physiological difference between man and source animal, the introduction of immune tolerance, and especially the question of the danger of the possible transfer of pathogens. Recent success in the area of animal experiments, especially in the immunological area, but also the need to resort finally to animal organs in the fight for the lives of patients with acute, terminal diseases, have been cause ever more frequently to consider putting xenotransplantation into the clinical phase. On the other hand, the great majority of experts warn of the danger of such an introduction into the clinic, citing the hazards of the procedure and the different degrees of uncertainty and obscurity of the risk of infection in the respective cases of cell, tissue, and organ transplantation.

In the face of this state of affairs the demand has been long felt in many countries not only for an exploration of the scientific possibilities, but also for a discussion of the ethical and legal implications of xenotransplantation. In the USA guidelines for xenotransplantation from the FDA (*Food and Drug Administration*) have existed since 1996; they are being presently revised and a draft has just been released. The U.S. *Center of Disease Control* (CDC) in Atlanta, GA co-ordinates the guidelines for the control of possible risks of infection. In England the *Nuffield Council on Bioethics* published a thorough report on the ethical problems of xenotransplantation in 1996. One year later the Kennedy Report was published and a separate institution was founded for the purpose of regulating the questions which regard xenotransplantation, the *United Kingdom Xenotransplantation Interim Regulatory Authority* (UKXIRA). Its twofold function is to clarify the prerequisites for the application of the xenotransplantation procedure on human subjects, and to determine the circumstances under which clinical experiments, in the form of individual cases only, shall be permitted; guidelines regarding clinical tests (1998) and a preliminary report on the issue of the question of infection (1999) have appeared. The *OECD* published a report on the state of the issue in 1996. For the Netherlands the *Kommissie Xenotransplantie* of the *Gezondheitsraad* published its position on xenotransplantation in 1998. In Switzerland a "Technikfolgenabschätzung Xenotransplantation" of the *Schweizerischer Wissenschaftsrat* appeared in 1997. The Spanish regulative guidelines by the *Ministerio de Sanidad y Consumo*, as well as a report by the WHO on the question of xenotransplantation were issued in the same year. One year later the WHO published guidelines with special attention to the problem of infection. In France the *Comité Consulatif National d'Ethique* (CCNE) issued a position paper on xenotransplantation in 1999. In the same year *Health Canada* presented to the public recommendations for the treatment of xenotransplantation for comment. Now that the *European Council* has drafted a report on xenotransplantation on March 6, 1996, and the *Parlamentarische Versammlung* has passed a corresponding recommendation on Jan. 29, 1999, the *Steering Committee on Bioethics* (CDBI) together with the *European Health Committtee* is presently developing guidelines for the xenotransplantation procedure.

In Germany the Protestant and Roman Catholic churches (*Kirchenamt der Evangelischen Kirche* and *Sekretariat der Deutschen Bischofskonferenz*) presented together in 1998 an "Aid to the Formation of Ethical Judgements". In the previous year there was an "Answer from the Federal Government" to a *Kleine Anfrage der Bundestagsfraktion* of Bündnis 90/Die Grünen (the Green Party) on the question of the transfer of animal organs to humans. In December 1999 the *Büro für Technikfolgenabschätzung* of the German Parliament presented a status report entitled "Xenotransplantation." In the Deutsches Ärzteblatt appeared the official position of the *Wissenschaftlicher Beirat der Bundesärztekammer* on xenotransplantation; its guidelines are presently being drafted.

It is generally assumed that a scientifically fitting, ethically arguable and legally permissible result, which is urgently needed as a foundation for public discussion, can only be reached when a critical dialogue between those disciplines which participate in the research on xenotransplantation on the one hand, and ethics and the judicial discipline on the other, has come to pass. From the ethical viewpoint the possibility of xenotransplantation deserves special attention for two reasons: *de re*, because the inter-species transfer of cells, tissues or organs touches on a series of ethical principles (that of human dignity and identity; of the protection of life, i.e. of saving and preserving life; of protection of the patient, or of a third party, from harm; the balancing of the expectable individual benefit against the possible collective risk of infection; animal protection, etc.), and methodically, because the possibility of a *simultanification* of ethical analysis and scientific progress offers itself in the face of still unsolved medical problems. For most often ethical analysis and reflection takes place only after the opportunities for action opened by scientific progress are already given, and the question is posed of whether that which *can* be put into action *ought* to be. One cannot rely with regard to this upon moral intuition, as significant as it may be in the everyday life of the individual, for intuitions are, according to their nature, individually bound, situatively determined, easily confusable and based on analogical experience. The task at hand, however, is to uncover those *grounds* of action and inaction which are superindividual, supersituative, and which take new developments into account, providing them for public discussion, i.e. to examine the principles, norms and criteria of those decisions for which a claim to morality is made.

One of the causes of the lack of simultaneity of developments in the sciences and ethical analysis may lie in the speed with which many discovery processes are realised today. Other causes may be sought in that ethicists, on the one hand, are often not privy to the necessary extraphilosophical technical knowledge, and that, on the other hand, some scientists tend to assume ethical questions to be sufficiently answerable on the basis of their inherited and habitualised professional ethos. Both can stand in the way of an adequate solution. The ethicist must acquaint himself with the fundamental scientific facts and knowledge of the problems to be analysed, and the scientist, just as any other professional, must recognise that any ethos which transforms through history and which develops in a social plurality, requires constant ethical reflection of its principles, norms and foundations. This all the more for the fact that contemporary scientific developments frequently lead to questions which were until most recently widely unheard of. This applies most distinctly to xenotransplantation.

The task of an ethical reflection of such a procedure as that of xenotransplantation demands not only the thorough examination of a multidisciplinary area; it must be approached at the same time *integratively*, i.e. the ethical problems must be addressed in the scientific context in which they arise. The xenotransplantation procedure, with its research and development, constitutes one of the first therapeutic possibilities which can be ethically and legally analysed and publicly discussed not first after its introduction, but already during its genesis.

The following inquiries and reflections are intended to be a contribution thereto. Their task is twofold: firstly, they are to provide the reader with a view of the present state of affairs in the multidisciplinary work on xenotransplantation, and secondly, their goal is to clarify questions of the arguability of this procedure's further research, development and possible application. Thus, in particular, the following regions of inquiry are topical:

- Reasons for the transplantation, especially xenotransplantation: protection of life, alleviation of suffering, organ shortage, possibly the better form of therapy
- Medical feasibility: physiological, immunological and infectological problems
- Ethical justifiability
- Legal permissibility

The goal of the present enquiry is to aid the reader through thorough and differentiated information as well as through the portrayal of the discussion of the pertinent difficulties in forming an opinion about the xenotransplantation procedure, its expectable advantages and its possible risks. At the same time the public is to be placed in the position to discuss appropriately the significance of this life-saving and suffering-alleviating procedure for the individual and for society as a whole.

The exposition ends with recommendations for a scientifically safe, ethically responsible and legally sound step-by-step procedure for the future, which the responsible authorities in society, politics and science can use *as a starting point in the generation of guidelines*.

1.4 Summary of Contents

Possibilities of transplantation medicine

Man has always endeavoured to compensate for corporal limitations first through protheses, finally through machines and – in recent times – through transplantations. In the discussion of costly advances in medicine, the possibilities of money-saving preventative medicine are often referred to. Even if significant potential, general as well as specific, can be discovered, the necessity of suffering reduction and alleviation can not in principle be eliminated, as many illnesses lead to organ failure which cannot be prevented via prophylactic measures. Even the further development of immune suppression can only slowly and gradually improve the already good results of organ transplantation in such a way that re-transplantations are no longer needed, or at least less often necessary.

Although the existing alternatives to organ transplantation provide in the case of the artificial kidney a life saving method, this nevertheless means a significant decrease in the quality of life for most patients, compared to transplantation. For the heart, lung and liver, no attempt at functional compensation for chronic organ failure has yet met with success. Thus transplantation is, under the indications and counterindications hitherto processed by the *Organ Commission of the Federal Chambre of Medicine*, the therapeutic method of choice. Though the lifelong immune suppression can lead to side effects, and chronic organ loss up to now cannot yet be avoided, it can be shown that those affected profit considerably from transplantation in comparison to other cases of severe illness.

This means, however, with the present conditions in *post mortem* organ donations, a dramatic restriction of possible aid for chronic organ failure to 50-25% of the demand. No remedial measures for the shortage of *post mortem* donor organs have yet been found. Nor can the hardly unproblematic increase in the number of live organ donors remedy the deficit in, for instance, liver donations more than to a very limited extent. This makes the search for alternatives not only understandable, but urgent, and justifies the serious discussion of xenotransplantation. Moreover, the necessity arises for society to remain aware of this special area of medicine, and to participate in the search for a solution to the existing shortage.

Recent Alternatives: Biotechnology

Aside from transplantation, there is an additional field of research for the compensation for the loss of function of vital cells, tissues or organs: biotechnology (the use of biomaterials and, in waxing proportions, tissue engineering). The areas of transplantation (allo- and xenotransplantation) and biotechnology are closely related to one another and in many places overlap and weave together, but their approaches are based on different starting points.

Biomaterials (biocompatible materials) are artificial materials of the highest possible biological tolerability. Metallic frameworks, anorganic and (natural or synthetic) organic supporting materials are distinguished from one another. In this context the significance of artificial materials, especially polymers degradable by the body, is rapidly growing. How great the long term biotolerability actually is must be tested anew in each application, i.e. it must be clarified how long the materials function without signs of deterioration or physiological, unspecific foreign body reactions.

Tissue engineering *combines* biomaterials with cells which, *in vitro*, are, cultivated, multiplied and altered for the production of so-called bio-artificial constructs. Here the materials are not simply layered with cells, but rather refunctioned to a three dimensional extra-cellular matrix, which is in various ways enabled with cellular regulatory signals and is quasi penetrated by the cells. One goal is, aside from the mechanically supportive function of the extra-cellular matrix, to imitate the functional interplay between cells and their natural extracellular matrix, so important for cell-splitting, differentiation, movement, attachment etc., and finally death. A further goal is, via the introduction of cells, i.e. through cell transplantation, to make use of the unsurpassed synthesis and regulatory function and their capacity for constant renewability.

With regard to the respective stage of development, three types of cells are distinguishable: differentiated cells, stem cells and embryonic stem cells. With regard to practical employability, the main problem is in obtaining sufficient amounts especially of autologous cells of the most various types. Here cell biology has made important progress most recently in attempts at a solution.

The usability of *differentiated cells* is limited especially because only some types of cells can be multiplied in any significant amount, and because cell lines can de-differentiate. The *in vitro* regulation of a de-differentiation, as well as the proliferation and subsequent re-differentiation thus made possible remains, the effort of many years notwithstanding, still in its opening phases.

The *in vitro* gain from *stem cells*, on the other hand, is considered much more auspicious. Stem cells, or at least the precursor cells of a certain direction of differentiation directly generated from them, are to be found in almost all of an adult's tissues. Bone marrow is an especially rich and easily accessible source, not only of haemopoetic, but also for mesenchymal and other stem cells.

In many respects *embryonic stem cells* are to be seen as an ideal source. Their cultivatability in permanent lines and the seemingly almost unlimited cell differentiation possibilities have been well known from mouse models since the early nineties. In 1998 even human embryonic stem cells were cultivated for the first time, in the obtaining of which methods were used which are reconcilable with the German Embryo Protection Act. Since then, the *German Research Foundation* has spoken of revolutionary scientific and medical innovations which promises, among other things, the breeding of human tissues and organs in the laboratory.

One significant point of interest for biotechnological development is the employment of autologous cells (cells originating in one's own body). Much work, however, is also done with allogenic and especially with xenogenic cells. In the latter case, then, one variant of xenotransplantation is employed. Therein, even at the early phase of clinical testing, systems are employed in which the immunological defence reactions to alien cells are hindered by technical (mechanical) barriers. So-called *bio-reactors* and the method of *cellular encapsulation* are distinguished from one another.

Biotechnology has, aside from the functional interplay between cell and extracellular matrix already mentioned, also the use of a second important physiological interplay in sight, which occurs between the various types of cells in a given tissue. Complex bio-artificial systems, some of which already find themselves in the pre-clinical, animal experimental phase, make clear just how much development has taken place recently. The first licenses for clinical use (in the USA) have already been issued for bio-artificial constructs to replace skin and cartilage.

On the basis of the state of knowledge and development in the areas of biotechnological research and tissue engineering sketched here, it must be concluded that the relationship of bio-technology to xenotransplantation is to be characterised less as competitive than as complementary.

Development of Xenotransplantation

The history of the modern method of xenotransplantation begins at the turn of the 20th century, and thus precedes allotransplantation. The leading motive was always the alleviation of life-endangering malfunction of human tissues or organs through transplantation. The development of the still widely employed practise of blood vessel suture by Alexis Carrel in 1902 was an important methodological step in the development of transplantation technology. Another important step for allotransplantation as well as for transplantations from animal to man and in the animal model was the development of immunosuppressive drugs, which set in only after the Second World War. Shortly thereafter immunosuppressive drugs were made available, which allowed the refinement of the allotransplantation method to such a degree that this has now been an established and accessible method for circa 30 years. Because of the increasing shortage of human donor organs, the idea of xenotransplantation as a possible alternative to allotransplantation has not been given up, in spite of the greater immunological barriers. Ever more animal models were used for the study of the immunological and physiological consequences of xenotransplantations. In the field of xenogenic heart transplantations significant progress has been made recently with regard to life expectancy in the closely related system and in primates. It is possible, however, that only the step of employing transgenic manipulations will bring about the progress allowing for the transition into the clinic.

In experiments on animal models considerable qualitative differences with respect to immunological rejections are observable depending upon the combination of the animal species employed. This led to the terminological differentiation between concordant (less severe rejections) animal species and discordant (severe, hyperacute rejections) animal species. A further distinction concerns the concept of xenotransplantation itself. Whereas "xenotransplantation," when used in animal models, means the transplantation between different species (the concept of *animal-experimental* xenotransplantation), "xenotransplantation," with respect to its use on humans, is understood to mean the transfer of living cells, tissues, or organs from animal to man (the concept of *therapeutic* xenotransplantation). The latter definition has by now become internationally common in medicine, and includes also extra-corporal perfusions.

Animals as sources for xenotransplants

The portrayal and trial of the central scientific questions of xenotransplantation – the treatment of the anatomical-physiological distance between human transplant recipient and (source-)animal, the induction of immune tolerance vis-à-vis animal tissue with the aid of genetic alterations and the clarification of virological and infective risks – necessitates firstly a dialogue on the ethically principal question of the legitimacy of the employment of animals for purposes determined by humans. The present animal ethical discussion spans from traditional anthropocentrism through pathocentrism to biocentrism. For biocentrism any use to the detriment of the animal is unjustifiable, for pathocentrism it is any use of animals in which fear or pain inheres, whereas traditional anthropocentrism centres the ethical evaluation of the use of animals principally on the human perspective.

The central point is the question of the specific moral status of animals as between that of persons and things, which can be determined neither one-sidedly, with an eye to human interests, nor independently of man, but must rather be founded *anthroporelationally*, i.e. starting from the responsibility of man for animal. Accordingly, animals are for humans the objects of a morality common to them both, regardless of the fact that man is not like the animal merely object, but unlike the animal also moral subject, for he alone is capable of constituting morality. Presupposing this, the use of an animal for purposes determined by man is in every individual case in need of careful examination and justification. Whether it can be assumed that animals must have "interests" in order to be handled morally, or whether it should suffice to presume that an encroachment on an animal in which fear and pain inhere is in no way in its interest, is open for discussion.

As regards xenotransplantation, not only according to bio-, or pathocentrism, but also according to the anthroporelational approach the need of patients who, due to organ shortage and the present lack of alternatives, have great hopes for xenotransplantation, cannot justify *every* sort of animal use. Animals are not "spare parts suppliers." What makes the infliction of pain upon the animal on the one hand and the need for organs on the part of a human on the other hand a topic of consideration is not some precedence of man before animal, however it might be asserted, but rather the principle of making so great a benefit as saving a human life reachable with a bearable amount of harm (on the part of the animal). Instead of the "reasonable" use of animals topical in the (German) Animal Protection Act, "justifiable" reasons for the use of animals are the focus. A *general* legitimation of the use of animals for the purpose of xenotransplantation from the ethical point of view is impossible, as the biocentric, pathocentric and anthroporelational positions agree, though for different reasons. Contrary to the first two positions, however, the anthroporelational does not strictly preclude the justifiability of a certain sort of use of animals for the purpose of xenotransplantation, given a prerequisite lack of alternatives, proportionality and the recognition of the animals' own moral status as objects' of human responsibility.

Whether it can at all come to the use of animals for purposes of xenotransplantation is first in need of clarification at the level of empirical givens. This must also include the elucidation of the anatomical and physiological compatibility of the functional systems in question. Experiments with members of different species show that anatomical, physiological and biochemical compatibility varies from functional system to functional system. Anatomical differences which could pose a grave difficulty are, for example, the size of the organs and the erect (e.g. human, kangaroo) or horizontal posture (e.g. pig). It can be shown that bodily posture (vertical or horizontal arrangement of the spine) exerts a considerable influence on the anatomy and physiology of organs, especially of lungs and heart.

In physiological and biochemical regard even small differences in body temperature or pH can disturb the balance of metabolic processes. Thus there is a physiological compatibility between man and pig regarding the hormone, insulin, which allows for the clinical use of porcine insulin in order to regulate the glucose level of diabetics. Other regulative hormones (glycogen, adrenaline, growth hormones) also demonstrate a degree of correspondence, which could make the Langerhans'schen Inseln, at least physiologically, a fitting candidate for xenogenic transplantation from pig to man. On the other hand, the kidney functions of man and pig demonstrate grave physiological differences. These can be traced back especially to hormonal incompatibilities, which in turn would cause life endangering metabolic disturbances. Such information makes the necessity all the clearer of more extensive research of the physiological compatibility of animal systems with the human especially in preparation for clinical use. This, however, will only be possible when certain fundamental problems of the immunological nature to be explicated in the following chapter have been sufficiently treated.

The question remains of the appropriate species for human xenotransplantation. In anatomical and physiological respects some mammals come into question as sources. Whereas primates (concordant system) in certain respects prove appropriate sources, other mammals (e.g. pigs) are preferable for other purposes. Such considerations must not neglect, however, that different xenogenic systems also give rise to quite different physiological and immunological problems. The results are neither in physiological, nor in the immunological respect transferable from one xenogenic system to another. The testing of different xenogenic systems would mean considerable research expenditure. For this reason the development of research since the 90's has concentrated on the pig as source animal (with some exceptions).

The individual animals to be used as sources for xenotransplantation must fulfil a series of hygienic requirements. Furthermore, the animals must be kept in a sterile environment in order to minimalise the risk of infection. This condition can only be met in a closed SPF ("specific pathogen free") environment. This is compatible with the legal requirements for the protection of animals. As well, the measures for genetic manipulation and cloning of donor animals still to be discussed are executable within the limits of legal permissibility.

The immunology of xenotransplantation

Non-self recognition, i.e. the self/non-self discrimination, is in mammals (including man) for the most part rooted in immune mechanisms. These provide on the one hand for lifelong high adaptability and efficiency, and on the other hand they enable a functional deactivation of the immune reaction (induction of immune tolerance) vis-à-vis certain structures (antigens). In allotransplantation and especially in xenotransplantation the recipient organism's immune system reacts to the transplant defensively. Thereby different reaction types and mechanisms are to be distinguished which follow one another like barrier chain links. There are five barriers when a discordant (from a distant species) organ, e.g. a pig heart to an ape or human is transplanted. From the immunological viewpoint transplantations between discordant species are the most difficult; but for non-immunological reasons the pig appears today to be an appropriate organ source for the human. The mechanisms reach from hyperacute rejection, through instant binding of preformed (so-called natural) xenoreactive antibodies and thus conditioned complementary activation, through the later reactions of induced antibodies with unspecific cell reactions (macrophages, natural killer cells), and through T lymphocytes activation, to the complex defence reactions.

It is important to distinguish between the transfer of cells, tissues or organs: Whereas in vascularised organs the antibody-induced, quite severe reactions are in the forefront, in cells and tissues without the vascular endothelium necessary for normal function it is the cell-mediated reaction with differently occurring mechanisms. Interventions to influence defence reactions can be made in the transplant in lowering its immunogenicity (through genetic modifications, so-called immune privileges or immune isolations), or in the recipient in lowering his reactivity (through elimination or hindrance of antibodies and/or complement, so-called accomodation, immune suppression or immune tolerance).Up until now, in preclinical model organ transplantations (pig to ape), measures taken to hinder the detrimental complementary activations have been relatively successful, although only in combination with dangerously high doses of immune suppressive drugs in the recipient.

The significance of complementary activation is limited, though, especially to the hyperacute defence reaction. Especially in the combination, pig to man, it is essentially an effect of antibody reactions, mostly of the pre-formed xenoreactive antibodies of the specificity anti-Gal-alpha (1,3)-Gal. These and the antibodies, which are inducible within days by a transplant can, however, also be effective without a complement. The actual cause of the vascular xenotransplant rejections are, then, the antibodies, whose elimination or hindrance has only been possible for limited time up until now. The return of the antibodies and the T cell- mediated immune reactions, much more severe in comparison to allotransplantation, present the main problems for long term preservation of discordant xenotransplants, especially organ transplants. The immunosuppressive drugs do not suffice to solve these problems. Practically the only recognisable perspective for long term preservation of discordant xenotransplants is therefore the immune tolerance, both of the antibody producing B lymphocytes and of the T lymphocytes. Probably tolerance induction will be supported via genetic manipulations of the transplant, i.e. of its source, and in the case of "near tolerance" (specific hyporesponsiveness), via low dosed, long term immune suppression. There are no immunological problems which would speak against the further trial of xenotransplantation of cells, tissues or even organs.

Production of transgenic animals

To the end of avoiding immunological complications attempts are made to alter animals reserved as transplant sources genetically. The development of genetic engineering in recent decades allows for the isolation, sequencing and, the manipulation of individual genes in their arrangement. Furthermore, it is possible to alter animals' genome with the help of genetic engineering, and so to produce animals which possess new qualities. Gene transfer, also in pigs, is usually effected by the microinjection of DNA in the pronucleus of fertilised egg cells. The transgenic pigs produced in this way can pass the integrated gene construct on to their offspring, so that transgenic lines can be bred for xenotransplantation. This is important with regard to xenotransplantation for overcoming the problems of immune rejections. Recently it has become possible via cloning of cultivated cells to produce animal clones. Thus, after genetic alteration of these cells, transgenic clone siblings can in principle be generated. For xenotransplantation this means that a sufficient quantity of similar donor animals can be supplied.

The ethical difference between the use of the biotechnologies of cloning and gene transfer on the one hand and the traditional breeding methods on the other hand lies in their different sort of depth of incision. In the contemporary discussion of this topic, defenders of the mandate of the preservation of animals' species identity face the proponents of the judgement of the treatment of nature under aspects of its cultural formation. In the former case every reproductive and genetic alteration appears ethically problematical; in the latter, this is so when it should lead to a severe burden for the animal and/or to a not negligible encroachment on biodiversity. Even with the preservation of biodiversity, the legitimacy of genetic alteration of animals stands under the necessary consideration that the degree of the depth of incision must be surpassed by the degree of hope had for the successful preservation of life.

Risks of infection and their estimatability

Xeno- and allotransplantation bring with them the risk of the transfer of pathogenic microorganisms. Most donor pathogens can be discovered in test procedures and subsequently eliminated. The identification and elimination of viral pathogens is more difficult. Viruses are thus, with regard to the risk estimation of xenotransplantation, decisive.

Viruses are obligate, intracellular parasites incapable of any independent protein synthesis or energy production. Some viruses, so-called *enveloped viruses*, even appropriate the surface structures of the host cells, and thus offer a point of attack for the immune system in the transfer to another species. In the transfer of non-primate cells to humans, both the cells and the viruses originating from them are quickly lysed by way of a complement mediated immune reaction.

For better acceptance of non-primate organ transplants in the human body, various strategies, aside from the medicinal suppression of the immune system, are therefore presently being developed which are based upon the intentional hindering of complement lysis. All procedures have in common, though, that the efficiency of the lysis of viruses originating from organ transplants (virolysis) is also impaired. As, in addition to the impairment of virolysis in a transplantation, all of the human body's physical protective barriers against virus infection are avoided, there is an especially high risk of viral infection.

This risk of viral infection can be reduced if organ source animals are bred under extremely sterile conditions and tested for a plurality of viruses. Two types of viruses, however, present especial difficulties in this context:

1. Persistent viruses, which persist in the host cell after the infection and at first cause no conspicuous symptoms of illness (to this category belong some retro-, herpes- and rabies-like viruses). In pigs, which are taken into consideration for source animals for physiological and practical reasons, especial attention was dedicated to porcine retroviruses (PERV's), whose transfer to human cells had been shown. A subsequent analysis of clinical procedures, though, in which

human cells came into contact with porcine cells, indicates that, in cases in which complement lysis is not hindered, virus transfers occur quite seldom or not at all. But the studies give information neither about the transplantation of such organs as have been armed against complement lysis (and their viruses) nor about xenotransplantation of entire organs.
2. Unknown viruses, for which no tests exist, and which may possibly alter their pathogenicity profile in the transfer to another species. Proof of unknown and new viruses is complex, if not impossible.

Additionally, it must not be ignored that such viruses can alter their physical and/or genetic characteristics through a series of different mechanisms:

- *Recombination:* the reorganisation of genetic material can have the effect that new biological activities are won and thus also potential pathogenicity (e.g. inactive fragments of human retroviruses which are integrated in the host genome can recombine with porcine retroviruses and take over new activities).
- Another kind of reorganisation of genetic material is to be found in so-called *reassortment.* Subtypes of a kind of virus which differ genetically can lead to the genesis of a new subtype with unknown pathogenicity through the exchange of individual parts of the virus genome during the infection of a cell with different subtypes.
- *Pseudotype formation* can occur when more than one kind of virus infects an individual cell and parts of the different viruses are interchanged during the synthesis of the viruses' progeny.
- *Adaptation* is when viruses which are transferred with the organ transplant adjust to the new physiological conditions in the recipient body. This adjustment can then lead also to an alteration of its pathogenicity.

On the basis of what is known of pathogenicity and the spread of relevant viruses, a simple estimation of the risk of infection inherent in the xenotransplantation of organs from pig to man can be undertaken only with great difficulties. Here the risk of endogenic retroviruses - PERV's - demands special attention. Although simplified, such an analysis could serve as a starting point for more detailed estimations in the future, when the appropriate data are available.

In risk evaluation it is worthy of attention that the available data indicate that in animals the risk of an insertion mutagenesis through retroviruses is probably distinctly higher than in humans. The higher stability of the human genome, vis-à-vis that of animals, which is most likely the cause of this, was also indicated in other studies, and must be calculated into the interpretation of data from animal experiments for the human situation. In case a viral infection should occur, though, animal results indicate that the humoral immune response of a human can contribute to the reduction of the risk of infection - even in the case of immune suppression.

The risk of infection of the germ line by retroviruses is to be estimated as low and, before the background of the large quantity of natural and harmful mutations, would hardly be statistically expressible.

Finally, though, there remains a risk that large portions of the population could also be infected by a new virus generated in a xenotransplantation patient (pandemic). It would therefore be of central import to place recipients of xenotransplants in long-term monitoring programmes, which can discover the infection by persistent viruses still years afterwards. This additional measure could be used as an "early warning system" and thereby reduce the risk of an infection of greater portions of the population drastically.

Risk evaluation

The risk evaluation in xenotransplantation regards not only the transplant recipient, but third parties as well: partner, family, clinical personnel, social surroundings, entire populations. The risk evaluation requires as exact a risk estimation as possible. To date this is only possible with animal experiments. On the basis of available data the risk of tumor development through insertion mutagenesis in a hypothetical recipient of a pig liver is being calculated. The figure resulting herefrom is, however, relativised when it is considered that the integration of a growth regulating gene alone does not suffice to cause a tumor, regardless of the fact that the altered cell would have to escape the immune system's phylactic function. An uncontrolled production of viruses, though, could, purely calculatively, present a great risk of infection for the personal, clinical, and social surroundings of the transplant recipient, even considering the instability of retroviruses.

The mostly unsolved problem of the risk of infection through xenotransplantation brings with it no small ethical difficulties, because the duty to avoid harm can and might be relativised admittedly through the autonomy-grounded right to self-determination of the informed individual transplant recipient, but not in the case of concerned third parties. A view of the semantics of the concepts of "danger" and "risk" as well as the relevance of the concept of risk to human action as product of severity and probability of occurrence is important here. Before the background of the requirement of logical consistency and the reasonable bearability of risks, criteria for limitation can be developed which make the treatment of the presumable risks of the procedure of xenotransplantation – especially with regard to third parties - rationally manageable and ethically judgeable.

The latter is to be assumed with regard to the individual xenotransplant recipient who is appropriately informed and completely able to decide for himself, if the benefit through the receipt of the animal transplant - life preservation or long term suffering alleviation - significantly outweighs the harm caused by the risk of infection. This does not end the trial of the question of legitimacy, though; the corresponding clarification of the treatment of the risk of infection for third parties must follow. Here, too, the two central criteria – benefit-risk-defensibility and informed consent - must be fulfilled. As regards the former, a risk with a relatively small degree of severity will be bearable for third parties in a society the majority of whose members wish to profit from the possibilities of modern medicine. To take a risk of a higher degree of severity, however, could, if at all, only be imposed upon the immediate surroundings of the xenotransplantation patient; higher standards are then to be applied to the requisite of informed consent (reference to lack of retractability, inclusion in monitoring, etc.), and a spread of infections to third parties who do not belong to the closer surroundings of the patient, and whose informed consent cannot be gained, is to be prevented through efficient measures. An uncontrollable, life-threatening risk for a third party seems justifiable neither for the patient's immediate environment, nor for uninvolved persons, as it contradicts the mandate of life preservation.

Anthropological and ethical implications of xenotransplantation

Anthropological and ethical questions of xenotransplantation appear before the background of the double question of whether 1. this medical procedure constitutes a transgression of boundaries regarding the "naturalness," the dignity and/or the identity of man, and whether 2. the goals aspired to are legitimate, the employed means defensible, and the foreseeable effects acceptable. Additionally, the question of whether the respect for the moral status of animals allows their employment for xenotransplantation in research and use, the problematics of genetic alteration of animals, and the problem of the treatment of the risk of infection must also be addressed.

With respect to the anthropological questions, the understanding of "naturalness," which is clearly marked by that of "nature," is decisive. If one understands "nature" as the given, i.e. that which *occurs in nature*, then the phenomenon of the acquisition of species-alien cell and tissues, admittedly common in the context of nourishment, appeares as a transgression of boundaries, because it does not occur in nature in this form. If that which is found in nature is taken as a norm, then xenotransplantation presents itself as contrary to nature. The difficulties of this result consist firstly in that nature is a constant process of evolution, and secondly, in that it is logically problematic to deduce a norm directly from a given (so-called naturalistic fallacy).

If 'nature', on the other hand, being the result of evolution is not understood as the given, but as principle of the given, then xenotransplantation still proves to be a transgression of that which occurs *in* nature, but not necessarily as transgression *of nature itself*, as the natural principle of becoming and passing away has not been abandoned automatically. Xenotransplantation becomes ethically questionable at the point at which man's nature as that of a freely self determining cultural being is concerned. This is not a biological matter, though, but one of the amount of freedom of the individual's self determination. If this should be encroached upon by the procedure of xenotransplantation, then there is the danger of violating human indisposability and end-in-itself-ness, and consequently of human dignity. The analysis of the identity question leads to a similar conclusion. If an identity source is posited in organs, then the receipt of alien transplants – whether from another human or from an animal – must be seen as a change of identity. But if human identity is conceived not as the result of what nature makes of one, but of what one makes of nature, then the question of identity is not put as one of biological causality, but as one of free self evaluation of the individual.

In the examination of the legitimacy of the goals of xenotransplantation it must be discussed whether the reduction of the shortage of donor organs can occupy the position of first priority. What speaks against this, is that organs are *means* and not ends, namely, means to the achievement of the central goals of xenotransplantation, the preservation of life and the alleviation of suffering. The legitimacy of these two goals follows, presupposing the consent of the patient, from the duty to protect human life. Hence it follows that the legitimacy of the use of animal organs requires that without them these goals cannot be achieved, or cannot be achieved adequately, and alternatives are unavailable, or available in insufficient quantity only. This applies to the goal of using xenotransplantation as a complement to allotransplantation or for bridging purposes, respectively. The goal of completely and permanently replacing allotransplantation with xenotransplantation, however, appears distinctly less justifiable from the standpoint of animal ethics.

The burdens and limitations bound up with the development of xenotransplantation are central to the examination of the defensibility of means; questions of individual therapeutic goals and the benefits of research to others must receive special attention. The realisation of xenotransplantation for research purposes ("human experimentation") is ethically, with respect for human life, categorically unjustifiable, even with the informed consent of the patient in question. At the most as a therapeutic attempt in an otherwise hopeless situation, and not merely for the sake of short term survival, the realisation of a xenotransplantation on a patient who is thoroughly informed and completely able to decide for himself would seem justifiable if a serious risk to his surroundings, and especially to uninvolved third parties, could be eliminated. The same is true for the unavoidable limitation of the personal right to freedom of the transplant recipient in order to protect third parties.

Finally, aside from the problematics of infection, which concern the transplant recipient as well as third parties, the evaluation of recent opinion surveys of patients on the waiting list, or of those who have already received transplants from human donors, concerning the possibility of receiving an animal organ is to be taken into account in the examination of the acceptability of the effects. This is important in order to avoid the danger of ignoring the natural difference in how xenotransplantation is viewed, on the one hand, by the patients in question, and on the other hand, by the public, which tends to feel unconcerned. As regards the category of those concerned, it is noteworthy that, according to the most recent polls, more than three quarters of those patients already transplanted or who are on a waiting list would accept an animal transplant, provided it demonstrated functionality comparable to that of a human donor organ.

The discussion of the question of allocation in the macro- as well as micro-area is not merely one of (economic) means, but also one of justice, according to which the equal is to be distributed equally, and the unequal unequally. Problems with distributive justice are avoidable, if the criterion of urgency is made a priority as is already the case in allotransplantation, and xenotransplantation (insofar as it is possible and permissible at all) is used, e.g. for bridging purposes, only in urgent cases, and not in order to make cases urgent.

Legal Frames of Regulation of Xenotransplantation

For the question of the legal permissibility of xenotransplantation, in the Federal Republic of Germany above all the determinations of the pharmaceutical law as well as the rules for therapy attempts come into consideration. The law for animal protection states nothing against the use of animals for transplantation. Xenotransplantation cannot be subsumed under the transplantation law, which only regulates transplantations between human donors. The determinations on the clinical testing of pharmaca, which are set down in §§ 40 ff. of the pharmaceutical law, could be put to use for xenotransplantation, however, although they are not intended for transplantation. Thus the determinations for therapy attempts, as noted in the revised declaration of Helsinki/Tokyo, are essential for xenotransplantation. A differentiated benefit-risk-assessment is then prerequisite to the permissibility of xenotransplantation from the legal perspective. On the side of risks, the risk of infection, and the possibility of its spreading to those not involved in the transplantation, is to be considered above all. Here further clarification from the area of virology seems necessary. On the side of benefit assessment the question of whether a xenotransplantation can offer any more than a very short prolongment of human life is to be examined. Here there is a need for further research especially in the area of immunology. This does not exclude the possibility of a therapy attempt, in which, in cases of acute, mortal danger, in which neither an organ from a deceased nor from a living donor is available, xenotransplantation could be the last possible means of saving a life. Prerequisites for such an individual therapy attempt, which is not to be equated with controlled clinical testing, would be detailed information on risks, hopes and dangers, the consent of the patient and the reasonable expectation in each case of more than a short term improvement of the patient's condition.

Presently there is no need for a legal regulation of xenotransplantation. The need for action in the introduction of rules for procedure is being felt due to corresponding efforts in other countries (Switzerland, USA, Spain, Sweden, Great Britain, the Netherlands, Canada, France) and at the European level (European Council).

Costs of execution and of results of xenotransplantation

Cost-benefit analyses determine even the health sector in growing proportions. Regarding xenotransplantation, the calculation of costs is difficult, due to lack of empirical data. The costs are distributed over two areas: the production and keeping of the source animals, and the transplantation. Presently, one is to a great extent dependent upon analogies from the areas of traditional animal husbandry and of allotransplantation.

Regarding the costs of producing transgenic pigs, the experiential value of different areas of biotechnology can be referred to, such that approximative guesses and estimations can be made. If, instead of conventionally raised animals, SPF (specific pathogen free) animals, or even xeno/gnotobiotic animals are resorted to, costs rise by a factor of two. Aside from that, testing and selection of PERV-free pigs raise costs. One further cost factor results from the breeding of transgenic offspring, which causes roughly double the expenses of traditional breeding. The naturally higher cost of keeping SPF-pigs adds to this, although precise figures are only certain once the requirements for avoiding zoonoses and especially of the transfer of endogenic (retro-)viruses are specified. The costs of veterinary, microbiological and molecular genetic examinations are also worthy of mention.

Regarding the costs of transplantation, figures from the area of allotransplantation can serve as a basis, as it is presumable that the costs of pure transplantation would not be any higher. If the kidney transplantation is taken as a measure for orientation, then it can be shown that, compared with the costs of dialysis, (allo-)transplantation pays for itself within two years. For xenotransplantation a framework of quantities must be produced which makes all of its necessary executions accessible (preoperative, operative, postoperative). This is important especially for the costs of aftercare.

In all, alone in the area of kidney transplantation an annual demand for 10,000 transplants can be assumed for Germany in the area of kidney transplantation, which, at 50,000 DM per transplantation, yields a net charge of a half billion DM.

(englische Übersetzung: Alan Duncan)

2 Möglichkeiten der Transplantationsmedizin Leidverminderung und Lebensrettung

Der Mensch hat immer versucht, bei Beeinträchtigung seiner körperlichen Verfassung nach Kompensation zu suchen. So finden sich von alters her auf verschiedensten Gebieten Beispiele für diese Tendenz: Holz- oder Eisenprothesen bei Gliedmaßenverlust, Zahnprothesen bei Kaubehinderung, Brillen bei Einschränkung der Sehschärfe oder Hörgeräte, angefangen beim einfachen Hörrohr bei akustischen Problemen. Entsprechend erscheint es nur folgerichtig, dass bei den fortschreitenden medizinischen Möglichkeiten auch für innerkörperliche Funktionen Ersatz entweder durch Maschinen – Eiserne Lunge, Beatmungsgeräte, künstliche Niere, Herz-Lungen-Maschinen, Herzschrittmacher – oder schließlich durch Organtransplantation gesucht und angewandt wurden. Zweifellos ist mit diesen Entwicklungen ein erheblicher finanzieller Aufwand verbunden. Nicht zuletzt daraus ergibt sich eine kritische Diskussion der Bewertung der Transplantationsmedizin.

2.1 Präventivmedizin

In der Öffentlichkeit wird bei der Debatte um sogenannte Hochleistungsmedizin, und insbesondere um Organtransplantationen, die Forderung erhoben, mehr für die Prävention entsprechender Erkrankungen zu tun, anstatt große Summen in deren Behandlung zu investieren. Zweifellos muss eine Langzeitstrategie dieses Problem sehr ernst nehmen, und tatsächlich sind Präventivmaßnahmen immer dann anwendbar, wenn die Ursachen für bestimmte Erkrankungen bekannt sind und ausgeschaltet werden können.

2.1.1 Allgemeine Maßnahmen

Beispielhaft sei im Zusammenhang mit allgemeinen Maßnahmen auf zwei Noxen verwiesen, deren Verbreitung und nachweisbare Schäden inzwischen vielfach belegt sind. So kann an der Beziehung zwischen dem Rauchen und Gefäßerkrankungen, insbesondere auch Koronarerkrankungen, kein Zweifel mehr bestehen; ebenso ist der Alkoholabusus als Ursache für die äthyl-toxische Leberzirrhose gesichert. In beiden Fällen wird aber die Begrenztheit präventivmedizinischer Maßnahmen deutlich. Bei derartigen, in der Bevölkerung verankerten Suchten beziehungsweise Abhängigkeiten können ärztliche Hinweise alleine nicht helfen. Über Appelle hinaus besteht hier gesundheitspolitischer Handlungsbedarf.

Die prinzipiellen Schwierigkeiten, in einem freiheitlichen Gemeinwesen generelle Maßnahmen mit Zwangscharakter zu ergreifen, sind allerdings bekannt. Dabei scheinen im europäischen Kulturraum Eingriffe in die Privatsphäre wie in den USA schwerer durchsetzbar. Andererseits kann auch durch die Rechtsprechung auf die Herstellerfirmen kein Einfluss wie jüngst in den USA erwartet werden. Insofern greifen Vorwürfe an die Ärzteschaft wegen ungenügender Prävention in diesem Zusammenhang zu kurz.

Allerdings soll damit nicht die Verantwortung des jeweils behandelnden Arztes für gefährdete Patienten geleugnet werden. Entsprechend wird mit Recht gefordert, dass z.B. Patienten mit alkoholischer Leberzirrhose erst nach „Trockenwerden" und Teilnahme an entsprechenden Programmen mit psychologisch-psychosomatischer Betreuung zur Transplantation angemeldet werden.

In diesem Zusammenhang muss dem Missverständnis, es handele sich dabei um eine nicht-medizinische, sondern um eine disziplinarische Maßnahme, von vornherein entgegengetreten werden. Die Post-Transplantationsbehandlung erfordert eine prinzipielle Kooperationsbereitschaft des Patienten, die beim Alkoholkranken nicht vorausgesetzt werden kann. Daraus resultiert die Verantwortung, angesichts sowohl der Kosten wie der Mangelsituation geeigneter Transplantationen eine prognostische Einschätzung posttransplantärer Kooperationsbereitschaft vorzunehmen (siehe Abschnitt 2.4.3).

Eine höchst problematische Situation hinsichtlich möglicher Prävention ergibt sich aus der Tatsache, dass sportliche Betätigung in einem gewissen Umfang zweifellos wünschenswert ist, oft aber nicht dem jeweiligen Gesundheits- und Kräftezustand angepasst wird. So lassen sich bestimmte Formen des Herzversagens bei relativ jugendlichen Patienten auch auf unkontrollierte, übermäßige sportliche Betätigungen zurückführen (siehe Abschnitt 2.4.1, Tab. 2.6).

Damit wird deutlich, welche Verantwortung im pädagogischen Bereich für eine vernünftige Lebensführung hinsichtlich Ernährung und körperlicher Betätigung für eine umfassende Prävention notwendig ist.

Bei allen Bemühungen um eine sinnvolle allgemeine Prävention muss aber festgehalten werden, dass die größte Zahl von Erkrankungen mit vitalem chronischen Organversagen auf Ursachen beruht, die überhaupt nicht präventiv beeinflusst werden können, wie angeborene Fehlbildungen, Infektionen, Verletzungen und Stoffwechselerkrankungen.

2.1.2 Spezielle medizinische Maßnahmen

2.1.2.1 Verbesserung der Frühdiagnose

Unabhängig von den allgemeineren präventiven Maßnahmen gibt es spezifische medizinische Möglichkeiten der Vorbeugung beziehungsweise Verlangsamung von Krankheitsprozessen; naturgemäß variieren sie je nach betroffenem Organsystem.

Betrachtet man den quantitativ größten Bereich chronischer Nierenkrankheiten, muss man feststellen, dass in der Primärdiagnose Defizite bestehen. Sie sind zwar erkannt, aber noch nicht ausreichend behoben worden. So sah man sich auch erst im Jahre 1999 wieder zu größeren Anstrengungen veranlasst, in der Bevölkerung eine entsprechende Aufklärung und eine Untersuchungskampagne durchzuführen [1].

Ein verspäteter Behandlungsbeginn bei Nierenerkrankungen geht in der Regel mit einem schnelleren Nierenversagen und der Notwendigkeit zur Dialyse oder Transplantation einher. Wichtig ist in diesem Zusammenhang auch die Früherkennung eines sich entwickelnden Bluthochdrucks und eines Diabetes mellitus. Beide Erkrankungen führen auf lange Sicht jede für sich oft ebenfalls zu einer chronischen Niereninsuffizienz, beziehungsweise beschleunigen einen bestehenden Krankheitsprozess, was aber durch rechtzeitige Behandlung verhindert werden kann (Orth 1998, Salvetti et al. 1999, Schäfers et al. 2000).

2.1.2.2
Verbesserung der spezifischen Behandlung

Qualitätskontrollen haben inzwischen ergeben, dass bei bereits bestehender Diagnose die Behandlung nicht immer konsequent genug durchgeführt wird. Dies gilt für eine bestehende Nierenerkrankung ebenso wie für einen begleitenden oder primären Bluthochdruck und schließlich auch den Diabetes mellitus. Allerdings ist bei diesen Erkrankungen darauf hinzuweisen, daß die Mitarbeit der betroffenen Kranken ein wesentliches Element einer sachgerechten Behandlung bildet. Diätetische und medikamentöse Maßnahmen werden von einem Teil der Patienten auch bei vorhandener, vor allem aber bei fehlender Krankheitseinsicht auf die Dauer gar nicht oder nicht ausreichend befolgt [2].

Auf dem Gebiet der Herzkrankheiten wird, gerade in letzter Zeit, immer wieder darauf hingewiesen, dass eine sachgerechte Medikamentation in vielen Fällen eine, zunächst als notwendig angesehene, Herztransplantation verhindern oder doch wesentlich hinausschieben kann.

---

[1] So wurde ein gemeinsames Projekt vom Kuratorium für Dialyse und Nierentransplantation (KfH) der Deutschen Diabetes-Gesellschaft e.V. und der Deutschen Hochdruckliga zusammen mit einer pharmazeutischen Firma zur Früherkennung und Vorbeugung von Nierenerkrankungen in einer bundesweiten Aktion entwickelt (Presseinformation des KfH, Neuisenburg, im Juni 1999). Gleichzeitig richtete die Deutsche Dialysegesellschaft niedergelassener Ärzte e.V. ein „Nierentelefon" ein, um dem Aufklärungsbedarf über die Niere zu genügen (Medizin heute, Nr. 9, 1999).

[2] Siehe Fußnote 1

2.1.2.3 *Verbesserung der Immunsuppression*

Nach erfolgter Transplantation besteht die Aufgabe einer Prävention im engeren Sinne darin, für ein möglichst langes Überleben des Transplantats im Empfänger zu sorgen. Eine Transplantatabstoßung muss noch wirkungsvoller verhindert werden, ohne durch Nebenwirkungen auf andere Weise zu schaden.

Zahlreiche Medikamente helfen inzwischen, allein oder in verschiedenen Kombinationen, zu einer besseren 1-Jahres-Überlebensrate (s. Abb. 6.7 in Kap. 6.3.3.3). Hingegen mangelt es noch immer sowohl an der differenzierten Diagnostik als auch an der Behandlung der chronischen Abstoßung. Allerdings liegt das Problem dabei offenbar darin, dass die unter diesem Begriff zusammengefassten Vorgänge sehr unterschiedlicher Natur sind und im späteren Verlauf nicht mehr ausreichend behandelt werden können (z.B. Eigler 2000). Veränderungen, die sich während der Hirntodphase bei der postmortalen Organspende, bei der Organentnahme und während der Konservierungsphase im weiteren Verlauf manifestieren, tragen langfristig zur Verschlechterung der Organfunktion bei. Aber ein Teil der Organverluste im Langzeitverlauf geht offenbar auf die nicht konsequente Einnahme immunsuppressiver Medikamente zurück (siehe Abschnitt 2.6). Dabei handelt es sich im Falle der Abstoßung um einen offensichtlichen immunologischen Prozess. Doch auch banale Infektionen scheinen ein an sich „beruhigtes" Immunsystem auch hinsichtlich der Organabstoßung in Gang setzen zu können.

Die Bedeutung von Fortschritten in der Behandlung sowohl der akuten wie der chronischen Abstoßung ergibt sich aus einer Verbesserung des Transplantatüberlebens und gleichzeitiger Minderung des Mangels an Organen.

Die chronische Abstoßung führt nach Nierentransplantationen zu einem jährlichen Verlust von etwa drei Prozent der Organe. In der Regel kann der betroffene Patient durch erneute Dialysebehandlung danach am Leben erhalten und erneut transplantiert werden. Die Langzeiterfolge vermindern sich aber statistisch deutlich nach jeder weiteren Transplantation. Dadurch wächst der Organmangel zusätzlich. Es liegt also sowohl im Interesse des Transplantierten wie der Gesellschaft, gerade das Problem der chronischen Abstoßung besser zu verstehen und effektiver behandeln zu können.

2.2 Alternativen zur Transplantation

Alternativen zur Transplantation bestehen in vielfältiger Weise, haben in der Regel allerdings den gravierenden Nachteil, die feinregulierten Funktionen des Organismus' nur unvollkommen ersetzen zu können. Zwei grundsätzliche Prinzipien, je nach zugrundeliegender Krankheit, sind zu unterscheiden: 1. Substitution von Hormonen oder hormonähnlichen Substanzen bei entsprechenden Defekten und 2. die Verwendung mehr oder weniger biokompatibler Materialien.

Während die sogenannten Biogewebe und die biokompatiblen Materialien in Kapitel 3 ausführlicher besprochen werden, soll die Substitutionsbehandlung hier dargelegt werden.

2.2.1 Substitutions-Therapie

Das Musterbeispiel für eine hormonelle Substitutions-Therapie stellt der Diabetes mellitus, insbesondere in seiner jugendlichen Form, dar. Auch wenn eine lebenslange Zufuhr mit verschiedenen Insulinpräparaten möglich ist, bleibt dabei das Problem der fehlenden schnellen Reaktion auf Änderungen im Stoffwechselbedarf.

In den letzten Jahren sind mit verfeinerten Methoden, häufigeren Kontrollen und schnelleren Ausgleichsinjektionen erhebliche Verbesserungen geschaffen worden. Es steht zu hoffen, dass die durch eine ungenügende Regulation hervorgerufenen Schäden im Bereich der Nieren, aber auch der Gefäße insgesamt, und des Augenhintergrundes bei einer größeren Zahl von Kranken vermindert werden können. Gerade beim Diabetiker ist aber die Kooperation des Erkrankten von entscheidender Bedeutung. Da Einsichts- und Disziplinfähigkeit unterschiedlich verteilt sind, können Verbesserungen nicht für jeden Kranken mit den modernen Therapiemethoden erwartet werden (Herpertz et al. 2000).

Ein Argument für eine Nierentransplantation anstelle der Dialyse bei chronischem Nierenversagen war lange Zeit auch der Hinweis, dass die Niere nicht nur für die Salz- und Flüssigkeitsregulation des Organismus' zuständig ist, sondern auch durch die Produktion des hormonähnlichen Stoffes Hämopoetin die Produktion der roten Blutkörperchen mitsteuert. Mit der künstlichen Niere wird dieser Stoff primär nicht zugeführt. Inzwischen ist es aber gelungen, auch dieses Hormon herzustellen und damit eine Substitutions-Therapie beim Dialysekranken zu ermöglichen. Allerdings handelt es sich dabei um einen zwar wichtigen, aber nicht entscheidenden Punkt beim chronischen Nierenversagen.

Ähnliches gilt für das retardierte Wachstum, wenn eine chronische Nierenerkrankung bereits in der Kindheit vor der Pubertät auftritt. Auch hier sind inzwischen Präparate von Wachstumshormonen erhältlich, die ein Wachstumsdefizit ausgleichen können.

Die Erwähnung der verschiedenen Maßnahmen macht aber bereits deutlich, welche Hilfskonstruktionen notwendig sind, um etwa die Nierenfunktion insgesamt zu ersetzen, während eine Nierentransplantation alle diese Probleme auf einmal löst.

2.2.2 Maschinelle Substitution

Für alle lebenswichtigen Organe wird eine dauerhafte maschinelle Substitution angestrebt (s. Kap. 3). Eine praktische Anwendbarkeit hat aber seit langem bisher nur die Substitution der Nierenfunktion durch die Hämodialyse erfahren. Die Behandlungsmethode erfordert die Anlage einer Verbindung zwischen zuführender Arterie und abführender Vene in der Regel am Unterarm des Patienten. Nach der damit bewirkten Erweiterung der entsprechenden Gefäße kann der Patient über Spezialnadeln an ein System angeschlossen werden, bei dem das Blut durch Membranschläuche hindurchgeleitet wird. Die Membranen, die von einer für die osmotischen Notwendigkeiten zusammengestellten Lösung umspült werden, erlauben einen Ausgleich des Elektrolyt- und Wasserhaushaltes sowie die Abgabe sogenannter harnpflichtiger, toxischer Substanzen. Das Verfahren erfordert aber eine mehrmalige Anwendung in der Woche über mehrere Stunden; außerdem muss sich der Patient einer adäquaten Diät unterziehen. Die Einschränkungen, die diese Maßnahmen sowohl für das soziale wie das berufliche Umfeld mit sich bringen, sind offensichtlich.

Unter bestimmten Umständen kann als Alternative für dieses Verfahren das Bauchfell als körpereigene Membran benutzt werden. Dafür muss ein Kunststoffkatheter in den Bauchraum einoperiert werden, über den dann Flüssigkeit in den Bauchraum eingefüllt und nach Ausgleich mit dem Elektrolyt- und Flüssigkeitssystem des Körpers wieder abgelassen wird. Auf diese Weise kann – ähnlich wie bei der Hämodialyse – der Körper in seinem Elektrolyt- und Wasserhaushalt ausgeglichen werden. Ebenfalls können schädliche Substanzen aus dem Körper entfernt werden. Der Vorteil dieses letzteren Verfahrens besteht in einer kontinuierlicheren Anwendung und einer größeren räumlichen Unabhängigkeit. Nachteile sind die Gefahren einer Bauchfellentzündung und die Voraussetzung, dass nicht zu viele Verwachsungen im Bauchraum bereits bestehen.

Bei den Bemühungen zum maschinellen Ersatz anderer Körperfunktionen ist im Hinblick auf klinische „Brauchbarkeit" das künstliche Herz am weitesten fortgeschritten.

2.3 Mögliche Zell-, Gewebs- und Organtransplantationen

Ehe auf die Problematik der Indikationsstellung zur Organtransplantation und die Problematik ihrer Durchführung näher eingegangen wird, sei anhand zweier Tabellen eine Übersicht über die bisherigen Verfahren von allogenen Zell-, Gewebs- und Organtransplantationen gegeben (siehe Tab. 2.1 und Tab. 2.2). In der öffentlichen Diskussion wird dabei oft vergessen, daß die Bluttransfusion das älteste etablierte Verfahren einer – je nach Definition – Zell- beziehungsweise Organtransplantation darstellt.

In der Öffentlichkeit wird bei Diskussionen um Transplantation wegen des großen Aufwandes verständlicherweise zunächst an die Organtransplantation gedacht. Hinzu kommt, dass im Interesse des Empfängers die Entnahme der entsprechenden Organe bei noch intaktem Kreislauf (eine Selbstverständlichkeit bei der Lebendspende) entnommen werden *müssen*. Dies gilt insbesondere bei Herz, Lunge und Leber, aber nach Möglichkeit auch bei der Niere. Naturgemäß kann auf die Problematik bei den Transplantationen verschiedener Organbereiche im folgenden nur kursorisch eingegangen werden.

Tabelle 2.1 Durchgeführte allogene Gewebetransplantationen

Organ	Entnahme bei intaktem Kreislauf	Bedeutung als Heilmethode	Bemerkung
Blut	+	+++	Allgemein
Knochenmark	+	++	In wenigen Zentren
Augenhornhaut	–	++	Beseitigung von Blindheit
Gehörknöchelchen	–	++	Beseitigung von Taubheit
Pankreas-Inseln	– (+)	(+)	Diabetes mellitus
Knorpel	–	+	
Knochen	–	+	
Haut	–	(+)	Bei großen flächenhaften Verbrennungen
Nervengewebe	–	(+)	Parkinson-Therapie (?)

Tab. 2.2 Mögliche allogene Organtransplantationen

Organ	Entnahme bei intaktem Kreislauf	Bedeutung als Heilmethode	Bemerkung
Herz	++	++	Zunehmend
Lunge	++	+	Wenige Zentren
Herz-Lungen	++	+	Wenige Zentren
Leber	+	++	Zunehmend
Niere	+ (–)	++	Häufigste Organtransplantation
Pankreas	+	+	Wenige Zentren
Darm	+	(+)	Nur Heilversuche
Gliedmaßen	(+)	((+))	Nur Heilversuche

2.4 Grundsätzliches zur Indikationsstellung

Unter Indikationsstellung versteht man in der Medizin die Klärung der Frage, ob eine Behandlung oder Operation aus medizinischen Gründen erfolgen soll oder muss. Wenn es sich um eine nicht lebensbedrohende Situation handelt, spricht man von relativer, andernfalls von absoluter Indikation. Je nach möglichen alternativen Behandlungsformen müssen die Indikationsstellungen zu einer von ihnen ebenfalls als relativ gelten. So sind Indikationen zur Nierentransplantation oder Pankreastransplantation dann als relativ zu betrachten, wenn die Patienten Dialyse und/oder Diabetesbehandlung problemlos vertragen. Dennoch ist für diese chronisch Kranken aus medizinischen und verständlichen persönlichen Gründen in der Regel die Nierentransplantation die bessere Behandlungsform.

Hingegen besteht zum Beispiel eine absolute Indikation beim akuten schweren Leberversagen. Dasselbe gilt für akutes Herz- oder Lungenversagen.

Von der zeitlichen Dringlichkeit her sind elektive und akute Indikationen zu unterscheiden.

2.4.1 elektive Indikation

Bei der elektiven Indikationsstellung handelt es sich um chronische Versagenszustände. Infolgedessen können bei einer notwendigen Transplantation die Vorbereitungen in Ruhe getroffen, etwaige Begleiterkrankungen abgeklärt und gegebenenfalls zunächst behandelt werden. Der Patient kann sich über Für und Wider einer Transplantation informieren und sich nach ausführlicher Aufklärung entscheiden.

Typisches Beispiel ist die dekompensierte *chronische Niereninsuffizienz,* bei der der Patient durch die künstliche Niere apparativ am Leben erhalten werden kann. Wie Tab. 2.3 zeigt, sind die häufigsten Krankheitsursachen, die zum chronischen Nierenversagen führen, entzündlicher, diabetischer oder zystischer Natur.

Bei der *Leberzirrhose*, die am häufigsten als Folge einer Viruserkrankung auftritt (Trautwein u. Manns 1999), liegen die Verhältnisse insofern anders, als es zu einem sehr allmählichen Funktionsversagen kommt, das durchaus auch in Schüben verlaufen kann, und keine apparative Ersatztherapie besteht. Damit kann die Sicherheit der Vorhersage für den günstigsten Transplantationszeitpunkt nicht garantiert werden. Allerdings empfiehlt sich auch hier eine sehr frühzeitige Vorbereitung und entsprechende Aufklärung. Tab. 2.4 zeigt weitere Ursachen, die neben der Zirrhose zum Leberversagen führen können.

Tabelle 2.3 Diagnosen bei Neuanmeldungen zur Nierentransplantation.

Die wichtigsten renalen Grunderkrankungen sind Glomerulonephritiden (GN), diabetische Nephropathien, Zystennieren und interstitielle Nephritiden.

	1994	1995	1996	1997	1998
Glomerulonephritis	870	843	879	873	862
Andere	470	666	755	887	879
Interstitielle Nephritis	341	321	296	264	259
Zystennieren	513	302	296	320	316
Diabetische Glomerulosklerose	245	287	284	323	325
Vaskuläre Erkrankungen	83	95	73	81	108
Immunologische Systemerkrankungen	141	72	49	61	54
Hereditäre Nierenerkrankungen	50	49	55	52	53
Congeniale Veränderungen	16	33	24	28	25
Amyloid- und Plasmozytomnieren	23	17	15	21	18
Hämolytisch-urämisches Syndrom (HUS)	16	14	13	12	10
SUMME	2768	2699	2739	2922	2909

Quelle: Eurotransplant, DSO

Tabelle 2.4 Diagnosen bei Neuanmeldungen zur Lebertransplantation

Bei den Neuanmeldungen zur Lebertransplantation steht die Leberzirrhose im Vordergrund, während sich die anderen Indikationsstellungen in etwa die Waage halten

	1994	1995	1996	1997	1998
Zirrhose	350	420	431	551	566
Unbekannt	59	92	104	80	25
Tumore	52	63	58	67	93
Päd. Erkrankungen	50	61	83	56	87
Ven. Verschlußerkrankungen	46	46	53	64	67
Akuterkrankungen	40	36	46	58	66
SUMME	597	718	775	876	904

Quelle: Eurotransplant, DSO

Die zuständigen Fachgesellschaften haben Kriterien erarbeitet, die eine möglichst weitgehende Übereinstimmung in der Indikationsstellung ermöglichen sollen. So heißt es zum Beispiel für die Leberpatienten (Bundesärztekammer 2000):

> *Gründe für die Aufnahme in die Warteliste*
> Eine Lebertransplantation kann angezeigt sein bei nichtrückbildungsfähiger, fortschreitender, das Leben des Patienten gefährdender Lebererkrankung, wenn keine akzeptable Behandlungsalternative besteht, und keine Kontraindikationen für eine Transplantation vorliegen. Daneben kommen als Indikation für eine Lebertransplantation auch solche genetischen Erkrankungen in Frage, bei denen der genetische Defekt wesentlich in der Leber lokalisiert ist und dieser durch eine Transplantation korrigiert werden kann.

Und weiterhin heißt es:

Die Wahrscheinlichkeit des Überlebens bei Patienten mit Zirrhose lässt sich anhand der Schweregradklassifikation nach CHILD und PUGH einschätzen.

Tabelle 2.5 Klassifikation des Leberversagens nach Child (1964) und Pugh (1973)

	Befund	1 Pkt.	2 Pkt.	3 Pkt
1.	Enzephalopathie	keine	Grad I-II	Grad III-IV
2.	Aszites	nicht oder wenig	kontrolliert	Refraktär
3.	Bilirubin (µmol/l)	< 35	35 – 50	> 50
	Bilirubin (µmol/l) bei cholest. Erkrankungen	< 70	70 – 170	> 170
4.	Albumin (g/l)	> 35	28 – 35	< 28
5.	Quick-Wert (%)	> 60	40 – 60	< 40
	oder Protombinzeit (Sek. verlängert)	< + 4	+ 4 – + 6	> + 6
	oder INR	1,7	1,7 – 2,3	> 2,3

Auch beim allmählichen *Herzversagen* ist die Situation weniger eindeutig als beim Nierenversagen. „Zur Herztransplantation ist das terminale Herzversagen ..., das zur Erhaltung des Lebens eine medikamentöse oder apparative Herzinsuffizienzbehandlung erforderlich macht“ indiziert.

Tabelle 2.6 Indikation zur Herztransplantation

Idiopathische dilative Cardiomyopathie		50 %
Ischämische Cardiomyopathie		45 %
davon	genetisch determiniert	30 %
	Sportler und Nichtraucher	50 %
Andere (angeborene Herzfehler, Tumore)		5 %

Eine Sondersituation findet sich bei *Typ-1-Diabetikern.* In der Regel kommt hier überhaupt nur eine Pankreastransplantation in Frage, wenn bei dem Patienten durch seine Erkrankung auch ein chronisches Nierenversagen eingetreten ist. Es wird dann eine gleichzeitige Nieren-Pankreastransplantation vorgenommen. Da die Pankreastransplantation perioperativ am komplikationsträchtigsten von allen Abdominalorganen ist und nach der Transplantation eine dauernde Immunsuppression folgen muss, wird die Bauchspeicheldrüsentransplantation bisher nur ausnahmsweise unabhängig von einer Nierentransplantation durchgeführt (Hopt 2000).

Auch wenn bei den erwähnten elektiven Zuständen genügend Zeit für eine Vorbereitung diagnostischer Abklärung und Aufklärung des Patienten gegeben ist, so muss man, abgesehen von einer etwaigen Lebendspende, die Transplantation selbst immer mehr oder weniger als akut betrachten, da ja im Rahmen postmortaler Organentnahmen nie langfristig geplant werden kann. Dies hat für die Einwilligung deshalb eine Bedeutung, weil eine Meinungsänderung des vorgesehenen Empfängers zu respektieren und eine eingehendere Aufklärung über das Spenderorgan nicht möglich ist. Damit befindet sich hier das Problem der Aufklärung grundsätzlich mehr in der Nähe des Notfalls.

2.4.2 akute Indikation

Im Unterschied zum chronischen Organversagen kann aus verschiedenen Ursachen auch ein akutes, nichtkompensierbares Versagen eines jeden lebenswichtigen Organs auftreten. Während für die Niere die Besonderheit gilt, daß mittels der künstlichen Niere ein Ausfall der Nierenfunktion vorübergehend sehr gut bis zur Erholung des Organs ersetzt werden kann, gilt dies für andere Organe nicht. Insbesondere ist es bisher nicht gelungen, den Ausfall der Leberfunktion über mehrere Tage zu kompensieren.

Ursache für akutes Versagen der Leber sind selten Viruserkrankungen, aber auch Vergiftungen, etwa durch Genuss von Knollenblätterpilzen oder Aufnahme von Mitteln wie Ecstasy. Für die Transplantation in diesen Situationen wurden in Anlehnung an die Londoner Lebergruppe (O'Grady et al. 1989) bestimmte Parameter als Indikatoren zusammengestellt. Danach werden Patienten mit an Sicherheit grenzender Wahrscheinlichkeit eine Transplantation benötigen, wenn die in Tab. 2.7 aufgeführten Befunde erhoben werden.

Darüber hinaus ist hier das Organversagen nach einer Transplantation mit mangelhafter oder ausbleibender Primärfunktion des Transplantates zu erwähnen. Während wieder beim Nierenkranken die künstliche Niere zur Hilfe ausreicht, muss bei den anderen Organen eine erneute Transplantation erwogen werden.

Die dabei auftretenden Notlagen beinhalten deshalb eine besondere Problematik, weil die betroffenen Personen sich in der Regel in einem Zustand befinden oder zur Behandlung kommen, der eine Aufklärung über die Situation und die möglichen Therapiemaßnahmen, insbesondere einer eventuellen primären oder erneuten Transplantation, nur bedingt oder überhaupt nicht ermöglicht. Der Arzt muss dann dem mutmaßlichen Willen des Kranken gemäß unter Berücksichtigung der jeweiligen Umstände Entscheidungen treffen. Dieser Gesichtspunkt ist von besonderer Bedeutung, wenn neue, bisher nicht erprobte Maßnahmen ergriffen werden sollen. Das gilt vor allem auch für den Beginn einer klinischen Xenotransplantation.

Tabelle 2.7 Werte zur Beurteilung akuten Leberversagens

Prothrombinzeit > 100 sec (=Quick < 7 % bzw. INR > 6,7)	
oder mindestens drei der folgenden:	
– ungünstige Ätiologie	- kryptogene Hepatitis, - Halothan-Hepatitis, - Medikamententoxizität
- Ikterus mehr als 7 Tage vor Enzephalopathie	
- Alter < 10 Tage oder > 40 Jahre	
- Prothrombinzeit > 50 sec (= Quick < 15 % bzw. INR > 4)	
- Serum Bilirubin > 300 µmol/l	
Spezialkriterien für die Paracetamolintoxikation:	
Arterieller pH < 7,3	
Oder alle drei folgenden:	
– Prothrombinzeit > 100 sec (= Quick < 7 % bzw. INR > 6,7)	
– Kreatinin > 300 µmol/l	
– Enzephalopathie Grad 3 oder 4	

2.4.3 Kontraindikationen

Unter Kontraindikationen versteht man medizinische Gründe, die eine an sich sinnvolle Heilmethode im konkreten Fall verbieten, weil begleitende Erkrankungen den Erfolg von vornherein in Frage stellen.

So gilt für alle Organtransplantationen, dass bestehende maligne Erkrankungen und chronische bakterielle Infektionen eine Kontraindikation darstellen. Ausnahmen gelten hier lediglich für die Leber, wenn der primäre Sitz der Tumorerkrankung oder der Infektion in der Leber selbst gefunden und mit der Leber bei der Transplantation entfernt werden kann.

Richtlinien für ungeeignete Transplantationen finden sich ebenfalls in den Richtlinien der Bundesärztekammer:

> Als derzeitige Kontraindikationen sind anzusehen:
> a) nicht kurativ behandelte extrahepatische bösartige Erkrankungen
> b) klinisch-manifeste extrahepatische Infektionserkrankungen
> c) HIV-Infektion
> d) schwerwiegende Erkrankungen anderer Organe (z.B. Herz- und Gefäßerkrankungen, Lungenerkrankungen etc.), welche ein vitales Risiko bei der Transplantationsoperation darstellen oder den längerfristigen Transplantationserfolg gefährden.

In der öffentlichen Diskussion sind manche Ausschlusskriterien offenbar dahingehend missverstanden worden, als seien sie eher moralisch als medizinisch begründet. So etwa bei dem generellen Ausschluss von HIV-Infizierten und Patienten mit Leberzirrhose bei aktivem Alkoholismus. Bei der HIV-Infektion besteht aber die Sorge, durch die notwendige Immunsuppression nach der Transplantation den Übergang von der Infektion zur AIDS-Erkrankung zu beschleunigen. Bei aktivem Alkoholismus besteht die Gefahr, dass die notwendige Mitarbeit bei der immunsuppressiven Behandlung kaum gewährleistet ist. Es muss dann mit einer schnellen Abstoßung des Organs gerechnet werden. Daraus folgt die Notwendigkeit der Therapie der Alkoholabhängigkeit hin zur Alkoholkarenz.

Im übrigen sind für die verschiedenen Organe zusätzliche Kriterien zu beachten.

2.5 Die Ergebnisse der therapeutischen allogenen Zell-, Gewebe- und Organtransplantation

Die Ergebnisse der allogenen Organtransplantation haben sich seit den Anfängen vor 40 Jahren hervorragend entwickelt. Entscheidenden Anteil hat daran die Einführung effektiver Immunsuppressiva (Kap. 6.3.3.3). Bei der Nierentransplantation hat sich die Gefährdung des Empfängers, die früher perioperativ über 10 Prozent lag, drastisch auf unter 5 Prozent vermindert. Komplikationen im Zusammenhang mit der Operation treten in geringerem Umfang auf; hierzu zählen Gefäßverschlüsse, Harnleiterlecks oder -verengungen und Wundheilungsstörungen, wie sie auch bei anderen größeren Operationen vorkommen.

Die 1-Jahres-Überlebensrate der Transplantatnieren liegt zwischen 80 und 90 Prozent. Danach tritt allerdings ein über die Jahre etwa gleichbleibender Funktionsverlust von 2 bis 3 Prozent durch chronische Abstoßung auf. Abb. 2.1 gibt die Verhältnisse für die optimale Gewebeübereinstimmung bei Nierentransplantationen im Vergleich zu den übrigen wieder.

Als allgemeine Probleme sind Nebenwirkungen als Folge der medikamentösen Unterdrückung der Abstoßung zu beachten. Hier sind in der Anfangszeit vor allen Dingen bakterielle, aber auch virale Infektionen zu nennen. Darüber hinaus steigt das Risiko einer bösartigen Erkrankung im Vergleich zur Normalbevölkerung um das zwei- bis dreifache an (Walz 1992).

Bei gleichzeitiger Pankreastransplantation bestehen nach wie vor perioperativ noch größere Probleme der Wundheilung und von Fistelbildung und Pankreatitis. Die Langzeitergebnisse haben sich aber inzwischen auch entscheidend verbessert, so dass mit einer Transplantatüberlebensrate von 80 Prozent nach dem ersten Jahr gerechnet werden kann. Demgegenüber ist die reine Inseltransplantation, die ihrer Natur nach eher in den Bereich der Gewebe- beziehungsweise Zelltransplantation fällt, durch Injektionen über die Pfortader in die Leber mit höchstens 20 Prozent wenig erfolgreich.

Bei der Nierentransplantation konnten schon seit über 40 Jahren umfangreiche Erfahrungen gesammelt werden. Bei den übrigen transplantierten Organen liegen erst seit Mitte der 80er Jahre repräsentative Ergebnisse vor, da für sie erst nach Einführung des Immunsuppressivums Ciclosporin eine vertretbare Erfolgsrate zu verzeichnen war.

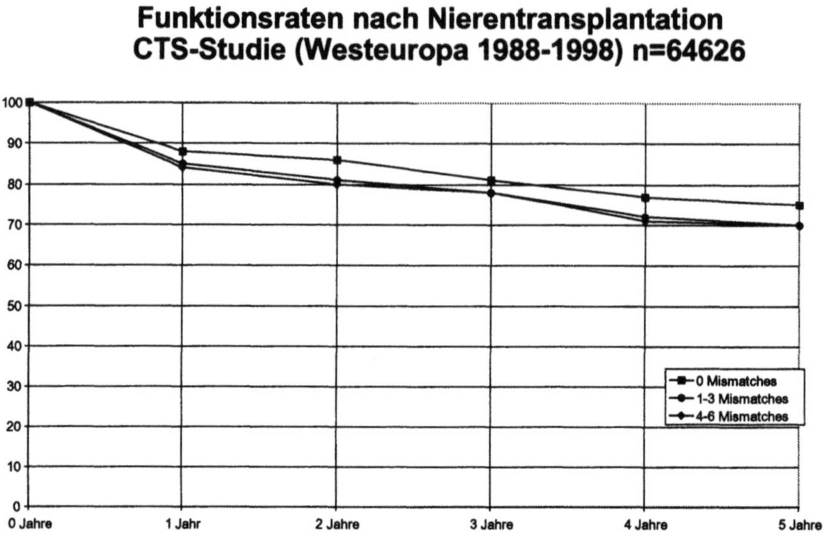

Quelle: DSO

Abb. 2.1 Nach den Daten der CTS-Studie liegen die Funktionsraten im westeuropäischen Kollektiv zwischen 1988 und 1998 bei optimaler Übereinstimmung (0 Mismatches) nach einem Jahr bei 88 %, nach 5 Jahren bei 74 %.

Während bei der Nierentransplantation zwar auch eine gewisse Abhängigkeit von der Ausgangssituation des Empfängers besteht, die Ergebnisse aber im übrigen ziemlich gleichlaufend sind, bestehen insbesondere bei der Lebertransplantion deutliche Unterschiede je nach der Krankheitsursache. Abb. 2.2 zeigt einen Vergleich der Ergebnisse für Ersttransplantationen und erneute Transplantationen. Vor allen Dingen bei viral bedingten Versagungszuständen ist ein Wiederauftreten der Infektion im Transplantat Ursache für ungünstigere Ergebnisse im Vergleich etwa zu angeborenen Missbildungen.

Insgesamt liegen bei den übrigen Organtransplantationen die Erfolgsraten um 75 Prozent nach dem ersten Jahr. Das Phänomen einer chronischen Abstoßung (siehe Abschnitt 2.1.2.3) gilt für die verschiedenen Organe in wechselndem Ausmaß.

Alles in allem hat damit die Transplantationschirurgie Ergebnisse erreicht, wie sie vergleichsweise für große Operationen aus onkologischen Gründen nur ausnahmsweise vorzuweisen sind. Damit darf die Transplantation inzwischen als eine etablierte Heilmethode gelten.

Funktionsraten nach Lebertransplantation
CTS-Studie (Westeuropa 1988 bis 1998) n=8798

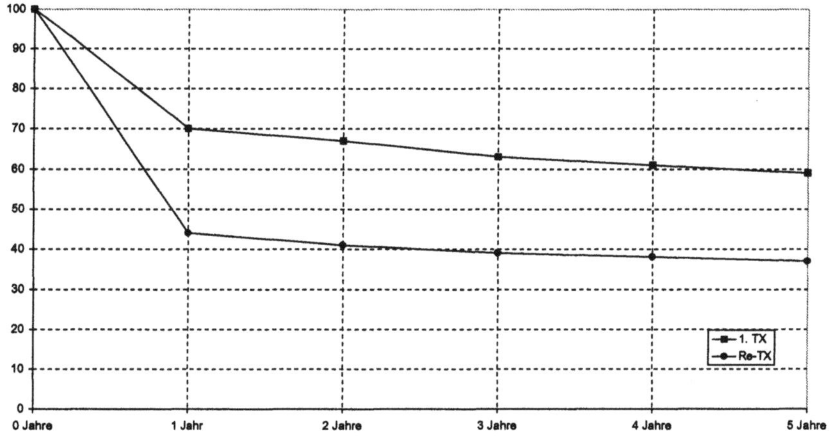

Quelle: Eurotransplant, DSO

Abb. 2.2 Nach den Daten der CTS-Studie (Westeuropa 1988 bis 1998) lag das Einjahres-Patientenüberleben nach Ersttransplantation bei 70 %, nach 5 Jahren bei 59 %, während die Ergebnisse der Retransplantation erwartungsgemäß deutlich schlechter ausgefallen sind

2.6 Verbesserung der Lebensqualität durch Transplantation

Die Darlegungen im vorangegangenen Abschnitt lassen erwarten, dass eine erfolgreiche Transplantation zu einer erheblichen Verbesserung der Lebensqualität führt. Dieses ist evident bei Patienten, die wegen einer chronischen Nierenerkrankung über Monate, meist Jahre, mit der künstlichen Niere behandelt werden mussten. Die Abhängigkeit von einem Apparat, zwei- bis dreimal in der Woche für viele Stunden, führt zu einer ganz erheblichen Beeinträchtigung der Lebensqualität. Dies gilt ganz besonders für Kinder und Jugendliche. Gerade für Patienten, deren berufliche Laufbahn beginnen soll, ist die Behinderung durch die Dialysebehandlung offensichtlich.

Auch in Zeiten, wo mit einem nicht so langfristigen Erfolg durch Transplantationen zu rechnen war, konnte man feststellen, was es für einen jungen Menschen bedeutet, nach Nierenverpflanzung berufliche Pläne verwirklichen und eine Ausbildung absolvieren zu können, unabhängig von den Notwendigkeiten einer Dialyse. Bei Kindern vor der Pubertät kam insbesondere hinzu, dass Wachstumsverzögerungen beziehungsweise -minderungen eintraten. Sie werden heute zwar medikamentös besser beeinflusst; dennoch ist für die gesamte Entwicklung des jungen Organismus' die Dialyse ein Notbehelf.

Für Patienten mit Herz-, Leber- oder Lungenversagen ist die Verbesserung durch eine Transplantation noch eindeutiger, da diese Patienten vor einer Transplantation entweder bettlägerig oder doch erheblich antriebsgemindert sind. Je nach Krankheitszustand bedeutet das allmähliche Versagen der Organfunktion die Notwendigkeit zu häufigeren Krankenhausaufenthalten. Infolge einer Leberzirrhose, unabhängig von der Genese, sind die Komplikationen von Oesophagus-Varizen-Blutungen besonders beeinträchtigend.

Zusätzlich zu den Problemen für die Kranken selbst sind die sozialen Beziehungen und insbesondere die Angehörigen meist erheblich mitbeeinträchtigt, so dass unter dem Stichwort „Lebensqualität“ nicht nur der Betroffene, sondern auch sein Umfeld wesentlich mitzusehen ist. So ist zu erklären, warum bei der Lebendspende zwischen Partnern bei geglückter Transplantation die Berichte besonders positiv ausfallen, belastet doch die Notwendigkeit der Dialyse in welcher Form auch immer die Partnerschaft in der Regel in hohem Maße. Bei Transplantationen einer postmortal entnommenen Niere fallen diese Belastungen aber ebenfalls weg und verbessern die Situation der Partnerschaft in ähnlicher Weise.

In zahlreichen Untersuchungen konnten die hier allgemein dargestellten Aspekte auf verschiedene Weise quantifiziert und dokumentiert werden. Dabei darf nicht verschwiegen werden, dass, wie bei allen schweren Erkrankungen und großen Operationen, bei Transplantationen Komplikationen auftreten und zu langem Siechtum führen können (Bunzel et al. 1999).

Dies wird von Gegnern der sogenannten High-Tech-Medizin oft gegen die Organtransplantation angeführt. Aber auch sonst wird bei bahnbrechenden Erfolgen in der Medizin zunächst auf die ans Wunderbare grenzende, weil bisher nicht erreichte beziehungsweise erreichbare positive Seite verwiesen. Die jeweils veröffentlichten Statistiken lassen den Kundigen sehr wohl erkennen, dass nicht 100 Prozent der Kranken vom jeweiligen Verfahren profitieren. Für den Laien mag die Darstellungsform unverständlich und deshalb gelegentlich zu euphorisch sein. Der mögliche Fehlschlag ist aber auch sonst kein Argument gegen eine aussichtsreiche lebensrettende Maßnahme. Die religiös motivierte Hinnahme eines schweren Leidenszustandes oder einer zu Tode führenden Krankheit ohne Annahme von Transplantationen muss selbstverständlich respektiert werden, doch können solche persönlichen Entscheidungen nicht zum Maßstab des allgemeinen Handelns – sprich der generellen Verweigerung einer aussichtsreichen lebensrettenden Maßnahme – erhoben werden.

2.7 Psychologische Aspekte

In Abhängigkeit von der Schwere des Zustandes vor einer Transplantation wird die Transplantation bei günstigem Verlauf als große Befreiung empfunden. Dabei ist zweifellos eine erhebliche Belastung für die Patienten die Ungewissheit, wann eine Transplantation tatsächlich stattfinden kann: Auch wenn mit den heutigen technischen Mitteln die Benachrichtigung eines Patienten weitgehend unabhängig von seinem Aufenthaltsort erfolgen kann, empfinden die meisten Patienten die Wartezeit auf ein Organ als besonders beunruhigend.

Nach der Transplantation ist je nach Verlauf dem Patienten zur Bewältigung der aktuellen Probleme psychologische Hilfe zu vermitteln. Dabei ist die Beobachtung interessant, dass psychische Beeinträchtigungen von den Empfängern seltener den direkt behandelnden Ärzten gegenüber geäußert werden, sondern vielmehr Beratern aus dem psychologischen/psychotherapeutischen Bereich. Offenbar empfinden die Empfänger die Freude der direkt behandelnden Ärzte am Gelingen der Transplantation so stark mit, dass sie durch unnötige Rückfragen sie nicht belasten wollen. Deshalb besteht bei den Transplanteuren oft der Eindruck, als ob die meisten Empfänger über die Herkunft der Organe sich wenig Gedanken machen. Eingehende Nachuntersuchungen zeigen jedoch, dass ein nicht unerheblicher Anteil der Patienten das Problem, insbesondere bei postmortaler Organspende, mehr oder weniger intensiv verarbeiten müssen.

Das in der Legende der Beintransplantation durch die Heiligen Cosmas und Damian mitgeteilte Erleben des Empfängers, der sich nach Erwachen aus dem Schlaf angesichts seines gesunden Beines fragte, ob er „er selbst oder ein anderer sei", ist offenbar im Anfang der Transplantationsära häufiger bei Patienten beobachtet worden. Dieses Fremdempfinden scheint aber kaum mehr eine Rolle zu spielen.

Wie bei allen chronischen Erkrankungen muss auch im Hinblick auf die dauernde Behandlung gegen eine Abstoßungsreaktion beachtet werden, dass die Patienten in unterschiedlichem Ausmaß auch eine psychische Betreuung benötigen.

Ein besonderes Problem ist bei jungen Patienten in der Pubertät oder kurz danach beschrieben worden, wenn nämlich durch die notwendige Medikamentation körperliche Veränderungen auftreten. Hier ist es in früherer Zeit bei intensiver Behandlungsnotwendigkeit mit Corticosteroiden zu „Therapieversagern" gekommen, weil die Patienten die Medikamentation wegen der Nebenwirkungen eigenmächtig unterbrochen haben. Aber auch bei weniger eingreifender Immunsuppression kommen Probleme der Kranken bei der Mitarbeit auf Dauer vor (*compliance*). So zeigen neuere Untersuchungen (Garcia et al. 1997), dass nach Ablauf von sechs Monaten, wenn die Probleme akuter Abstoßungen weitgehend überwunden sind, die jetzt noch verloren gehenden Organe zu etwa 15 % dadurch abgestoßen werden, dass die Empfänger sich nicht an die notwendige Immunsuppression halten. Um dies zu verhindern gilt es, die entsprechend gefährdeten Patienten herauszufinden und einer adäquaten Betreuung zuzuführen.

2.8 Das Problem des Organmangels

2.8.1 Das ärztliche Problem

Mit Zunahme der Erfolge der Nierentransplantation ist sowohl das Vertrauen der behandelnden Ärzte in das Verfahren wie der Wunsch der behandelten Patienten gewachsen, durch eine Transplantation einen besseren Lebensstatus zu erreichen. Die ständig fortgeführte Warteliste für Nierentransplantationen ist über die Jahre enorm angewachsen. Die Tatsache, dass die Patienten, für die eine Transplantation in Frage kommt, durch die künstliche Niere am Leben erhalten werden können, erklärt, warum überhaupt ein Anwachsen der Wartenden bei bestehendem Organmangel möglich ist. Dies steht im Gegensatz zu allen anderen lebenswichtigen Transplantationen, bei denen bisher keine anderen Überbrückungsmöglichkeiten durch Maschinen gegeben sind.

Da die postmortale Organentnahme sich auch nach Erlass eines Gesetzes bei uns nicht hat steigern lassen, nimmt der Druck auf die Ärzteschaft zu, für eine gerechte Verteilung der Organe zu sorgen. Auch wenn das Bemühen dabei groß ist, bestehen Schwierigkeiten, eine allen Gesichtspunkten gerecht werdende Lösung zu konzipieren und diese auch dem Laien verständlich darzulegen. Dabei ergeben sich für die verschiedenen Organe unterschiedliche Algorithmen, die mit Eurotransplant vereinbart und dort angewandt werden. Nach Inkrafttreten des deutschen Transplantationsgesetzes ist eine Kommission bei der Bundesärztekammer für Änderungsvorschläge zuständig.

Für die betreuenden Ärzte ist es jedenfalls ein bedrückender Zustand, eine als optimal empfundene therapeutische Lösung nicht in dem notwendigen Umfang jederzeit und jedem Betroffenen anbieten zu können. Gilt dies schon bei dem quantitativ größten Problem chronischer Nierenerkrankungen, so wird die Situation dann ganz besonders problematisch, wenn es sich um Patienten handelt, bei denen zum Überleben eine Alternative zur Transplantation nicht gegeben ist. Das trifft sowohl für das akute wie chronische Herzversagen wie auch für das Leberversagen zu. Besonders quälend ist der Zustand des Lungenversagens. Die Dramatik wird in diesen Situationen daran deutlich, dass die Liste Wartender wenig steigen kann, denn wer nicht innerhalb einer bestimmten Zeit transplantiert wird, ist dem sicheren Tode geweiht. So hat eine kürzliche Analyse eine Sterblichkeit auf der Warteliste von 20 bis 30 Prozent ergeben (DSO 2000).

Der Organmangel führt zu Einschränkungen bei der Indikationsstellung, weil langfristige Erfolgsaussichten strenger beachtet werden müssen. Deshalb werden maligne Erkrankungen prinzipiell als Kontraindikationen angesehen. Bedenkt man andererseits, welche Anstrengungen in der Onkologie bei bestimmten Konstellationen zur relativ kurzen Lebensverlängerung unternommen werden, wäre bei bestimmten Situationen und bei „unbeschränkt" verfügbaren Organen eine entsprechende Organtransplantation durchaus sinnvoll.

Weltweit werden jährlich derzeit etwa 40.000 solide Organe verpflanzt. Bei vorsichtiger Schätzung werden sich die Probleme des Organmangels in den nächsten Jahren vervielfachen, so dass man im Jahr 2010 fünf- bis zehnmal so viel Verpflanzungen vornehmen könnte. Das wäre insbesondere dann der Fall, wenn die ideale Situation einer Toleranzerzeugung gelingt, denn damit würde sich der bisherige Indikationsbereich erheblich erweitern, und bisherige Kontraindikationen würden weitgehend wegfallen.

Dies macht das Bemühen der betroffenen Ärzte um eine Vermehrung der Organspende insgesamt verständlich, aber auch den Wunsch nach Verbesserung der Situation durch Erforschung und Einführung der Xenotransplantation.

2.8.2
Das finanzielle Problem

Zweifellos handelt es sich für die hier behandelten Erkrankungen um sehr kostenträchtige Behandlungsmethoden. Dies gilt ganz besonders wiederum für den quantitativ größten Bereich chronischer Niereninsuffizienz. Dabei lässt sich aber zeigen, dass die zugleich bessere Behandlungsmethode der Transplantation gegenüber der künstlichen Niere die auch kostengünstigere ist. So wird spätestens nach einem Jahr der Kostenumfang, der für eine Dialysebehandlung veranschlagt werden muss, nach Transplantationen entscheidend unterschritten. Könnten aber Patienten, die einer künstlichen Niere bedürfen und für die Transplantationsbehandlungen in Frage kommen, transplantiert werden, wäre jährlich eine Ersparnis von zweistelligen Millionenbeträgen möglich (s. Kap. 12).

Bei den übrigen Erkrankungen scheint der Kostenfaktor problematischer. Allerdings muss man es als zynisch ansehen, wenn argumentiert wird, dass der verstorbene Herz- oder Leberpatient eben keine Transplantationskosten mehr verursachen kann. Dabei wird übersehen, dass nicht selten bei entsprechenden Patienten dem Tod längere Klinikaufenthalte vorausgehen. Bei intensivmedizinischer Behandlung fallen dann auch nicht unerhebliche Kosten an. Im Einzelfall können die Kosten dabei durchaus die Kosten für eine Transplantation erreichen. Der Kostenfaktor ist deshalb sehr zu relativieren. Es widerspricht aber ohnehin einer humanen Gesellschaft, aus Kostengründen ihren Mitgliedern ein mögliches Weiterleben zu versagen.

2.9
Suche nach Abhilfe

Aus den bereits beschriebenen Situationen ergibt sich zweifellos die Notwendigkeit, nach Abhilfe zu suchen. Ein Weg für bestimmte Bereiche wird mit Propagierung der Lebendspende beschritten. Hier ergeben sich aber sehr wesentliche Einschränkungen. Evident ist, dass etwa eine Herztransplantation nicht von einer Lebendspende profitieren kann. Darüber hinaus sind nach wie vor erhebliche Bedenken gegen eine Ausweitung dieser Verfahren zu erwähnen (siehe Abschnitt 2.9.2). Dies spricht sehr für die Intensivierung der postmortalen Organspende. Weitere Möglichkeiten stehen nur begrenzt zur Verfügung, so etwa die Leberteilung nach postmortaler Organspende, um damit möglichst zwei Menschen gleichzeitig helfen zu können (Pichlmayr et al. 1988) [3].

---

[3] Besonders geeignet ist dabei die Verwendung einer Teilleber zur vorübergehenden Unterstützung beim akuten Leberversagen. Hier kann die Teilleber wieder abgestoßen (oder entfernt) werden, wenn sich die eigene Leber wieder erholt hat (s. b. Erhard 1998).

2.9.1 Verbesserung der postmortalen Organspende

Bei Überlegungen, die Situation in der Transplantationsmedizin zu verbessern, steht ganz im Vordergrund die Frage nach der postmortalen Organspende. Im Vergleich zu verschiedenen europäischen Ländern, allen voran Spanien, ist Deutschland nach wie vor in einer sehr schlechten Position. Die Gründe dafür sind vielfältig. Zweifellos wirken die nicht immer sachgerecht geführten Debatten um das Transplantationsgesetz nach. Darüber hinaus sind vom Transplantationsgesetz flankierende Maßnahmen zur Aufklärung der Bevölkerung durch verschiedene Institutionen noch nicht ausreichend in Gang gekommen. Nach wie vor werden Patienten und mögliche Organspender durch unseriöse Presseberichte verunsichert, so dass die Intentionen des Gesetzes nicht genügend greifen können.[4]

Die volle Wirksamkeit des Gesetzes kann im übrigen frühestens im Laufe des Jahres 2000 erwartet werden. So wurde die Idee von Beauftragten für Organtransplantationen (und damit -spende) in den großen Krankenhäusern noch nicht in die Praxis übertragen. Ohnehin sind die bisherigen Möglichkeiten offensichtlich nicht genügend ausgeschöpft. Dies beweisen die erheblichen regionalen Unterschiede in Deutschland bei der Organspende (Abb. 2.3).

Da nur noch etwa ein Drittel der postmortalen Organspender an Unfallfolgen verstorben sind, kann die unterschiedliche Verkehrssituation nicht mehr allein verantwortlich sein. (s. Abb. 2.4)

Vielmehr muss man davon ausgehen, dass die regionalen Aufklärungsanstrengungen aus mancherlei Gründen bisher sehr unterschiedlich verteilt waren. Untersuchungen (Geertsma et al. 1998) in den Niederlanden zeigen jedenfalls, dass der Umfang der Organspende von der Intensität der Aufklärung in den Krankenhäusern selbst abhängt. Das von Eurotransplant ins Leben gerufene sogenannte ED-HEP[5]-Programm wird deshalb intensiviert werden müssen.

Sollten entsprechende konzertierte Maßnahmen in den nächsten Jahren nicht zu einem größeren Erfolg führen, müsste eine Novellierung des Transplantationsgesetzes im Sinne einer schon früher diskutierten Informationslösung erwogen werden. Danach könnten dann grundsätzlich Organe in geeigneten Situationen entnommen werden, es sei denn, der Betroffene hätte zu Lebzeiten ausdrücklich einer Organentnahme widersprochen. An die derzeitige Situation einer prinzipiel len Befragung der Angehörigen würde dann lediglich ihre Information ohne weitere Entscheidungsbefugnis treten. Das Beispiel Spaniens zeigt mit weiteren flankierenden Maßnahmen, wie Transplantationsbeauftragte in den Krankenhäusern, daß auf diese Weise eine erhebliche Steigerung der Organentnahmefrequenz zu erreichen ist. Im Vergleich zu Deutschland mit nur 12,2 postmortalen Organspendern auf 1 Million Einwohner lag die Zahl in Spanien bei 33,6 pro Million Einwohner

[4] Manches spricht im übrigen dafür, dass in Deutschland die seit der Romantik im Vergleich zu unseren Nachbarländern besonders betonte emotionale Rolle des Herzens mit daran Schuld ist, dass es uns schwer fällt, die Erkenntnis des Hirns als zentrales Lebensorgan zu akzeptieren (Eigler 1994, Payer 1993).

[5] **E**uropean **D**onor **H**ospital **E**ducational **P**rogram

(Fleischer et al. 2000). Da von einem Spender in der Regel zwei Nieren entnommen werden können, bedeutet das fast doppelt so viele Nierentransplantationen als die Zahl der Spender.

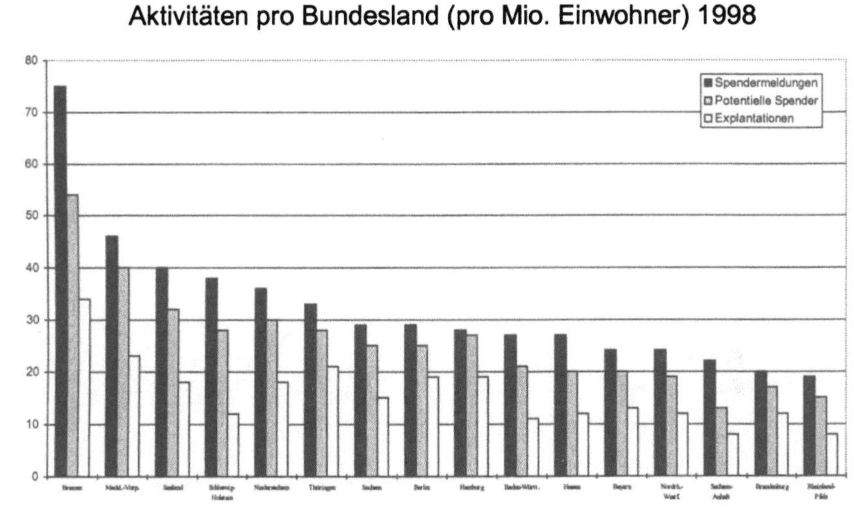

Zahlen nach DSO

Abb. 2.3 Im Vergleich der Bundesländer zeigt sich ein deutlicher Unterschied bei den Spendermeldungen wie den tatsächlich realisierten Organentnahmen. Dabei differieren Flächen- und Stadtstaaten nicht in eindeutiger Richtung voneinander.

2.9.2 Lebendspende – ihre Problematik und ihre Grenzen

Auch wenn am Beginn der Organtransplantation beim Menschen die Nierenübertragung zwischen eineiigen Zwillingen stand (Boston 1954), blieb die Frage der Lebendspende bis heute strittig, setzt sie doch voraus, dass man das alte ärztliche Gebot *„primum nihil nocere"* beim Spender zugunsten eines schwerkranken Empfängers außer Acht lässt. Hinzu kam damals die lebensrettende Situation für den Empfänger, da die heute gegebene Alternative zur Lebensrettung, die Hämodialyse, seinerzeit erst in Entwicklung war.

Im übrigen war lange Zeit die Nierenspende die funktionell und anatomisch einzige Form der Organlebendspende, abgesehen von der Blutspende. Erst in den letzten Jahren kam die Möglichkeit der Leberlappenspende im Hinblick auf die hohe Regenerationskraft des Lebergewebes und die Teillungentransplantation hinzu. Die Pankreasteilentnahme ist wegen der besonderen Komplikationsgefährdung kaum praktizierbar.

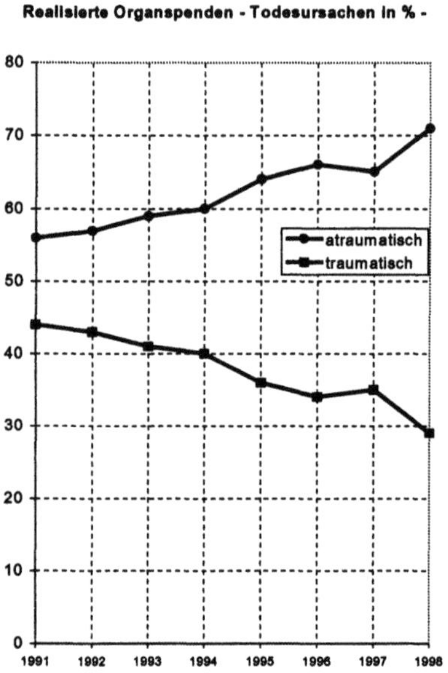

Zahlen nach DSO

Abb. 2.4 Der Anteil der Organspender, die einem Unfall erlegen sind, geht weiter zurück. Die übrigen Todesursachen nehmen einen immer größeren Bereich ein, was zugleich eine Erhöhung des Alters der postmortalen Organspender bedeutet.

Während der Transplantationskodex der Arbeitsgemeinschaft Deutscher Transplantationszentren in der Regel nur die Organspende von Blutsverwandten vorsah, hat die Gesetzgebung den Bereich möglicher Lebendspender auch auf Eheleute und persönlich nahestehende Nichtverwandte erweitert. In Anbetracht der Notsituation des Organmangels wird an vielen Zentren inzwischen die Lebendspende geradezu propagiert. Insbesondere haben die sehr günstigen Ergebnisse zwischen Nichtblutsverwandten auch ohne wesentliche HLA-Gewebsübereinstimmung zu einer besonderen Euphorie geführt.

Allerdings sind die Fragen hinsichtlich der guten Ergebnisse bislang noch nicht ausreichend geklärt. Zwar wird unter anderem auf die sehr kurze Ischämiezeit während der Übertragung hingewiesen; Folgerungen im Hinblick auf die postmortale Organspende und die Transplantation entsprechender Organe sind jedoch nicht gezogen worden. Vielmehr ist bei der häufigsten Lebendspende, nämlich der Niere, wegen ihrer guten Konservierungsmöglichkeit die Notoperation der Transplantation in eine meist fast elektive Operation übergeführt worden. Sollte die Ischämiezeit tatsächlich eine Rolle spielen, dann müsste man zunächst das Verfahren bei der postmortalen Organübertragung ändern und den Bedingungen bei der Lebendspende annähern (Bundesärztekammer 2000). Dies wird tatsächlich derzeit vorgeschlagen.

Auch der versicherungsrechtliche Rahmen für die Lebendspende ist nach wie vor in unserem Lande nicht ausreichend geklärt. Zwar wird der Spender über die Versicherung des Empfängers für die Operations- und etwaige postoperative Ausfallzeit mitbetreut beziehungsweise die Kosten werden durch die Unfallversicherung abgedeckt; mittelbare, beziehungsweise später auftretende Probleme sind versicherungsrechtlich jedoch nach wie vor umstritten. Insbesondere fehlt eine Risikoversicherung, die den Zweck hätte, einen jugendlichen Spender, dem im weiteren Verlauf doch ein Schaden entstehen würde, besser abzusichern, als es der möglichen Entwicklungsphase, in der er gespendet hat, entsprechen würde. Dies ist um so notwendiger, als bei der Lebendspende ein Gesunder zumindest vorübergehend zum Kranken wird (Eigler 1997).

Bisher wenig beachtet wird darüber hinaus die Situation für die große Zahl von Patienten, die auf eine Transplantation warten und bei denen – aus welchen Gründen auch immer – die Spende eines Organs von einem Nahestehenden oder einem Verwandten nicht in Frage kommt. Diese Patienten geraten in einen psychologischen Druck, der in der Regel nur ungenügend aufgefangen wird. Insbesondere muss es als sehr problematisch angesehen werden, wenn Wartende wiederholt nach geeigneten Lebendspendern aus ihrem Umkreis gefragt werden.

Der Gesetzgeber hat dieser Gesamtproblematik dadurch versucht, Rechnung zu tragen, dass er einerseits den Kreis der möglichen Spender begrenzt hat und gleichzeitig festgelegt hat, dass die Organspende nur dann gerechtfertigt ist, wenn kein geeignetes postmortales Organ zur Verfügung steht. Gerade diese Bestimmung des Gesetzes ist in der Praxis durchaus problematisch.

Wegen des erheblichen Organmangels werden immer wieder Überlegungen angestellt, wie man den Kreis für die Lebendspende noch erweitern könnte. Es bleibt die Gefahr eines Organhandels, der bislang aus verschiedenen Gründen grundsätzlich abgelehnt wird. Mit entsprechender Begründung hat das Bundesverfassungsgericht eine Klage um Erweiterung des möglichen Spenderkreises nicht zum Verfahren angenommen.

Schließlich kommt für Kranke, die auf eine Herz- oder Herz-Lungentransplantation angewiesen sind, prinzipiell eine Lebendspende nicht in Frage [6]. Deshalb kann der Organmangel vom Grunde her nicht über den Ausweg der Lebendspende beseitigt werden. Wiederum kommt als Möglichkeit auf lange Sicht nur die Verwendung tierischer Organe in Frage.

Eine ins Gewicht fallende Zukunftslösung lässt sich unter den gegenwärtig gegebenen Umständen nur durch die Entwicklung der Xenotransplantation erhoffen. Es scheint deshalb dringend geboten, sich dem Für und Wider dieser Thematik in der vorliegenden Untersuchung zu widmen.

---

[6] Das sogenannte Dominoverfahren kann hier nicht angeführt werden. Dabei wird bei einem Empfänger, bei dem die Indikation zur Herz-Lungen-Transplantation gestellt ist, das eventuell noch nicht wesentlich geschädigte Herz des Empfängers auf einen anderen Empfänger übertragen, also eine Lebendspende durchgeführt, zu der natürlich auch der „Spender“ zugestimmt haben muß.

2.10 Ethisch - rechtliche Überlegungen zur Verantwortung von Staat und Gesellschaft für den Schutz des Lebens und der Gesundheit der Bürger

Gesellschaft und Staat sehen sich angesichts des medizinisch etablierten Verfahrens der Lebensrettung und Leidverminderung durch die Übertragung menschlicher Spenderorgane (Allotransplanation) und des (wachsenden) Organmangels mit der Frage konfrontiert, ob sie sich mit der unbefriedigenden Situation abfinden dürfen oder zwecks Abhilfe nach Alternativen suchen müssen. Tragen Gesellschaft und Staat angesichts knapper Organe eine Verantwortung, wenn Möglichkeiten zur Hilfe bestehen? Diese Frage ist juristisch und ethisch vor allem unter der Norm des Lebens- und Gesundheitsschutzes zu prüfen.

(1) Aus der Selbsterhaltungspflicht des Staates als Gesamtheit der Bürger resultiert nach dem Staatsverständnis der Westlichen Welt die Forderung, das Leben der einzelnen Mitglieder zu schützen und zu erhalten. Dies zeigt sich zum einen durch die staatliche Verpflichtung zum Schutz des Einzelnen vor Gefahren („Schutzpflicht") und zum anderen durch die Verpflichtung zur Leistung („Leistungspflicht"), d.h. im medizinischen Bereich: zur Förderung therapeutischer Verfahren. Die Leistungspflicht leitet sich rechtlich ab aus dem allgemeinen Sozialstaatsprinzip und dem individuellen Recht auf Leben und körperliche Unversehrtheit nach Art. 2 GG in Verbindung mit der Menschenwürde nach Art. 1. Aus dem Sozialstaatprinzip resultiert ein „Anspruch auf humane Krankenbehandlung" nach jeweiligem Stand der Medizin und im Rahmen und in den Grenzen staatlicher Leistungsfähigkeit. Zwecks Berücksichtigung des genannten Anspruchs muß der dafür erforderliche Stand der Medizin durch Wissenschaft und Forschung entwickelt und gesichert werden. Dies gilt für alle Verfahren, bei denen begründete Hoffnung auf Fortschritt im Sinne des Lebens- und Gesundheitsschutzes besteht. Daraus folgt nicht, dass ein Anspruch eines einzelnen Patienten auf Zugang zu allen etablierten oder in der Entwicklung und Erprobung befindlichen Verfahren besteht.

(2) Abgesehen vom Nutzen für die Bürger haben Staat und Gesellschaft die Pflicht, durch entsprechende Förderung die Wissenschaften in den Stand zu versetzen, mit der internationalen Forschung mitzuhalten und dieselbe erfolgreich weiterzuentwickeln und sich kritisch und unabhängig mit ihr auseinanderzusetzen. Auf diesem Wege soll die Forschung eines Landes in die internationale Entwicklung eingebracht und die Kompetenz zu kritischer Beurteilung der internationalen Forschung gestärkt werden.

(3) Die Verpflichtung von Staat und Gesellschaft impliziert darüber hinaus, der privaten, interessegeleiteten Forschung eine öffentlich finanzierte Forschung zur Seite zu stellen und so der Gefahr entgegen zu steuern, dass überwiegend wirtschaftliche Aspekte Berücksichtigung finden. Eine zu geringe Förderung des öffentlichen Bereiches begünstigt in besonderem Maße die Gefahr der Ausrichtung der medizinischen Forschung an rein gewinnorientierten Aspekten.

(4) Was die bereits etablierten oder noch zu etablierenden medizinischen Verfahren angeht, so besitzt jedes Individuum aufgrund seiner Autonomie die Freiheit, über die Inanspruchnahme lebensrettender und -erhaltender medizinischer Verfahren für sich selbst zu entscheiden (Autonomie-Prinzip). Das gilt auch im Hinblick auf die Entscheidung für oder gegen eine Inanspruchnahme des Verfahrens einer Transplantation. Daraus folgt nicht, dass das individuelle Ablehnungsrecht von Transplantationsverfahren deren Erforschung und Entwicklung aus der entsprechenden Verpflichtung von Gesellschaft und Staat, das Leben anderer zu schützen, herausnehmen darf; die Selbstbestimmung des Individuums hat an derjenigen der anderen ihre Grenzen, die Freiheit des Individuums, etwas abzulehnen, findet ihre Grenze an der Freiheit des anderen, etwas für sich in Anspruch zu nehmen (Relationalitäts- bzw. Wechselseitigkeitscharakter des Autonomie-Prinzips)

(5) Staat und Gesellschaft dürfen dem Mangel an Spenderorganen nicht tatenlos zusehen. Vielmehr ist auch aus ethischer Sicht die Pflicht beider zu bejahen, unter Respektierung des Selbstbestimmungsrechts des Individuums geeignete Maßnahmen zur Erhöhung der Spendebereitschaft der Bevölkerung zu treffen, um so den Mangel an menschlichen Spenderorganen zu reduzieren. Es ist insoweit auch aus ethischer Sicht konsequent, dass der Gesetzgeber dieser Pflicht dadurch nachgekommen ist, dass er im Transplantationsgesetz vom 5.11.1997 die zuständigen Stellen verpflichtet, die Bevölkerung über Möglichkeiten, Voraussetzungen und Bedeutung der Organspende aufzuklären (§ 2 TPG), und Transplantationszentren und anderen Krankenhäusern die Aufgabe überträgt, Daten geeigneter Spender, deren Einwilligung nach § 8 vorliegt, zu übermitteln (§ 11 Abs.4).

2.11 Schlussfolgerung

Nur eine relativ kleine Zahl von Organtransplantationen lässt sich durch Präventivmaßnahmen vermeiden; die weitaus größte Zahl an Erkrankungen, die zu Organversagen führen können, läßt sich hingegen nicht durch entsprechende Vorsorgemaßnahmen verhindern. Für die Lebensrettung und Leidverminderung durch Übertragung menschlicher Organe fehlt es seit jeher und in zunehmendem Maße an menschlichen Spenderorganen. Hinsichtlich der Niere gibt es eine Alternative zur Organtransplantation in Form der Dialyse. Für Herz, Lunge und Leber existieren hingegen, sieht man von der kurzen Überbrückungsmöglichkeit durch ein Kunstherz ab, bei lebensbedrohlichem Organversagen keine Alternative zur Organtransplantation. Dies bedeutet, dass die Möglichkeit einer Hilfeleistung bei chronischem Organversagen auf 50% bis 25% des Notwendigen beschränkt ist, was den Tod vieler Patienten während ihrer Zeit auf der Warteliste bedeutet. Medizin und Gesellschaft sind angesichts ihrer Verpflichtung zur Hilfe mithin gehalten, nach zusätzlichen Organquellen zu suchen.

3 Neuere Alternativen: Biotechnologie

Ehe man sich der Verwendung tierischer Organe zur Lösung der geschilderten Probleme in der Transplantationsmedizin zuwendet, sollte geprüft werden, welche realistischen Alternativen sich aus anderen Forschungsbereichen ergeben. Im hier diskutierten Zusammenhang kann es nicht darum gehen, die bereits intensiv genutzten Möglichkeiten des klinischen Einsatzes künstlicher Materialien als Defektersatz einer ausführlicheren Betrachtung zu unterziehen. Es sei nur darauf hingewiesen, dass technische Ersatzkonstrukte die vielfältigste und am ehesten bewährte Verwendung dort finden, wo einfachere biophysikalische, meist mechanische Stützfunktionen zu erfüllen sind: z. B. in der Zahnheilkunde (Metallgerüste und Keramiken), Unfallchirurgie und Orthopädie (Metallimplantate, resorbierbare Kunststoffe etc.), Gefäßchirurgie und Kardiologie (Gefäßprothesen, in das Gefäßlumen eingeführte Stents etc.), Abdominalchirurgie (Metallstents für Gallenwege, Kunststoffnetze zum Hernienverschluß etc.), Neurochirurgie (Kollagenfilme zum Hirnhautersatz, Katheter zur Liquordrainage etc.) oder der kosmetischen Chirurgie.

Auch Organfunktionsersatz mit technischen Mitteln kann bewährte, wenngleich relativ eng begrenzte Hilfe bringen. Extrakorporale Systeme zum vorübergehenden Ersatz sind z. B. Herz-Lungen-Maschinen, ohne deren Entwicklung ab 1953 die moderne Herzchirurgie undenkbar wäre (Love 1997). Bekannt sind weiterhin die Hämodialyse-Geräte, sog. künstliche Nieren. Trotz enormer technischer Verbesserungen ersetzt aber auch ein modernes Dialyse-Gerät nicht alle wichtigen Nierenfunktionen, sondern erfüllt nur die Filtration harnpflichtiger Substanzen aus dem Blut. Intrakorporal eingesetzte technische Konstrukte werden z. B. seit vielen Jahren als „künstliches Herz" angestrebt, wenngleich die Probleme der Steuerung von außen, der Materialermüdung und der zum Teil erheblichen Schädigung des Blutes im Dauerbetrieb nicht gelöst sind.

3.1 Grundlagen und Begriffe

Der Verlust oder das funktionelle Versagen von Zellen, Geweben oder ganzen Organen kann nur durch Transplantationen oder durch neuentwickelte biotechnologische Maßnahmen wirklich behoben werden. Beiden Verfahren gemeinsam ist die Zuführung von Zellen. Das Wesentliche der Biotechnologie besteht darin, dass gleichzeitig künstliche Teile möglichst hoher biologischer Verträglichkeit eingeführt werden, wodurch sogenannte bioartifizielle Konstrukte entstehen. Zwei

Hauptbereiche werden unterschieden: (1) Entwicklung und klinischer Einsatz im Laboratorium hergestellter neuer biologisch verträglicher Materialien, sogenannter Biomaterialien; und (2) Kultivierung, Vermehrung und Manipulation von Zellen im Reagenzglas mit dem Ziel, ihre Fähigkeiten klinisch einzusetzen. Diese Hauptbereiche können getrennt voneinander genutzt werden, aber die mit Abstand am weitesten reichenden Perspektiven liegen in ihrer Kombination, der Biogewebstechnik oder dem sogenannten *tissue engineering*.[1] Das Prinzip verdeutlicht Abb. 3.1. Dabei treten Biomaterialien an die Stelle der körpereigenen (extrazellulären Matrices EZM).

3.2 Extrazelluläre Matrices (EZM) und Biomaterialien

Für das Verständnis der Grundkonzepte der Biotechnologie ist es bedeutsam, sich klarzumachen, wie wichtig das körpereigene extrazelluläre Gerüst ist, in das die Zellen eingelagert sind, nicht nur mechanisch, sondern auch biochemisch, sowohl für die Zellvermehrung, wie für ihre Differenzierung, Wanderung, Adhäsion und schließlich den Zelltod (Martins-Green 1997). Natürlicherweise werden lösliche Matrixmoleküle von Zellen synthetisiert und sezerniert; außerhalb der Zellen entstehen daraus polymere Komplexe. Die makromolekularen Haupttypen sind Faserproteine[2] und hydrophile Zuckerstoffe[3] (Olsen 1997). EZM-Moleküle reagieren mit Zellmembran-Rezeptoren; dadurch kann eine Vielfalt von intrazellulären Signalkaskaden aktiviert und/oder gehemmt werden. Die ersten bisher ausführlich analysierten Rezeptoren sind die der Integrin-Molekülfamilie; weitere Rezeptoren stammen aus den Proteoglycan-, Selectin- und Immunglobulin-Familien (Hubbell 1997). Daneben wirken in der flüssigen Phase der Extrazellularräume die Vielfalt der Wachstumsfaktoren, Zytokine, Hormone etc. Neben den synthetischen biodegradablen Polymeren werden beim tissue engineering natürlich auch solche biologischer Herkunft verwendet, und zwar in erster Linie Kollagen Typ I, Glycosaminoglycane, Chitosan (aus Chitin) und Polyhydroxyalkanoate (aus Mikroorganismen) (Pachence u. Kohn 1997).

Es geht also darum, die zu verwendenden Biomaterialien in Richtung EZM-Funktion aufzuwerten, um das biologisch so wichtige funktionelle Wechselspiel zwischen den Zellen und ihrer EZM nachzuahmen.

Eine Klassifikation der Biomaterialien kann nach biodynamischen oder materialtechnischen Gesichtspunkten erfolgen. Nach ersteren unterscheidet man biotolerante Implantate (z. B. Chirurgiestahl, Knochenzemente und Silicone), die bindegewebig eingescheidet werden, von bioinerten Implantaten (z. B. Aluminiumoxid-

[1] Pollock u. Vacanti (1996) haben dafür folgende Begriffsdefinition gegeben: "Tissue engineering is the application of the principles and methods of engineering and the life sciences to the fundamental understanding of stucture/function relationship in normal and pathological tissues and the development of biological substitutes to restore, maintain or improve function."

[2] z.B.: Kollagen, Elastin, Fibronectin, Laminin

[3] z.B.: Glycosaminoglycan-Ketten der Proteoglycane

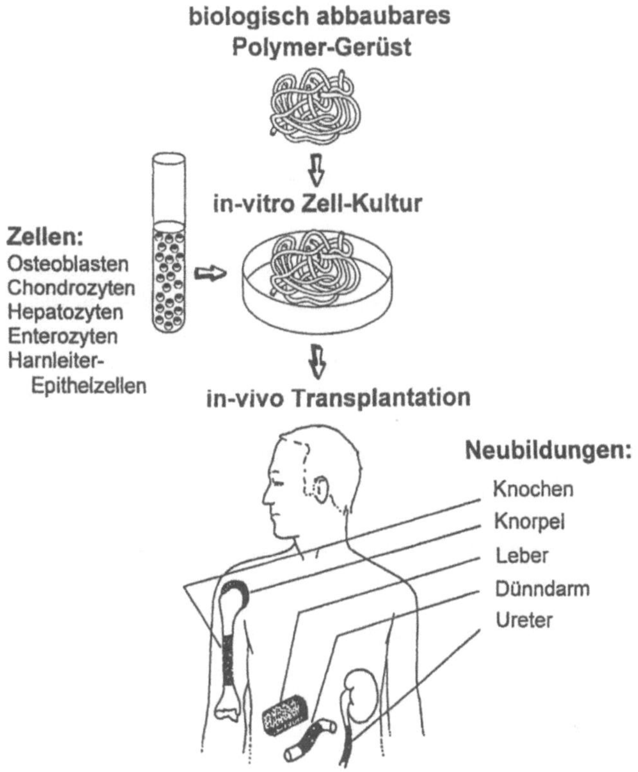

Abb. 3.1 Konzept der Gewebs-Neubildung durch *tissue engineering* (modif. n. Organ u. Vacanti 1997). Das zu transplantierende Konstrukt besteht aus zwei Hauptkomponenten, einem biodegradablen, hochporösen Gerüst und in diesem Gerüst wachsenden Zellen. Die Zellen werden aus dem Herkunftsgewebe isoliert und in dem präparierten Gerüst als Zellkultur *in vitro* zur Vermehrung gebracht. Das dreidimensionale Gerüst bietet eine große Oberfläche mit molekularen Seitenketten (Rezeptoren) zur Adhäsion anheftungsbedürftiger Zellen, es kann mit rekombinanten Wachstumsfaktoren (z. B.: PDGFs=platelet-derived growth factors, TGFB=transforming growth factor beta, IGFs=insulin-like growth factors) und Differenzierungs-Regulatormolekülen (z. B.: BMPs=bone morphogenetic proteins) beschichtet sein, erlaubt die Diffusion von Gasen und leichten Transport von Nährstoffen und Abfallstoffen, ermöglicht nach Transplantation das Einwandern von Wirtszellen (z. B.: Fibroblasten, Kapillarendothelzellen, Makrophagen und Lymphozyten) und wird (je nach Beschaffenheit) nach Tagen, Monaten oder Jahren abgebaut. Dafür gibt es heute bereits weit mehr tierexperimentelle Modelle, als hier beispielhaft gezeigt wird.

Keramiken, Kohlefaserstoffe, Implantate aus Kunststoffen und Titan), die eine direkte Verbindung zwischen Implantat und Gewebe (z. B. Knochen) ohne bindegewebige Abgrenzung erlauben, und von bioaktiven Implantaten (z. B. die Mineralstruktur des Knochens nachahmende Kalziumphosphat-Keramiken), welche im Organismus erwünschte biologische Reaktionen auslösen und dadurch z. B. einen Verbund zwischen Implantat und Knochen ermöglichen (Küsswetter u. Teschner 1999). Intensiv wird in jüngster Zeit daran gearbeitet, die gefürchteten Implantat-Lockerungen und -„Ab-stoßungen" längerfristig zu verhindern, indem das Implantatmaterial mit Zellwachstum- und Differenzierung-induzierenden Eiweißmolekülen oder, neuerdings effizienter, deren biologisch relevanten kurzen Molekülabschnitten beschichtet wird.

Materialtechnisch klassifiziert man in Metallgerüste, anorganische und natürliche oder synthetische organische Trägermaterialien. Beispiele für metallische und anorganische Materialien wurden oben bereits genannt. Insgesamt spielen Kunststoffe eine dominante Rolle, und das mit zunehmender Bioverträglichkeit von Neuentwicklungen in steigendem Maß. Beispiele sind in Tab. 3.1 aufgelistet. In vielen Bereichen ist der Einsatz abbaubarer Polymere erwünscht; das bekannteste Beispiel ist chirurgisches Nahtmaterial, weitere werden in Abschnitt 3.6 besprochen.

Insgesamt ist festzustellen, dass die Biomaterialforschung mit ihren physikalisch-technischen, biochemischen und zellbiologischen Aspekten einerseits viele offene Fragen zu bearbeiten hat, um höhere Klinikreife zu erlangen, andererseits international sehr intensiv betrieben wird und in den letzten Jahren große Fortschritte macht (siehe auch Schildhauer et al. 1999, Schumpelick 1999, Übersicht bei Wintermantel et al. 1999).

Für das *tissue engineering* sind die zellbiologischen Aspekte von besonderer Bedeutung. Der qualitative Aspekt besteht darin, daß ein Implantat-Gerüst zu einer dreidimensionalen extrazellulären Matrix umfunktioniert werden soll, die zu zellregulatorischen Signalen befähigt ist und von den *in vitro* kultivierten Zellen quasi durchdrungen wird. Einige Beispiele dafür sind in Tab. 3.2 zusammengestellt. Der quantitative Aspekt betrifft die Frage, wie man für die Praxis genügend große Zellmengen gewinnt. Dafür kommen autologe (aus dem eigenen Körper), allogene oder xenogene Quellen in Frage (Einzelheiten zu diesen Begriffen und Eigenschaften: siehe Kap. 6). Das überwiegende Bemühen geht dahin, autolog zu arbeiten und damit alle immunbiologischen Abstoßungsprobleme zu umgehen (siehe auch Abschnitte 3.7 und 3.8).

Tabelle 3.1 Zum Einbau in den Körper geeignete Polymere (nach Saltzman 1997, ergänzte Auswahl)

Polymer	typische bisherige Anwendungen
Polydimethylsiioxan, Silicon-Elastomere (PDMS)	Brust-, Penis- und Hoden-Prothesen Katheter Implantate zur Medik.-Abgabe Herzklappen Hydrocephalus-Drainagen Membranoxygenatoren
Polyurethane (PEU)	künstliche Herzen und Heizkammerteile
Poly(tetrafluoroethylen) (PTFE, Teflon)	Herzklappen Gefäß-Implantate Gesichts-Prothesen Hydrocephalus-Drainagen Membran-Oxygenatoren Katheter Nahtmaterial
Polyethylen (PE)	Hüftprothesen Nervenschienungsmaterial Katheter
Polysulphon (PSu)	Herzklappen Penis-Prothesen
Poly(methylmethacrylat) (PMMA)	Fixierung von Knochenbrüchen Augenlinsen-Implantate Zahnprothesen
Poly(2-hydroxyethylmethacrylat) (PHEMA)	Kontaktlinsen Katheter
Polyacrylonitril (PAN)	Dialyse-Membranen
Polyamide	Dialyse-Membranen Nahtmaterial
Polypropylen (PP)	Plasmapherese-Membranen Nahtmaterial
Poly(vinylchlorid) (PVC)	Plasmapherese-Membranen Blutkonservenbeutel
Poivfethylen-co-vinyl acetat)	
Poly(L Milchsäure), Poly(glycolsäure), und Poly(Milchsäure-co-glycolid) (PLA, PGA und PLGA)	Implantate zur Abgabe von Medik. oder bioaktiven Faktoren (z.B. osmotische Pumpen) Kapseln oral gegeb. Depot-/ Retard-Medik Nervenschienungsmaterial Nahtmaterial
Polystyrol (PS)	Zellkulturflaschen
Poly(vinylpyrrolidon) (PVP)	Blutersatzmittel

Tabelle 3.2 Einzelzell-Matrix-Modelle für tissue engineering; einige Beispiele aufgrund publizierter Untersuchungen (modif. n. Bell 1997, Goulet et al. 1997)

Zellart	Gerüstart
Adipozyten	Kollagen-Gel
Mamma-Epithelzellen	Englebreth et al.-Spezialmatrix aus Kollagen
Hepatozyten	Kollagen-Gel-Sandwich
Hepatozyten	Polyvinylalkohol Polymilchsäure-Polyglycolsäure-Copolymer Kollagen Typ 1-Gel Laminin Hohlfasern und Kollagen-Gel
Harnblasen-Epithelzellen	Polyglycolsäure
mesenchymale Stammzellen (Osteoblasten)	Keramikstoffe (z.B. Hydroxyapatit)
Ligament-Fibroblasten	Kollagen Typ I und III plus Elastin, Vimentin, Fibronectin

3.3 Benutzte Zellen

3.3.1 Verwendung von differenzierten Zellen

Zur Zeit können nur einige Zellarten, wie Keratinozyten, Fibroblasten, Chondrozyten oder Myozyten, in nennenswertem Umfang in Zellkulturen vermehrt werden (Young et al. 1997, Kremer u. Berger 2000). Keratinozyten werden aus relativ kleinen Hautproben von Verbrennungs-Patienten *in vitro* isoliert, bis zu 2.000fach vermehrt und als Zellfilme auf die Patientenhaut zurückübertragen. Dabei sind die Entnahme geeigneter Hautstücke und die Zeit zur Zellkultivierung sehr kritische Größen. Nicht aus dem eigenen Körper stammende Zellen sind natürlich viel leichter bereitstellbar und werden in vielen Entwicklungsmodellen bevorzugt. Reine Kulturen mancher allogener Zellen sind wenig immunogen; z. B. haben bestimmte Hautersatz-Konstrukte mit kultivierten Keratinozyten und Fibroblasten in präklinischen und klinischen Studien keine Allo-Abstoßungsreaktionen hervorgerufen. *In vitro* Zell-Linien können fast unbeschränktes Vermehrungspotential haben ("immortal" geworden sein), als Folge genetischer Veränderungen, die aber meist mit Zellfunktionsverlusten und dem Risiko ungehemmter („bösartiger“) Vermehrung *in vivo* einhergehen. Andererseits sind solche Zellen auch gesteuerten genetischen Eingriffen (Gen-Transfers) besonders leicht zugänglich, um ihnen angestrebte Eigenschaften zu verleihen (z. B. Abbau ihrer Immunogenität, Produktion bioaktiver Proteine oder Ausübung bestimmter zellspezifischer Funktionen).

Weil differenzierte Zellen meist nicht bzw. für den klinischen Bedarf nicht lange genug in der Zellkultur vermehrt werden können, laufen seit vielen Jahren intensive Bemühungen, durch reversible genetische Transformationen *in vitro* zunächst eine Immortalisierung und dann, nach ausreichender Zellvermehrung, eine Wiederherstellung der differenzierten, funktionsfähigen Zellform zu erzielen. Dies ist kürzlich in Modelluntersuchungen mit menschlichen Myozyten gelungen (Berghella et al. 1999) und wird mit vielen anderen Zellarten angestrebt, z. B. mit menschlichen Hepatozyten (Schippers et al. 1997).

3.3.2 Verwendung von Stammzellen aus adulten Organismen

Die insgesamt begrenzten Möglichkeiten der Kultivierung differenzierter Zellen haben zu starken Forschungsimpulsen für die Stammzell-Biologie geführt (Caplan u. Bruder 1997, Kessinger u. Sharp 1997, Reid 1997). Stammzellen sind pluripotente Zellen, aus denen Tochterzellen unterschiedlicher Differenzierungsrichtungen entstehen können (siehe Abb. 3.2). Interessant ist, dass solche Stammzellen oder zumindest differenzierungsdeterminierte Vorläuferzellen in allen Geweben während der Embryonalzeit und in fast allen Geweben (Ausnahme: Herz) im Erwachsenenleben (mit zunehmendem Alter in abnehmender Zahl) gefunden worden sind.

Pauschal gesprochen ist das fortwährende An- und Abschalten von intrazellulären Transkriptionsfaktoren auf den verschiedenen Zelldifferenzierungsstufen als Folge der Interaktionen von Zelloberflächen-Rezeptormolekülen mit ihren Bindungspartnern auf der extrazellulären Matrix, auf anderen Zellen und/oder humoralen Faktoren ein Schlüsselgeschehen für die kontinuierliche Differenzierung und Funktion der verschiedenen Zellen in allen lebenden Geweben. Im einzelnen ist allerdings unser Wissen darüber noch sehr fragmentarisch, wenn auch die zahlreichen neueren Erkenntnisse ständig neue Anwendungsperspektiven eröffnen.

Knochenmark ist eine reiche und relativ leicht zugängliche Quelle verschiedener Stamm- und Vorläuferzellen. Die mesenchymalen Stammzellen, neben den allgemein bekannten hämopoetischen eine zweite Art von Knochenmark-Stammzellen, sind in Abb. 3.2 dargestellt. Diese Stammzellen kann man heute in der Kultur vor dem Einsetzen von Zelldifferenzierungen auch beim Menschen um den Faktor von zumindest 10^5 vermehren (Gerson 1999). Während die meisten Modelluntersuchungen in den letzten Jahren an Mäusen durchgeführt wurden, ist 1999 erstmals die erfolgreiche Behandlung von drei Kindern mit der Gendefekt-Knochenkrankheit Osteogenesis imperfecta berichtet worden (Horwitz et al. 1999).

Die *in vitro* Vermehrung von *hämopoetischen* Stammzellen (aus denen nicht nur die verschiedenen Blutzellen, sondern auch die des Immunsystems entstehen) ist offenbar erheblich schwieriger. Eine signifikante Expansion der frühen Stammzellen um mehr als den Faktor 2-3 konnte bisher nicht eindeutig gezeigt werden und die gleichzeitige 100fache Vermehrung von späteren Vorläuferzellen liegt immer noch zwei Potenzen niedriger, als für die Klinik notwendig ist (Scheding et al. 1998). Daher sind neue Mitteilungen darüber, dass und wie vielgestaltig bestimmte Differenzierungs-Regulatormoleküle die Proliferation und Differenzierung humaner hämopoetischer Stammzellen auch aus dem Erwachsenen-Organismus steuern können, von großem Interesse (Bhatia et al. 1999).

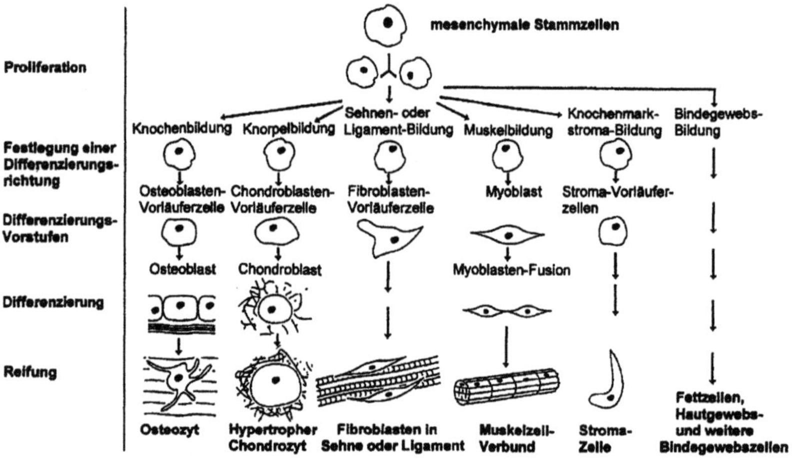

Abb. 3.2 Differenzierungen aus mesenchymalen Stammzellen (modif. n. Caplan u. Bruder 1997). Mesenchymale Stammzellen finden sich auch beim Erwachsenen noch an zahlreichen Stellen, am leichtesten zugänglich in Knochenmark und Periost (Knochenhaut), woraus sie auch beim alten Menschen noch gewonnen werden können. Sie haben das Potential, sich in eine Vielzahl von Arten mesenchymaler Gewebe zu differenzieren. Die Festlegung einer Differenzierungsrichtung und die Differenzierung erfolgen mit Hilfe bestimmter Zytokine und Wachstumsfaktoren. Die Enddifferenzierung geht einher mit dem Aufhören der Zellvermehrung und massiver Biosynthese gewebsspezifischer Substanzen. Abschließend wird ein Reifungsprozess durchlaufen, durch den die Zellen voll funktionsfähig werden. Dabei werden sie integriert in ein biologisches Gleichgewicht, in dem sie mit ihrer begrenzten Lebenszeit ersetzt werden durch kontinuierlich auf der Differenzierungsbahn nachrückende Zellen.

Auch andere Vorläuferzellen können aus dem Knochenmark oder aus dem peripheren Blut (nachdem sie aus dem Knochenmark dorthin gewandert sind) gewonnen werden. Zum Beispiel ist kürzlich die Mobilisierung von Endothelzell-Vorläufern, die für die Gefäßneubildung gebraucht werden, durch bestimmte endogene und exogene Stimuli beschrieben worden (Takahashi et al. 1999). Auch Leberzellen (sogenannte *oval cells* und die daraus differenzierenden Hepatozyten und Gallengangsepithelzellen) können aus Vorläuferzellen, die aus dem Knochenmark stammen, regeneriert werden (Petersen et al. 1999).

Schließlich sei erwähnt, dass nicht nur aus fetalem, sondern auch aus adultem Hirngewebe neuronale Stammzellen isoliert werden können, die in Zellkultur und unter dem Einfluss von Wachstumsfaktoren und Hormonen zu relativ großen Zellzahlen proliferieren und in die wichtigsten Zelltypen des Zentralnervensystems (Neurone, Astrozyten, Oligodendrozyten) differenzieren können (Brüstle u. McKay 1996, Brüstle u. Wiestler 2000, Reynolds u. Weiss 1992). Epitheliale Stammzellen, die zur Reepithelialisierung der Augenhornhaut befähigen, sind kürzlich aus dem Grenzbereich Kornea/Sklera (Lederhaut) isoliert und bei 39 Patienten zur Behandlung schwerer Hornhautschäden mit Sehverlust eingesetzt worden (Tsubota et al. 1999).

All diese Daten aus den letzten Jahren führen uns zu einem zunehmend deutlichen Bild von der enormen biologischen Plastizität und Regenerationsfähigkeit auch eines erwachsenen Organismus, die besser zu verstehen und nutzen zu lernen eine künftige Alternative zur Transplantation von Fremdzellen werden kann.

3.3.3 Verwendung von embryonalen Stammzellen

Das weitaus größte Stammzellpotential bietet natürlich der Embryo. Während aus der totipotenten befruchteten Eizelle und noch aus den totipotenten Embryonalzellen bis zum 8-Zellen-Stadium ein ganzer Organismus (Tier oder Mensch) entstehen kann, entwickeln sich aus den pluripotenten Stammzellen in der darauffolgenden Embryonalphase die verschiedenen Gewebstypen. Diese pluripotenten embryonalen Stammzellen können aus Embryonen gewonnen werden, die durch künstliche Befruchtung entstanden sind. Sie werden als ES-Zellen bezeichnet. Eine andere Quelle stellt das Gewebe abgetriebener Feten dar. Die so gewonnenen Zellen werden EG-Zellen genannt. Gleich welcher Herkunft, diese Stammzellen (siehe Abb. 3.3) sind unsterblich, unbegrenzt vermehrungsfähig und können sich in jeden der rund 210 Zelltypen eines Gesamtorganismus entwickeln. Bei Feten, Neugeborenen und Erwachsenen verschiebt sich das Gewicht zunehmend auf gewebsspezifische Stamm- und differenzierungsdeterminierte Vorläuferzellen (wie im Abschnitt 3.3.2 besprochen).

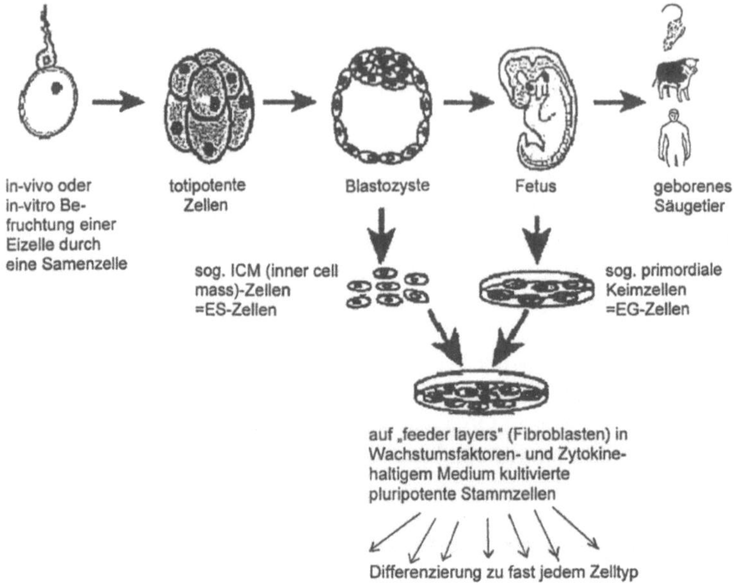

Abb. 3.3 Entstehung und Weiterentwicklung embryonaler Stammzellen

Die Möglichkeiten der neuen sog. ES/EG-Zell-Technologie versprechen eine ganze Reihe von revolutionären wissenschaftlichen und medizinischen Neuerungen, einschließlich der Generierung komplexer Gewebeverbände oder ganzer Organe im Labor (Deutsche Forschungsgemeinschaft 1999, Keller u. Snodgrass 1999).

In Deutschland verbietet allerdings das Embryonenschutzgesetz die Entnahme von ES-Zellen beim Menschen. Auch ein Zellkern-Transfer in entkernte Eizellen mit dem Ziel der Erzeugung pluripotenter Stammzellen mit dem Erbgut des (späteren) Empfängers von Stammzell-Differenzierungsprodukten (zur Vermeidung immunologischer Reaktionen gegen Fremdzellen) ist verboten, da mit dieser Technik totipotente Zellen entstehen können, aus denen auch Menschen geklont werden könnten. Erlaubt ist in Deutschland die Gewinnung von pluripotenten Stammzellen aus dem Gewebe von frühzeitig ausgestoßenen toten oder aus abgetriebenen Feten, da nach derzeitigem Kenntnisstand aus EG-Zellen kein vollständiges Lebewesen mehr entwickelt werden kann.

Bereits seit Anfang der neunziger Jahre ist aus Untersuchungen an der Maus bekannt, dass die pluripotenten Stammzellen als permanente Zelllinien aus ES- oder EG-Zellen züchtbar sind, in Zellderivate aller drei Keimblätter (ektodermal, mesodermal und endodermal) differenzieren können (Evans u. Kaufman 1991, Stewart et al. 1994) und dabei zwischen ES- und EG-Zellen keine wesentlichen Unterschiede der *in vitro* Differenzierungsmuster beobachtet wurden (Rohwedel et al. 1996). Anschließend daran sind bereits standardisierte Differenzierungsprotokolle für die Entwicklung von z. B. Kardiomyozyten (Wobus u. Guan 1998), Skelettmuskelzellen (Rohwedel et al. 1998) oder Nervenzellen (Strübing et al. 1995) etabliert worden. Ein besonders wichtiger Schritt hinsichtlich der Perspektiven eines klinikorientierten *tissue engineering* folgte im November 1998 parallel durch zwei US-amerikanische Arbeitsgruppen mit der Darstellung humaner embryonaler Stammzellen (Shamblott et al., Thomson et al.). Es dürfte offensichtlich sein, dass aber noch viel Forschungsarbeit im Laboratorium geleistet werden muss, ehe Nutzanwendungen möglich werden. Dazu können noch keine Zeitangaben gemacht werden.

3.4 Bioreaktoren

Der Begriff des Bioreaktors wird international sehr unterschiedlich verwendet. Das Gemeinsame ist der Gebrauch technischer Geräte mit dreidimensionalem Gerüstbau zur Erhaltung großer Zellmengen in funktionsfähiger Verfassung außerhalb eines Organismus. Der Einsatz solcher Geräte kann einerseits der Vermehrung gewünschter Zellen im Laboratorium dienen (sogenannte Zell- oder Gewebekultur-Bioreaktoren; Freed u. Vunjak-Novakovic 1997); andererseits kann er für den direkten, extrakorporalen klinischen Einsatz, d.h. zum temporären Ersatz ausgefallener lebenswichtiger Organfunktionen, konzipiert sein (klinische Bioreaktoren).

Bei letzterem geht es im wesentlichen um die Leber, und zwar bei akutem Leberversagen und zur Überbrückung der Zeit bis zu einer Lebertransplantation. Im Laufe vieler Jahre sind die verschiedensten Leber-Ersatzsysteme nicht nur tierexperimentell, sondern seit mindestens 1987 auch klinisch erprobt worden (Jauregui et al. 1997). Sogenannte passive Systeme, mit deren Hilfe lediglich durch Leberversagen angesammelte toxische Stoffwechsel-Abfallprodukte aus dem Blut entfernt werden sollen (z.B. Hämodialyse, Blutperfusion durch Adsorber, Blutfiltration oder Plasmapherese), sind weitgehend unbefriedigend geblieben.

Daher ist die Entwicklung weitergegangen zu den aktiven Systemen, bei denen exogene Leberzellen in den Funktionsersatz einbezogen werden. Dafür wurden und werden überwiegend frisch aus Schweinelebern isolierte Zellen verwendet und damit *de facto* Xenotransplantationen vorgenommen (siehe dazu Kap. 6.1.3). Diese Zellen werden in verschiedene technische Konstrukte eingebracht (Gerlach 1996). Gerlach in Berlin arbeitet mit Kunststoffkapillar-Biomembranen, die in Hepatozyten-haltige Kammern eingelagert sind und vom Patientenplasma 1 bis 3 Tage durchströmt werden können; damit sind mind. 8 Patienten erfolgreich behandelt worden (pers. Mitteilung). Bader in Hannover entwickelt ein Bioreaktorkonzept, bei dem die physiologische dreidimensionale Mikroumgebung der Leberzellen *in vitro* rekonstruiert, optimale Sauerstoffversorgung der Zellen ermöglicht und das ganze Konstrukt (mit den Zellen) kryokonserviert werden kann (Bader et al. 1998). Neuerdings werden auch Zellen einer humanen Lebertumorzell-Linie (Hughes u. Williams 1996) benutzt. Eine Möglichkeit wird auch in der Verwendung humaner fetaler Leberzellen gesehen, die sich *in vitro* gut vermehren lassen.

3.5 Verkapselung von Zellen

Das Konzept der Verkapselung von Einzelzellen oder kleinen Zellverbänden (z. B. Pankreasinseln) zur Immunisolation bei Transplantationen wurde bereits Anfang der 60er Jahre eingeführt. Die praktische Bedeutung dieses in intensiver Entwicklung stehenden Gebietes wird deutlich, wenn man bedenkt, wie viele Krankheiten durch Unfähigkeit des Organismus verursacht werden, die notwendigen Mengen bestimmter Moleküle, wie Hormone, Enzyme oder andere bioaktive Faktoren, zu produzieren. Diese Krankheiten stellen eine Indikation zur Zelltherapie dar. Um körperfremde Zellen gegenüber dem Immunsystem des Empfängers zu schützen, werden sie in Makro- oder Mikrokapseln implantiert.

Über die immunbiologischen Zusammenhänge und Probleme wird in Kapitel 6 ausführlicher berichtet. Der biotechnologische Aspekt soll schon hier angesprochen werden (siehe auch "Cell Encapsulation Technology and Therapeutics" von Kühtreiber et al. 1999).

Das prinzipielle technische Vorgehen ist in Abb. 3.4 dargestellt. Wegen der besonderen praktischen Bedeutung liegen die größten Erfahrungen mit Pankreasinseln zur Diabetes-Behandlung vor. In Nagetiermodellen sind vielversprechende Ergebnisse vor allen mit Polylysinalginat-Mikrokapseln erzielt worden (Lanza et al. 1999), aber die klinischen Erfahrungen sind immer noch sehr begrenzt. Eine große Zahl verschiedener Biomaterialien werden erprobt. Doch selbst mit hochgereinigten Alginat-Präparationen funktionieren die Zellen bisher nur 6 bis 20 Wochen befriedigend (Es sollen nicht nur normale Blutzuckerwerte, sondern auch die sog. Glukosetoleranz bei Zucker-Belastungstests erreicht werden). Dies liegt zum Teil daran, daß die Kapseln fibrotisch eingescheidet werden, zum Teil an anderen Faktoren, die zu ungenügender Versorgung der Zellen mit dem führen, was normalerweise über die Blutversorgung gewährleistet wird (van Schilfgaarde u. de Vos 1999).

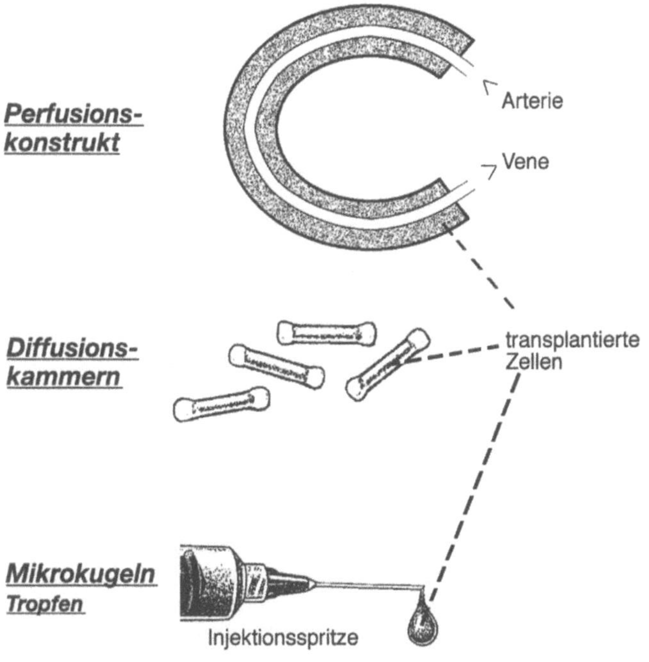

Abb. 3.4 Verkapselung zur Immunisolation von Zellen oder kleinen Zellverbänden (modif. n. Lanza u. Chick 1997). In bioartifiziellen Konstrukten aus Membranen, die nicht für Zellen, aber für kleine Moleküle durchlässig sind, können z. B. Pankreasinseln transplantiert werden. Das Perfusions-Konstrukt ist eine Art vaskuläres Implantat, da es an den Blutkreislauf angeschlossen wird. Alternativ können kleine Zellmengen in kleine Diffusionskammern (mit kurzen Diffusionsstrecken) oder in injizierbare Mikrokügelchen eingeschlossen und intraperitoneal, intramuskulär oder an anderen Stellen implantiert werden.

Insgesamt ist festzustellen, dass die Fortschritte auf diesem seit Jahrzehnten bearbeiteten Gebiet mühsam sind. Eine Vielzahl von Membranmaterialien wurde erprobt (z.B. Hydrogelmembranen, Ultrafiltrationsmembranen, Polylysinalginatkapsel, Kapseln aus Natrium–Zellulose–Sulfat, Fibern aus PVC oder Polyethersulfonen). Die vielfältigen Probleme der Gewebeverträglichkeit, der mechanischen Stabilität, der Variabilität der tatsächlichen Porengröße, der Abhängigkeit der Durchlässigkeit für größere Moleküle vom Konzentrationsunterschied zwischen dem Milieu außerhalb und innerhalb der Kapsel, der Herstellungskosten usw. bedürfen weiterer Bearbeitung. Vom heutigen virologischen Standpunkt aus gesehen kann zwar nicht gewährleistet werden, dass möglicherweise vorhandene Viren besonders nach längerer Zeit im Patienten nicht durch diese Membranen entweichen (siehe dazu Kap. 8). Aber dieses Risiko dürfte durch die Verkapselung gesenkt werden und erst die praktische Erfahrung kann zeigen, wieweit es überhaupt besteht. Auch die immunologischen Probleme bei der Allo- und besonders bei der Xenotransplantation werden durch die laufenden und bevorstehenden praktischen Erfahrungen (einschließlich der dringend erforderlichen längeren Beobachtungszeiten) genauer charakterisiert und hoffentlich bald gelöst werden.

3.6 Komplexe bioartifizielle Systeme

Wie in Abschnitt 3.1 berichtet, besteht der konzeptual erste Schritt zur umfassenden Biotechnologie im Umfunktionieren eines Implantatgerüstes aus Biomaterialien in Richtung dreidimensionaler extrazellulärer Matrix, in die Zellen eingelagert werden, um neben ihrer mechanischen Stützrolle die für Zellfunktionen so wichtige biochemische Rolle der EZM zu nutzen (siehe Abschnitt 3.2). Ein zweiter Schritt besteht darin, die bioartifiziellen Konstrukte so zu gestalten, dass ein zweites funktionelles Wechselspiel, nämlich das zwischen verschiedenartigen Zellen eines Gewebes, möglich wird. Dies ist in Abb. 3.5 schematisch veranschaulicht.

Die Erkenntnisse über den Bedarf dafür basieren auf der modernen Zellbiologie, die eigentlich Gewebsbiologie genannt werden sollte (ein bisher nicht üblicher Begriff), die die Wichtigkeit der Interaktion verschiedener Zellen für eine Gewebsfunktion aufzeigen. Zum Beispiel ist schon eine Pankreasinsel ein Mikrosystem, in dem Zellinteraktionen eine entscheidende Rolle für eine bedarfsgerecht geregelte Insulinsekretion spielen (Bosco u. Moda 1997, Moda 1996)[4].

Nach vielen Enttäuschungen mit Kunststoffen oder denaturierten (zellfrei gemachten) tierischen Materialien zum klinischen Herzklappenersatz werden neuerdings in den USA u.a. synthetische Maschengewebe aus Polyglycolsäure erprobt, in die aus Gefäßwandresektaten isolierte Myofibroblasten-Mischpopulationen *in vitro* eingewachsen sind und dann eine Besiedlung mit Endothelzellen erfolgt, während die künstliche Matrix abgebaut und durch körpereigene EZM ersetzt wird (Shinoka et al. 1998). Alternativ wird in Deutschland als„Startermatrix" ein von den Herkunftszellen befreites xenogenes Herzklappengerüst mit patienteneigenen Zellen neu besiedelt, und zwar ebenfalls unter Myofibroblasten-Einbringung in die Wandstruktur und Oberflächenbesiedlung mit

[4] Ähnlich kann man den komplexen Aufbau des Dünndarm-Wandepithels mit seinen verschiedenen Kryptenzonen und seinem enormen Zellverschleiß und Regenerations-Potential betrachten: Vacanti und Mitarbeiter isolieren deshalb in Modellen an neonatalen Ratten nicht Dünndarmepithel-Einzelzellen, sondern sogenannte *intestinal epithelial organoid units*, besiedeln damit hochporöse, biodegradable Polymergerüste und transplantieren die Konstrukte in erwachsene Ratten zur Behandlung von schweren Dünndarmdefekten als Alternative zur Organtransplantation (Kim et al. 1999).

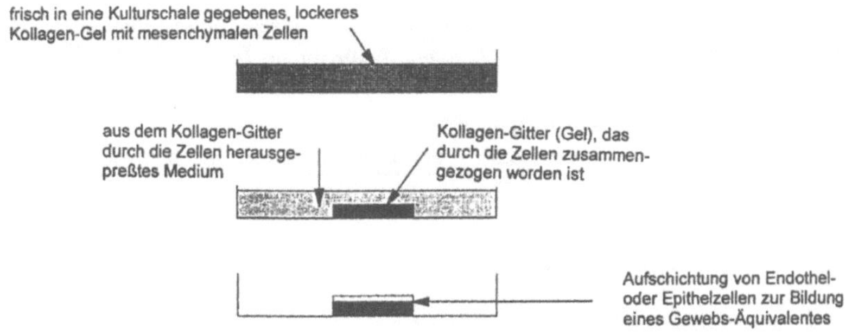

Abb. 3.5 Modell zur Herstellung eines einfachen Gewebs-Äquivalentes (modif. n. Bell 1997)

Endothelzellen (Bader et al. 1998, Steinhoff et al. 1999); also auch hier findet sich das Konzept, einen Endzustand anzustreben, in dem das künstliche Implantat verschwunden ist. Weitere Beispiele sind in Tab. 3.3 aufgelistet und lassen nur erahnen, mit welcher Breite und Intensität diese Thematik international bearbeitet wird.

Die ersten Zulassungen zur klinischen Erprobung durch die US Food and Drug Administration (FDA) sind in den letzten Jahren für Haut- und Knorpel-Konstrukte erteilt worden. Haut hat eine komplexe Struktur mit mehreren Zellarten, u.a. Keratinozyten, die die epidermale Deckhautschicht bilden, und Fibroblasten, die als wichtigste Zellen der darunter liegenden dermalen Bindegewebsschicht zahlreiche Makromoleküle der für die Hautfunktionen sehr wichtigen EZM[5] sezernieren. Inzwischen kommerziell angebotene bioartifizielle Konstrukte sind aus epidermalen wie dermalen Schichten mit menschlichen Zellen zusammengesetzt und werden z. B. bei Patienten mit hochgradigen Verbrennungen oder chronischen Unterschenkelgeschwüren verwendet (Eaglstein u. Falanga 1997, Ferber 1999, Kremer u. Berger 2000, Naughton 1997).

[5] z.B.: Kollagen, Elastin, Fibronectin, Laminin und Proteoglycane

Tabelle 3.3 Zellkomponenten für das *engineering* von Gewebs-Äquivalenten; einige Beispiele aufgrund publizierter Modelluntersuchungen (modif. n. Bell 1997, Shinoka et al. 1998, Ferber 1999, Kim et al. 1999)

Gewebsart	**Zellkomponenten**			
	epithelial	**endothelial**	**nerval, endokrin etc.**	**mesenchymal**
Haut	Keratinozyten Melanozyten			Hautfibroblasten
Cornea	Epithelzellen	Endothelzellen		Corneafibroblasten (Keratinozyten)
Blut/Hirn Schranke		Endothelzellen		Perizyten Fibroblasten
Darm	Mucosazellen			Fibroblasten glatte Muskelzellen
Gefäß		Endothelzellen		glatte Muskelzellen Adventitia-Fibrobl.
Kapillar-Netzwerk	Knochenmarks-Epithelzellen			Knochenmarks-Fibroblasten, -Adipozyten
Nerv			Neuronen, neurale Vorläuferzellen	Gliazellen
Pancreas-Insel			endokrine Inselzellen	Inselfibroblasten
Haarfollikel	Follikel-Epithelzellen			Hautfibroblasten
Schilddrüse	Schilddrüsen-Epithelzellen			Schilddrüsenfibrobl.
Herzklappe		Endothelzellen		Myofibroblasten
Harnblase	Urothelialzellen (Harnbl.-Epithelzellen)			glatte Muskelzellen

An zwei kurzen Beispielen sei noch demonstriert, welchen Grad an funktionsbezogener Komplexität manche Modelle der Biogewebstechnik bereits heute haben. Das erste betrifft Nierenersatz-Konstrukte. Der Nachteil der bisherigen Formen künstlicher Nieren besteht darin, dass sie nicht voll in den Organismus und seine Funktionen integrierbar sind (siehe Abschnitt 3.1). Das kann durch ein bioartifizielles System geändert werden. Dabei wird einem Endothel-beschichteten Filtrationssystem ein zweites Hohlfasersystem nachgeschaltet, das durch die Beschichtung mit Nierentubulizellen über „passive" Vorgänge hinaus aktive Funktionen der Harnbereitung übernehmen kann. Dieses bioartifizielle System ist zunächst für den extrakorporalen Einsatz und schließlich auch für die Implantation vorgesehen.

Das zweite Beispiel heißt „bioartifizielle Harnblase“: Ein elastisches, poröses, biodegradables Polyglycolsäure-Polymer wurde blasenartig geformt, mit einem zweiten biodegradablen Polymer (Poly-Milchsäure-co-Glycolid) beschichtet und außen mit *in vitro* vermehrten glatten Muskelzellen aus Hundeblasen sowie innen mit ebenfalls angezüchteten Urothelzellen[6] besiedelt. Nach 7tägiger *in vitro* Besiedlung wurden die Konstrukte Hunden anstelle der entfernten eigenen Harnblasen eingesetzt. Blutkapillaren und sogar Nerven vom Empfänger wuchsen ein, das Polymer wurde binnen 3 Monaten abgebaut, die Neo-Blase fasste normale Harnmengen und ihre Entleerung funktionierte normal (Ferber 1999). Die "Boston Tissue Engineers" (Harvard University, MIT und Biotechnologie-Unternehmen) bemühen sich jetzt um die formale Zulassung erster klinischer Versuche.

3.7 Biologische Reaktionen gegen Fremdmaterial

Allen eindrucksvollen Entwicklungen und Erfolgsmeldungen zum Trotz muss beachtet werden, dass Implantate und Transplantate humorale und zelluläre Reaktionen des Empfängerorganismus hervorrufen. Auch die Fremdsubstanzen, die als am besten verträglich ("most inert") gelten, werden als fremd erkannt. Wie die langfristige Bioverträglichkeit aussieht, wird in den Grenzräumen zwischen Empfänger-eigenem Gewebe und Blut einerseits und Im- oder Transplantat andererseits entschieden. Die biologische Auseinandersetzung beginnt in der Regel mit dem Operationstrauma, das *per se* eine in der Regel abakterielle Entzündungsreaktion auslöst. Weiterhin können folgende Reaktionen auftreten:

- Konformationsänderung oder Degradierung verschiedenster körpereigener Proteinmoleküle durch den Kontakt mit Kunststoffen (infolge Adsorption an die Fremdoberflächen);
- direkte humorale oder zelluläre Abwehrreaktionen gegen freiliegende (nicht Protein-bedeckte) Kunststoff-Oberflächenstrukturen;
- Degradierung des Implantatmaterials (z. B. durch Enzyme oder aggressive Metabolite) und Entstehen von Produkten, die ihrerseits Reaktionen induzieren (Henze et al. 1999).

Man unterscheidet zwischen unspezifischen und spezifischen Immunantworten (siehe dazu Kap. 6, Tab. 6.1); auf Einzelheiten der Mechanismen wird in Kap. 6 eingegangen. Der zelluläre Teil der Reaktionen im Gewebe ist histologisch gut darstellbar. Unspezifische zelluläre Infiltrate bestehen in erster Linie aus aktivierten Makrophagen und Granulozyten, die beide phagozytieren und vor allem eine Vielzahl bioaktiver Mediatoren freisetzen können, in Abhängigkeit von den physikalisch-chemischen Implantat-Eigenschaften und Abbauprodukten. Spezifische Infiltrate zeigen vor allem Makrophagen als Antigen-präsentierende Zellen und T-Lymphozyten; diese Reaktionen sind selten, solange Biomaterialien ohne

[6] in Kultur ohne irreversible Entdifferenzierung schwer vermehrbare Harnwegs-Epithelzellen

Fremdzellen implantiert worden sind. An Grenzschichten zum Empfängerblut, z. B. bei Gefäß- oder Klappen-Implantaten, spielt u.a. die Thrombogenizität des Kunststoffmaterials (durch Aktivierung des Komplementsystems) eine große Rolle. Chronische Fremdkörper-Reaktionen führen typischerweise zu Fibrosen und fibrotischer Einscheidung, die dann, wenn Zellen (autologe oder fremde) zum Implantat gehören, den für Zellen lebenswichtigen Transport von Sauerstoff, Nährstoffen und Stoffwechselprodukten drastisch senken und zum Zelltod führen können.

3.8 Biologische Beurteilung bioartifizieller Konstrukte

Bei allen bioartifiziellen Konstrukten lautet die biologisch, vor allem immunbiologisch wichtigste Frage: woher kommen die Zellen? Stammen sie aus dem eigenen Organismus, dann sind keine anti-fremd Reaktionen zu erwarten – vorausgesetzt, dass durch *in vitro* Kultivierung und/oder genetische Eingriffe keine immunrelevanten Veränderungen stattgefunden haben. Sind die Zellen körperfremder Herkunft, dann ist prinzipiell mit den transplantationsimmunologischen Reaktionen zu rechnen, die in Kap. 6 ausführlich besprochen werden. Dies gilt um so mehr, je fremder die Herkunft ist: xenogene Zellen wirken stärker immunogen als allogene und unter den xenogenen die diskordanten (z. B. Schwein → Mensch) weit mehr als konkordante (z. B. Menschenaffe → Mensch). Bestimmte allogene Zellarten können, vor allem bei kleinen Zellzahlen (die bei mancher Zell-Therapie ausreichen) und in einer für das Immunsystem schwer zugänglichen Lokalisation (siehe z. B. Abschnitt 3.5) auch ohne immunsuppressive Dauermedikation immunologisch unwirksam sein. Leider ist bei sorgfältiger und kritischer Betrachtung vieler Verlautbarungen auf dem Gebiet der Biotechnologie festzustellen, dass die Faszination der Suche nach biokompatiblen künstlichen Systemen recht oft den Blick für die wichtigsten Tücken der Zell- und Gewebsübertragung trübt oder gar versperrt – den Blick für die *in vivo* transplantationsimmunologischen Reaktionen.

Was praktisch wie gut funktioniert, zeigt immer erst die Erfahrung. Dabei spielt die beabsichtigte Funktionsdauer eine wichtige Rolle. Zweifellos können verkapselte Zellen kurzfristig gut funktionieren (z. B. Schweine-Hepatozyten in einem Bioreaktor für 3 Tage). Aber für langfristigen Funktionsersatz dürften zwei Konzept-Elemente von besonderer Bedeutung sein: erstens die Verwendung autologer Zellen bzw. Stammzellen und zweitens der Einsatz biodegradabler Kunststoffe mit dem Ziel der Entwicklung zumindest partiell körpereigener Neo-Gewebe, wo immer das biologisch möglich ist.

3.9 Schlussfolgerung

1. Die Biomaterialforschung mit ihren physikalisch-technischen, biochemischen und zellbiologischen Aspekten wird wegen der bisherigen Mängel einerseits

und der wachsenden Vielseitigkeit der an sie gestellten klinischen Erwartungen andererseits weiterhin mit hoher Intensität betrieben werden. Sie hat in den letzten Jahren besonders große Fortschritte gemacht und lässt in naher Zukunft viel erhoffen, insbesondere hinsichtlich der Biokompatibilität.

2. Die Frage nach der Herkunft der Zellen enthält zugleich die Frage nach einer der wichtigsten Beziehungen zwischen Biotechnologie und Transplantation. In der stark zunehmenden Zahl biotechnologischer Publikationen, weit überwiegend auf *in vitro*- oder tierexperimentellem (also noch nicht klinischem) Niveau, finden sich viele Arbeiten, in denen die Zellen körperfremder Herkunft sind. Das schafft prinzipiell dieselben, oft von den Autoren nicht erkannten biologischen Kernprobleme, nämlich die der immunologischen Fremderkennung, die die Transplantationsmedizin behindern und bei speziesfremden Zellen eine Haupthürde der Xenotransplantation darstellen (siehe Kap. 6). Hinzu kommen die (insbesondere virologischen) Infektivitätsrisiken bei der Verwendung von Tieren als Zell- oder Organ-Quelle (siehe Kap. 8). Also ist Biotechnologie mit Xeno-Zellen ein (technologisch besonders anspruchsvolles) Teilgebiet der Xenotransplantation, auch wenn die Zellen in sogenannten Bioreaktoren gepackt (siehe Abschnitt 3.4) oder zur Immunisolation verkapselt werden (siehe Abschnitt 3.5). Aber es sei daran erinnert, dass für die führenden Pioniere des *tissue engineering* wesentlich ist, die Hauptprobleme der Transplantation zu umgehen, indem angestrebt wird, autolog, d.h. mit Zellen körpereigener Herkunft zu arbeiten.
3. Die Möglichkeiten des *tissue engineering* mit autologen oder allogenen Zellen erfahren zur Zeit eine dramatische Entwicklung. Dabei spielen die oben genannten Biomaterialien-Verbesserungen und die immer größer werdenden Erfahrungen in der Handhabung gentechnologischer Eingriffe in die zu übertragenen Zellen eine führende Rolle. Es ist möglich, dass Einzelzellen zur Produktion bioaktiver Faktoren, z.B. zur Behandlung von Morbus Parkinson, bald zum breiteren Einsatz kommen. Beim tissue engineering relativ einfacher Gewebe, wie Haut und Knorpel, hat die klinische Erprobung schon begonnen. Aber je komplexer Aufbau und Funktion zu ersetzender Gewebe und Organe werden (zum Beispiel bei Leber und Niere), umso weniger wird die Entwicklungszeit bis zum klinischen Einsatz kalkulierbar. Hier liegen wahrscheinlich, trotz der wesentlich größeren immunologischen Probleme (siehe Kap. 6.2.1), die besonderen Perspektiven der Xenotransplantation.
4. Die Frage nach Kompetition oder Komplementarität der Biotechnologie zur Xenotransplantation kann man folgendermaßen beantworten: Beide Bereiche haben dasselbe Ziel, nämlich den Ersatz lebenswichtiger Zellen, Gewebe oder Organe. Also besteht eine Kompetition um das Erreichen dieses Ziels zwischen den verschiedenen naturwissenschaftlich-medizinischen Disziplinen, deren sich Biotechnologie und Xenotransplantation vorzugsweise bedienen: Biomaterialforschung und Zellbiologie (einschließlich Zellzüchtung und Entwicklungsbiologie) einerseits und Transplantationsimmunologie, Veterinär-Mikrobiologie (insbesondere Virologie) und Xeno-Physiologie andererseits. Komplementarität zeigen sie bzw. werden sie überall dort zeigen, wo in der großen Vielfalt klinischer Nutzanwendungen mal der eine, mal der andere Ansatz die bessere

Problemlösung anbietet. Darüber hinaus sollte man die wichtige Perspektive der Kombination beider Bereiche sehen: Sie ist z. B. dort schon klinische Realität, wo Xenozell-Therapie mit verkapselten Zellen erprobt wird (siehe Abschnitt 3.5 dieses Kapitels sowie Kap. 6.1.4 und Kap. 6.3.2.4). Zunehmende Verflechtungen sind vorauszusehen. Insgesamt ergibt sich daraus die Notwendigkeit, beide Bereiche intensiv zu fördern.

4 Entwicklung der Xenotransplantation

4.1 Geschichte der Xenotransplantation

Der Gedanke der Mischung von tierischem und menschlichem Äußeren ist schon früh überliefert worden. Welcher Phantasie die Fabelwesen zwischen verschiedenen Tierarten und Mischwesen zwischen Tier und Mensch entsprungen sind, entzieht sich jedoch wissenschaftlicher Erkenntnis. Faszinierend bleiben die Beispiele von Sphingen und Göttern wie Anubis und Hadschepsut aus Ägypten, des Ganesha und des Vischnu aus Indien, des Minotaurus und der Kentauren aus Griechenland oder der Nixen und Meerjungfrauen aus der Märchenwelt. Die ersten rein experimentellen oder klinischen Versuche von Organtransplantationen zwischen verschiedenen Spezies beziehungsweise zwischen Tier und Mensch werden kaum von den alten Mythen inspiriert gewesen sein. Oft sind sie Ausdruck verzweifelter Hilfe für aussichtslos Kranke. Manches Vorgehen mutet aus heutiger Sicht allerdings auch wie ein reines Experiment am Menschen an.

Um die Jahrhundertwende transplantierte Loeb Schilddrüsenfragmente und Nierenstückchen zwischen Meerschweinchen, Ratten und Katzen. Fleischer legte um diese Zeit Nierenstückchen von Meerschweinchen in Hauttaschen von Kaninchen. Xenogene Haut, selbst von Fröschen und neugeborenen Hunden, wurde zur Deckung von Verbrennungen beim Menschen verwendet. Mit der Entwicklung der Gefäßnaht durch Carrel in Lyon (1902) begann die Transplantation solider Organe auch im xenogenen System.

Historisch gesehen kann die Xenotransplantation in vier Zeitabschnitte unterteilt werden: in die frühe chirurgische Periode um die Jahrhundertwende, in die Ära der frühen unspezifischen Immunsuppression, in die Phase der spezifischen Immunsuppression mit modernen Chemotherapeutika und biologischen Methoden der Immunmodulation und in die gegenwärtige Ära, bei der Molekularbiologie, Gentechnik und die Erzeugung transgener Tiere die führende Rolle spielen.

4.1.1 Zur Nierentransplantation

In der Regel waren es zwei Faktoren, die Anregung zur Xenotransplantation gaben: erstens der Mangel an Organen bzw. Heilungsmöglichkeiten, zweitens eine neue Technik oder Methode. Im Hinblick auf letzteres war es 1902 Alexis Carrel, der in Lyon die heute noch gängige Technik der Gefäßnaht entwickelte. Histokompatibilität und Immunologie waren damals noch unbekannt. Im Jahr 1902 transplantierte Emerich Ullmann (Ullmann 1902) in einem Spital der barmherzigen Schwestern die Niere eines Hundes auf eine Ziege. Der Versuch war ein Misserfolg. Zur gleichen Zeit setzte Princeteau in Frankreich (Princeteau 1905), Stücke einer Kaninchenniere ohne Gefäßanastomose in die Niere eines Kindes ein, das an Niereninsuffizienz erkrankt war. Princeteau schrieb damals, diesofortigen Befunde seienausgezeichnet gewesen. Die Urinausscheidung habe zu- und das Erbrechenabgenommen. Am Tag 16 nach dem Eingriff starb das Kind im Lungenversagen. Aus heutiger Sicht kann diese Schilderung nicht als realistisch angesehen werden.

Im darauf folgenden Jahr, 1906, anastomosierte Mathieu Jaboulay in Lyon (Jaboulay 1906) zweimal Nieren vom Schwein und von einer Ziege an die Blutgefäße am Unterarm bzw. Unterschenkel der Patienten. Keines der Xenotransplantate nahm eine Funktion auf, da die Gefäße sofort durch Thrombosen verschlossen wurden. Im Jahre 1909 transplantierte Ernst Unger (Unger 1910) in Berlin Nieren eines Foxterriers in einen Boxer. Die Nieren produzierten zwei Wochen lang Urin. Am zehnten Dezember des gleichen Jahres führte er eine Transplantation von Mensch auf Affe durch. Er transplantierte die Nieren eines tot geborenen Kindes in einen Pavian. Der Affe starb nach kurzer Zeit. Ende 1909 übertrug Unger noch einmal Nieren von einem Rhesusaffen auf eine Frau. Die Patientin starb nach 32 Stunden. Er beobachtete jedoch richtig, dass die Blutgerinnung in den venösen Blutgefäßen bei Xenotransplantation zwischen Primaten weniger ausgeprägt ist als bei Organen von anderen Tieren.

Neuhof versuchte 1923 in New York (Neuhof 1923) noch einmal die Transplantation von Lammnieren. Der Patient, der an Quecksilbervergiftung litt, starb nach neun Tagen. Ob die Niere funktionierte, ist nicht bekannt. Neuhof schrieb enttäuscht: Dieser Fall beweist, dass heterotransplantierte Nieren in einem Menschen nicht unbedingt sofort absterben und dass eine Thrombose und Hämorrhagie nicht unumgänglich sind. Er sagte weiter: Ich glaube, dass dieser Fall die Aufmerksamkeit auf eine neue Methode ziehen wird.

Nach einer langen Pause wurden nach dem Krieg die ersten Immunsuppressiva entwickelt. Mit zunehmendem Erfolg auf dem Gebiet der allogenen Transplantation zeigte sich bald der Mangel an menschlichen Organen. Da die Hämodialyse noch nicht allgemein zur Verfügung stand und inzwischen die ersten Immunsuppressiva erprobt waren, lag es nahe, die Versuche mit der Xenotransplantation wieder aufzunehmen. So transplantierte Roy Calne, der Azathioprin in die Transplantation eingeführt hatte, 1960 die Niere einer Ziege in einen Hund. Es kam zur hyperakuten Abstoßung.

1963 übertrug Keith Reemtsma in New Orleans Schimpansennieren auf Menschen (Reemtsma et al. 1964). Es handelte sich um sechs Patienten, die wegen Nierenversagens bei fehlender Dialysemöglichkeit damals in einer Notsituation waren. In Zusammenarbeit mit dem Primatenzentrum in Tulana, Arizona, erhielten sie zwischen dem 5. November 1963 und dem 10. Februar 1964 Nieren von Schimpansen, dieser dem Menschen an nächsten verwandten Tiere. Die Auswahl der tierischen Spender geschah aufgrund der Blutgruppenkompatibilität und der Körpergröße. Als einziges Kriterium für eine optimale Funktion der Nieren wurde lediglich ein Parameter bestimmt. Es wurden jeweils beide Nieren bei den Tieren zusammenhängend (*en bloc*) entnommen und in die Oberschenkelbeuge der Patienten transplantiert. Der erste Empfänger überlebte neun Wochen. Vier der Patienten starben innerhalb einer Woche, vor allem an Lungeninfektionen. Eine Patientin überlebte allerdings neun Monate mit funktionierender Niere. Dies stellt die längste Funktionszeit dar, die jemals bei einem Xenotransplantat erreicht wurde. Schließlich starb die Patientin an einer nicht beherrschbaren Infektion aufgrund der noch sehr wenig differenzierten Immunsuppression. Obwohl die Patientin gesagt haben soll, sie habe ihr „Leben mit der Affenniere genossen", schrieb Reemtsma: „Wir betonen, dass wir diese Arbeit als rein experimentell betrachten".

Immerhin ist festzuhalten, dass dieses Ergebnis einen Durchbruch zu markieren schien. Entsprechend transplantierte im folgenden Jahr Starzl in Denver Paviannieren auf sechs Patienten im Nierenversagen. Unter einer ähnlichen Immunsuppression überlebten diese Patienten nur maximal drei Monate. Sie hatten allerdings auch Organe von relativ weit entfernten Primaten erhalten (Starzl et al. 1965).

4.1.2 Zur Herztransplantation

Die erste Herztransplantation am Menschen überhaupt war eine xenogene Transplantation. Hardy (Hardy et al. 1964) verpflanzte 1964 in Jackson, USA, das Herz eines Schimpansen auf einen 68jährigen Mann mit terminaler Herzinsuffizienz. Das relativ kleine Organ funktionierte nur wenige Stunden, wohl auch aufgrund chirurgischer Probleme. Hardy hatte vorher Herz und Lungen zwischen Hunden experimentell erfolgreich transplantiert.

Denton Cooley (Cooley et al. 1968) transplantierte 1968 in Houston ein Schafherz auf einen Menschen. Das Herz wurde hyperakut abgestoßen und der Patient überlebte nicht. C. Barnard (Barnard et al. 1977) versuchte 1977 zwei heterotope Herztransplantationen (Huckepack-Herzen) von Pavian auf Mensch als Überbrückung. Die Patienten verstarben mit den assistierenden Xenotransplantaten, weil kein geeigneter allogener Spender während der Überbrückungszeit von 2 und 3,5 Tagen gefunden werden konnte. Diese erreichten Zeiten zeigen aber, dass Herzen nahverwandter Spezies im Menschen mehr als nur Stunden überleben können.

L. Baily in Loma Linda, Kalifornien (Baily et al. 1985a), nutzte die Erfahrungen, dass neonatale Spender, ebenso wie neonatale Empfänger, eine besonders günstige Ausgangssituation für die Xenotransplantation bieten. Seit 1970 beschäftigte er sich mit xenogener Herztransplantation. Zwischen 1977 und 1984 führte er über 100 solcher Transplantationen von Ziegen und Schafen auf Primaten durch. Die Transplantation eines 7 Monate alten juvenilen Pavianherzens auf ein neugeborenes Kind (Baby Fae) am 26. Oktober 1984 endete trotz der großen Erfahrung nach 21 Tagen, am 15. November, im Multiorganversagen, aber bei schlagendem Herzen. Der Grund für das Versagen war wahrscheinlich die nicht bekannte Blutgruppeninkompatibilität. Über die letzte xenogene Herztransplantation von Schwein auf Mensch wurde 1992 berichtet. Der Patient verstarb, wie zu erwarten war, innerhalb kurzer Zeit an einer hyperakuten Abstoßungsreaktion.

Trotz der vorliegenden Befunde wurden noch weitere Versuche unternommen, die alle erfolglos blieben und in einer hyperakuten xenogenen Abstoßungsreaktion endeten.

Während die klinische Xenotransplantation seither nicht weiterverfolgt wurde, wurden experimentelle xenogene Herztransplantationen in vielen unterschiedlichen Spezies-Kombinationen mit recht unterschiedlichen Erfolgen durchgeführt (siehe Abschnitte 4.3.1, 4.3.2, 4.3.3).

4.1.3 Zur Lebertransplantation

Die Erkenntnis der Leber als eines essentiellen Organs geht auf die Anfänge der dokumentierten Medizin zurück. Ein Zusammenhang zwischen der Leber und zentralnervösen Funktionen im weiteren Sinne wurde schon im alten China und in Babylonien angenommen. Bereits Hippokrates erkannte den kausalen Zusammenhang zwischen Gelbsucht und eingeschränkter Leberfunktion und die damit zusammenhängenden deliranten Zustände der Patienten.

Erst in der zweiten Hälfte des zwanzigsten Jahrhunderts wurden die Zusammenhänge klar definiert. Als Therapieverfahren des fulminanten Leberversagens wurde bald die Lebertransplantation oder extrakorporale Leberperfusion erkannt.

Neben dem künstlichen Leberersatz und Bioreaktoren wurden vor allem isolierte Lebern an den Kreislauf der Patienten angeschlossen. Erste Versuche an Hunden unternahm Otto 1958. In Pittsburgh behandelte Abouna (Abouna et al. 1972) Patienten im Leberkoma mit bis zu 17 nacheinander angeschlossenen Lebern verschiedenster Tierarten. In der Mitte der 60er Jahre wurden über 460 Patienten mit extrakorporalen Lebern behandelt, von denen aber nur 45 als Langzeitüberlebende angesehen werden können. Lie (1981) in Bonn arbeitete vorwiegend mit extrakorporalen Pavianlebern und beschrieb Überlebensraten der menschlichen Patienten von 66%. Andere Versuche, den Zustand der Patienten mit Schweinelebern zu verbessern, schlugen fehl.

Xenogene Lebertransplantationen fanden nur selten statt. Calne transplantierte eine Schweineleber auf einen Pavian, der die Operation 3 Tage überlebte. Starzl (1993) transplantierte als erster 1966 eine Schimpansenleber auf einen Menschen. Der Patient starb nach 24 Stunden. 1969, 1970 und 1974 unternahm dieselbe Gruppe drei weitere xenogene Transplantationen von Schimpansen auf Kinder. Die Überlebenszeiten waren ein, neun und vierzehn Tage. Starzl erhielt 1992–1993 von einer international zusammengesetzten Ethikkommission die Zustimmung, Pavianlebern auf Patienten mit Hepatitis B im Endstadium, beziehungsweise bei HIV-infizierten Patienten, zu transplantieren. Die beiden behandelten Patienten verstarben nach 21 beziehungsweise 70 Tagen. Die letzte xenogene Lebertransplantation im diskordanten System unternahm Makowka (Makowka et al. 1994) in Los Angeles in einer aussichtslosen Situation bei einer jungen Frau, der er eine normale Schweineleber übertrug. Die Frau starb innerhalb von 24 Stunden an den Folgen einer hyperakuten Abstoßungsreaktion.

Mit Recht wurden diese experimentellen klinischen Operationen als verfrüht bezeichnet. Die Leber mit ihrem komplexen Stoffwechsel dürfte nach heutigen

Wissen *das* Organ sein, das als letztes xenogenes Transplantat zu Langzeiterfolgen führen wird.

4.1.4
Zur Lungentransplantation

Lungentransplantation ist auch im allogenen System noch im frühen Stadium. Die Lunge als immunologisch äußerst aktives Organ ist neben der immunologischen Reaktion auch Noxen aus der Außenwelt ausgesetzt. Da Lungen als Transplantate besonders empfindlich auf Traumen reagieren, ist ihre Zahl begrenzt. Xenotransplantate wären also von Vorteil, sollten diese die menschliche Funktion übernehmen können. Ihre anatomischen und physiologischen Besonderheiten wurden zwar diskutiert, bisher aber noch nicht relevant bearbeitet.

Eine Lungentransplantation von Tier auf Mensch ist in der Literatur noch nicht beschrieben. Ein erster Bericht über eine Herz-Lungentransplantation stammt von 1991 (Sadeghi et al. 1991), als die kombinierten Organe von Cynomolgus Affen auf Paviane übertragen wurden. Überlebenszeiten von durchschnittlich 16 Tagen, unter starker Immunsuppression, wurden beobachtet.

Die einzige Lungentransplantation im System Schwein → Pavianmodell wurden 1998 unternommen. Die orthotop transplantierten Lungen der Schweine wurden innerhalb von 30 Minuten hyperakut abgestoßen. Die h-DAF transgenen Organe wiesen nach 3 Stunden, als der Versuch abgebrochen wurde, normales Aussehen auf.

Es bedarf noch großer Anstrengungen, um die Lungentransplantation im allogenen und besonders im xenogenen System zu einem klinisch befriedigenden Ergebnis zu bringen.

4.2
Begriff der Xenotransplantation

In den bisherigen Erörterungen zur Xenotransplantation wurde der Begriff der Xenotransplantation nicht scharf definiert. Dies spiegelt die aktuelle Situation in der Literatur zur Xenotransplantation wider, in der unterschiedliche Definitionen verwendet werden. Die Belegung eines Begriffes mit unterschiedlichen Bedeutungen ist in Naturwissenschaften nichts Ungewöhnliches. Vielmehr bilden sich die jeweiligen Bedeutungen in Abhängigkeit vom jeweiligen Forschungs- und Handlungsinteresse. Innerhalb eines disziplinären Kontextes ist das zumeist kein Problem. Hier wird ein Begriff im allgemeinen in nur einer Bedeutung verwendet, die, selbst wenn sie nicht explizit gemacht wird, allen Beteiligten im Forschungsfeld selbstverständlich ist.

In interdisziplinärer Zusammenarbeit wird eine solche Bedeutungsvielfalt allerdings spätestens dann problematisch, wenn zum gleichen Begriff unterschiedliche Bedeutungsinhalte unreflektiert nebeneinander verwendet werden. Hier gilt es dann, die einzelnen Bedeutungen, die mit einem Begriff verbunden sind, darzustellen und voneinander abzugrenzen. Dies soll im folgenden in Bezug auf den

Begriff der Xenotransplantation geleistet werden. Dabei sollen insbesondere die unterschiedlichen Bedeutungen des Begriffes und ihre Relevanz für bestimmte Forschungs- und Handlungsinteressen dargestellt werden.

Bereits der vorangegangene Überblick über die Geschichte der Xenotransplantation verdeutlicht die Kontexte, in denen von Xenotransplantation in unterschiedlicher Weise gesprochen wird.

In einer ersten Definition fasst man „Xenotransplantation" als Transplantation von tierischen Zellen, Geweben oder Organen auf den Menschen. Dieser ausdrückliche Bezug auf den Menschen ist einleuchtend, denn es war von Beginn an das leitende Forschungsinteresse der Transplantationsmedizin, menschliches Leben zu retten und menschliches Leid und Erkrankungen, die durch Organversagen verursacht werden, durch Transplantation entsprechender Ersatzorgane zu lindern oder zu heilen. Zu diesem Zweck bediente man sich, wie in den vorangegangenen Abschnitten gezeigt wurde, schon sehr früh tierischer Organquellen für den Menschen. Im Hinblick auf den Menschen wurden damit gewissermaßen „von Fremdem" (griech: xenos, fremd) stammende Quellen für Organe benutzt. Dem Ziel entsprechend, auf das hin Xenotransplantationmethodik entwickelt wurde und wird, soll dieses Verständnis als das *therapeutische Konzept der Xenotransplantation* bezeichnet werden.

Ebenfalls schon sehr früh wurden für die Erforschung und Verbesserung der Xenotransplantationstechnologie Tiermodelle an Stelle von Menschen verwendet. Auch hier wurde dann entsprechend zwischen untereinander "fremden" Tieren transplantiert, also etwa von Schwein auf Hund.

Hier wurde mithin der Begriff der Xenotransplantation auf Experimente an Tiermodellen übertragen. Dadurch muss sich sein Bedeutungsinhalt ändern, denn offensichtlich handelt es sich hier ja gerade nicht um die Transplantation tierischer Organe auf den Menschen, sondern um die Übertragung lebender Zellen, Gewebe oder Organe zwischen Tieren unterschiedlicher Artzugehörigkeit. Obgleich auf den Begriff der „Art" noch einzugehen sein wird, kann hier zunächst als zweite Definition der Xenotransplantation festgehalten werden: Xenotransplantation ist die Übertragung von lebenden Zellen, Geweben oder Organen über Artgrenzen hinweg. Diese Definition soll als das *tierexperimentelle Konzept der Xenotransplantation* bezeichnet werden.

Der Anwendungsbereich dieser beiden Definitionen und die Notwendigkeit ihrer Abgrenzung voneinander sollen im folgenden eingehender betrachtet werden.

4.2.1 Das tierexperimentelle Konzept der Xenotransplantation

In der heutigen Xenotransplantationsforschung spielen Versuche, bei denen Tiere als Modelle einen menschlichen Transplantationsempfänger ersetzen sollen, eine wesentliche Rolle für das Studium immunologischer und physiologischer Reaktionen zwischen Transplantat und Transplantatempfänger. Dabei gelangt man zu folgenden grundsätzlichen Ergebnissen:

1. Xenotransplantationen sind Transplantationen lebender Zellen, Gewebe oder Organe, die beim Rezipienten xenogene Reaktionen hervorrufen.

2. Da xenogene Reaktionen nur bei Transplantationen zwischen unterschiedlichen Tierarten zu beobachten sind, wird Xenotransplantation auch als die Übertragung von lebenden Zellen, Geweben oder Organen über Artgrenzen hinweg definiert.

Damit wird die Xenotransplantation aufgrund eines charakteristischen immunologischen Befundes von der Allotransplantation (Transplantation innerhalb der gleichen Art, also etwa Transplantation von Mensch auf Mensch, von Kaninchen auf Kaninchen) abgegrenzt.

Obgleich der Begriff der Art in obiger Definition meist als wissenschaftlicher Begriff verstanden wird, der dem Bereich der Taxonomie (siehe unten) entlehnt ist, kann man ihn auch ganz lebensweltlich verstehen. Innerhalb der tierexperimentellen Xenotransplantation gibt es damit eine weitere begriffliche Differenzierung.

Der lebensweltlich verstandene Begriff der Tierart geht davon aus, dass es keiner wissenschaftlichen Klassifizierungssysteme bedarf, um doch die Unterscheidung zwischen Regenwürmern und Elefanten anwenden zu können und um die immunologischen (und gegebenenfalls physiologischen) Befunde zu verstehen, nach denen Transplantationen zwischen Schweinen und Pferden oder Pavianen und Katzen andere Reaktionen hervorrufen als Transplantationen innerhalb derselben „Art". Es wird im weiteren der Begriff „Art" immer dann in Anführungszeichen gesetzt, wenn damit dieses lebensweltliche Verständnis gemeint ist.

Dieser Begriff der Art und der so definierten tierexperimentellen Xenotransplantation wird für die meisten Zwecke reichen, insbesondere dort, wo es um die Transplantation von einer tierischen Quelle auf den Menschen geht. Es wird allerdings zu zeigen sein, dass es gerade in diesem Fall Argumente dafür gibt, diese lebensweltlich-tierexperimentelle Definition durch die Definition der therapeutischen Xenotransplantation zu ersetzen.

Ein wesentlicher forschungsleitender Aspekt der tierexperimentellen Xenotransplantation erschließt sich jedoch nur, wenn man den Begriff der „Art" als *wissenschaftlichen* Begriff verwendet. Er entstammt dann der biologischen Disziplin *Taxonomie.* In der Taxonomie werden Organismen aufgrund zu bestimmender Kriterien benannt und „sortiert", indem sie Kategorien (oder Taxa) zugeordnet werden. Das ist für die tierexperimentelle Xenotransplantation dann von Bedeutung, wenn es nicht nur darum geht, mithilfe des Tiermodells Reaktionen beim Menschen zu simulieren, sondern vor allem darum, die Unterschiede, die bei xenogenen Reaktionen in Abhängigkeit von den gewählten Tier-„arten" auftreten, zu verstehen, zu klassifizieren und gegebenenfalls auch zu prognostizieren.

Erste Ansätze zur Erstellung eines immunologischen Ordnungssystems ergeben sich aus empirischen Beobachtungen, nach denen *xenogene* Abstoßungsreaktionen im Schweregrad in Abhängigkeit von der Verknüpfung der Tier-„arten" variieren. Aufgrund qualitativer Unterschiede in immunologischen Abwehrmechanismen weisen z.B. Transplantate in ihren jeweiligen Empfängern sehr unterschiedliche Überlebenszeiten auf. Damit ist ein empirisches Kriterium gewonnen, welches eine Sortierung von Tier-„arten" auf der Basis der Überlebenszeit von Xenotransplantaten erlaubt. Ganz in diesem Sinne unterschied Sir Roy Calne (Calne 1970, White und Calne 1996) Tierarten, bei denen xenotransplantierte Organe über 48 Stunden hämo-perfundierbar bleiben, von solchen, bei denen eine Organtransplantation zu einer sehr raschen, hyperakuten Abstoßung führt. Für den ersten Fall längerer Xenokompatibilität führte er den Begriff der *konkordanten* Beziehung ein, für den Fall hyperakuter Abstoßung den der *diskordanten* Beziehung.

Tierexperimentelle Versuche dieser Art erlauben es also, Tiere auf der Basis ihrer „immunologischen Verträglichkeit" zu kategorisieren. Damit sind erste Grundlagen für die Erstellung eines immunologischen Ordnungssystems gewonnen, welches bei hinreichender Differenzierung und Kenntnis zugrundliegender Mechanismen es dann auch erlauben könnte, Prognosen über zu erwartende Abstoßungsreaktionen bei Xenotransplantationen zu erstellen.

Obgleich für Transplantationsimmunologen dieser Weg der anzustrebende zu sein scheint (Platt 1997, S. 8), bedient man sich meist in der tierexperimentellen Xenotransplantationsforschung einer anderen, bereits ausgearbeiteten Taxonomie, der Systematik, um Voraussagen über mögliche Abstoßungsreaktionen erstellen zu können.

Unter *Systematik* versteht man das taxonomische System, welches es erlaubt, Lebewesen anhand evolutionshistorischer Rekonstruktionen und genetischer Beziehungen (Ähnlichkeiten und Unterschiede) in rekonstruierten, phylogenetischen Stammbäumen zu sortieren. Die Art, auf der in einem systematisch-taxonomischen Konzept der Xenotransplantation Bezug genommen wird, entspricht dann dem „biologischen Artbegriff", der wie folgt definiert wird: Die „biologische" Art besteht aus „Mitgliedern einer Gruppe von Populationen, die sich unter natürlichen Bedingungen miteinander kreuzen oder potentiell kreuzen können." (Futuyma 1990, S. 623 [1]). Die biologische Artdefinition ist nicht unproblematisch [2]. Sie erlaubt z.B. nicht die Anwendung auf zahlreiche Pflanzen oder sich asexuell fortpflanzende Organismen. Zu deren Klassifizierung müssen andere Artkonzepte herangezogen werden (Dupré 1992, S. 315f; Futuyma 1990, S. 248). Für die prognostischen Zwecke der Xenotransplantation sind diese methodischen und methodologischen Probleme jedoch nicht von entscheidender Bedeutung. Hier ist es vorrangiges Ziel, auf die rekonstruierten evolutionshistori-

[1] In diesem Zitat aus einem bekannten Lehrbuch der Evolutionsbiologie wird die biologische Artdefinition auf Mayr zurückgeführt. Die Definition ist hier wiedergegeben, da sie einem weit verbreiteten Verständnis des Artbegriffs wohl am nächsten kommt. Tatsächlich finden sich aber in den Veröffentlichungen von Mayr unterschiedliche Formulierungen des biologischen Artkonzeptes, die sich, zumindest zum Teil, in methodischer und biologischer Hinsicht unterscheiden. Ein kritischer Vergleich dieser unterschiedlichen Fassungen biologischer Artdefinitionen findet sich in Gutmann u. Janich (1998).

[2] Tatsächlich gibt es in der modernen Biologie kein einzelnes Artkonzept, das allgemein akzeptiert würde. Mayr (1997) z.B. unterscheidet 5, Ereshefsky (1992) 8 und Heywood (1998) 25 Artkonzepte, die zumindest zum Teil nicht kompatibel sind (siehe z.B. Brasier 1997, Embley, Stackebrandt 1997, Eldregde 1992, Hull 1997, Magnus 1996). Wichtige philosophische Diskussionen zur Definition der Art finden sich in Hull (1992, 1997), Ghiselin (1992), Kitcher (1992). Überblicksartikel zu historischen, theoretischen und systematischen Analysen zu Artbegriffen sind z.B. Bachmann (1998), Dupré (1992), Heywood (1998), Stevens (1992), Williams (1992). Eine ausführliche methodische und methodologische Kritik an in philosophischer und biologischer Literatur vorgestellten Artkonzeptionen sowie ein Vorschlag zur Methode der Konstruktion von Artbegriffen wird in Gutmann (1996) und Gutmann u. Janich (1998) entwickelt.

schen Beziehungen zwischen Arten rekurrieren zu können. Leitende Idee ist dabei, dass es plausibel erscheint anzunehmen, dass Arten, die evolutionshistorisch näher miteinander verwandt sind, größere Ähnlichkeiten hinsichtlich ihrer immunologischen, aber auch ihrer physiologischen und anatomischen Verfassung haben werden als Arten, die sich laut rekonstruierter Stammbäume historisch früher „getrennt" haben und damit mehr Zeit hatten, in immunologischer und physiologischer Hinsicht Differenzen hervorzubringen. Forschungsleitende Idee wäre hier etwa, dass das Gelingen der Xenotransplantation von Schwein auf Mensch davon abhängig wäre, dass es den Wissenschaftlern gelingt, die zahlreichen Unterschiede zwischen Mensch und Schwein, die in 180 Millionen Jahren getrennter Evolutionsgeschichte entstanden sind, zu „überlisten". Hier ist etwa an die genetischen Unterschiede zu denken, die vorrangig für die akuten immunologischen Abstoßungsreaktionen verantwortlich sind. Als „Überlistungsstrategie" wird gegenwärtig die Methode verfolgt, diese relevanten genetischen Unterschiede durch Genmanipulation von Schweinen aufzuheben (siehe Kap. 6 und Kap. 7).

Der Heranziehung systematischer Klassifizierungssysteme zur Prognostizierung der Verträglichkeit von Xenotransplantaten sind jedoch Grenzen gesetzt. Nach weithin akzeptiertem Verständnis der Evolutionstheorie bilden sich arttypische Eigenschaften von Organismen in Anpassung an ihre jeweiligen Umweltbedingungen. Das aber bedeutet, dass bei großer Varianz der Umweltbedingungen auch eine große Varianz an Eigenschaften und zugrundeliegenden Mechanismen erwartet werden kann. So können auch zwischen phylogenetisch sehr nahe verwandten Arten (z.B. Neuwelttiere vs. Altwelttiere) gravierende Unterschiede gerade in der Anatomie auftreten. Genau diese anatomischen Unterschiede könnten aber ein nahezu unüberwindliches Hindernis für die Funktion eines Xenotransplantats darstellen, selbst wenn die immunologische Ähnlichkeit relativ groß sein mag (siehe Kap. 5.3).

Hinzu tritt ein prinzipielles Problem phylogenetischer Rekonstruktionen, welches darin besteht, dass diese immer historische Rekonstruktionen sind, deren Ergebnisse, wenn überhaupt, nur beschränkt empirisch überprüft werden können. Tatsächlich können in der Praxis daher unterschiedliche Kriterien, die für die Erstellung phylogenetischer Rekonstruktionen herangezogen werden, auch zur Konstruktion unterschiedlicher Stammbäume führen. Funktionsmorphologische Analysen etwa, in deren Mittelpunkt die Rekonstruktion von Transformationsmöglichkeiten zwischen unterschiedlichen morphologischen Realisierungen steht (Gutmann 1996), sind nicht nur zu unterscheiden von Analysen des Übereinstimmungsgrades genetischer Sequenzen, sondern führen auch zu unterschiedlichen Rekonstruktionsergebnissen evolutionshistorischer Abläufe. Derartige unterschiedliche Rekonstruktionen phylogenetischer Stammbäume würden natürlich auch zu unterschiedlichen Prognosen hinsichtlich immunologischer (oder physiologischer) Verträglichkeiten zwischen unterschiedlichen Tierarten führen.

Die Bedeutung des Rückgriffs auf derartige phylogenetische Rekonstruktionen liegt daher vor allem in ihrem heuristischen Wert. Dennoch sollte man nicht vergessen, dass tierexperimentelle Xenotransplantation auch heute noch auf Einzelbeobachtungen beruht. Es gibt keine umfassenden systematischen Untersuchungen zu vergleichender Anatomie, Biochemie und Physiologie der einzelnen Tierarten untereinander. Aussagen zur Xenokompatibilität müssen sich daher auch weiterhin auf eher zufällige Einzelbeobachtungen stützen (Urich 1990).

Obgleich tierexperimentelle Xenotransplantation im Hinblick auf die Entwicklung geeigneter Methoden für die Xenotransplantation auf den Menschen unentbehrlich ist, gibt es doch gute Gründe, begrifflich zwischen Xenotransplantationen zwischen Tieren einerseits und auf den Menschen andererseits zu unterscheiden. Dies wird unmittelbar einsehbar, wenn man berücksichtigt, dass bei jeder Transplantation tierischer Zellen, Gewebe oder Organe auf den Menschen das virologische Infektivitätsrisiko nicht ausgeschlossen werden kann, unabhängig davon, welche Tierquelle verwendet wurde und welche Methoden zur Erzeugung und Gewinnung des Materials verwendet wurden (etwa Genmanipulation und Klonierung). Auf der anderen Seite könnte gerade der Einsatz derartiger Methoden die Anwendbarkeit des tierexperimentellen Xenotransplantationsbegriffs in Frage stellen. Das heutige Forschungsinteresse geht ja dahin, die als Organquellen in Frage kommenden Tiere genetisch so zu verändern, dass die xenogenen immunologischen Reaktionen (zumindest) verringert oder gar ausgeschaltet werden können (siehe Kap. 7). Je nach verwendeter Taxonomie könnte aber gerade die Veränderung der genetischen Konstitution und der immunologischen (und eventuell sogar physiologischen) Grundlagen dazu führen, dass die genetisch veränderten Tiere eben nicht mehr der gleichen Art angehören würden wie die nicht genetisch manipulierten. Ferner würden die xenogenen Reaktionen, die ebenfalls zur Definition der Xenotransplantation herangezogen werden könnten, im optimalen Fall nach erfolgreicher genetischer Manipulation der Quellentiere bei Transplantation auf den Menschen gerade nicht mehr auftreten. In diesem Fall könnte dann die paradox anmutende Situation auftreten, dass Transplantationen zwischen genetisch manipulierten Tieren auf nicht-genetisch manipulierte Tiere der ehemals „gleichen Art" xenogene Reaktionen hervorrufen würden. So wären dann letztere Xenotransplantationen, während nach tierexperimenteller Definition Transplantationen von Zellen, Geweben oder Organen vom (genetisch manipulierten) Tier auf den Menschen gerade nicht mehr die Kriterien der Xenotransplantation erfüllen würden. Ein derartiger interpretatorischer Spielraum kann aber gerade im Hinblick auf die Notwendigkeit der rechtlichen Regelung der Xenotransplantation auf den Menschen nicht erwünscht sein.

4.2.2
Das therapeutische Konzept der Xenotransplantation

Es mögen derartige Überlegungen gewesen sein, die dazu geführt haben, dass zumindest die Institutionen, deren Hauptinteresse an der Xenotransplantation die Transplantation von tierischen Zellen, Geweben oder Organen auf den Menschen ist, eine andere Definition der Xenotransplantation durchgesetzt haben, die eher auf eine lebensweltliche Bestimmung der Unterscheidung zwischen Mensch und Tier zurückgeht. Zu diesen Institutionen gehören sowohl die US-amerikanische Behörde „*Department of Health and Human Services - Public Health Service*" (CDC 1996) als auch die *Transplantation Society*, das weltweit führende und einflussreichste Gremium der Transplantationsmedizin, dem zudem die im Juli

1998 gegründete, erste internationale *Xenotransplantation Association* angegliedert wurde.

Die *Transplantation Society* (Sheil 1997) definiert Xenotransplantation als jedes Verfahren, bei dem lebende Zellen, Gewebe oder Organe tierischer Herkunft in einen Menschen transplantiert oder implantiert werden oder zur Perfusion mit menschlichen Körperflüssigkeiten, die in den menschlichen Körper zurückgeführt werden, Verwendung finden. Xenotransplantatprodukte umfassen somit sowohl diejenigen, die von transgenen oder nicht-transgenen Tieren stammen, als auch die Produkte, die in Kombination mit Arzneimitteln oder in bioartifiziellen Konstrukten verwendet werden. Diese Definition schließt nicht-lebende Tierprodukte aus. [3]

Die gleiche Definition kann man auch der Veröffentlichung der zuständigen US-amerikanischen Behörde (CDC 1996) entnehmen. In dieser Publikation wird zusätzlich der Begriff „Xenografts“[4] (Xenotransplantate) definiert als lebende Zellen, Gewebe oder Organe nicht-menschlichen Ursprungs, die für Menschen im Rahmen von Perfusionen oder Trans- oder Implantationen verwendet werden.[5]

Es sei hier noch einmal betont, dass nach dieser Definition der Xenotransplantation, die man für medizinische Zwecke auch als bindend betrachten sollte, nicht nur die Zellen, Gewebe und Organe eingeschlossen sind, welche von Tieren stammen und in den menschlichen Körper verbracht werden, sondern darüber hinaus auch solche Konstruktionen, bei denen ein Kontakt zwischen lebenden tierischen Zellen (einschließlich Organen) und Transplantat und menschlichen Körperflüssigkeiten zustande kommt. Dies schließt ausdrücklich Perfusionen und bioartifizielle Konstruktionen ein, sofern zu ihrer Herstellung *lebende* Zellen tierischen Ursprungs verwendet wurden (siehe Kap. 3).

Darüber hinaus schränkt diese Definition den Begriff der Xenotransplantation ausdrücklich auf die Transplantation tierischer Zellen, Gewebe oder Organe auf den Menschen ein.[6] Dies hat den Nachteil, dass artübergreifende Transplantatio-

---

[3] Im Originaltext lautet die Definition der Xenotransplantation: "..any procedure that involves the use of live cells, tissues and organs from a non-human animal source, transplanted or implanted into a human or used for ex vivo human perfusion. Xenograft products include those from transgenic or non-transgenic animals as well as xenografts combined with drugs or devices. They do not include non-living animal products, many of which are regulated as devices (e.g. porcine heart valves), drugs (eg. porcine insulin) and other biologicals (eg. antithymocyte globulin)." (Sheil 1997, S. 12)

[4] In dem überarbeiteten Entwurf des CDC (CDC 2000) wird der Begriff „xenografts“ durch „xenotransplantation products“ ersetzt. Dieser beinhaltet lebende Zellen, Gewebe oder Organe, die in einer Xenotransplantation verwendet werden.

[5] Vor kurzem wurde die hier zitierte Definition der Xenotransplantation in einem vom CDC überarbeiteten Entwurf ergänzt. Sie bezieht sich nun auch auf solche Verfahren, bei denen menschliche Körperflüssigkeiten, Zellen, Gewebe oder Organe, die *ex vivo* Kontakt mit nicht-menschlichen Zellen, Geweben oder Organen hatten, per Transplantation, Implantation oder Infusion in einen menschlichen Rezipienten gelangen. Das wäre z.B. der Fall bei einer Bluttransfusion, bei der der Spender Empfänger eines Xenotransplantates ist (CDC 2000).

[6] Tatsächlich wird in der Literatur auch die zu Forschungszwecken durchgeführte Transplantation von menschlichen Zellen auf Tiere (Tiermodelle) beschrieben (siehe Brüstle et al. 1998, Brüstle, Wiestler 2000). Auch wenn dies in den in diesem Band diskutierten Zusammenhängen nicht relevant ist, so wird doch vorgeschlagen, auch dieses Verfahren unter den Begriff thera-

nen zwischen Tieren nicht mehr unter diesen Begriff der Xenotransplantation fallen. Es wird also an dieser Stelle deutlich, dass das therapeutische Konzept der Xenotransplantation nicht in den Bereichen gerade biologischer Forschung hinreichend sein kann.

Für den im Rahmen medizinischer Zwecksetzung gegebenen Regelungsbedarf der Xenotransplantation für den Menschen überwiegen aber die Vorteile. Zum einen werden die bereits angesprochenen begrifflichen Schwierigkeiten vermieden, die bei der Verwendung genetisch manipulierter Tiere für Transplantationen auf den Menschen auftreten könnten. Statt dessen wird hier auf eine eher lebensweltliche Unterscheidung zwischen Tier und Mensch rekurriert, die auch durch genetische Manipulationen des Tieres nicht notwendigerweise aufgehoben werden muss. Entsprechend fasst diese Definition die Transplantation von genetisch manipulierten als auch von nicht manipulierten Tieren auf den Menschen unter dem Begriff „Xenotransplantation" zusammen.

Darüber hinaus erlaubt diese Bestimmung der Xenotransplantation es, Mensch und Tier nach nicht-biologischen Kriterien zu bestimmen und voneinander zu unterscheiden. Das aber ist gerade im Hinblick auf ethische und rechtliche Reflexionen von Bedeutung, in denen die Legitimität der Verwendung von Tieren für menschliche Zwecke überprüft wird, oder in denen erörtert wird, ob die Transplantation tierischen Materials auf den Menschen eine Verletzung der menschlichen Identität oder der Würde bedeute (diese Befürchtungen werden z.B. in Gerber 1999 zum Ausdruck gebracht. Siehe dagegen: Kap. 10 und 11).

Um es noch einmal mit anderen Worten zu betonen: Die von der Transplantation Society vorgenommene Definition der Xenotransplantation hat unter anderem den Vorteil, dass sie dazu einlädt, ethische und rechtliche Reflexionen zur Legitimität der Xenotransplantation nicht nur auf biologische und medizinische Erkenntnisse zu gründen und damit einer biologistischen und reduktionistischen Bestimmung des Menschen zu folgen. Indem auf die Verwendung taxonomischer Kategorien verzichtet wird, kann die Unterscheidung von Menschen und Nicht-Menschen hier auch philosophischen und anthropologischen Traditionen folgend vorgenommen werden. So kann der Mensch z.B. als ein sich selbst Zwecke setzendes Freiheitswesen bestimmt werden. Daraus kann dann auch der von dem des Tieres zu unterscheidende besondere moralische Status des Menschen argumentativ entwickelt werden (zur Ausführung, siehe Kap. 5.2.3). Wenn man dem Argument folgt, dass der Mensch einen besonderen moralischen Status besitzt, dann würden solche Befürchtungen einen Kategorienfehler begehen, die in entsprechenden genetischen Manipulationen des Tieres zwangsläufig dessen „Vermenschlichung", bzw. in der Transplantation tierischer Organe auf den Menschen eine Verletzung der menschlichen Integrität sehen. Dadurch, dass das therapeutische Konzept der Xenotransplantation die Art und Weise der Bestimmung des Menschen und seiner Abgrenzung zum „Nicht-Menschen" offen lässt, trägt sie dem in unserer Gesellschaft besonders geforderten Reflexions- und Regelungsbedarf Rechnung, der eben nur dann auftritt, wenn nicht nur zwischen Tieren, sondern vom Tier auf den Menschen „artübergreifend" transplantiert werden soll.

---

peutische Xenotransplantation zu subsumieren, da ja auch hier die Verwendung gentechnisch manipulierter Tiermodelle einen Bezug auf „Art"-Konzepte unbefriedigend sein lässt.

4.3 Stand der tierexperimentellen „Xenotransplantation“

Affen, als dem Menschen am nächsten verwandte Tiere, stellen die idealen Versuchsmodelle als Empfänger dar. Sie reagieren fast identisch auf die Transplantation wie ein „gesunder“ Mensch. Ihre immunologischen Reaktionen, aber auch physiologisch/pathologischen Befunde, können direkt auf die menschliche Situation übertragen werden.

Die ideale Spezies als Quellentier, was die Zahl anbetrifft, stellen jedoch Hausschweine dar. In diesem diskordanten System transplantierte die Gruppe um D. Cooper, Kapstadt, Schweineherzen auf Paviane (Cooper at al. 1988). Die heterotop transplantierten Herzen „funktionierten“, ohne Herzarbeit zu leisten, durchschnittlich 90 Minuten bis maximal 4 Stunden. Typische Anzeichen der HXR, die Ablagerung von präformierten IgM Antikörpern und Komplement C3-Ablagerungen am Endothel, wurden beobachtet. Die Herzmasse nahm signifikant zu, die Koronardurchblutung dafür ab. Präformierte natürliche Antikörper (PNAk), Lymphozyten und Granulozyten blieben im xenogenen Organ gefangen. CyA- und Methylprednisolon-Therapie waren interessanterweise in einem Fall erfolgreich. Hier schlug das Schweineherz über 5 Tage, wurde dann aber zellulär abgestoßen. Eine Erklärung für diese Ausnahme steht noch aus.

Die präoperative Entnahme der Milz, die Splenektomie, ergab keine weitere Verbesserung. Erst die Absorption des Primatenblutes durch spezifische Schweine-Nieren-Perfusion resultierte in einer protrahierten, aber immer noch hyperakuten Abstoßungsreaktion nach 6-12 Stunden bzw. 4 und 5 Tagen. Die Anregung dieser Gruppe wurde von Platt übernommen (Platt et al 1991). Rhesusaffen erhielten Schweineherzen heterotop an die Aorta angeschlossen. Auch in diesem System ist die Funktionszeit mit 2-4 Stunden ultrakurz. Maximale Immunsuppression mit Plasmapherese, Organperfusion und Splenektomie und Medikamenten führte in einem Fall zu einer Herzaktion über 8 Tage. Leistungen musste das Organ auch hier nicht bringen. Zwischen 1991 und 1994 führten die Wissenschaftler in Loma Linda weitere 17 Transplantationen von Rhesusaffen auf Paviane durch. Die Gruppe propagiert auch heute die Verwendung von Primatenherzen bei Kindern, jene von Schweinen bei Erwachsenen, um so die Wachstumsprobleme der xenogenen Organe zu umgehen.

4.3.1 Xenogene Herztransplantation im nahverwandten System

Die Probleme, die bei diskordanter Xenotransplantation auftreten und fast unüberwindbar scheinen, haben dazu geführt, Experimente durchzuführen, die klinisch interessante Ergebnisse erwarten lassen und möglichst direkt auf die menschliche Situation übertragbar sind.

Richtungsweisende Protokolle kommen aus der Gruppe um L. Baily, Loma Linda (Baily et al. 1984), die zwei begünstigende Faktoren berücksichtigt:

1. Die Transplantation zwischen Spezies einer zoologischen Ordnung und zweier engverwandter zoologischer Familien, z.B. Ziege und Schaf, und
2. die Transplantation im Neugeborenenalter. Fetale Proteine gelten als schwach antigen. Neugeborene weisen eine noch nicht entwickelte unspezifische Immunität auf und sind deshalb noch nicht so weitläufig sensibilisiert wie adulte Individuen. Ihr Immunsystem ist erst unvollständig entwickelt.

Unter Ausnutzung dieser privilegierten Situation transplantierte L. Baily 1984 Herzen zwischen afrikanischen und schweizer Ziegen (Baily et al. 1985b). Die Empfänger überlebten unter Ciclosporin A-(CyA) Therapie und die Organe wuchsen altersgerecht. Bei Übertragungen von Schafherzen (Lämmer) auf neugeborene Ziegen kam es nach 5 Tagen zur Abstoßungsreaktion. Mit Ciclosporin A und Steroidtherapie in der zweiten Phase der Xenotransplantation überlebten die xenogenen Herzen 165 Tage. Herzen von Ferkeln (Ungulaten, aber nicht Wiederkäuer) überlebten unter den gleichen Bedingungen 24 und 30 Tage im Vergleich zu Kontrollen, die nur 3 bzw. 5 Tage funktionierten. Die Abstoßungsreaktionen konnten hier mit Methoden erfasst werden, wie sie allgemein klinisch üblich sind. Meist waren Anämie und gastro-enterale Störungen auf Grund der hohen Immunsuppression die Ursache für den Tod der Tiere.

4.3.2
Herztransplantation zwischen Primaten

Drei Spezies wurden bevorzugt, Macaca fascicularis (Javaner-Affen oder Cynomolgus), Macaca-mullatta (Rhesus-Affen) und Paviane.

Michler und Mitarbeiter (Michler et al. 1987) transplantierten 1985 Herzen von Cynomolgen auf Paviane. Die Kontrollüberlebenszeiten waren, wie zu erwarten, sechs Tage. Wurde CyA oral verabreicht, verlängerte dies die Überlebenszeit auf 7 Tage, mit CyA i.m. auf maximal 90 Tage (durchschnittlich 59 Tage). Auch die Ausdehnung auf Azathioprin zusammen mit Anti-Thymozytenglobulin (ATG), 5 mg/kg, konnte nicht zu klinisch interessanten Werten führen. Die mittleren Überlebenszeiten betrugen 84 ± 22 Tage. Drei der fünf Tiere stießen das Herz erst nach 100 Tagen ab. Wieder mussten die Organe, die an periphere Gefäße angeschlossen waren, keine Arbeit leisten. Es wird diskutiert, ob die Blutgruppenkompatibilität und die unterschiedliche SIMIAN-Type Erythrozytenantigene an dem Ausgang des Geschehens schuld sein könnten. Die Bestrahlung des lymphatischen Systems (*total lymphoid irradiation*, TLI), kombiniert mit Steroiden und CyA führten zu Überlebenszeiten von bis zu fast zwei Jahren. Die blutgruppengleichen Tiere entwickelten dennoch Antikörper. Die gemischte Lymphozytenreaktionen (MLC und CML) waren positiv, ohne jedoch von prädiktivem Wert zu sein. Unter Nutzung dieser positiven Erfahrung mit TLI und CyA wurden in diesem System Herz und Lunge transplantiert. Diese Präparate wurden orthotop in Paviane verpflanzt. Die Überlebenszeit unter CyA und Methylprednisolon-Therapie betrug 8 Tage. Unter zusätzlicher TLI überlebte 1 Tier 90 Tage, wobei die pathologischen Untersuchungen nur minimale Zeichen einer Abstoßungsreaktion ergaben. Weitere Immunsuppression mit ATG verlängerte die durchschnittliche Überlebenszeit auf 16 Tage. Hier starben die meisten Tiere an Infektionen ohne Zeichen von Abstoßungsreaktion. Die gleiche Gruppe transplantierte später Herzen zwischen Cynomolgen und Rhesus-Affen. Unter Berücksichtigung der o.g. Beobachtungen wurde mit Anti-IL2R bzw anti-TAC (Interleukin 2 Rezeptor) Antikörpern behandelt. An diese monoklonalen Antikörper wurden Pseudomonas Toxine und Yttrium 90 gebunden. Diese Methode verlängerte die Kontroll-Überlebenszeit von 6,7 auf 38,4 ± 5 Tage.

Die mit dieser Immunsuppression induzierte Knochenmarksdepression war nicht letal, auch traten keine anderen toxischen Nebenwirkungen auf. Allerdings wurde diese spezifische Therapie durch die Entwicklung von anti-Maus-idiotypischen und iso-typischen Antikörpern in ihrer Wirkung am Ende des Versuches aufgehoben. Obwohl Spender und Empfänger der gleichen Familie der Makaken angehören, sind sie zoologisch so weit entfernt, dass ihre ABO Blut-Gruppen eine entscheidende Rolle spielen.

Wenn Organe von Cynomolgen auf Paviane transplantiert werden, wird damit zwischen asiatischen und afrikanischen Primaten transplantiert. Es ist nicht sicher, ob derartige Unterschiede von Bedeutung sind. In der Evolution stehen jedoch die grünen Meerkatzen und Paviane einander näher. Die Herzen überlebten 8,7 ± 3,5 Tage ohne Immunsuppression und 12,8 Tage mit CyA, Methylprednisolon und Azathioprin bzw. 17,4 ± 10,7 Tage mit TLI und Triple-Drug-Therapie nur grenzwertig länger. Auch hier scheint die ABO-Inkompatibilität eine entscheidende Rolle zu spielen. Während ABO kompatible Tiere Überlebenszeiten von 30 Tagen ohne Zeichen einer HXR erreichen, stießen 4 Tiere bei inkompatiblen Kombinationen gemischt humoral/zellulär ab.

4.3.3 Weitere Entwicklung

Die Vorstellung, dass xenogene Herztransplantate als Überbrückung von Wartezeiten genutzt werden könnten, muß auch immunologisch kritisch betrachtet werden. In weitverwandten Systemen wird eine solche Xenotransplantation in naher Zukunft nicht empfohlen. In nahverwandten Systemen, bei den derzeitigen immunsuppressiven Möglichkeiten, könnten solche Xenotransplantationen sogar das nachfolgende allogene Organ gefährden.

Kreuzreagierende Antikörper, die gegen Affenantigene gerichtet sind, und zelluläre Mechanismen führen zur akzelerierten, wenn nicht hyperakuten Abstoßungsreaktion des menschlichen Herzens.

Xenogene Transplantate, die auf xenogene Transplantation der gleichen Spezies folgen, werden in der Regel hyperakut abgestoßen. Seren von Empfängern xenogener Transplantate enthalten Antikörper, die nicht nur Spezies-spezifisch sind, sondern sogar zu Blutgruppentesten und zum Nachweis von MHC-Molekülen in beiden Empfängern und Spendern fähig waren. Damit schließt sich der Kreis der Versuche, xenogene Herzen konkordanter Species im Falle einer verzweifelten Situation zu verwenden.

Die innovative und wissenschaftlich fundierte Transplantation eines Pavianherzens auf Baby Fae wirft nicht nur viele ethische Fragen auf. Theoretisch hätte, wie aus diesen Aufzeichnungen und der Literaturrecherchen hervorgeht, das Experiment gelingen können. Paviane sind im Augenblick die einzigen zugänglichen xenogenen Quellentiere, was Primaten anbetrifft. Neugeborene, so zeigten alle bisherigen Versuche, sind privilegierte Empfänger. Hätte die heutige bessere Immunsuppression zur Verfügung gestanden, so hätte eine Zeitspanne von bis zu 2 Monaten überbrückt werden können. Dann allerdings hätte ein allogenes Organ folgen müssen.

Die rasche Entwicklung der Molekularbiologie war es, die es erlaubte, transgene Labortiere herzustellen, mit deren Hilfe die komplexen Mechanismen der xenogenen Abstoßungsreaktionen weiter unterdrückt werden können. Mitarbeitern der Firma Imutran in Cambridge gelang es 1997, h-DAF transgene Schweineherzen, die heterotop auf Cynomolgen transplantiert wurden, im Durchschnitt 42 Tage bei Funktion zu halten. Ein Jahr später gelang die orthotope Transplantation solcher Herzen auf Paviane. Diese Tiere überlebten bis zu einem Monat mit dem xenogenen Herzen. Meist mussten die Empfänger auf Grund von Infektionen als Folge der immer noch sehr starken Immunsuppression euthanasiert werden (White 1995).

4.4 Schlussfolgerung

Die bisherige Entwicklung der Xenotransplantation von der frühen chirurgischen Periode um die Jahrhundertwende über die Phasen der unspezifischen und der spezifischen Immunsuppression bis zur heute möglichen Erzeugung transgener Tiere sowie die tierexperimentelle Forschung in ihrer im Hinblick auf einzelne Organe nicht geringen Differenziertheit zeigen das Potential dieses Verfahrens und zugleich eine Fülle noch zu lösender Aufgaben. Beides hat naturgemäß Rückwirkungen auf den Begriff der Xenotransplantation.

Dem Begriff der Xenotransplantation liegt zum einen ein tierexperimentelles, zum anderen ein therapeutisches Konzept zugrunde. Als tierexperimentelle Xenotransplantation bezeichnet man die Transplantation von Zellen, Geweben oder Organen zwischen Angehörigen unterschiedlicher Arten, wobei der Artbegriff je nach Kontext präzisiert werden kann. Die tierexperimentelle Xenotransplantation dient vor allem als Modell für die therapeutische Xenotransplantation, also der Transplantation von Zellen, Geweben oder Organen vom Tier auf den Menschen. Obwohl die erzielten Überlebenszeiten im Experiment einen Fortschritt darstellen, sind sie noch nicht sicher genug, um in die Klinik übernommen werden zu können. Es muss abgewartet werden, ob die transgenen Manipulationen, die derzeit diskutiert werden, halten, was man sich von ihnen verspricht. Sicher ist, dass die konservativen Methoden der Vergangenheit nicht ausreichend sind, um Schweineorgane als Xenotransplantate zur klinischen Anwendung zu bringen.

5 Tiere als Quelle für Xenotransplantate

5.1 Vorzüge eines Einsatzes von Tiertransplantaten

Angesichts der begrenzten Möglichkeiten, den Organmangel im Rahmen der Allotransplantation in absehbarer Zeit zu beheben, ergibt sich zunehmend die Tendenz, Organe von Tieren für die Transplantationen zu gewinnen. Der Vorteil besteht zweifellos darin, dass unter bestimmten Voraussetzungen Zellen, Gewebe und Organe jederzeit und an jedem Ort verfügbar gemacht werden könnten. Geplante Operationen könnten unter weitgehend immunologischer Vorbereitung und ohne Zeitdruck für den individuellen Empfänger ablaufen. Für Akutsituationen kann unter Verwendung tierischer Zellen eine Art künstliche Leber verwendet werden, vergleichbar der künstlichen Niere. Daraus könnte eine Behandlungsmöglichkeit entstehen wie bei chronischem Nierenversagen. Bei Komplikationen durch das „Transplantat" kann die künstliche Behandlung ohne größeren Aufwand beendet werden. Unabhängig davon bleiben die immunologischen und virologischen Probleme bestehen.

Theoretisch sind folgende Szenarien denkbar:

1. Im Hinblick auf den gegenwärtigen wissenschaftlichen und technischen Erkenntnisstand ist das am ehesten zu erwartende Szenario das der Überbrückung einer Notsituation bis zum Erhalt eines allogenen Organs (Bridging).
   Diese Möglichkeit wäre nur ausnahmsweise, vor allem bei Mangel an Herztransplantaten in Betracht zu ziehen. Vor jeder Überbrückungsmaßnahme müsste die endgültige Lösung geklärt sein. Besteht sie im späteren Erhalt eines Allotransplantates, würde dies eine Vergrößerung des Empfängerbereiches und damit eine Erhöhung des bestehenden Organmangels bedeuten. Darüber hinaus stünden einem nur vorübergehenden Vorteil mögliche Gefahren einer xenogenen Infektion gegenüber.
2. *Xenotransplantation kann im Hinblick auf immunologische Reaktionen unter den gleichen Bedingungen wie die Allotransplantation durchgeführt werden.*
   Damit ergäbe sich die Möglichkeit, praktisch alle Patienten, die zur Lebenserhaltung oder Leidensverminderung ein Organ brauchen, mit entweder einem allogenen oder einem xenogenen Transplantat zu versorgen. Dies würde die Gesamtsituation wesentlich verbessern, weil der Organmangel prinzipiell beseitigt werden könnte. Damit wäre ein sehr wünschenswertes und wichtiges Ziel erreicht. Allerdings würde das Problem der Allokation fortbestehen, weil

nach entsprechender Aufklärung der Patienten damit gerechnet werden muss, dass mögliche Empfänger Präferenzen in der einen oder anderen Richtung äußern werden.

3. *Durch Manipulationen - vor allen Dingen an der Tierquelle – gelingt es, Xenotransplantationen und ihre Folgen im Vergleich zu allogenen Transplantationen wesentlich verträglicher zu gestalten.*
   In diesem Fall rückte die Xenotransplantation aus medizinschen Gründen in den Vordergrund. Zu den ohnehin erleichterten Organentnahmebedingungen träte der Vorteil, dass die nachfolgende Immunsuppression reduziert werden könnte. Ferner würde sich die Allokationsproblematik wesentlich vereinfachen.
4. *Auch beim Menschen gelingt es, den Idealzustand der Immuntoleranz gegen das Xenotransplantat zu erreichen.*
   Dies wäre ein entscheidender Durchbruch und die Xenotransplantation würde die Allotransplantation praktisch ablösen können. Der Bedarf an entsprechenden Organen würde sich vervielfachen, da nunmehr bisherige Kontraindikationen, die durch Immunsuppression bestimmt sind, nicht mehr ins Gewicht fallen. Zur Erreichung der Immuntoleranz kann genetische Manipulation hilfreich sein.

Die verschiedenen Szenarien enthalten für sich schon entscheidende Voraussetzungen immunologischer und gentechnischer Art; darüber hinaus müssten aber weitere Bedingungen erfüllt sein:

1. eine weitgehende Keimfreiheit der Transplantate,
2. anatomische und funktionelle Übereinstimmung mit den Menschen (Transplantatempfängern),
3. biochemische Kompatibilität mit den Empfängern,
4. die Verfügbarkeit des frisch entnommenen Gewebes oder Organs zu jeder Zeit und an jedem Ort.

Die genannten Voraussetzungen und die aufgeführten Bedingungen sollen im weiteren untersucht werden. In der Gesamtdiskussion und für die öffentliche Akzeptanz stellt sich aber zunächst die Frage, wie weit von Tieren beziehungsweise deren Organen unter ethischen Gesichtspunkten Gebrauch gemacht werden darf.

5.2 Das Problem der Inanspruchnahme von Tieren zu vom Menschen gesetzten Zwecken

Die Frage nach der Legitimität der Inanspruchnahme von Tieren zu vom Menschen gesetzten Zwecken stellt sich nicht nur und nicht erst im Falle der Xenotransplantation, dort freilich gleich in mehrfacher Hinsicht: Erstens und allem voran deswegen, weil Tiere als Zell-, Gewebe- und Organquelle benötigt werden; zweitens, weil Tiere zu Versuchszwecken verwendet werden; drittens, weil Tiere, die als Organquelle vorgesehen sind, aus immunologischen Gründen genetisch verändert werden; viertens, weil Tiere, welche als Organquelle in Betracht kommen, aus Gründen der Vermeidung der Übertragung von Infektionen unter besonderen Bedingungen gehalten werden müssen; und schließlich fünftens, weil mit Ausnahme derjenigen Tiere, welche für die Aufzucht von Spendertieren benötigt werden, die Verwendung zum Zwecke der Forschung und der Verwirklichung der Xenotransplantation i.d.R. den Tod der betreffenden Tiere impliziert.

Wie kaum ein anderes medizinisches Verfahren ist die Xenotransplantation geeignet, die Frage nach dem Verhältnis Mensch – Tier, hier genauer: nach dem moralischen Status beider, mit besonderer Dringlichkeit zu stellen. Besitzen Menschen und *alle* Tiere den gleichen moralischen Status? Oder ist dem Menschen und *bestimmten* (nämlich den schmerzempfindlichen) Tieren der gleiche moralische Status gemeinsam? Oder ist der moralische Status des Menschen ein grundsätzlich *anderer* als derjenige von Tieren?

Moderne Verhaltensforschung und Evolutionsbiologie betonen die Nähe mancher Tierspezies zum Menschen. Tierschützer fordern deshalb eine neuartige moralische Einstellung des Menschen gegenüber - zumindest bestimmten - Tieren (Singer 1996, J.C. Wolf 1992, U. Wolf 1990). Häufig wird dabei die Forderung nach einer „moralischen Gemeinschaft" alles Lebendigen oder zumindest aller Lebewesen mit Schmerzempfindungsfähigkeit erhoben (Regan u. Singer 1989). Die Frage der ethischen Analyse der Tiernutzung speziell zu Zwecken der Xenotransplantation ist bislang infolge der relativen Unbekanntheit dieses Verfahrens in der Öffentlichkeit noch kaum diskutiert (Beckmann 1997, 1998, Engels 1999, Singer 1992); es steht jedoch zu erwarten, dass sich dies in naher Zukunft ändern wird.

In der Frage der ethischen Legitimation der Tiernutzung gehen die Meinungen seit jeher und seit geraumer Zeit mit zunehmender Deutlichkeit auseinander. Dabei findet die Vorstellung, der Mensch könne Tiere ohne große Probleme nach Belieben nahezu jeglicher Nutzung unterwerfen, heute kaum noch Befürworter. Eine solche Einstellung wäre in Deutschland überdies mit dem Tierschutzgesetz, welches den Menschen auf das Wohl der Kreatur verpflichtet, im Konflikt. Das tierethische Diskussionsfeld liegt vielmehr in der Spannbreite von der Position, wonach die Frage der Nutzung von Tieren ausschließlich aus der Sicht des Menschen zu bewerten ist und einer relativ breiten bzw. liberalen Abwägbarkeit zugänglich gemacht wird (*anthropozentrischer* Ansatz), über den Standpunkt, dass die Nutzung von Tieren durch den Menschen unter bestimmten Bedingungen zulässig, in jedem Fall aber strengen Regeln unterworfen ist (*anthroporelationaler* Ansatz), bis hin zu der Position, welche die Nutzung von Tieren für grundsätzlich nicht legitimationsfähig hält (*anthropo-indifferenter* Ansatz) (vgl. zum ganzen Honnefelder, Lanzerath u. Hillebrand 1999, Krebs 1997, Regan 1995). Kernproblem und zugleich Ursache für den Dissens ist die Frage, wie der moralische Status von Tieren zu bestimmen ist und ob hierfür deren „Interessen" (vor allem an der Schmerzvermeidung) und „Präferenzen" (z.B. artgerecht zu leben) ausschlaggebend sind, oder ob es dazu bestimmter sittlicher Anlagen (wie Selbstbewusstsein, sittliches Subjektsein, Vertragsfähigkeit, die Fähigkeit, selbst Zwecke zu setzen, o.ä.) bedarf. Im ersten Fall besitzen (bestimmte) Tiere den gleichen moralischen

Status wie der Mensch, im zweiten Fall wird (bestimmten) Tieren nicht der gleiche, doch ein ihrer Natur entsprechender moralischer Status zugesprochen.

Da die anthropoindifferente Position sowohl in ihrer bio- wie pathozentrischen Ausprägung die Legitimität der Tiernutzung generell und grundsätzlich bestreitet, weil sie entweder *alle* Lebewesen oder zumindest alle *schmerzempfindlichen* Lebewesen als Mitglieder der gleichen moralischen Gemeinschaft ansieht, gilt es, sich im folgenden mit ihr als erstes auseinander zu setzen. Dies ist je nach Ergebnis Bedingung für die Klärung der Fragen, ob ggf. die Tiernutzung einer relativ liberalen Abwägbarkeit zugänglich ist (anthropozentrische Position) oder ob die Nutzung von Tieren zum Zwecke der Xenotransplantation ggf. unter strengen Bedingungen legitimationsfähig ist (anthroporelationale Position).

5.2.1 Biozentrismus

Die Position, dass Tiere jedweder Art für den Menschen ausnahmslos unverfügbar sind, wird als *Biozentrismus* bezeichnet. Derselbe beruht auf der Annahme, dass alles Leben aus sich heraus und um seiner selbst willen als unverfügbar zu gelten hat („Bio-Prinzip"), sowie auf der Forderung, dass damit alle Lebewesen grundsätzlich einander gleichzustellen sind[1]. Dabei umfasst der Begriff des Lebens alle lebenden Organismen von den einfacheren bis zu den differenzierteren Formen: Sie alle sind als Lebende gleich und bedürfen mithin nach Maßgabe des Prinzips, dass Gleiches gleich zu behandeln ist, ein und desselben Schutzes. Unterschiede hinsichtlich der Komplexität der Organismen spielen keine Rolle; alles Lebendige ist der Möglichkeit von Abwägungen grundsätzlich entzogen. Die Schutzwürdigkeit steigt und fällt nicht mit dem Grad der Komplexität der Formen. Alles Lebendige besitzt im Prinzip ein und denselben moralischen Status, mit der Folge, dass die moralische Norm, Leben zu schützen und als prinzipiell unverfügbar zu betrachten, konsequenterweise für Bakterien und Viren ebenso wie für sogenannte „höhere" Lebewesen zu gelten hat. Im Hinblick auf die Xenotransplantation bedeutet dies: Statt Tiere in Forschung und Praxis für die Zwecke dieses medizinischen Verfahrens zu verwenden, gilt es, ihr Leben zu schützen und zu erhalten. Der Xenotransplantation - freilich nicht nur ihr - ist damit der Legitimationsboden von vornherein entzogen.

Ungeklärt am Biozentrismus ist, nach welchen Kriterien der zugrunde gelegte Lebensbegriff bestimmt wird. Fasst man den Begriff ‚Leben' zu weit, verwischt sich die Grenze zur ‚unbelebten' Natur, fasst man ihn zu eng, droht man die eine oder andere Erscheinungsform von Leben zu marginalisieren. Der Biozentrismus muss, um dem Gleichheitsgrundsatz eine Anwendungsmöglichkeit zu verschaffen, den Begriff des Lebens so weit vereinheitlichen, dass Mensch wie Tier allen Unterschieden zum Trotz gleichermaßen darunter subsumierbar sind. Dabei ergibt sich das Problem, ob sich aus der empirisch-deskriptiven Begrifflichkeit von Leben als einem z. B. biochemisch/molekularen Prozess die vom Biozentrismus geforderte Norm der Schutzwürdigkeit ableiten lässt. Was die Ableitung identischer Schutzwürdigkeit aus der These der Gleichheit alles Lebendigen angeht, so

[1] Zur Diskussion des Gleichheitsgrundsatzes vgl. Schweitzer 1986 sowie Teutsch 1979, 1998.

beruht eine solche Ableitung auf einem „naturalistischen Fehlschluss“: Aus dem Sein (hier: dem Lebendigen) wird illegitimerweise ein Sollen (hier: identische Schutzwürdigkeit) abgeleitet. Hinzu kommt ein praktisches Bedenken: Aus der Sicht des Biozentrismus scheint alle ärztliche Kunst, welche sich um die Bekämpfung von Krankheitskeimen und damit von Lebendigem bemüht, streng genommen ihre Legitimation zu verlieren: Sie würde sich in den zentralen Widerspruch verwickeln, Leben zu schützen, indem sie anderes Leben (Bakterien, Viren u.ä.) zerstört.

Angesichts dieser Schwierigkeiten fehlt es nicht an Versuchen, den Biozentrismus so zu modifizieren, dass er zwar „höhere“ Tiere einschließt, die mit dem Menschen dann eine gemeinsame moralische Gruppe bilden, zugleich damit aber „niedere“ Tiere aus der moralischen Gemeinschaft ausgrenzt (Teutsch 1998). In diesem Fall bedarf es eines über das Leben hinausgehenden weiteren Kriteriums zwecks Zuordnung einzelner Tierspezies zu den „höheren“ bzw. „niederen“ Arten. Als ein solches Kriterium gilt die Fähigkeit, Schmerzen zu empfinden. Man nennt diesen Ansatz daher ‚Pathozentrismus‘.

5.2.2 Pathozentrismus

Für den Pathozentrismus bildet nicht schon das Leben, sondern die Fähigkeit der Schmerzempfindung Grundlage von Schutzwürdigkeit und Unverfügbarkeit [2]. Der Pathozentrismus geht davon aus, dass alle Lebewesen, welche die Voraussetzungen für Schmerzempfindungen besitzen, denselben moralischen Status besonderer Schutzwürdigkeit besitzen (Singer 1997). Ist ein Lebewesen hingegen „nicht leidensfähig...., dann gibt es nichts zu berücksichtigen“ (Singer 1994, S. 85). Als Voraussetzung für die Möglichkeit, Schmerz zu empfinden, wird das Vorhandensein eines Zentralnervensystems genannt, und als Voraussetzung für Leidempfindung die Fähigkeit, psychische Erlebnisse zu haben. Die Tatsache, dass Menschen Schmerz und Leid vermeiden wollen, macht die Annahme naheliegend, dass dies auch bei den nichtmenschlichen Vertebraten der Fall ist. Bei einigen Autoren ist der Pathozentrismus unter Rückgriff auf A. Schopenhauer mit einer Mitleidsethik verknüpft (U. Wolf 1990; J.C. Wolf 1992), wobei es heißt, dass „Mitleid immer schon allen Moralen als Fundament zugrunde liegt“ (U. Wolf 1997, S. 57). Danach beruht die für moralisches Verhalten erforderliche Gleichheit der Lebewesen nicht auf bestimmten Eigenschaften, sondern auf dem vormoralischen Affekt des Mitleids, welcher als universell angenommen wird („universalisiertes Mitleid“, U. Wolf 1997, S. 57f.) und eine Unterscheidung zwischen menschlichem und tierischem Leiden nicht zulässt. Normatives Prinzip des Pathozentrismus bildet jedoch genau genommen nicht die Leidensfähigkeit, sondern die moralische Verpflichtung, Leid und Schmerz bei allen dazu fähigen Lebewesen zu vermeiden. Der Pathozentrismus erlaubt in seiner nicht-utilitaristischen Form keine Abwägungsmöglichkeit zwischen „kleinerem“ und „größerem“ Leid.

Im Hinblick auf die Xenotransplantation bedeutet dies, – soweit sie auf Vertebraten zurückgreift –, dass sich aus pathozentrischer Sicht eine Abwägung

[2] Als erster hat hierauf J. Bentham (1970, Kap. 17) hingewiesen.

menschlichen und tierischen Leidens und eine Entscheidung zu ungunsten der Tiere grundsätzlich verbieten. Sofern mithin Forschung und Durchführung der Xenotransplantation für die dabei in Anspruch genommenen Tiere mit Schmerz und Leid verbunden sind, fehlt aus pathozentrischer Sicht die Legitimationsmöglichkeit dieses Verfahrens.

Anders sieht es aus pathozentrischer Sicht in bezug auf die Tötung von Tieren aus: Sofern dieselbe schmerzfrei erfolgt, ergeben sich keine Einwände; dieselben treten erst dann auf, wenn die Tiere die Tötungsabsicht des Menschen vorausahnen und infolge dieser Todesahnungen leiden. Dies ist immer dann zu unterstellen, wenn die Tiere einen dem Menschen ähnlichen Lebenswillen zeigen. Da ein solcher Lebenswille jedoch ein seiner selbst bewusstes Subjekt voraussetzt, das bei den Tieren nicht leicht nachzuweisen ist, spricht man statt vom Lebenswillen beim Tier ersatzweise vom „Lebensdrang" (Teutsch 1998; vgl. Breßler 1997, S. 181). Man verbindet damit die weitere Annahme (Teutsch 1998, S. 479), dass Tiere mit größerer Lebenserwartung - etwa das Schwein mit ca. 15 - 20 Jahren - einen entsprechend höheren Lebensdrang verspüren als Tiere mit kürzerer Lebenserwartung (z.B. der Hund mit durchschnittlich etwa 12 Lebensjahren), so dass aus dieser Sicht Tiere mit geringerer Lebenserwartung insoweit eher getötet werden könnten als solche mit höherer Lebenserwartung. Was die Rede vom ‚Lebenswillen' oder ‚Lebensdrang' und die daran angeschlossene Annahme, der vom Tier verspürte Lebenswille bzw. Lebensdrang sei um so höher, je größer die Lebenserwartung eines Tieres ist, als problematisch erscheinen lässt, ist der Umstand, dass Tiere auf der einen Seite eine wie auch immer geartete ‚Einsicht' in ihre Lebenserwartung haben müssten und dass zum anderen dieser Lebenswille bzw. Lebensdrang mit zunehmendem Alter abnehmen müsste. Beides ist nicht nachgewiesen.

Auch beim Pathozentrismus spielt der Gleichheitsgrundsatz eine zentrale Rolle: Gleiche Schmerzempfindungsfähigkeit bedeutet gleichen Schutz (Singer 1997). Ungeachtet aller sonstigen Unterschiede zwischen Mensch und Tier bildet die Gleichheitsannahme das Fundament für die Anwendung des Gerechtigkeitsprinzips („Gleiches gleich, Ungleiches ungleich"), welches in Verbindung mit dem Prinzip, Leiden zu vermeiden, eine für Mensch und (bestimmte) Tiere *gemeinsame* Moral konstituiert. Auch wenn darauf hingewiesen wird, der Pathozentrismus behandle Mensch und leidensfähige Tiere nicht *als Gleiche*, sondern er behandle sie lediglich *gleich* (vgl. U. Wolf 1997, S. 57), ändert dies nichts an der Grundthese vom gleichen moralischen Status. Nun ist eine derartige Gleichheit zwischen Mensch und (bestimmten) Tierspezies nicht leicht nachzuweisen. Hilfsweise wird vorgeschlagen, nach dem Prinzip „in dubio pro" bestimmte Tiere so zu behandeln, als besäßen sie die gleiche Schmerzempfindungsfähigkeit und den gleichen Lebenswillen wie der Mensch. Das verleiht den Tieren freilich nur hypothetisch denselben moralischen Status, wie ihn der Mensch besitzt, was wiederum die These von der Gleichheit unbegründet erscheinen lässt und den Tieren nur einen abgestuften Schutz bietet; dies muss jedoch Gegnern jedweder Nutzung schmerzempfindlicher Tiere inakzeptabel erscheinen.

Der Pathozentrismus verzichtet auf eine Letztbegründung von Moral, genauer: des Prinzips von Moralität. Ihm genügt das Factum der Leidensfähigkeit; das

Prinzip der Schmerzvermeidung hält er für selbstevident und einer Begründung weder für bedürftig noch fähig, weil gleichsam naturgegeben. Auch ist es dem Pathozentrismus nicht um Tier*arten*, sondern um Tier*individuen* zu tun.

Der Pathozentrismus ist mit einer Reihe von Schwierigkeiten konfrontiert. Zwar ist empirisch zweifelsfrei belegt, dass Tiere, sofern mit der entsprechenden (hirn-) physiologischen Ausstattung versehen, Schmerzen empfinden und sich dagegen wehren; unklar ist dagegen, ob sie ähnlich dem Menschen Leid im Sinne bewusster Schmerzantizipation kennen[3]. Es ist jedenfalls nicht erkennbar, ob Tiere im Unterschied zum Menschen, welcher aufgrund seiner Fähigkeit zur Vernunfteinsicht unter entsprechenden Umständen bewusst Schmerz und Leid auf sich zu nehmen imstande ist, wenn beides für sein Weiterleben sinnvoll oder gar unumgänglich ist, zu einer solchen Sinngebung in der Lage sind. In seiner utilitaristischen Variante hat der Pathozentrismus überdies die Schwierigkeit, annehmen zu müssen, dass alle schmerzfähigen Lebewesen „Interessen" im Sinne bewusster Vorstellungen, Erwartungen und Absichten haben. Sodann ist der Pathozentrismus mit der Schwierigkeit behaftet, einerseits den Anthropozentrismus in jedweder Form mit der These fernzuhalten, dass sich hinsichtlich ihrer Leidensfähigkeit Mensch und (bestimmte) Tiere voneinander nicht unterscheiden, andererseits bestimmten Tieren eine auf Interessen, Absichten und Selbstbewusstsein beruhende Leidensfähigkeit *anthropomorpher* Art zu unterstellen. Auch wenn man annimmt, dass die Physiologie der Schmerzentstehung und -weiterleitung bei Mensch und entsprechend ausgestatteten Tieren vergleichbar ist, so fehlt es bisher an hinreichenden empirischen Belegen für die Behauptung, die Schmerzempfindung und -wahrnehmung bei Mensch und Tier sei die gleiche (Dawkins 1985, S. 30; Birnbacher 1996). Die Ungeklärtheit des Mensch und Tier gleichermaßen und undifferenziert attribuierten Schmerzbegriffs und die anthropomorphe Analogie des Leidverständnisses sind nicht die einzigen Schwierigkeiten des Pathozentrismus. Hinzu kommt, dass Leidensfähigkeit als solche nicht als normatives Prinzip, sondern naturgemäß nur als Beurteilungskriterium dienen kann.

Intensiv diskutiert wird seit geraumer Zeit die utilitaristische Form des Pathozentrismus, wie ihn vor allem der australische Biologe P. Singer vertritt (Singer 1994). Hierbei wird davon ausgegangen, dass moralischen Status derjenige besitzt, der Interessen bzw. Präferenzen zu äußern imstande ist, so dass gilt: Moralisch geboten sind diejenigen Handlungen, welche ein Maximum an Interessenbefriedigung *aller* Mitglieder der moralischen Gemeinschaft zur Folge haben (Singer 1994, S. 30). Da zu den elementarsten dieser Interessen die Schmerzvermeidung gehört und ein solches Interesse auch (bestimmte) Tiere haben, gehören (bestimmte) Tiere zur moralischen Gemeinschaft. Da man auch beim Menschen den moralischen Status nicht von Fähigkeiten und Leistungen abhängig macht, kann man dies auch bei Tieren nicht tun. Schwierigkeiten bereitet der bei Singer ungeklärte Begriff des Interesses: Ist damit „ein Interesse-Haben" oder ein „im-Interesse-Sein" gemeint?[4] Zweifellos liegt es „im Interesse" von Tieren, keine Schmerzen zu haben; doch bedeutet dies nicht notwendig, dass Tiere ein entspre-

[3] Zur Unterscheidung Schmerz / Leid vgl. Preece u. Chamberlain (1995, S. 271)

[4] Diese Unterscheidung findet sich z.B. bei Frey (1997)

chendes Interesse besitzen (können): Selbst wenn sie es nicht besäßen, läge Schmerzvermeidung dennoch in ihrem Interesse.

Die Verbindung des Pathozentrismus mit dem (Präferenz-) Utilitarismus - und damit die Verknüpfung von Leidvermeidung mit dem Utilitätsgrundsatz - hat freilich zur Folge, dass, sofern Schmerz vermieden wird, die Tötung von Tieren moralisch dann zulässig ist, wenn dies zur Vermeidung größeren Leids notwendig ist. Offenbar muss der (Präferenz-) Utilitarismus, wie ihn Singer vertritt (Singer 1994, S. 40), letztlich doch von dem Prinzip, dass Präferenz = Präferenz ist, zugunsten „gewichtigerer" und zuungunsten weniger „gewichtiger" Präferenzen abweichen - eine Konsequenz, die Ungereimtheiten in Singers Position deutlich macht.[5] Aus präferenzutilitaristischer Sicht wäre jedenfalls die Nutzung von Tieren zu Zwecken der Xenotransplantation dann ethisch unbedenklich, wenn es gelänge, mit der schmerzlosen Tötung einer begrenzten Anzahl von Tieren einer ungleich größeren Zahl von Menschen das Leben zu retten.[6]

Anders als der Biozentrismus, welcher um der Absolutsetzung von Leben in jedweder Form der Xenotransplantation und vielem anderen die Legitimationsbasis im vornherein entzieht, ergibt sich aus der Sicht des Pathozentrismus, dass die Xenotransplantation, sofern sie in ihrer Erforschung und Praxis mit Schmerzzufügungen verbunden ist, nicht rechtfertigungsfähig, sofern sie hingegen mit der schmerzlosen Tötung von Tieren verbunden ist, rechtfertigungsfähig ist. Da der Pathozentrismus schmerzfreie Tötung von Lebewesen, die nicht in der Lage sind, „die eigene künftige Existenz der Nichtexistenz vorzuziehen" (Singer 1994, S. 129), nicht als ethische Normverletzung ansieht, gerät er in die große Schwierigkeit zu begründen, warum man Neugeborene oder geistig schwerst Behinderte nicht töten dürfte, sofern es schmerzfrei geschehen würde. Singer: „Warum sollten wir bereit sein, den Gebrauch tierischer Organe zu akzeptieren, aber nicht bereit sein, sie von Kleinstkindern zu nehmen, die intellektuell weniger entwickelt sind als nichtmenschliche Lebewesen?" (Singer 1992, S. 730, Singer 1997, S. 29 f). Argumente dieser Art lassen jedoch außer acht, dass ein Kleinstkind über bestimmte intellektuelle Fähigkeiten *noch* nicht verfügt, aber bei normaler Entwicklung in Zukunft *verfügen wird*, während Tiere über dem Menschen vergleichbare intellektuelle Anlagen ihrer Natur zufolge *nie* verfügen. Eine Gleichsetzung von Tier und Kleinstkind entbehrt der empirischen Grundlage.

Der Pathozentrismus hat schließlich noch die Schwierigkeit, dass er aus der – richtigen – Einsicht, dass Tier nicht gleich Tier ist, sondern dass man zwischen „niedrigeren" (i. S. von weniger entwickelten) und „höheren" (i. S. von entwickelteren) Tierarten unterscheiden muss, die problematische Konsequenz zieht, dass einige Tiere, nämlich die nicht-leidensfähigen, keinen oder nur minderen Schutz, und andere Tiere, nämlich die leidensfähigen, höheren Schutz genießen. Hier scheint sich der Vorwurf des Speziesismus gegen seinen Urheber zu kehren: allein die Mitgliedschaft zu einer „höheren" Tierspezies entscheidet über größere Schutzrechte.

Weder der Biozentrismus noch der Pathozentrismus scheinen sich angesichts der genannten Schwierigkeiten als Basis für eine prinzipielle Ablehnung der Tier-

---

[5] zur Kritik vgl. Ricken 1987

[6] vgl. Regan 1983, S. 328, bezüglich Einzelheiten.

nutzung und damit auch der für die Xenotransplantation notwendigen Verwendung von Tieren zu eignen. Man kann nur unter der Annahme eines sehr vereinfachten Begriffs von ‚Leben' behaupten, alles Lebende sei gleich, und man kann nur unter der Annahme, es läge Selbstbewusstsein vor, behaupten, Schmerzen seien unerwünscht. Davon bleibt unberührt, dass Schmerzen ab einem bestimmten Ausmaß nicht zumutbar sind; dies vor allem dann, wenn es sich, wie bei den für die Zwecke der Xenotransplantation in Forschung und Lehre in Anspruch genommenen Tieren, um Lebewesen handelt, denen man den Grund für die Schmerzzufügung nicht erklären kann und deren Einverständnis nicht einholbar ist, bei denen man aber mit Sicherheit unterstellen kann und muss, dass eine Schmerzzufügung nicht in ihrem Interesse liegt.

Wenn man den Bio- und den Pathozentrismus in ihrer jeweils radikalen Form als unzureichend ansieht, so nicht im Blick auf das Gerechtigkeitsprinzip, sondern wegen des fehlenden Nachweises der faktischen Gleichheit als Voraussetzung der Anwendung desselben. Unbestreitbar ist Mensch und Tier gemeinsam, Schmerzen aus dem Wege zu gehen; doch ob das Tier dies nicht aus instinktivem Drang, sondern wie der Mensch aus bewusster Willensentscheidung tut, welche im übrigen einschließt, dass er ggf. Schmerzen auf sich zu nehmen vermag, sofern ihm einleuchtet, dass dies zu seinem Vorteil ist, ist nicht erwiesen. Daraus folgt nicht, dass eine Verwendung von Tieren zum Zwecke der Xenotransplantation in jedem Falle und in jeder Form legitim wäre. Vielmehr wird eine dem Respekt und der Verantwortung für die nichtmenschlichen Lebewesen verpflichtete Ethik die Tiernutzung stets und damit auch in bezug auf die Xenotransplantation als in jedem Einzelfall prüfungsbedürftig und begründungspflichtig ansehen. Dabei wird das Gerechtigkeitsprinzip, wonach Gleiches gleich und Ungleiches ungleich zu behandeln ist, das für den Bio- wie für den Pathozentrismus zentral ist, auch diejenigen Ansätze prägen, die nicht eine prinzipielle Ablehnung der Tiernutzung vertreten. Denn die Frage lautet nicht: Besitzen Tiere einen moralischen Status? Sondern: *Welches* ist der moralische Status von Tieren? Erst wenn diese Frage beantwortet ist, lässt sich klären, unter welchen Bedingungen und innerhalb welcher Grenzen welche Tiere für die Zwecke der Forschung und Anwendung der Xenotransplantation legitimerweise in Frage kommen können.

5.2.3 Der moralische Status von Tieren

Unter ‚moralischem Status' versteht man der Form nach die Stellung eines Lebewesens innerhalb von Moral. Da jedwede Moral von einem oder mehreren obersten Grundsätzen, den Moralprinzipien, beherrscht ist, d.h. von Prinzipien, die nicht nur de facto in einer gegebenen Gesellschaft akzeptiert werden, sondern deren universelle Geltung grundsätzlich von jedermann eingesehen und befolgt werden kann, bestimmt sich der moralische Status eines Lebewesens inhaltlich nach Maßgabe der betreffenden Moralprinzipien (vgl. Flury 1999). Dies kann zweierlei bedeuten: zum ersten, dass einen moralischen Status besitzt, wer *Gegenstand* moralischer Entscheidungen und Handlungen ist; zum zweiten, dass einen moralischen Status besitzt, wer darüber hinaus *Subjekt* moralischen Tuns ist, d.h. moralisch zu urteilen und zu handeln imstande ist und sich sein Tun und Nichttun zurechnen lassen und in verantwortlicher Weise andere zum Gegenstand moralischer Entscheidungen und Handlungen machen kann. In der Rede vom 'moralischen Status' empfiehlt sich daher, zwischen einem deskriptiven und einem normativen Wortgebrauch zu unterscheiden. Im deskriptiven Sinne besitzt alles und jedes einen moralischen Status, was als *Objekt* von Moral gilt; im normativen Sinne dagegen besitzt einen moralischen Status, wer zugleich *Subjekt* von Moral ist, d.h. wer prinzipiell mit der Anlage ausgestattet ist, sein Verhalten an den geltenden Prinzipien einer Moral bewusst auszurichten und über sein entsprechendes Verhalten Rechenschaft abzulegen.

Wer Tieren einen Status im Sinne moralischer *Objekte* zuschreibt, der sagt damit, dass Tiere nach Maßgabe einer bestimmten Moral zu behandeln sind. Wer Tieren über den Objektstatus hinaus auch den Status von *Subjekten* von Moral zuschreibt, der macht sie nicht nur zu passiven, sondern auch zu aktiven Mitgliedern der moralischen Gemeinschaft, d.h. zu solchen, die nicht nur nach Maßgabe einer bestimmten Moral behandelt werden müssen, sondern die ihrerseits an der Konstitution der betreffenden Moral – zumindest potentiell – beteiligt sind. Unter ‚Konstitution von Moral' ist die Etablierung der Prinzipien einer Moral zu verstehen, derjenigen Grundsätze also, welche ihrerseits einer Ableitung aus höheren Prinzipien entweder nicht fähig oder nicht bedürftig sind. Ein solcher Grundsatz lautet zum Beispiel, dass man – in vollem Bewusstsein seiner eigenen Handlungsfreiheit – sich in seinem Handeln davon leiten lässt, nichts zu tun, was mit den geltenden moralischen Grundsätzen unvereinbar ist. Es ist nicht bekannt, ob es Tiere gibt, die in diesem Sinne als moralische Subjekte bezeichnet werden können. Diejenigen, welche bestimmten Tieren gleichwohl einen solchen Status zuschreiben, rekurrieren in der Regel nicht auf freiheitlich handelnde Subjekte, sondern auf tatsächlich vorhandene Fähigkeiten oder Eigenschaften (z.B. leiden zu können, s. o. Pathozentrismus).

Die vorgenannte Unterscheidung zwischen moralischem Objektsein und moralischem Objekt-/Subjektsein wird nicht selten in eins gesetzt mit der Unterscheidung zwischen extrinsischem und intrinsischem Wert. Zu unrecht. 'Intrinsisch' ist ein Wert, der seinem Träger von ihm selbst her zu kommt, ‚extrinsisch' ist ein Wert, der seinem Träger von außen zukommt. Hier spielt mithin Werthaftigkeit bzw. deren Herkunft eine Rolle. Eben dies ist bei der Unterscheidung zwischen dem Objektsein und dem Subjekt-/Objektsein von Moral nicht das entscheidende Kriterium. Wer Tieren nur einen moralischen Objektstatus zuschreibt, der tut dies nicht deshalb, weil er sie für weniger wert oder gar für wertfrei hielte, sondern deswegen, weil die Tiere nicht moralisch urteilen und handeln können. Eben *weil* der moralische Objektstatus der Tiere nicht auf deren angeblich geringerem Wert beruht, sondern auf dem Fehlen der Anlage zu moralischem Urteilen und Handeln, müssen Tiere von denjenigen, die sowohl einen moralischen Objekt- als auch einen moralischen Subjektstatus besitzen, verantwortungs- und rücksichtsvoll behandelt werden. Dies gilt freilich nicht nur in Bezug auf die *leidensfähigen* Tiere: *Alle* Tiere sind grundsätzlich verantwortungs- und rücksichtsvoll zu behandeln. Die zwischen Subjekt und Objekt unterscheidende Moral wird auch dem Käfer einen moralischen Status zugestehen, unabhängig davon, ob derselbe die

Anlage zur Schmerzfähigkeit besitzt oder nicht. Universalisierbarkeit ist ein grundlegendes Kriterium einer jeden Moral. Die Subjekt/Objekt unterscheidende Moral ist universeller als die pathozentrische Moral, deren Universalitätsanspruch und Gleichheitsannahme ihre Grenze darin haben, dass nichtleidensfähige Lebewesen in moralischer Hinsicht ausgegrenzt werden. Den Anspruch auf Universalisierbarkeit, wonach *alle* Lebewesen und damit auch *alle* Tiere moralisch berücksichtigt werden müssen, erfüllt der Pathozentrismus nicht, wenn nach ihm Aussagen von der folgenden Art zulässig sind: „Wo jemand unter etwas nicht leidet, entsteht kein moralisches Problem, wenn wir es tun." (U. Wolf 1997, S. 57).

Dass Tiere „lediglich" einen moralischen Objektstatus besitzen, bedeutet mithin gerade *nicht*, dass sie willkürlich behandelt werden könnten; es bedeutet lediglich, dass diese Lebewesen nicht selbst moralisch urteilen und handeln können, will man nicht die Bedeutung dieser Ausdrücke begrifflich weitgehend entleeren. In Hinblick auf Moral besteht mithin der Unterschied zwischen Tier und Mensch darin, dass, während *beide* moralisch behandelt werden müssen, nur der Mensch darüber hinaus die Anlage besitzt, auch moralisch zu urteilen und zu handeln und sich sein Tun und Nichttun zurechnen zu lassen. In der Literatur findet sich dafür die Unterscheidung zwischen ‚moral patient' und ‚moral agent' (Warnock 1971, S. 148). ‚Moral patient', d.h. Objekt moralischen Urteilens und Handelns, ist derjenige, dessen Sosein, Bedürfnisse, Interessen, etc. respektiert werden müssen. Der englische Ausdruck ‚patient' ist freilich insoweit nicht glücklich, als danach nur derjenige moralisches Objekt wäre, der leidensfähig ist. In Wirklichkeit ist der Kreis der Objekte von Moral sehr viel größer; er schließt im Prinzip auch diejenigen Tiere ein, die nicht über die neurophysiologischen Voraussetzungen verfügen, von denen man gemeinhin annimmt, dass sie für Schmerzempfindung notwendig sind. Auch der Käfer, der möglicherweise keinen Schmerz empfinden kann, ist Objekt von Moral, und nicht nur der Schimpanse, von dem wir aufgrund seiner neuronalen Ausstattung und seines Verhaltens wissen, dass er schmerzempfindlich ist. Unmissverständlich hingegen ist der Ausdruck *‚moral agent'*: moralisch zu handeln vermag, wer grundsätzlich – nicht notwendig faktisch – die Fähigkeit besitzt, aufgrund eigener Einsicht und infolge freier Entscheidung einen selbstgesetzten Zweck verantwortlich anzustreben. Wiederum fehlen Hinweise dafür, ob es Tiere gibt, die in dieser Weise ‚urteilen' und ‚handeln' können.

Dass Mensch und Tier zu derselben moralischen Gemeinschaft gehören, wie Biozentrismus und Pathozentrismus behaupten, ist insofern richtig, als alle Menschen und alle Tiere Objekt von Moral sind. Dagegen ist die Rede von derselben moralischen Gemeinschaft von Mensch und Tier irreführend bzw. unbegründet, wenn damit zugleich behauptet wird, dass bestimmte Tiere moralisch Objekte und zugleich Subjekte seien; dies geht nicht ohne starke Annahmen wie freier Wille, Selbstbewusstsein, Handeln aufgrund selbstgesetzter Zwecke usw. Ob Tiere Schmerzen vermeiden *wollen,* wissen wir nicht mit hinreichender Sicherheit; dass *wir* ihnen nicht unnötig Schmerzen zufügen *dürfen,* wissen wir dagegen mit Sicherheit. Anstelle der schwer beweisbaren Annahme, Tiere seien mit einem selbstbewussten Willen ausgestattet, empfiehlt sich, mit der beweisbaren Annahme zu arbeiten, dass der Mensch in der Lage ist, Tieren nicht unnötig Schmerzen zuzufügen.

Da Tiere unzweifelhaft Objekte von Moral sind, muss geklärt werden, unter welchen Bedingungen der Mensch sein Handeln an ihnen als moralischen Ansprüchen entsprechend rechtfertigen kann. Was die Xenotransplantation betrifft, so wäre es ethisch nicht rechtfertigungsfähig, würde man Tiere ohne Not in Anspruch nehmen. Die Not, die dazu veranlasst, ist bekannt: Es ist die Not von Patienten, die angesichts des Organmangels und derzeit nicht vorhandener Alternativen große Hoffnungen auf die Xenotransplantation setzen. Doch diese Not, so groß sie ist, rechtfertigt nicht *jede* Weise der Inanspruchnahme von Tieren. Die Rechtfertigung dafür, dass man Tiere Schmerzen aussetzt, kann sich nicht allein aus der Not der Menschen herleiten, sie muss zugleich Maß und Grenzen der Zumutbarkeit für die Tiere berücksichtigen. Was mithin die Schmerzzufügung der Tiere und die Organbedürftigkeit von Menschen miteinander abwägungsfähig macht, ist nicht ein wie auch immer behaupteter Vorrang des Menschen, sondern das Prinzip, mit einem zumutbaren Maß an Schmerzen (für das Tier) ein hohes Gut wie Lebensrettung erreichbar zu machen („*worse-off principle*") [7]. Nehmen die Schmerzen für das zum Zwecke einer Xenotransplantation vorgesehene Tier ein Ausmaß an, das als Qual zu bezeichnen ist, so erscheint eine solche Weise der Inanspruchnahme des Tieres aus der Sicht des Respekts vor ihm ethisch nicht rechtfertigungsfähig. Rechtfertigungsfähig dagegen ist das Bemühen, mit einem vertretbaren Maß an Schmerz für das Tier Lebenserhaltung und Leidvermeidung für den Menschen zu erreichen.

Das zuletzt Gesagte entspricht im übrigen auch der Bestimmung des § 1 Tierschutzgesetz, wonach Tiere ausnahmslos ein Recht darauf haben, nicht „ohne vernünftigen Grund Schmerzen, Leiden oder Schäden" zugefügt zu bekommen. 'Vernünftiger Grund' ist nicht alles und jedes, was irgendwem irgendwann so erscheint, sondern nur das, was sich intersubjektiv in seinem Rationalitätsanspruch ausweist und konsensfähig ist, wie zum Beispiel die Tiernutzung in der Grundlagenforschung, sofern das Forschungsziel von hoher Bedeutung ist und es keine Alternative zur Tiernutzung gibt [8]. Mit Recht hat man daher vorgeschlagen, im Tierschutzgesetz statt von „vernünftigem" von „rechtfertigendem" Grund zu sprechen (Nida-Rümelin, von der Pforten 1996, 495). An die Stelle der Forderung, Leid dürfe einem Lebewesen niemals und unter keinen Umständen zugefügt werden, tritt dann der Grundsatz, dass jedwede Leidzufügung der ausdrücklichen Begründung bedarf und innerhalb der Grenzen des Zumutbaren und Erträglichen verbleiben muss. Es ist mit Sicherheit ethisch unzulässig, vermeidbares Leid zu verursachen.

Als nicht unbedingt hilfreich gilt in diesem Zusammenhang die Unterscheidung zwischen Tierschützern (sogenannten ‚*animal welfarist*") und Tierrechtlern (‚*animal rightists*' Regan 1983). Während von den Tierschützern gesagt wird, sie setzten sich zwar für das Wohlergehen der Tiere ein, erlaubten aber zugleich, Tiere unter bestimmten Bedingungen und innerhalb bestimmter Grenzen menschlicher Nutzung zu unterwerfen, sind die Tierrechtler prinzipiell gegen jedwede Tiernutzung. Nach letzteren besitzt Rechte, wer autonom und rational ist. Das, so die These, seien auch manche Tiere. In diesem Zusammenhang wird vielfach auch der

[7] vgl. Regan 1983, S. 328
[8] vgl. § 7, 2,4 TSchG; siehe auch E. von Loeper 1996.

Begriff der 'Person' bemüht, da angeblich nur Personen Rechte besitzen. Bestimmten Tieren, allen voran den Großen Menschenaffen, aber auch Walen, Delphinen u.a. wird Personsein zugesprochen. Ergo besitzen sie Rechte (vgl. dagegen Cohen 1997). Versteht man jedoch unter „Rechte besitzen", dass der Betreffende über die Anlage verfügt, die Berechtigung einer Forderung zu erkennen, und zwar unter denselben Prinzipien, die auch für die anderen Rechtssubjekte Geltung besitzen, dann wird man Tiere insoweit nicht unter die Rechtsträger subsumieren können, weil nicht erkennbar ist, ob sie über die genannte Anlage verfügen. Tiere können keine Rechtsbeziehungen eingehen.

Würde man Tiere als Rechtsträger bezeichnen, dann müssten sie auch wie Rechtsträger handeln können; das aber hieße die Tiere überfordern (Höffe 1993). Derartig schwer beweisbaren Annahmen ist nicht verpflichtet, wer den Tieren lediglich einen moralischen *Objekt*status zuspricht, welcher im Umgang mit Tieren zu respektieren ist. Dies stellt insofern keine Rückkehr zu der Auffassung des Tieres als bloßer „Sache" dar, als das Tier nur unter Beachtung seines moralischen Status Gegenstand menschlichen Handelns sein darf. Tiere können ihrer Natur nach keine Pflichten gegenüber ihresgleichen noch gegenüber dem Menschen erfüllen. Des ungeachtet hat der Mensch Pflichten gegenüber Tieren (Patzig 1984). Damit bleibt im Hinblick auf die Inanspruchnahme von Tieren zu Zwecken der Xenotransplantation die Aufgabe, die Frage der Rechtfertigung unter Wahrung der Pflichten gegenüber dem Tier im einzelnen zu prüfen.

5.2.4 Zulässigkeit des Rückgriffs des Menschen auf Tiere bei Lebensgefahr

Die Frage eines „höheren" oder „geringeren" Lebensschutzes bildet den Mittelpunkt der ethischen Frage, ob sich der Mensch zur Rettung seines Lebens des Lebens der Tiere deswegen bedienen darf, weil er einen „höheren" Schutz genießt. Tiere sind keine „Ersatzteillager" (Ach 1997). Diesbezüglich besteht, zumindest in der westlichen Kultur, ein traditioneller und allgemeiner Konsens. In Deutschland verpflichtet das Tierschutzgesetz zu einem Umgang mit dem Tier, der dessen Lebensrecht und Wohl beachtet. Im Unterschied zur Allotransplantation, für die Organe von zustimmungsfähigen Spendern zur Verfügung gestellt werden, können die für die Xenotransplantation benötigten Organe von den Tieren nicht „gespendet" werden. Tiere sind, wie dargelegt, keine für ihr Handeln zuständige, frei entscheidende Subjekte; man kann sie daher im Unterschied zum Menschen nicht um eine Entscheidung für oder gegen eine Spende bitten. Hält man an der Semantik des Ausdrucks ‚spenden' als einer auf einer freien Entscheidung beruhenden Zurverfügungstellung von etwas ohne Gegenleistung fest, so wird man Tiere nicht als Organ-Spender (*organ donor*) bezeichnen können. Vielmehr ist zu fragen, ob die Rede vom Tier als Organ-‚Spender' nicht genau das verdeckt, was der Fall ist: dass nämlich der Mensch im Zusammenhang mit der Xenotransplantation das Tier, dessen er sich seit jeher bereits zu Nahrungs- und anderen Zwecken bedient, einem bisher nicht gekannten weiteren Zweck unterwirft: dem der Zell-, Gewebe- und Organlieferung. Auch der Ausdruck ‚Lieferung' beschreibt die Wirklichkeit nicht korrekt: Das Tier liefert nicht etwas, sondern der Mensch nimmt sich etwas. Will man diesen Sachverhalt unvoreingenommen beschreiben, so bietet sich der Ausdruck Organ-,Quelle' (*organ source*) an. Mit welchem Recht darf der Mensch das Tier als Organquelle verwenden?

In der medizinischen Forschung werden Tiere traditionell zu Versuchszwecken eingesetzt, so etwa, wenn man neue Arzneimittel pharmakologisch und toxikologisch im Tierversuch überprüft, bevor sie für den Menschen zugelassen werden. Dabei wird erprobt, welche Wirkungen ein bestimmtes Präparat hat, und vor allem, welche Nebenwirkungen mit ihm verbunden und wie schädlich dieselben u.U. sind. Hier wird mithin um des Schutzes des Menschen willen ein möglicher Schaden für das Tier in Kauf genommen. Dies dürfte bei einer Entnahme tierischer[9] Zellen und Gewebe ähnlich sein. Im Fall der Organentnahme jedoch wird nicht ein nur möglicher, sondern ein tatsächlicher Schaden des Tieres in Kauf genommen, und es ist nicht irgendein Schaden, den man abmildern und den das Tier normalerweise überleben könnte; vielmehr ist die Organentnahme zwangsläufig mit dem Tod des Tieres verbunden. Menschliche Organspender sterben nicht, um Organe zu spenden, sondern sie stellen zu Lebzeiten ihre Organe für den Fall ihres Todes freiwillig zur Verfügung. Anders steht es im Fall der Tiere: Sie sterben, um als Organquelle zur Verfügung zu stehen, ihr Tod wird durch die Organentnahme *verursacht*.

Fragt man sich, ob dies ethisch zu rechtfertigen ist, so wird man nicht – zumindest nicht ohne weiteres – darauf verweisen können, dass der Mensch seit jeher Tiere zu Nahrungszwecken tötet. Dies wird gemeinhin damit begründet, dass ein solches Vorgehen zum Zwecke einer ausgewogenen Ernährung des Menschen kaum vermeidbar sei. Der vom Organversagen in seinem Leben bedrohte Mensch jedoch, so das Bedenken, könne keine Hilfe vom Tier erwarten, die unvermeidlich mit dessen Tod verbunden ist. Die Tötung von Tieren zwecks Rettung bei lebensbedrohlichem Organversagen wird, so scheint es, anders beurteilt als die Tötung von Tieren zum Zwecke der Deckung des Nahrungsbedarfs. Dies erstaunt insoweit, als man auch ohne Fleischgenuss, im Falle von Organbedürftigkeit aber nicht ohne Transplantation überleben kann.

Es ist unschwer zu erkennen, dass die Inanspruchnahme von Tieren, vor allem eine solche mit Todesfolge, erneut die grundsätzliche Frage nach dem Verhältnis von Mensch und Tier aufwirft. Der Mensch vermag dieses Verhältnis nicht gleichsam einvernehmlich mit dem Tier festzulegen, sondern nur einseitig von sich aus zu bestimmen. Dabei spielen Gemeinsamkeiten, aber auch Unterschiede eine wichtige Rolle. Zu den Gemeinsamkeiten gehört, dass man davon ausgeht, dass auch Menschen und Tiere mit entsprechender (neuro-)physiologischer Ausstattung schmerzempfindende Wesen sind. Es ist jedoch bereits gezeigt worden, dass der

[9] Neuerdings wird gelegentlich statt ,tierisch' der Neologismus ,tierlich' - wohl in Analogie zu ,menschlich' - verwendet, offenbar um die Gefahr einer Diskriminierung auszuschließen. Gegen den Neologismus ,tierlich' spricht jedoch der Umstand, dass ,tierisch' traditionell überwiegend deskriptiv verwendet wird; auch löst der Ausdruck ,tierlich' nicht die Schwierigkeit, die schon dem Terminus ,tierisch' anhängt: dass nämlich damit im Unterschied zu ,menschlich' nicht *eine*, sondern eine *Vielzahl* von Spezies bezeichnet wird. Der Ausdruck ,Mensch' dient zur Bezeichung einer Art, der Terminus ,Tier' zur Bezeichnung eines Artenkollektivs.

Pathozentrismus zur Qualifizierung des moralischen Status des Tieres nicht ausreicht. Dass neben den Menschen auch Tiere Schmerz empfinden können, verleiht ihnen ohne Zweifel den Status der besonderer Schutzwürdigkeit. Dies reicht jedoch nicht aus, um sie unter die Mitglieder der Gemeinschaft moralkonstituierender Wesen zu subsumieren und ein *Gleichheitsprinzip* für Mensch und Tier zu begründen.

Angesichts des Skizzierten wird man sagen können, dass die Zufügung von Schmerzen *aus der Sicht der Tiere* immer fragwürdig ist, ganz gleich, ob dies um der Tiere oder um des Menschen willen geschieht. Gewiss ist auch, dass den Tieren *um des Menschen willen* Schmerzen zuzufügen, ethisch in besonderer Weise begründungsbedürftig ist. In der Frage, ob dies auch für den Fall gilt, dass menschliches Leben einzig unter Inkaufnahme tierischer Schmerzen zu retten ist, gehen die Ansichten nach wie vor auseinander. Dabei gilt die These, der Mensch habe in einem solchen Konfliktfall *qua Angehöriger der Species homo sapiens sapiens* ein höheres Recht auf Schmerzfreiheit, ja auf Leben als das Tier, in der neueren Diskussion als „Speziesismus", d.h. als ein Argument, welches die biologische Zugehörigkeit zu einer bestimmten Spezies zur alleinigen Begründung für eine Bevorzugung macht (vgl. Singer 1992, 1994, Prentice et al. 1995). Genau besehen handelt es sich hierbei um eine Doppelbehauptung (was in der gegenwärtigen Literatur nicht hinreichend berücksichtigt wird): 1. Es ist allein die Spezieszugehörigkeit, welche einem Individuum einen eigenen moralischen Wert verleiht (Individualebene); 2. Es gibt *per se* „höherwertigere" Spezies (Gattungsebene). Unklar ist, ob der Speziesismus-Vorwurf der These gilt, (a) jeder einzelne Mensch besitze ungeachtet seiner Fähigkeiten einen höheren moralischen Status als selbst das ‚intelligenteste' Tierindividuum, oder (b) die Spezies homo sapiens sapiens sei als solche allen anderen Arten von Lebewesen moralisch übergeordnet. Wie auch immer: Das eine wie das andere ist nur auf der Basis eines – überdies reduktionistischen – Biologismus behauptbar; würde das Kriterium der Artzugehörigkeit greifen, dann besäße streng genommen auch der Einzeller einen eigenen moralischen Status. „Speziesistisch" ist per definitionem bereits die Rede von sogenannten „höheren" Tieren, für die dieselben Schutzrechte wie für den Menschen eingefordert und die zugleich von den „niederen" Tieren abgegrenzt werden.

Artzugehörigkeit als biologischer Sachverhalt kann in der Tat nicht Bestimmungsgrund für den moralischen Status sein. Die Behauptung jedoch, hieraus folge, dass es dann die intellektuelle Kapazität eines Individuums, sei es Mensch, sei es Tier, sein müsse, die über die „Höhe" des moralischen Status entscheide, verwechselt oder konfundiert *Anlage* und *Leistung* [10]: Dass etwa das menschliche Neugeborene weniger „leistet" als ein ausgewachsenes Pferd, stellt lediglich einen temporären Sachverhalt dar und kann insoweit nicht Grundlage einer Vergleichbarkeit sein. Der Speziesismus-Vorwurf leidet mithin neben seinem schon genannten biologistischen Reduktionismus daran, Unvergleichliches miteinander zu

---

[10] Eben dies tut Singer in seinem Beitrag ‚All animals are equal' (in der deutschen Übersetzung irreführend als „Alle Tiere sind gleich" wiedergegeben). Schon J. Bentham hatte darauf hingewiesen, daß ein „ausgewachsenes Pferd ein unvergleichlich vernünftigeres und mitteilsameres Tier als ein Kind von einem Tag, einer Woche oder selbst von einem Monat" sei (Bentham 1970).

vergleichen. Der Mensch unterscheidet sich von den übrigen Spezies nicht nur und schon gar nicht in erster Linie durch Biologisches (immerhin „teilt" er mit dem Schimpansen 98,5% seines Genoms), sondern aufgrund seiner Anlagen, zu denen nicht zuletzt die Fähigkeit der Moralbegründung gehört, die ihm auch Pflichten gegenüber denjenigen Lebewesen auferlegt, die ihrerseits zu einer solchen Pflichtenübernahme von Natur aus nicht die Anlage haben. Erst vor diesem Hintergrund lässt sich die von den Tierethikern – mit Recht – reklamierte „Beweislastumkehr" begründen, wonach der Stärkere nicht-reziproke Pflichten gegenüber dem Schwächeren wahrzunehmen hat. Nicht, was dem Menschen nützt, ist vom Tier zu fordern, sondern: Jede Weise der Unterwerfung des Tieres unter menschliche Zwecksetzungen bedarf im einzelnen der Rechtfertigung. Im Hinblick auf die Xenotransplantation folgt daraus, dass sie nur dann rechtfertigungsfähig ist, wenn die Inanspruchnahme des Tieres demselben zumutbar ist, und dass sie nur solange rechtfertigungsfähig ist, wie es keine wirksamen Alternativen gibt.

Die Annahme, nicht Anlagen, sondern faktische Leistungen seien moralisch ausschlaggebend, wie es Singer u.a. behaupten, hätte, träfe sie zu, zur Folge, dass Menschen, die, obwohl im Besitz der Anlage, entsprechende „Leistungen" faktisch *noch* nicht, *nicht mehr* oder *nie* zu erbringen imstande sind, moralisch auf dieselbe Stufe gestellt würden wie nichtmenschliche Lebewesen, die dazu *nie* in der Lage sind. Dies würde zu einer Reduktion des moralischen Status und möglicherweise des Schutzes des Menschen im Säuglings- , Alters- , Demenz-, PVS- o. ä. Stadium führen – eine Konsequenz, die in der Literatur unter dem Stichwort ‚human non-persons' tatsächlich gezogen wird (vgl. zum Ganzen Frey 1996, Frey 1987). Beschränkt man dagegen den Personstatus auf den Menschen, wird man gleichwohl höher organisierte Tiere und vor allem Affen zwar nicht *als* Personen, wohl aber *wie*, d.h. *analog* zu Personen („Quasi-Personen") behandeln. Auch wenn man Tiere, selbst so hoch entwickelte wie Affen, nicht als Personen im vollen Wortsinn ansieht, folgt daraus nicht, dass das vornehmste Recht von Personen, nämlich Schutz an Leib und Leben zu genießen, nicht auch für Tiere zu gelten hätte.

Prinzipientheoretisch betrachtet ist das Recht auf Schmerzvermeidung und insbesondere das Recht auf Leben seiner Natur nach ein solches *gegenüber jemandem*. Tiere können derartige Rechte weder gegenüber ihresgleichen noch gegenüber dem Menschen wahrnehmen, weil sie einander und auch den Menschen nicht nach Maßgabe von Rechtsprinzipien noch von Pflichten behandeln noch behandeln können, sondern nach Maßgabe und im Rahmen der für sie arttypischen Verhaltensweisen. Versteht man mit Kant unter *moralischem Handeln* ein solches, das sich an Maximen orientiert, die jederzeit als allgemeines Gesetz gelten können sollen, so können Tiere keine moralischen Subjekte sein, denn sie können sich ihr Tun nicht *zurechnen* lassen. Daraus folgt nicht, der Mensch könne mit dem Tier nach Belieben verfahren, wohl aber, dass der Mensch Tiere seinen Zwecken unterwerfen kann, vorausgesetzt, die Zwecke sind ethisch legitim und die Methoden der Zweckerreichung dem Tier zumutbar. Ob ersteres noch gegeben ist, wenn es zur Xenotransplantation wirksame Alternativen der Rettung aller transplantationsbedürftigen Patienten ohne Eingriffe in tierisches Leben geben sollte, bedarf gründlicher Diskussion. Aus tierethischer Sicht steht, so die zentrale Konsequenz des Dargelegten, die Xenotransplantation unter ständigem Überprüfungs- und Rechtfertigungszwang.

Eine *generelle* Legitimation der Verwendung von Tieren zum Zwecke der Xenotransplantation kann es mithin aus ethischer Sicht nicht geben, darin stimmen die biozentrische, die pathozentrische und die anthroporelationale Position – wenn auch mit unterschiedlichen Begründungen – überein. Doch im Unterschied zu den beiden erstgenannten Ansätzen schließt der anthroporelationale bei Erfüllung der Bedingungen der Alternativlosigkeit, der Verhältnismäßigkeit und der Anerkennung des eigenen moralischen Status der Tiere als Objekte menschlicher Verantwortung eine legitime Inanspruchnahme von Tieren zum Zwecke der Xenotransplantation nicht grundsätzlich aus. Auch wenn, wie dargelegt, die Frage der Legitimität der *Gewinnung* der für die Übertragung erforderlichen Zellen, Gewebe und Organe komplex und in mancher Hinsicht noch ungeklärt ist, kann gleichwohl im Grundsatz festgehalten werden, dass weder der Mensch ein unbeschränktes Zugriffsrecht auf das Tier hat noch das Tier einer verantwortbaren Nutzung durch den Menschen für Zwecke der Xenotransplantation prinzipiell entzogen ist. Ob man nun die jeweils starken Annahmen des Anthropozentrismus auf der einen oder des Bio- oder Pathozentrismus auf der anderen Seite machen will oder nicht, entscheidend aus ethischer Sicht ist die Anerkennung des Umstandes, dass das Tier einen eigenen *moralischen Status* besitzt, der dazu zwingt, ihm unzumutbare Angst und unnötige Qualen zu ersparen.

5.2.5 Tierethische Anwendung

Im Lichte des Dargelegten ist hinsichtlich der Inanspruchnahme von Tieren zu Zwecken der Xenotransplantation sicherzustellen, dass 1. das Gebot der Arterhaltung beachtet wird, 2. Artgerechtheit der Tieraufzucht und Tierhaltung gegeben ist, 3. die ethischen Grundsätze der Tierforschung und 4. das Verbot einer ungerechtfertigten Tötung von Tieren eingehalten werden.[11]

1. Das Thema der *Arterhaltung* ist deswegen aktuell, weil in immunologischer – freilich nicht in infektologischer – Sicht die Nutzung der dem Menschen entwicklungsgeschichtlich nahestehenden (sog. „konkordanten") Tiere wie der Menschenaffen zu Zwecken der Xenotransplantation günstiger wäre als die Nutzung dem Menschen entwicklungsgeschichtlich ferner stehender („diskordanter") Tiere. Unter ethischen Gesichtspunkten jedoch erscheint eine Nutzung solcher Tierspezies als Organquelle, die infolge ihres in freier Wildbahn selteneren Vorkommens der Gefahr der Ausrottung ausgesetzt wären und selbst bei besonderer Züchtung ihrer relativ langen Reproduktionszeit und -intervalle wegen kaum in hinreichender Anzahl zur Verfügung gestellt werden könnten, wie dies bei den Menschenaffen der Fall ist, kaum rechtfertigungsfähig; dies um so weniger, als es Alternativen, nämlich Tierspezies mit schnellerer Reproduktionsfähigkeit gibt; ganz abgesehen davon, dass es ein Widerspruch wäre, würde man ein Verfahren befürworten, welches über kurz oder lang seine eigenen Voraussetzungen zerstört. Hier gilt die Regel, dass immer dort, wo Alternativen keinen oder einen weniger gravieren-

[11] Zur Frage gentechnischer Veränderungen, siehe Kap. 7.4.

den Nachteil verursachen, dieselben vorzuziehen sind. Unter dem Gesichtspunkt der Vermeidbarkeit der Artgefährdung bei gleichzeitiger Fortsetzung der Bemühungen um die Xenotransplantation wirft die in Aussicht genommene Nutzung des Hausschweins im Hinblick auf das Gebot der Arterhaltung angesichts fehlender Artgefährdung und schneller Reproduktionszyklen keine Probleme auf.

Die Verwendung dem Menschen genetisch fernstehender Tiere wie des domestizierten Schweins vermeidet zwar das Problem der Artgefährdung, verstärkt aber infolge der Notwendigkeit noch umfänglicherer Immunsuppression die Belastung für den menschlichen Organempfänger. Wird in diesem Fall aus Respekt vor dem Erhalt einer Tierart dem Menschen eine höhere Belastung zugemutet, so entsteht gleichwohl eine erneute Schwierigkeit insofern, als man um der Beherrschung dieser Belastung willen die tierische Organquelle durch genetische Veränderungen („transgenes" Schwein) auf den menschlichen Empfänger einstellt (vgl. hierzu Kap. 7, insbesondere 7.4).

2. Was sodann die *Artgerechtheit* der Tierhaltung angeht, so umfasst dieselbe die Ermöglichung artspezifischer Grundverhaltensweisen einschließlich bestimmter Besonderheiten wie Spieltrieb etc. Hier kommt den für Xenotransplantationszwecke gehaltenen Tieren im Unterschied zur üblichen Tierhaltung zugute, dass aus Gründen einer ungestörten Entwicklung besondere Sorgfalt für die Tiere aufgewandt wird; dies gilt einmal mehr wegen der Bemühung um Keimfreiheit, dies freilich um den Preis der Abschirmung der Tiere von der gewohnten Umwelt. Dass der natürlichen Geburt der Vorzug vor der Schnittentbindung gegeben wird, erscheint angesichts des Prinzips „So art- bzw. tiergerecht wie möglich" (Codex Veterinarius) geboten. Ähnliches gilt für die Ermöglichung des Spieltriebs, der im Falle des Hausschweins als der Organquelle der Wahl besonders wichtig ist.

Was die Frage der *Tierhaltung* angeht, so zwingt das Erfordernis einer besonderen Pflege von Tieren, die als Zell-, Gewebe- oder Organquelle dienen sollen, zu einer Tierhaltung, welche zwar im deutlichen Gegensatz zu der heute vielfach üblichen Massentierhaltung, zugleich aber möglicherweise dennoch im Gegensatz zur Art- und Verhaltensgerechtheit steht. Es muss daher im einzelnen geprüft werden, ob die den Geboten der Keimfreiheit und weiteren Qualitätserfordernissen unterworfene Tierhaltung tatsächlich art- und verhaltensgerecht erfolgen kann.

3. Wie in den meisten anderen medizinischen Forschungsfeldern (vgl. Birchmeier et al. 1997) bedarf es auch zur Erprobung der Xenotransplantation der *Forschung am und mit dem Tier.* Bestimmte Bereiche dieser Forschung sind mit Beeinträchtigungen, Schmerzen und schließlich mit dem Tod der Versuchstiere verbunden. Dies gilt im Fall der (tierexperimentellen) Xenotranplantation zwischen verschiedenen Tierspezies, z.B. Übertragungen von Schweineherzen auf Affen mit dem Ziel, Funktionsqualität und Überlebensdauer xenogener Transplantate im Tiermodell zu testen. Dieser Aspekt ist insofern gravierend, als in diesem Bereich teilweise mit Affen, d.h. mit Tieren gearbeitet wird, die dem Menschen entwicklungsgeschichtlich sehr nahe stehen. Unter ethischer Sicht haben hier die Gebote des Nachweises der Notwendigkeit und Alternativlosigkeit derartiger Tierversuche sowie der medikamentösen Schmerzverhinderung höchste Bedeutung.

4. Bleibt die *Tötung der Tiere* zu Forschungszwecken und um der Organentnahme willen. Diesbezüglich ergeben sich, wie oben dargelegt, aus pathozentri-

scher Sicht keine Einwände, sofern die Organentnahme am anästhesierten Tier schmerzlos erfolgt. Schwieriger wird es von dem ebenfalls oben dargelegten anthroporelationalen Standpunkt aus, der den Tieren einen moralischen Objektstatus einräumt: Hier muss gezeigt werden können, dass der menschliche Respekt vor dem Leben der Tiere gewahrt bleibt, wenn man im konkreten Fall die Tötung eines Tieres dem Prinzip menschlicher Lebenserhaltung unterordnet. Dies erscheint widerspruchsfrei dann, aber auch nur dann rechtfertigungsfähig, wenn man die Tiernutzung zum Zwecke der Xenotransplantation unter das Gebot des Nachweises ihrer Alternativlosigkeit stellt.

Der tierethische Mainstream macht das Recht bestimmter Tiere, nicht getötet zu werden, von deren „Interesse" am Weiterleben abhängig: Wo kein solches Interesse, da kein Tötungsschutz. Doch abgesehen davon, dass eine derartige Argumentation auch den Lebensschutz bestimmter Formen des Menschseins (Neugeborene, Geistesgestörte, Altersdemente) in Frage stellen könnte (und in der Tat in Frage stellt [12]), bleibt zu fragen, wie derart starke Annahmen, bestimmte Tiere besäßen eine Vorstellung eigener Kontinuität in Vergangenheit, Gegenwart und Zukunft, mithin Selbstbewusstsein, sowie eine Vorstellung, was Leben (und was dessen Ende, der Tod) heißt, bewiesen werden könnten (vgl. hierzu Birnbacher 1996, S. 151). Will man solche schwer beweisbare Annahmen vermeiden, bleibt nur, strenge Bedingungen an die Inanspruchnahme der für die Xenotransplantation erforderlichen Tieren zu stellen: Alternativlosigkeit, Gewicht des erwartbaren Erkenntnisgewinns, Professionalität der Forschung, Beschränkung auf die kleinstmögliche Anzahl von Tieren, Sicherstellung von Schmerzfreiheit.

Fazit: Tiere sind hinsichtlich ihres moralischen (und wohl auch rechtlichen) Status aus der Alternative „entweder Person oder Sache" herauszuhalten und als Mitglieder der moralischen Gemeinschaft im Sinne ihres Status als Objekte legitimationsbedürftigen menschlichen Handelns zu betrachten. Eine solche moralische Situierung des Tieres macht die Xenotransplantation in Forschung wie in Anwendung aus ethischer Sicht begründungsbedürftig und abhängig vom Nachweis ihrer Alternativlosigkeit.

5.3 Anatomische und physiologische Probleme der Xenotransplantation

5.3.1 Einleitung

Xenotransplantation könnte die Transplantation der Zukunft werden. Die Übertragung von tierischen Organen, Geweben und Zellen auf den Menschen ist aber aus mehreren Gründen problematisch. Abgesehen von den heftigen immunologischen Abstoßungsreaktionen und der Gefahr der Übertragung von pathogenen tierischen Keimen auf den Menschen stehen grundsätzliche anatomische und physiologische

[12] siehe hierzu Fußnote 10 in diesem Kap.

Unterschiede zwischen dem potentiellen Organquellentier Schwein und dem Empfänger Mensch im Wege.

5.3.2 Anatomische Unterschiede

Xenogene Transplantate weisen in der Regel eine speziesspezifische Anatomie auf. Über 130 Millionen Jahre hat die Evolution den Phänotyp der Säugetiere geprägt. Dabei haben selbst geringe Umwelteinflüsse erhebliche Unterschiede hervorgebracht. Von den mehr als 4000 Säugerspezies, welche die Erde bevölkern, sind nur wenige, meist unsere großen Haustiere, als Organquellen für die Xenotransplantation auf den Menschen brauchbar (Abb. 5.1).

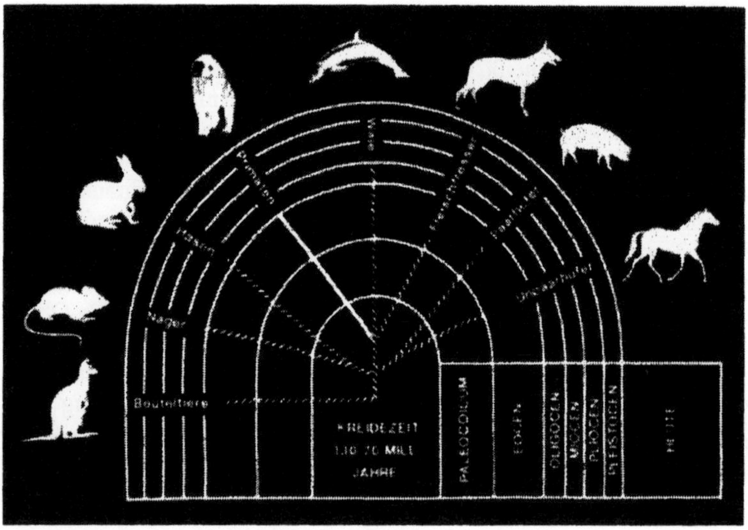

Abb. 5.1 Schematische Darstellung der evolutionären Entwicklung der Säugetiere und ihre zoologische Distanz untereinander.

Die Eignung solcher Xenotransplantate hängt dabei eng mit den anatomischen Gegebenheiten und der Morphologie der Quellentiere zusammen. Solche morphologischen Charakteristika können sich rasch unter dem Druck der Umwelt, z.B. der Domestikation, verändern. Die meisten Haustiere und damit auch die Versuchstiere unterscheiden sich äußerlich oft vollständig von ihrem wilden Ahnen, während ihr „genetisches Skelett" immer noch das ursprüngliche geblieben ist. Dies beweist aber auch, dass die Züchtung von geeigneten Quellentieren und damit von Xenotransplantaten in der Zukunft rasch vonstatten gehen könnte, allerdings ohne große Änderungen der Histokompatibilität (Herre 1973).

Menschen, Menschenaffen und Kängurus sind die einzigen Säuger, die eine lebenslange aufrechte Körperhaltung beziehungsweise einen vertikalen Gang angenommen haben. In den 5 Millionen Jahren, in denen sich der Mensch von der horizontalen Haltung zum aufrechten Gang entwickelte, hat sich in der Anatomie der einzelnen Organe aber nichts Grundlegendes verändert. Die meisten Organe sind in ihrer äußeren Form fast identisch geblieben. So variiert das relative Lebergewicht der Säuger nur zwischen 1.6% und 2.4% des Körpergewichtes bei allen, für die Xenotransplantation interessanten Tieren.

Aber es gibt anatomische Differenzen, die ein gravierendes Hindernis für die Xenotransplantation darstellen könnten. Einige Form-, Struktur- und Gewebeeigenschaften, aber auch mechanische und funktionelle Besonderheiten bestehen bei den verschiedenen Tierarten. Diese können die chirurgischen Techniken erschweren. Zu große Organe werden entweder komprimiert oder nehmen, wie z.B. ein zu großes Herz im Thorax, zu viel Platz ein. Zu kleine Organe können dagegen in kurzer Zeit expandieren. Sie entwickeln Ödeme und interstitielle Hämorrhagien, was unweigerlich zum Funktionsverlust führt (Starzl 1993).

Die aufrechte Haltung des Menschen bzw. horizontale Haltung anderer Säuger hat Einfluss auf die Funktion der Organe. Als Beispiel sei die Lunge genannt. In der menschlichen Lunge findet der Gasaustausch normalerweise nur im unteren Drittel statt. Beim horizontal lebenden Schwein liegt eine ganz unterschiedliche Anatomie vor. Die Schweinelunge weist zwei Kompartimente auf, die jedoch auf eine horizontale Beatmung ausgerichtet sind (West 1985). Aus der Klinik ist bekannt, dass selbst junge Patienten langes Liegen nur schlecht vertragen, was die Lungenfunktion anbetrifft. Deshalb erhebt sich andererseits die Frage, ob eine Schweinelunge eine aufrechte Position über lange Zeit tolerieren würde.

Unter diesem Aspekt muss auch gefragt werden, ob der unterschiedliche Blutkreislauf zusammen mit der größeren Viskosität des menschlichen Blutes sowie der abweichenden Größe und deren Zahl der Blutzellen sich auf den Gasaustausch auswirkt. Aus ersten *in vivo* Versuchen ist bekannt, dass die xenogene Lunge ihre Funktion als Leukozytenreservoir und Filter besonders dramatisch erfüllt, da für sie nun alle weißen Blutzellen fremd sind und dem Kreislauf physiologischerweise entzogen werden müssen. Bereits ein bis zwei Minuten nach Öffnung der Kreislaufes sind fast alle zirkulierenden Granulozyten im Kapillarnetz der xenogenen Lunge gefangen.

Die Konstruktion des Schweineherzens und seiner Herzklappen ist ebenfalls auf die horizontale Pumpfunktion ausgerichtet. Die großen Gefäße haben aufgrund der ausgeprägten Querlage einen anderen Abgangswinkel aus dem Herzen als beim Menschen. Zwar ist das Herzzeitvolumen beider Herzen, ob von Mensch oder Schwein, pro Kilogramm Körpergewicht vergleichbar; die Konstruktion der Klappen und der großen Herzgefäße ist aber signifikant unterschiedlich. Die Reduktion der Klappenöffnungsfläche durch einen Muskelwulst verkleinert die Öffnungsflächen beim Schwein um etwa 17%. Damit müsste ein Schweineherz, wenn auf den Menschen transplantiert, mehr Arbeit für das gleiche Auswurfvolumen leisten, um diesen Druckgradienten zu überwinden (Weinhold et al. 1986). Allerdings bewähren sich solche Schweineherzklappen klinisch beim Menschen sehr gut. Auch Schweineherzen, orthotop in Paviane transplantiert, erfüllen die Auswurfleistungen über mehr als einen Monat zufriedenstellend (Schmöckel et al. 1998). Andererseits reicht die Leistung eines relativ kleinen Schimpansenherzens nicht aus, einen körperlich größeren Menschen am Leben zu erhalten (Hardy et al. 1964).

Die Transplantation von kleinen Pavianlebern endete in raschem Organversagen aufgrund der geringen Organgröße. Es kam zu Blutgerinnung, Absorption von Plättchen und Leukozyten, Ödembildung und letztendlich als Folge dieser Leberdysfunktion zu Hämorrhagien im Gehirn. Ein Multiorganversagen beendete das Leben der Patienten. Der Versuch, eine Schweineleber zu transplantieren, schlug nach wenigen Stunden, aus vielen Gründen, vor allem aber wegen physiologischem Versagens, fehl (Markowka et al. 1995).

5.3.3 Physiologie der Organe

Kritischer als die anatomischen Differenzen dürften die speziesspezifischen Unterschiede in Physiologie und Biochemie der Tierarten sein. Jedes Organ benötigt für eine adäquate Funktion zahlreiche chemische und biologische Mediatoren. Für eine erfolgreiche Xenotransplantation stellen sich aber Fragen wie: Sind alle diese lebensnotwendigen Substrate und Metabolite in der fremden Umgebung des menschlichen Körpers, die für die Funktion des Xenotransplantats Vorbedingung sind, vorhanden? Und erlauben sie eine normale Funktion des Tierorgans? Unter vergleichender Betrachtung zeigen sich bedeutsame Differenzen in der Physiologie selbst zwischen den Tierarten, die hinsichtlich Größe und Anatomie für menschliche Xenotransplantationen geeignet wären. Eine perfekte und langfristige Funktion der Organe beruht auf einer fehlerfreien Interaktion der Stoffwechselreaktionen. Der Grad der Dysfunktion eines Organs hängt nicht nur immunologisch von der zoologischen Disparität ab, sondern auch vom unterschiedlichen Charakter des Gewebes des Empfängers im Vergleich zu dem des Spenders. So wird eine Inkompatibilität des Lebermetabolismus wesentlich stärker Einfluss auf das Überleben nehmen als beispielsweise die Nierenfunktion oder gar die relativ einfache Pumpaktion des Herzens. Inseln des Pankreas, die Cornea des Auges oder isolierte Herzklappen lösen noch schwächere systemische Funktionsstörungen aus (Hammer 1994).

Der Grad der Dissimilarität zwischen verschiedenen Spezies beschränkt sich dabei nicht alleine auf den ersten Schritt einer Reaktionskette. Es sind die nachfolgenden Reaktionen, die nicht mehr in das Geschehen eingreifen können, da ihre spezifischen Substrate schon im ersten Schritt zu inkompatiblen Zwischenprodukten verwandelt werden. Es müssen die Substrate zum Rezeptor oder zum aktiven terminalen Ende des Enzyms passen. Die arteigene Substratspezifität der Enzyme, die Erkennung von Hormonen durch deren Rezeptor und die Interaktion von pro-koagulatorischen und anti-koagulatorischen Mechanismen sind aber für ein steady-state oder die Homeostase verantwortlich. Ein einziges Enzym oder Hormon, das auf Dauer nicht richtig funktioniert, aber das entscheidende Bindeglied zwischen zwei Funktionen darstellt, kann das gesamte System zum Untergang führen. Selbst geringe Unterschiede in der Körpertemperatur oder im pH-Wert werden bestimmte Stoffwechselabläufe kritisch stören. Die normale Körpertemperatur des Schweines liegt mit 39-40°C, also 2-3°C über der des Menschen mit 37°C. Bereits dieser Unterschied könnte bei einigen wichtigen Enzymen im Sauerstoff-Stoffwechsel eine kritische Rolle spielen. Gerade Hormone und noch mehr Enzyme, die in Tausende von biochemischen Aktivitäten eingreifen, sind bei niederer menschlicher Temperatur verlangsamt und weniger effektiv. Ob dies auf die Dauer ausreicht, um das Zusammenspiel zu stören, weiß man nicht. Auch für biochemische Kettenreaktionen gilt, dass „eine Kette so stark ist wie ihr schwächstes Glied".

Das jeweilige „Milieu interieur", wie Sir Roy Calne es nannte, wirkt sich entsprechend unterschiedlich auf die Organe aus und betrifft die Leber mit ihren über 2.500 Enzymsystemen weit stärker als zum Beispiel die relativ einfache Muskelpumpe, das Herz. Einige heterotop in Cynomolgus Affen transplantierte Schweineherzen haben über 54 Tage geschlagen, was zumindest auf einen vorübergehend suffizienten Stoffwechsel hindeutet (White 1996).

Experimentelle Daten aus Primatenversuchen lassen vermuten, dass Schweineherzen und -nieren auch im Menschen zwei Monate und mehr lebenserhaltend funktionieren können. Die Empfängertiere mussten trotz intakter Organfunktionen aufgrund von schweren Infektionen euthanasiert werden. Es besteht aber die begründete Hoffnung, dass transgene Schweineherzen unter schonender Immunsuppression auch länger zuverlässig arbeiten werden. Lebern von Schweinen hielten Primaten nur in Einzelfällen wenige Tage am Leben (Calne et al. 1968). Selbst sogenannte Bioreaktoren, künstliche Lebern aus Schweineleberzellen, sind nicht in der Lage, die großen physiologischen Differenzen effektiv zu überbrücken. Bis heute haben nur zwei Pavianlebern, die in Patienten im Leberkoma transplantiert worden waren, über einen Zeitraum von einigen Wochen den hepatischen Stoffwechsel marginal erhalten (Starzl et al. 1993).

Inkompatibilität der Systeme kann einerseits zu völliger Funktionslosigkeit führen, häufiger aber, so scheint es, triggert sie komplexe, oft chaotische Prozesse, die durch die übrigen speziesspezifischen autologen Mechanismen nicht mehr kontrollierbar sind. Es ist nicht bekannt, wie viele der „Spieler in diesem humoralen Konzert" ausfallen oder falsch spielen dürfen, um eine ausreichende Funktion noch zu gewährleisten.

Schweine wurden, was ihre Herzfunktion anbetrifft, intensiv erforscht. Die hämodynamischen Eigenschaften sind deshalb relativ gut bekannt. Es wurde gemessen, dass nur wenige und geringe Unterschiede zwischen der Herzleistung von Schwein und Mensch bestehen (Tabelle 5.1). Der Blutdruck des Schweines ist im Ruhezustand nur leicht höher als der des Menschen. Dies wäre dann lebensgefährlich, wenn ein transplantiertes Schweineherz plötzlich Höchstleistungen erbringen muss. Unsere Hausschweine verbringen ein extrem inaktives und ruhiges Leben und sind bis zu ihrer Schlachtung keinem körperlichen oder psychischen Stress ausgesetzt. Untersuchungen an der Harvard Universität haben gezeigt, dass das normale Herzzeitvolumen des Schweines dem des Menschen ähnlich ist. Wird das Schweineherz jedoch Stress ausgesetzt, ist es im Vergleich zu

Tabelle 5.1 Vergleich von Herz-Zeitvolumen (%) zwischen Schwein und Mensch

Organ	Schwein	Mensch
Herz	4.5	4.3
Gehirn	5.1	12.9
G.I.-Trakt	18.4	20.0
Leber	26.3	21.3
Nieren	17.0	18.9
Haut	5.0	8.6

dem des Menschen aber relativ zu klein „ausgelegt“ und „unelastisch“ in der Leistung.

Um die für die Transplantation vorgesehenen Tiere zu konditionieren, müssten sie, ähnlich wie Menschen, sportlich gefordert werden. Es müsste eine Art Schweine-Aerobic entwickelt werden. Dass Schweine Höchstleistungen erbringen können, kennen wir von Wildschweinen oder verwilderten Hausschweinen. Diese sind absolut aktive, mobile und energetische Individuen.

Aus diesen Beobachtungen geht hervor, dass jedes große Organ getrennt betrachtet werden muss, wenn es darum geht, seine Funktion für eine zukünftige klinische Anwendung abzuschätzen.

5.3.4 Physiologische Unterschiede der Nieren

Die Aufgaben der Nieren sind vielseitig und reichen von der Aufrechterhaltung des Wasserstoffwechsels bis zur Kontrolle der Elektrolyte (Tabelle 5.2). Spekulationen über die Kompatibilität von Schweinenieren wurden angestellt. Es wird angenommen, dass Schweinenieren aufgrund der gleichen Größe, der anatomischen Ähnlichkeit und der identischen Blut-Perfusionsmengen den menschlichen Organen in der Urinproduktion ähnlich sind (Kirkman 1989). Erste Versuche mit transgenen Schweinenieren, auf Primaten transplantiert, bestätigen diese Annahme aber nur teilweise. Diese Nieren waren über 3 Monate in der Lage, den Kreatininspiegel und die Wasserausscheidung im Normbereich zu halten. Natrium-, Kalium- sowie Kalzium- und Chloridspiegel blieben mit den menschlichen Werten vergleichbar. Phosphor wurde aber "schweinetypisch" ausgeschieden und es kam zu einer Hypophosphatämie im Serum, die für Menschen lebensgefährlich wäre (Zaidi et al. 1998) (Tabelle 5.3). Diese Diskrepanz muss auf die Inkompatibilität des menschlichen Hormons der Nebenschilddrüse, des Parathormons, für die Schweineniere zurückgeführt werden. Weder Kalzium noch Phosphor kann unter dem Einfluss des speziesspezifischen Hormons des Menschen von Schweinenieren reguliert werden. Da Kalzium aber durch Vitamin D und Calcitonin zusätzlich eingestellt wird, bleibt Kalzium auf einem physiologischen Serumspiegel, Phosphor wird dagegen ausgeschieden. Sollten solche multiplen Steuerungsvorgänge auf ein Organ wirken, so müssten auch multiple genetische Manipulationen

Tabelle 5.2

Physiologische Daten Niere
Vergleich Schwein - Mensch

	Mensch+	Schwein*
Anzahl Nephron (Mio)	2	2,5
Harnmenge (l/24Std)	0,9 – 1,5	2-4
Spez. Gewicht Urin	1,012 – 1,030	1,005 – 1,025
pH	Sauer	Alkalisch
Inulinclearance ($ml*min^{-1}*m^{-2}$)	50 – 90	60 - 80
Primärharn (l/24Std.)	180	140
Endog. Creatininclearance ($ml*min^{-1}*m^{-2}$)	> 50	75 - 105
Harnsäure im Urin (g/24Std)	0,2 – 1	0

*Lehrbuch der Physiologie der Haustiere, E. Kolb, 1989   + Klinische Chemie und Mikroskopie, W. Rick, 1977

Tabelle 5.3

Physiologische Daten Niere
Vergleich Schwein - Mensch

	Mensch+	Schwein*
Chlorid im Serum (mmol/l)	98 – 110	101 - 112
Na im Serum (mmol/l)	135 – 150	135 - 145
K im Serum (mmol/l)	3,5 – 5,0	4,3 – 5,6
P im Serum (mmol/l)	2,5 – 4,3	4
Ca im Serum (mmol/l)	9,2 – 10,8	9
Ca im Urin (g/24Std.)	0,12 – 0,3	0,3
P im Urin (g/24Std.)	0,8 – 2	1

*Lehrbuch der Physiologie der Haustiere, E. Kolb, 1989   + Klinische Chemie und Mikroskopie, W. Rick, 1977

zur Verfügung stehen, die in der Lage sind, derartig krasse Stoffwechselstörungen zu korrigieren.

Erythropoietin (EPO), das Hormon der Niere, das die Produktion von roten Blutkörperchen im Knochenmark regelt, ist ebenfalls speziesspezifisch. Im Falle der Xenotransplantation der Schweineniere würde unwirksames EPO in die Zirkulation entlassen. Der Mangel an EPO ist auch nach Nephrektomie bekannt. Rekombinantes EPO ist in der Lage, diesen Mangel auszugleichen. Diese Maßnahmen wären auch bei Xenotransplantation möglich. Da jedoch Schweine-Erythropoietin gleichzeitig von der fremden Niere erzeugt wird, welches antigen ist und zur Antikörperproduktion führt, besteht die Gefahr, dass kreuzreagierende Antikörper, die gegen Schweine-EPO gerichtet sind, auch gegen das fremde rekombinante EPO reagieren und dieses immunologisch eliminieren könnten (Aebischer 1998).

Erste Studien bei Mäusen bestätigen, dass tatsächlich gegen artfremdes EPO Antikörper gebildet werden, die auch gegen das rekombinante Produkt kreuzreagieren. Damit käme die Blutbildung zum Erliegen und der Patient wäre auf lebenslange Blutübertragung angewiesen. In den Primatenversuchen, in denen über 2 Monate r-EPO appliziert wurde, kam es nicht zu diesen Erscheinungen, was eventuell auf die starke Immunsuppression zurückgeführt werden kann. Die Lösung der Zukunft ist, dass eine transgene Modifikation der Schweine erreicht werden muss, die dazu führt, dass die Schweinenieren humanes EPO produzieren.

Harnsäure, ebenfalls ein Ausscheidungsparameter der Niere, ist in Schwein und Pavian niedriger als beim Menschen. Nach der Pavianlebertransplantation lagen die Werte der Harnsäure bei den Patienten sehr viel niedriger als bei gesunden Individuen. Schweinenieren, die an niedrigere Harnsäurewerte gewöhnt sind, könnten den hohen Harnsäuregehalt des Menschen nicht adäquat kompensieren und es käme voraussichtlich mit der Zeit zu gichtähnlichen Erscheinungen.

5.3.5
Physiologische Unterschiede der Leber

Die Leber ist das größte und wichtigste Stoffwechselorgan bei Wirbeltieren. Ein großer Teil der Serumeiweiße, Enzyme und Hormone wird zusätzlich in der Leber gebildet. Die meisten dieser Produkte sind jedoch immunologisch und physiologisch speziesspezifisch.

Schweinelebern wurden in einigen Fällen als extrakorporale Bioreaktoren, sozusagen als „Leberdialysen", bei Patienten in fulminantem Leberversagen eingesetzt. Ihre lebensrettende Funktion blieb bei diesen Therapieversuchen höchst fragwürdig und ist nicht sicher bewiesen (Nomura et al. 1992). Auch wenn einzelne kleinmolekulare Substanzen wie Elektrolyte oder Ammoniak von den Lebern umgesetzt wurden, so ist es doch unwahrscheinlich, dass alle etwa 2500 Leberenzyme und -Hormone vom Schwein im fremden Milieu mit gleicher Effizienz arbeiten wie die des Menschen (Schön et al. 1999).

Extreme Beispiele für die Inkompatibilität dieser Leberfunktion sind z.B. Gastrin und Alkohol. Das Gastrin des Schweines wird von der Schweineleber erkannt und abgebaut, menschliches Gastrin nicht. Andererseits metabolisiert die Schweineleber Alkohol sogar rascher als die menschliche Leber.

5.3.5.1
Komplement

Die meisten Komplementfragmente werden zu 95% von der Leber produziert. Bei Hepatektomie oder Leberversagen fällt diese Funktion aus. Dafür würde im Falle der Schweineleber-Xenotransplantation schweinespezifisches Komplement gebildet, das nun die menschlichen "fremden" Gewebe über den alternativen Weg lysieren würde. Die speziesspezifischen Komplementregulatorproteine auf den menschlichen Endothelzellen sind nämlich ebenfalls nicht in der Lage, Schweinekomplement zu inaktivieren und an seiner alternativen Funktion zu hindern. Transgene Schweineorgane, die das menschliche h-DAF Konstrukt tragen, sind jedoch zu beiden Aktionen fähig.

5.3.5.2
Albumin

Albumin ist ein relativ einfaches Eiweißmolekül, das 50-60% des Serumproteins ausmacht. Etwa alle 5 Millionen Jahre wird eine Aminosäure in diesem Molekül ausgetauscht. Aufgrund dieser Regelmäßigkeit wurde Albumin als „evolutionäre Uhr" oder „Index der Dissimilarität" bezeichnet. Albumin erlaubt es daher, den Verwandtschaftsgrad von Tieren einer zoologischen Familie oder Ordnung genau abzuschätzen und diesen mit dem einer anderen Ordnung zu vergleichen. Je kürzer die Zeit ist, die zwischen der Specieswerdung liegt, umso ähnlicher sind die Albumine. Dieser Index der Dissimilarität zeigt, dass Mensch und Schimpanse mit einem Faktor von 1.06 etwa so nahe verwandt sind wie Hund und Wolf oder Maus und Ratte. Zwischen Schwein und Mensch beträgt der Faktor dagegen 35, was eine extreme Diskrepanz beweist (Tabelle 5.4). Die Menge von Albumin und

Tabelle 5.4 Albumin in der Evolution

Primaten	**I. D.**	**Hunde**	**I. D.**
Mensch	1.00	Hund	1.00
Gorilla	1.09	Kojote	1.06
Schimpanse	1.14	Wolf	1.16
Orang-Utan	1.22	Schakal	1.18
Pavian	2.23	Fuchs	1.20
Kapuzineraffe	5.00		
Tupaia	11.00		
Rind	**32.00**		
Schwein	**>35.00**		

I. D. = Index of dissimilarity

seine Wasserbindungskapazität variiert ebenfalls zwischen Tierarten. Dies könnte zu Störungen des kolloidosmotischen Druckes führen. Allerdings muss gesagt werden, dass bei Mensch und Tier Individuen bekannt sind, die von Geburt auf kein Albumin besitzen und trotzdem am Leben bleiben. Da Albumin das Trägermolekül für Hormone, Spurenelemente, Vitamine und Metabolite und vieles mehr ist, erhebt sich die Frage, ob hier, bei plötzlichem Wechsel, nicht ebenfalls Störungen in der Physiologie des Transportes von Hormonen, Enzymen und Metaboliten auftritt.

Dieser Index der Verschiedenheit zeigt, dass die meisten Moleküle von Mensch und Altwelt- oder Menschenaffen (*apes*) fast identisch sind. So gesehen wären Affen die geeigneten Organquellen für die Xenotransplantation. Überschreitet man die Grenze einer zoologischen Familie, z.B. Mensch-Pavian oder Katze-Hund, so treten in vielen Fällen bereits auffallende Unterschiede auch im Albumin auf. Je "moderner" die Moleküle in der Evolution sind, dazu gehören neben Albumin auch Interleukine und andere, desto schneller verändern sich diese antigenen und damit immunologischen Eigenschaften und Funktionen (Sarich et al., 1967).

5.3.5.3 Cholesterin

Cholesterin und seine Abkömmlinge sind wichtige Stoffwechselprodukte, die als „Hypercholesterinämie“ zwar unliebsame Nebenwirkungen haben, die jedoch andererseits wichtige Bausteine der Zellmembranen sind.

Cholesterin wird in der Leber gebildet. Alle Haustiere wie Hund, Pferd und Rind haben Serumcholesterinwerte um 100mg/100ml. Beim Menschen erreichen die Serumspiegel doppelt so hohe Normalwerte von etwa 200mg/100ml. Pathologische Werte können 600mg/100ml überschreiten. Im Schwein liegen die Spiegel dagegen extrem niedrig bei 45mg/100ml und machen damit nur ein Viertel der menschlichen Normalwerte aus. Im Falle einer erfolgreichen Schweinelebertransplantation könnte dies zu einem drastischen Abfall des Cholesterins führen. Ähnliche Befunde wurden beobachtet und publiziert, als Pavianlebern auf Menschen im Leberkoma transplantiert wurden.

Die speziesspezifischen niederen Cholesterinspiegel der Schweine könnten beim Menschen ein Hindernis für den Aufbau der Zellmembranen darstellen und damit die Zellproliferation verlangsamen oder verhindern. Ob eine zentrale Regelung durch den menschlichen Organismus die Schweineleber zu höheren Leistungen anregen könnte, ist nicht voraussehbar.

Ein derartiger Mechanismus ist eher unwahrscheinlich, da die Überführung der Cholesterolester aus „*high density lipoproteins*" (HDL) in „*low density lipoproteins*" (LDL) sehr unterschiedlich ist. Schweine weisen eine signifikant niederere Bindungskapazität für LDL auf als der Mensch. Dies wiederum könnte mit dem sechsfach höheren Spiegel an apo-B-Rezeptoren beim Schwein im Vergleich zum Menschen zusammenhängen. Dazu kommt, dass die Bindungskapazität der LDL's bei den Spezies unterschiedlich ist und die LDL's eine Speziesspezifische Struktur aufweisen. Protein- und Gensequenzen der LDL unterscheiden sich zwischen 20% und 40% bei den einzelnen Spezies und deuten auf eine hohe Evolutionsrate hin.

Beleuchtet man diese Situation von der anderen Seite, so müssen Schweineherzen, die niedrige Cholesterinspiegel gewohnt sind, mit sehr hohen menschlichen Cholesterinspiegeln leben. Sie würden nach heutigem Stand des Wissens rasch eine massive Arteriosklerose entwickeln.

Solche delikaten biochemischen Charakteristika erlauben eine genauere Klassifikation der verschiedenen Spezies als die strukturellen Eigenschaften. Sie machen eine exakte Unterscheidung der Stoffwechseldivergenzen möglich.

5.3.5.4 Hormone

Zu den Hormonen gehören die einfachen Moleküle der Steroidhormone: Östrogene und Androgene, Mineralo- und Glukokortikoide. Sie weisen nur wenige speziesspezifische Abweichungen auf. Steroide regulieren neben den Geschlechtsfunktionen vor allem den Mineral- und Kohlehydratstoffwechsel. Obwohl sie biologisch ähnlich wirken und aktiv sind, sind ihre Konzentrationen in den Spezies unterschiedlich. Ihre zentrale Regulation findet im Hypothalamus, der Hypophyse und den Nebennieren statt. Auch hier bestehen komplexe Regelkreisläufe, deren Spezifität bei den einzelnen Tierarten noch weitgehend unerforscht ist.

Peptidhormone sind große Moleküle und variieren naturgemäß stark zwischen den Spezies. Hier gilt wieder, dass die raschen Aktionen einzelner Zwischenstufen ebenso rasch durch Inhibitoren neutralisiert werden müssen. Hier sind speziesspezifische Interaktionen und deren Ausfälle mit meist letalen Komplikationen verbunden.

Ein Beispiel ist das Wachstumshormon. Das menschliche Wachstumshormon ist in der Lage, in einigen Tierarten, wie von Schwein und Maus bekannt, zu kreuzreagieren. Da in diesem Fall die speziesspezifischen Inhibitoren fehlen, kann es zu unbegrenztem Wachstum des Xenotransplantats kommen, was im Falle des Herzens zu letalen Folgen führen würde.

Aus Versuchen mit transgenen Mäusen, die das Gen des menschlichen Wachstumshormons tragen, aber nicht den entsprechenden Inhibitor besitzen, kann auf solche Fehlreaktionen geschlossen werden. In diesem xenogenen System reagiert das Wachstumshormon offensichtlich auf Organe und Zellen unterschiedlich. Es kommt zum Überschuss an Wachstumshormon mit der Folge des Gigantismus. Die Organgröße der Riesenmäuse korreliert mit der Körpergröße. Eine Ausnahme machen die Nieren, die selektiv multiple pathologische Veränderungen, z.B. Zystennieren, entwickeln, die letztlich zum Tod der Tiere Anlass geben (Brem et al. 1989).

Diese Beobachtungen führen zu der berechtigten Frage, ob Xenotransplantate vom Schwein, z.B. im noch wachsenden Empfänger, überdurchschnittlich rasch und lange wachsen, oder ob sie sich überhaupt speziesgerecht entwickeln. Was würde geschehen, wenn ein Schweineherz im menschlichen Patienten nicht mehr aufhört zu wachsen? Schließlich kann ein Schwein innerhalb von 2 Jahren die stattliche Körpergröße von bis zu 400 kg erreichen und das Herz entsprechend groß werden. Für ein solches Riesenherz besteht im menschlichen Thorax nicht genügend Platz.

Das kontinuierliche Wachstum eines Schweineherzens in einem menschlichen Brustkorb würde die Aktionen mit der Zeit einschränken und zum Erliegen bringen. Um dies zu vermeiden, könnten Herzen von sogenannten Miniaturschweinen verwendet werden. Es handelt sich dabei um ingezüchtete Zwergrassen von Schweinen, die höchstens die Körpergröße eines erwachsenen Menschen erreichen, allerdings in der für das Schwein typischen Zeit. Aber auch hier steht noch nicht fest, ob ein solches Zwergorgan, wenn es dem Zwergeorganismus und der zentralen Kontrolle entnommen wird, nicht wieder weiterwächst.

Sollte sich der Verdacht andererseits als falsch erweisen, könnten juvenile Schweineherzen nicht auf Kinder transplantiert werden, da nun das Kind, aber nicht das fremde Herz wachsen würde. Es käme zur Herzinsuffizienz, die nur durch eine Retransplantation in kürzester Zeit behoben werden könnte. Jede Retransplantation ist mit großem Risiko verbunden und stellt somit keine gute Aussicht für ein Kind dar.

Unterstützung bekamen solche Vorstellungen aus Versuchen, bei denen Schweinenieren auf Cynomolgus-Affen transplantiert wurden. Die Nieren der jungen, 5 kg schweren Ferkel wuchsen in 70 Tagen in den erwachsenen Affen nach „Schweineart". Innerhalb von 2 Monaten hatten einige Nieren ihr Gewicht verdoppelt, während die Affen nicht an Gewicht zunahmen. Diese Beobachtung bestätigt, dass Schweinenieren auch bei niedrigen Hormonspiegeln zu ihrer speziesspezifischen Größe heranwachsen. Dass die Größenzunahme eine Folge chronischer xenogener Abstoßungsreaktionen war, wurde bisher nicht bestätigt. Ähnliche Befunde sind von Rattenherzen bekannt, die auf Mäuse transplantiert wurden. Auch hier wuchsen die Organe rattenspezifisch.

Andere Moleküle wie z.B. Steroidhormone, aber vor allem intrazelluläre Mediatoren, sind in vielen Tierarten gleich. Hier ist neben den Steroiden Calcitonin zu nennen, das sich selbst zwischen Lachs und Mensch nicht wesentlich unterscheidet, oder Insulin, das bei Mensch und Schwein fast identisch ist (Staehelin 1972).

Für die zukünftige Xenotransplantation ist es besonders wichtig, dass die Mediatoren kontrolliert interagieren und von ihren Zielstrukturen und -Zellen als funktionstüchtiges Molekül erkannt werden. Das heißt, das Produkt einer Schweinezelle muss zum Rezeptor auf der menschlichen Zielzelle passen und in der Lage sein, die intrazellulären Stoffwechselabläufe in Gang zu setzen.

Aber nicht nur die stimulatorischen Funktionen sind von Bedeutung, auch die Inhibierung oder Elimination dieser Kaskaden muss möglich sein. Ein schnell agierendes und aggressives Molekül muss durch einen ebenso schnellen Blocker an einer Überschussreaktion gehindert oder es muss zerstört werden. Diese Inhibitoren müssen deshalb speziesspezifisch sein, was im Falle Mensch und Schwein nicht immer der Fall sein dürfte. Um das Problem noch schwieriger zu machen, muss betont werden, dass verschiedene Zellen unterschiedlich viele Rezeptoren tragen, die unterschiedlich avide sind, so dass ein Signal uneinheitlich beantwortet wird. Signalmoleküle, z.B. die des zentralen und peripheren Nervensystems, versorgen nur bestimmte, oft nur benachbarte Zellen, andere, wie Hormone und Zytokine, zirkulieren im Blutstrom und beeinflussen jede Körperzelle. Diese Hormonwirkungen können alters- und geschlechtsabhängig sein. Sie können dem Einfluss des Lichtes, der Temperatur und von Stressoren unterliegen. Dass die meisten von ihnen auf ein speziesspezifisches Transportmolekül angewiesen sind, wurde in Falle des Albumins erwähnt.

5.3.6 Physiologische Unterschiede des Blutes

Die Funktion eines Organs hängt von der Durchblutung, der Blutfluss wiederum von der Viskosität des Blutes ab. Die relative Blutviskosität bei Haustieren variiert zwischen dem Faktor 5.9 beim Schwein und 4.7 beim Menschen mit niedrigsten Werten bei Hund und Kaninchen mit 3.4. Diese Viskosität, also die Zähflüssigkeit des Blutes, hängt ihrerseits wieder von der Größe und Zahl der verschiedenen Blutkörperchen sowie dem Eiweißgehalt des Serums ab. Da die menschlichen roten Blutkörperchen mit die größten im Tierreich sind, könnten sie auch rein mechanisch zu Störungen der Mikrozirkulation in den Organkapillaren führen. Allerdings sind alle gesunden Erythrozyten extrem elastisch und stellen, wie aus Versuchen bekannt ist, weniger Hindernisse dar, als die rigiden Zellkerne der weißen Blutkörperchen. Die physiologischen und biochemischen Unterschiede der Spezies können am leichtesten im zirkulierenden Blut festgestellt werden. Hier bestehen relativ große Variationen in den Aminosäuresequenzen der Hämoglobine und anderer Blutfarbstoffe. Die Viskosität des Blutes hängt von der unterschiedlichen Zahl und Größe der Blutzellen und der speziesspezifischen Eiweißkonzentration ab. Der normale Hämatokrit des Schweines liegt bei 30%, der des Menschen bei 42%-45%. Die Blutgrupppen der Tiere sind vielfältig und gehören den salivatorischen Gruppen an, zu denen auch z.B. der Rhesus-Faktor des Menschen gehört. Mit Ausnahme von Primaten, die die sogenannten A,B,O-Isohämagglutinine besitzen, bedeutet dies, dass bei der ersten allogenen Blutübertragung gewöhnlich keine Nebenwirkungen zu beobachten sind. Eine zweite Berührung mit dem gleichen Blut führt zu schweren immunologisch induzierten Gerinnungsstörungen mit meist letalem Ausgang.

Die ABO-Blutgruppen der Primaten finden ihr Pendant in den 1,3 Gal- Epitopen der restlichen Säugetiere (Galili 1993). Es handelt sich um komplizierte Zuckermoleküle, die ebenfalls erhebliche evolutionäre Verteilungsunterschiede aufweisen. Ob Enzyme wie GOT, GPT oder LDH und die vielen anderen, die im Blut gemessen werden können, noch eine physiologische Funktion im xenogenen Organismus haben oder ob sie hier reine „Abbauprodukte" darstellen, ist noch ungeklärt.

Die Blutgerinnungskaskade ist komplex und zusätzlich vielfältig mit anderen Mechanismen vernetzt, so dass schwierig vorauszusagen ist, wie und ob sich eine Blutgerinnung durch physiologische Maßnahmen verhindern lassen kann. Es scheint jedoch, als ob transgene Manipulationen der Komplementfaktoren nicht nur die Aktivierung der Endothelkaskade verhindern, sondern auch die Blutgerinnung. Primaten, die lange Zeit transgene Organe trugen, benötigten keine wesentliche therapeutische Antikoagulation.

Die meisten der Blutgerinnungsfaktoren sind immunologisch gesehen speziesspezifisch und damit antigen. Es wird aber voraussichtlich nicht versucht werden, xenogenes Blut, wie im Mittelalter geschehen, zu transfundieren. Wie sich auf lange Sicht die xenogenen Moleküle auf der Oberfläche der Endothelzellen, wie z.B. Gewebefaktor, von Willebrandt Faktor oder Superoxyd-dismutase und andere, auswirken werden, bleibt weiterhin Sache intensiver Forschung (Robson 1999).

5.3.7 Physiologische Unterschiede der Langerhans'schen Inseln

Schweine- und Humaninsulin unterscheiden sich in ihrer Struktur nur in einer Aminosäure voneinander. Schweineinsulin wurde aufgrund dieser Übereinstimmung über 50 Jahre erfolgreich klinisch eingesetzt, um die Glukosespiegel von Diabetikern zu regulieren. Werden Schweineinseln auf Menschen transplantiert, so regelt der Blutzuckerspiegel zentral im Hypothalamus und der Hypophyse deren Insulin- und Glukagon-Produktion. Da Schweine einen fast gleichen Glukosespiegel wie Menschen haben (100mg/100ml), ist dies ein glücklicher Zufall und erlaubt eine artgerechte Regulation in beiden Spezies. Auch Glykogen, Adrenalin und das Wachstumshormon sind an diesem Regelkreis beteiligt und ebenfalls den menschlichen Mediatoren so ähnlich, dass sie funktionsfähig sind (Abb. 5.2). Dies gibt Hoffnung, dass gerade Inseln in naher Zukunft als xenogene Transplantate klinisch eingesetzt werden können. Etwa 1 Million Bundesbürger leiden an Dia-

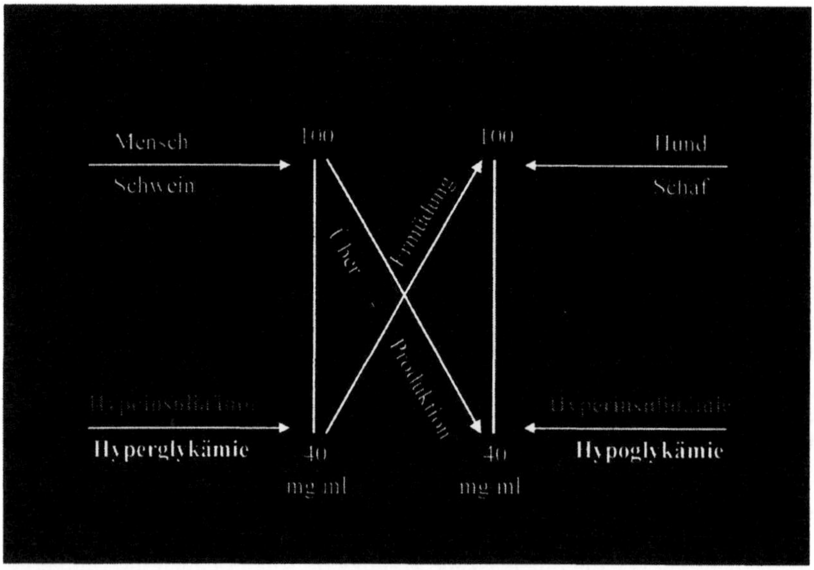

Abb. 5.2 Glukose-Regulation

betes und jährlich kommen 10.000 neue Fälle dazu. Es wäre ein großer Gewinn, könnten diese Diabetiker ohne parenterale Insulintherapie leben und damit die Nebenerscheinungen des Diabetes vermieden werden.

5.3.8 Alter und Xenotransplantat

Es ist allgemein bekannt, dass nur wenige Tiere das hohe Alter des zivilisierten Menschen erreichen. Hausschweine werden sehr früh geschlachtet. Zuchtschweine können aber ein Alter von über 20 Jahren erreichen. Das Wachstum und das Altern verläuft beim Schwein jedoch rascher als beim Menschen. Ob dies unter dem Einfluss des humanen Stoffwechsels und Hormonhaushalts verzögert wird, ist nicht bekannt. Sollte eine Funktionszeit der Schweineorgane von 10-15 Jahren erreicht werden, so entspräche dies den Überlebenszeiten, die heute bei allogener Transplantation erzielt werden.

5.3.8.1 Xenogene Pharmakokinetik

Die pharmakokinetischen Unterschiede bei Tieren im Vergleich zum Menschen sind aus Tierversuchen teilweise bekannt. Die unterschiedlichen Wirkungen und Nebenwirkungen der Immunsuppressiva wurden in experimentellen Transplantationen erkannt. Da häufig der Mensch der robustere Partner ist, kann erwartet werden, dass die Tierorgane durch die Therapie beschädigt werden, welche für den menschlichen Patienten absolut verträglich ist. Lebern und Nieren dürften unter den Behandlungen ihre Funktionen einstellen oder verschieben. Ob es zu Behinderungen des Stoffwechsels nur einer Kaskade, z.B. der Fibrinogenese oder eines ganzen Zyklus, z.B. der Blutgerinnung, kommt, könnte dann von großer Bedeutung sein. Im Prinzip bestehen die gleichen Hindernisse für die „Xenopharmakokinetik“ wie für die „Xenophysiologie“, da beide eng miteinander verknüpft sind.

5.4 Artgerechtheit der Tieraufzucht und Tierhaltung (SPF) unter den Bedingungen der Xenotransplantation

Landwirtschaftliche Nutztiere werden üblicherweise in konventionellen Stallungen innerhalb von Gebäuden (ganzjährige Stallhaltung) entweder fixiert (angebunden) oder freilaufend (Laufstallhaltung), in Stallungen mit Auslauf (befestigter Bereich vor den Stallgebäuden) oder – während der Vegetationszeit – auf Weiden mit Schutzunterständen gegen Witterungseinflüsse gehalten. Für landwirtschaftliche Nutztiere, die in Versuchen eingesetzt werden, sind darüber hinaus auch noch spezielle Aufstallungsformen entwickelt worden, die gewährleisten, dass man die Tiere jederzeit identifizieren, fixieren, behandeln oder zu bestimmten Vorgängen bzw. Verrichtungen heranziehen kann. Die Bedingungen für die Haltung von landwirtschaftlichen Nutztieren sind in einschlägigen Gesetzen und Rechtsverordnungen der EU, des Bundes und der Länder geregelt.

Für die Haltung von Versuchstieren ist eine Erlaubnis nach §11 Abs. 1 Tierschutzgesetz bei der zuständigen Behörde (Kreisveterinäramt) zu beantragen. Diese Erlaubnis wird nach entsprechender Prüfung und Lokaltermin per begründeten und kostenpflichtigen Bescheid, in dem die Gattung und Anzahl der Tiere festgelegt ist, erteilt.

Bei Tieren, die für die Xenotransplantation Verwendung finden sollen, wird es sich fast ausschließlich um gentechnisch veränderte, also transgene Nutztiere handeln. Transgene Tiere dürfen nur in gentechnischen Anlagen gehalten werden. Üblicherweise genügt als Sicherheitsstufe die Stufe S1. Diese kann angewendet werden, wenn von den gentechnisch veränderten Organismen (GVO) keine Gefahr für Leben oder Gesundheit von Menschen und Tieren ausgeht und keine negativen Beeinflussungen der Umwelt zu erwarten sind. Grundsätzlich ist auch eine Weidehaltung von transgenen Tieren bei Sicherheitsstufe 1 nicht ausgeschlossen. Sie kann unter der Vorgabe der Einhaltung entsprechender Auflagen von der Behörde zugelassen werden.

Die Errichtung, der Betrieb und wesentliche Änderungen in vorhandenen gentechnischen Anlagen müssen laut Gentechnikgesetz (GenTG, BGBl I S. 2066 v. 16.12.1993) bei den zuständigen Regierungen angemeldet oder zur Genehmigung beantragt werden. Dazu sind detaillierte Angaben über den Betreiber, Angaben zur Anlage, Angaben zu den geplanten gentechnischen Arbeiten, zu den Sicherheitsmassnahmen für Tierhaltungsräume und den Laborbereich notwendig. Die zuständige Regierung gibt eine Stellungnahme zur Risikobewertung (Spenderorganismen, Empfängerorganismen, Vektoren und GVOs) und der sicherheitsrechtlichen Einstufung der gentechnischen Anlage ab und erlässt einen kostenpflichtigen begründeten Bescheid, der Angaben über den Zustimmungsumfang und die Auflagen enthält. Es muss eine Betriebsanweisung als Benutzerordnung für den Tierbereich vorhanden sein und befolgt werden, die Beschäftigten sind entsprechend zu belehren und zu unterweisen und Prüfbücher, Prüfberichte, Erlaubnisse, Genehmigungen und Anzeigenbestätigungen müssen immer auf dem aktuellen Stand geführt werden und jederzeit einsehbar sein.

Einschlägige Gesetze und Rechtsverordnungen der Bundesregierung:

- Gesetz zur Regelung der Gentechnik (Gentechnikgesetz - GenTG)
- Anhang III Sicherheitsmassnahmen für Labor- und Produktionsbereich v. 21.3. 1995
- Anhang V Sicherheitsmassnahmen für Tierhaltungsräume v. 21.3. 1995
- Verordnung über Aufzeichnungen bei gentechnischen Arbeiten zu Forschungszwecken oder zu gewerblichen Zwecken (Gentechnik-Aufzeichnungsverordnung - GenTAufzV) v. 24.10.1990
- Verordnung über die Sicherheitsstufen und Sicherheitsmassnahmen bei gentechnischen Arbeiten in gentechnischen Anlagen (Gentechnik-Sicherheitsverordnung - GenTSV) v. 24.10.1990
- Verordnung über Antrags- und Anmeldeunterlagen und über Genehmigungs- und Anmeldeverfahren nach dem Gentechnikgesetz (Gentechnik-Verfahrensverordnung - GenTVfV) v. 24.10.1990

- Verordnung über die Zentrale Kommission für die Biologische Sicherheit (ZKBS-Verordnung - ZKBSV) v. 30.10.1990
- Verordnung über Anhörungsverfahren nach dem Gentechnikgesetz (Gentechnik-Anhörungsverordnung - GenTAnhV) v. 24.10.1990

Zusätzlich sind folgende Rechtsverordnungen des Landes einschlägig und zu beachten, In Bayern sind dies z.B. die

- Verordnung zur Änderung der Gentechnik-Zuständigkeitsverordnung v. 12.7.1994
- Verordnung über die Zuständigkeit zum Vollzug gentechnikrechtlicher Vorschriften (Gentechnik-Zuständigkeitsverordnung - ZustVGenT) v. 26.6.1990

Bei der Haltung von Tieren unter den Bedingungen der Xenotransplantation wird zu unterscheiden sein zwischen der Haltung von Tieren, die für die Generierung transgener Tiere benötigt werden, den transgenen Founder(Gründer)tieren und deren Nachkommen und den für die Xenotransplantation als Organquelle zu nutzenden transgenen Tiere.

Die im Zusammenhang mit der Generierung transgener Linien nötigen Tiere können unter konventionellen Bedingungen gehalten werden. Diese Bedingungen liegen gewöhnlich über den für die Produktion geltenden Standards, da wegen des Wertes dieser Tiere und wegen der geringen Bedeutung der Haltungskosten für die Gesamtkosten der Erstellung transgener Tiere eine im Hinblick auf das Platzangebot und die Ausgestaltung der Buchten und Aufenthaltsbereiche der Tiere aufwendige Haltung gewählt und finanziert werden kann.

Die für die Xenotransplantation als Organquelle zu nutzenden transgenen Tiere müssen eine Reihe von gesundheitlichen Voraussetzungen aufweisen, die normalerweise bei konventioneller Haltung nicht sicher gewährleistet werden können. So ist zu fordern, dass Schweine, deren Organe für die Xenotransplantation genutzt werden sollen, frei sein müssen von Zoonose-Erregern, aber auch von Erregern, die Schweinekrankheiten verursachen, und von Endo- und Ekto-Parasiten.

Um diesen Anforderungen genügen zu können, müssen die transgenen Tiere unter SPF-Bedingungen gehalten werden. SPF-Bedingungen für die Schweinehaltung sind definiert und werden in einigen wenigen Fällen, in denen sie erforderlich sind, auch praktiziert. Der technische, logistische und finanzielle Aufwand dafür ist erheblich.

Die SPF- oder auch Barrierehaltung ist dadurch gekennzeichnet, dass

- der gesamte Bereich baulich von der normalen Umwelt abgeschlossen ist,
- die Lüftung im Überdruck gefahren wird,
- eine strenge Zugangsregelung für das Personal vorgeschrieben ist,
- das Personal nur über Zwangsduschen und nach vollständigem Kleiderwechsel, versehen mit Mund- und Haarschutz, Zugang erhält,
- die Zuführung der Luft nur durch Bakteriendichte Filter (0,2μm) erfolgt,
- alle Materialien, die in den Bereich gelangen, ausschliesslich über eine Autoklavierungs-/ Sterilisationsschleuse eingebracht werden,

- alle Materialien, Tiere und Personen aus dem SPF-Bereich nur über geeignete Schleusen herausgelangen können, die gewährleisten, dass bei diesem Vorgang nichts in den geschlossenen Bereich eindringen kann.
- in festgelegten Zeitabständen regelmäßige Gesundheitsüberprüfungen durch virologische, bakterielle, mykologische, parasitologische und pathomorphologische Untersuchungen an repräsentativen Proben von Tieren (Blut, Harn, Nasenabstriche, Abstriche aus der Genitalregion bzw. von den Geschlechtsorganen, Kot etc.) und durch Sektion von Tieren durchgeführt werden, um den Gesundheits- und SPF-Status zu bestätigen.

Im Hinblick auf ein Infektionsrisiko (siehe Kap. 8 u. 9) könnten diese Bedingungen der SPF-Haltung noch verschärft werden hin zu SPF-Einheiten, die als *geschlossene* Einrichtungen betrieben werden. Bei geschlossenen Einrichtungen erfolgt nach Etablierung der SPF-Herde kein weiteres Einbringen von Tieren in diesen Bestand. Dadurch könnte gewährleistet werden, dass bei zuverlässigem Funktionieren während des Betriebs dieser Einheit keine neuen Erreger in diese SPF-Herde gelangen. Die SPF-Haltung von Schweinen für die Xenotransplantation hat unter diesen Bedingungen neben den schon genannten Vorteilen dann auch eine Bedeutung bei der Suche und Identifikation von noch unbekannten Erregern. Die ersten transgenen Zellen, Gewebe oder Organe für die Xenotransplantation werden nach einem genau festgelegten Plan mit schrittweisem Vorgehen und begleitender Quality Control und Monitoring beim Menschen zum Einsatz kommen. Wenn die Quelle für die ersten und folgenden Xenotransplantationsversuche immer dieselbe SPF-Herde ist, kann hinsichtlich der biologischen Sicherheit ein immer höher werdender Grad an Zuverlässigkeit der Prognose über fehlende Krankheitsübertragungen vom Schwein auf den Menschen erreicht werden. Es ist zu hoffen, dass durch das schritt- und stufenweise Vorgehen Probleme mit heute noch unbekannten Viren, wenn es sie denn geben sollte, rechtzeitig erkannt und gelöst werden können.

Eine geschlossen SPF-Einheit, in die keine neuen Infektionen gelangen und aus der zunehmend Material für die Xenotransplantation entnommen wird, wobei keine Infektionen beobachtet werden, wird eine immer höhere Sicherheit geben. Nach wie vor problematisch sind aber sogenannte *Slow Virus* Infektionen, da hier die Inkubationszeit mehrere Jahre betragen kann. Trotzdem bietet das Konzept der geschlossenen SPF-Einheit auch hier den größtmöglichen Schutz, da beim Ausbleiben von Infektionen die Sicherheit über Jahre hinweg immer weiter steigt, während bei genetisch offenen SPF-Haltungen immer wieder neues unbekanntes Risikopotential geschaffen wird.

Um die konventionell generierten, unter konventionellen Bedingungen gehaltenen Schweine in den SPF-Status überzuführen, wurde bislang meist das sogenannte Schnittenbindungsverfahren durchgeführt. Dies beinhaltet, dass von hochgraviden Schweinen am Tag vor der voraussichtlichen Geburt eine aseptische Gewinnung der Ferkel durchgeführt wird, entweder im Rahmen einer Schlachtung/Tötung durch Schnittenbindung oder via Sectio Caesarea (Kaiserschnitt). Die entwickelten neugeborenen Ferkel werden aseptisch gewonnen, isoliert und sofort, ohne Kontakt mit nicht keimfreier Umwelt, in den Barriere-Bereich überführt. Ein Nachteil dieses Verfahrens ist, dass die Ferkel keinen Kontakt untereinander und mit dem Muttertier haben können, keine Muttermilch erhalten und mit Milchaustauscher aufgezogen werden müssen.

Als Alternative zu dieser aufwendigen und belastenden Prozedur bietet sich an, die Einschleusung von neuem genetischem Material (transgenen Genotypen) mittels Embryotransfer durchzuführen. Von transgenen Tieren werden nach Superovulation und Besamung Embryonen gewonnen. Durch Trypsinbehandlung werden die Embryonen bzw. ihre Zonae pellucidae (zellfreie Hülle, die die Embryonen bis zur Implantation umgibt) von anhaftenden Keimen befreit und die Embryonen werden in Antibiotika/Antimykotika-haltiger Lösung in den SPF-Bereich gebracht und dort auf SPF-Empfängertiere transferiert. Der Vorteil dieses Verfahrens liegt eindeutig im Bereich der Aufzucht der Ferkel. Die Ferkel können per *vias naturales* (Spontangeburt) von den Muttersauen geboren und aufgezogen werden. Sie haben dadurch Kontakt mit Geschwistern und dem Muttertier und erhalten Muttermilch. Die Entwicklung solcher Ferkel ist deutlich besser und darüber hinaus stressfrei im Vergleich zur aufwendigen, arbeitsintensiven und störanfälligen mutterlosen Aufzucht.

Die Haltung von (transgenen) Schweinen unter SPF-Bedingungen unterscheidet sich bestimmungsgemäß in einigen Punkten deutlich von konventionellen Haltungsbedingungen. Um sicherzustellen, dass die im SPF-Bereich gehaltenen Schweine nicht mit den obengenannten kritischen Erregern in Kontakt kommen, wird z.B. üblicherweise auf eine Stroheinstreu verzichtet, da das mit dem Stroheinsatz einhergehende Keimpotential auch bei Sterilisation nicht zuverlässig in den Griff zu bekommen ist. Ähnliches gilt auch für bestimmte Futterkomponenten, wie z.B. Gras oder Silage. Es wird aber auch in konventioneller Haltung sehr oft pelletiertes Alleinfertigfutter eingesetzt.

Die für Schweine sehr wichtige Befriedigung ihres Spieltriebes und Explorationsbedürfnisses kann auch unter SPF-Bedingungen gut erreicht werden, da die dafür notwendigen „Geräte“ bzw. Teile (Ketten, Reifen, Holz- oder Plastikstücke etc.) nach Sterilisation in den SPF-Bereich eingeschleust werden und dort verbleiben können.

Die SPF-Tiere, die als Organquelle zum Einsatz kommen, müssen eventuell mit geeigneten und speziell dafür eingerichteten Fahrzeugen, die die Aufrechterhaltung der Umweltisolation gewährleisten, zur Organentnahme transportiert werden.

Die Organentnahme im Operationssaal des Transplantationszentrums erfolgt durch qualifiziertes Personal (VeterinärmedizinerIn) unter aseptischen Bedingungen am anästhetisierten und am Ende der Entnahme ohne Wiedererwachen euthanisierten Tier.

5.5 Schlussfolgerung

Die für die Xenotransplantation unabdingliche Inanspruchnahme von Tieren einerseits und der fehlende Konsens in der gegenwärtigen Tierethikdiskussion andererseits bedürfen eines intensiven gesellschaftlichen Diskurses. Dabei dürften die

Positionen des Biozentrismus auf der einen und des traditionellen Anthropozentrismus auf der anderen Seite die wenigste, die Alternative Pathozentrismus oder anthroporelationale Ethik die meiste Aufmerksamkeit auf sich ziehen. Die beiden letztgenannten Positionen stimmen darin überein, dass die Schmerzzufügung kaum, hingegen das Töten von Tieren, sofern angst- und schmerzfrei und aus gewichtigen Gründen vorgenommen, ethisch als rechtfertigungsfähig gilt. Begründungsgrundlage ist der – jeweils unterschiedlich bestimmte – moralische Status (schmerzempfindlicher) Tiere als Mitglieder derselben moralischen Gemeinschaft (Pathozentrismus) bzw. als Objekte, jedoch nicht Subjekte von Moral (anthroporelationale Ethik). Unterschiede in der ethischen Bewertung ergeben sich hinsichtlich der mit der Inanspruchnahme von Tieren zu Zwecken der Xenotransplantation kaum zu vermeidenden Schmerzzufügung, welche aus pathozentrischer Sicht weitgehend rechtfertigungsunfähig, aus antroporelationaler Sicht nur unter engen Bedingungen zum Zwecke menschlicher Lebensrettung und Leidverminderung abwägungsfähig ist. Grund hierfür ist nicht ein wie immer behaupteter Vorrang des Menschen, sondern das Prinzip, mit einem zumutbaren Maß an Schaden ein hohes Gut erreichbar zu machen. Dabei bleibt die moralische Pflicht, nach Alternativen zu suchen, die die Inanspruchnahme von Tieren vermindert oder gänzlich vermeidet, unverändert bestehen.

Was die anatomischen und physiologischen Gegebenheiten angeht, so unterstreichen die vorliegenden Einzeldaten die Notwendigkeit, im Falle der klinischen Xenotransplantation sich mehr mit dem neuen Forschungsgebiet zu beschäftigen, das „Xenokompatibilität" genannt werden könnte. Dies wird allerdings erst dann möglich, wenn Langzeiterfolge erzielt werden, die solche komplexen Untersuchungen erlauben. Damit dreht sich zumindest anfänglich das Gebiet im Kreise, da gerade die physiologischen Fehlfunktionen ein solches Langzeitergebnis verhindern. Bereits heute müssen wir feststellen, dass je mehr wir über Xenotransplantation lernen, desto mehr solcher Hindernisse in den Vordergrund treten.

Sodann stellt sich die Frage nach der geeigneten Tierart für die Xenotransplantation auf den Menschen. Unter anatomischen und physiologischen Gesichtspunkten kommen mehrere Säugetiere als Quellen in Betracht. Während sich Primaten (konkordantes System) in einigen Hinsichten als geeignete Quelle erweisen, sind für andere Zwecke andere Säugetiere (z.B. Schweine) vorzuziehen. Bei diesen Überlegungen darf man aber nicht übersehen, dass unterschiedliche xenogene Systeme auch ganz unterschiedliche physiologische Probleme erzeugen. Die Ergebnisse sind im Prinzip weder in physiologischer, noch - wie im nächsten Kapitel zu zeigen sein wird, in immunologischer Hinsicht - von einem xenogenen System auf ein anderes übertragbar. Würde man also verschiedene Systeme überprüfen wollen, so würde das einen erheblichen Forschungsaufwand bedeuten. Aus diesem Grund hat sich seit den 90er Jahren die Entwicklung der Forschung auf das Schwein als Quellentier konzentriert (mit einigen Ausnahmen). Die für die Xenotransplantation als Quelle zu nutzenden Tiere müssen eine Reihe von gesundheitlichen Vorraussetzungen vorweisen. Ferner muss die Tierhaltung eine Minimierung des Infektionsrisikos gewährleisten. Dies kann nur im Rahmen einer geschlossenen SPF-Haltung erfolgen. Diese ist mit den gesetzlichen Bestimmungen zum Tierschutz kompatibel. Ebenso lassen sich die noch zu diskutierenden Maßnahmen der genetischen Manipulation und Klonierung der Quellentiere im Rahmen gesetzlicher Vorgaben durchführen.

6 Immunologie der Xenotransplantation

6.1 Grundlagen, Begriffe, Gliederungen

6.1.1 Prinzipielles zur biologischen Fremderkennung

Die Betrachtung der Stammbaum-Entwicklung (Phylogenese) der Tierarten unter dem Gesichtspunkt der Erkennung fremder Organismen zeigt, dass Fremderkennung eine universelle Fähigkeit ist. Das gilt sowohl für die Erkennung von Individuen anderer Spezies (Xeno-Diskrimination) als auch für die Erkennung genetisch differenter Individuen derselben Spezies (Allo-Diskrimination). Schon bei niederen multizellulären Tieren, wie den Schwämmen, wird das Phänomen beobachtet. Demnach scheint Fremderkennung eine Lebensnotwendigkeit für alle Tiere zu sein, ohne die eine Abwehr allgegenwärtiger krankmachender und lebenszerstörender Mikroorganismen nicht möglich wäre.

Auf dem Weg der evolutionären Entwicklung zu den Wirbeltieren (Vertebraten) hat etwas stattgefunden, was man als immunologische Ureignisse (Big Bangs) bezeichnen kann. Wir nehmen an, dass vor ca. 350 Mio. Jahren die Entwicklung neuer, immunologischer Rezeptor-Moleküle begann, die nicht mehr in begrenzter Zahl und konstanter Form vorgeformt (prä-arrangiert) sind, sondern in großer Vielfalt laufend neu geformt (re-arrangiert)[1] werden und damit den Vertebraten eine weit bessere Erkennung von Fremdmolekülen ermöglichen. Das System dieser Moleküle und der sie tragenden Zellen (der Lymphozyten) nennen wir Immunsystem. Es ermöglicht, z.B. den Säugetieren einschließlich Mensch, die Erkennung nicht nur fremder Moleküle, sondern auch von fremdwirkenden

---

[1] Das Prinzip dieses Rearrangements besteht in folgendem: Durch Kombinationen einer begrenzten Zahl von Molekülteilen entsteht eine weit höhere Zahl verschiedener Moleküle. Nehmen wir (beispielhaft) an, in den Gen-Regionen V, D und J eines Chromosoms gäbe es je 100 Gene, also zusammen 300, dann lassen sich daraus durch Kombinationen von je einem mit je einem der anderen 100 x 100 x 100, also 1 Million verschiedene DNA-Moleküle produzieren. Diese vermögen dann unterschiedliche Aminosäuresequenzen in den variablen Regionen der oben genannten Rezeptor-Moleküle zur Fremderkennung zu prägen. Je mehr verschiedene Rezeptoren produziert werden, um so besser passende werden darunter sein, um so wirksamere und spezifischere Reaktionen werden also möglich. Diese Prozesse laufen in jedem Organismus lebenslänglich ab, da die Lebenszeit der Lymphozyten weit kürzer ist als die des Gesamtorganismus.

Strukturen (sogenannten Antigenen, u.a. Tumor-Antigenen) im genetisch identischen (syngenen) oder eigenen (autologen) Organismus.

Die anderen, evolutionsbiologisch weitaus älteren Fremderkennungssysteme, die wesentlich schlechter erforscht sind als das Immunsystem, sind bei den Wirbeltieren nicht verschwunden, sondern in die Gruppe der unspezifischen Reaktionssysteme eingegangen, die bei der Infektabwehr die erste Abwehrfront darstellen und bei der Xenotransplantation eine größere Rolle spielen als bei der Allotransplantation (siehe unten).

6.1.2 Immunologie: ihre Elemente und Funktionen

Immunologie wird definiert als die Lehre von den unspezifischen und, vor allem, den spezifischen lebensnotwendigen Reaktionen der Wirbeltiere, insbesondere der Säugetiere einschließlich des Menschen, gegen fremdwirkende Strukturen. Die unspezifischen Reaktionen beruhen auf sofort verfügbaren, zu aktivierenden, aber im Regelfall nicht expandierbaren Systemteilen. Sie werden auch als angeborene oder natürliche Immunität zusammengefasst. Die für hochdifferenzierte Lebewesen weitaus wichtigeren spezifischen, im strengeren Sinne immunologischen Reaktionen kommen durch Kontakt mit jeweils einer bestimmten Struktur (dem sogenannten Antigen) zustande. Sie werden auch als erworbene Immunität zusammengefasst. Die humoralen und zellulären Träger sowie einige Hauptmerkmale dieser Reaktionen sind in der Übersicht der Tab. 6.1 zusammengestellt.

Keineswegs alle körperfremden Strukturen wirken im immunologischen Sinn

Tabelle 6.1 Träger und Merkmale immunologischer Reaktionen.
Die zu spezifischer Reaktivität befähigten Zellen werden als T-Lymphozyten (mit spezifischen T-Zell-Oberflächenrezeptoren) und als B-Lymphozyten (mit Immunglobulinen als spezifischen Oberflächenrezeptoren, die später als Antikörper in die Körperflüssigkeiten abgegeben werden) bezeichnet.

	in Körperflüssigkeiten	**zellvermittelt**	**Merkmale**
(1) angeboren, geringe oder fehlende Spezifität	Komplementfaktoren Lysozyme andere lösliche Mediatoren	neutrophile Granulozyten* Monozyten/Makrophagen* natürliche Killerzellen* *mit Rezeptoren für schädliche Carbohydrate	phylogenet. sehr alt sofort aktivierbar nicht steigerbar ohne Gedächtnis
(2) erworben, hoch spezifisch, fast unbegrenzte Anpassungsfähigkeit	induzierte Antikörper (Immunglobuline M, G, A, E) mit im Laufe der Zeit zunehmender Affinität	**T-Lymphozyten** (Th1,Th2,CTL) mit Rezeptoren für MHC-gebundene Peptide **B-Lymphozyten** mit Rezeptoren für Proteine, Carbohydrate oder einfache Chemikalien	phylogenet. „nur" ~ 350 Mio. Jahre alt benötigen Zeit zur klonalen Expansion steigerbar durch wiederholte Antigenzuführung hohe Effizienz langfristiges Gedächtnis

fremd (aktivierend) und fremdwirkende Strukturen können körpereigen sein (Autoantigene). Dass ein Organismus mit einem derartigen Immunsystem überhaupt lebensfähig ist, beruht darauf, dass eine früh in der Ontogenese beginnende und lebenslang praktizierte Selbst/Nichtselbst-Unterscheidung stattfindet (selektive Immuntoleranz). In der Transplantationsimmunologie ist es sehr wichtig, zwischen Antigenität und Immunogenität zu unterscheiden: Fremdstrukturen, besonders Oberflächenmoleküle oder in die Umgebung abgegebene Moleküle fremder Zellen, können antigen im Sinne einer Zielstruktur sein, ohne immunogen zu wirken: nur unter bestimmten Bedingungen wird eine immunologische Abwehrreaktion gegen sie wirksam (s. Abschnitt 6.2.5).

Funktionell, zusammenfassend betrachtet, ist das Immunsystem lebensnotwendig verantwortlich für die

1. Integrität des Organismus:
   Abwehr pathogener Mikroorganismen
   (Manipulation: Steigerung lebenswichtiger Infektabwehr durch Schutzimpfung)
2. Individualität des Organismus:
   Selbst/Nichtselbst-Unterscheidung
   zur Vermeidung von Autoaggression (Autoimmunkrankheiten),
   zur Tumorabwehr,
   zur Verhinderung der Übertragbarkeit von Zellen, Geweben oder Organen
   (Manipulationen: Ermöglichung von Transplantationen, d. h. Übersteigen der biologischen Individual-Barriere).

Das hohe Ziel der transplantationsimmunologischen Forschung besteht darin, sowohl gegenüber Allo- wie Xenotransplantaten eine Reaktionslage herbeizuführen, wie sie physiologischerweise gegenüber den Autoantigenen besteht, nämlich Immuntoleranz.

6.1.3 Transplantation und Transplantatarten

Unter Transplantation verstehen wir die Übertragung oder anderweitige direkte Funktionsnutzung lebensfähiger Zellen oder Zellverbände, einschließlich ganzer Organe oder Körperteile, in bzw. für einen Empfängerorganismus. Entsprechend der Spender-/Empfänger-Kombination werden vier Transplantatarten unterschieden (siehe Abb. 6.1).

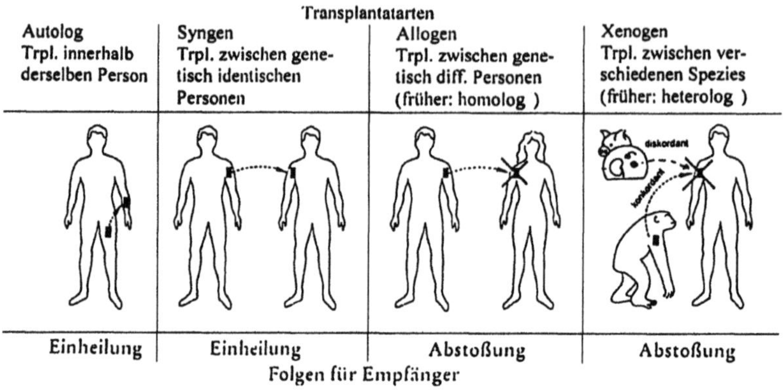

Abb. 6.1 Transplantatarten
Bei der autologen Transplantation und bei der syngenen Transplantation bestehen keine Gewebsunverträglichkeiten (Histoinkompatibilitäten) und daher kommt es nicht zu immunologischen Abstoßungsreaktionen. Syngen sind neben eineiigen Zwillingen auch klonierte Tiere und, mit hoher Annäherung, Tiere eines Inzuchtstammes. Bei der allogenen Transplantation und bei der xenogenen Transplantation kommt es zu um so stärkeren immunologischen Abstoßungsreaktionen, je größer die genetische Differenz und damit die Histoinkompatibilität ist. Dementsprechend werden bei der besonders großen Vielfalt von Xenotransplantations-Möglichkeiten zwei Hauptgruppen unterschieden: Die Transplantation zwischen phylogenetisch nahe verwandten Spezies innerhalb einer zoologischen Familie (z. B. Maus/Ratte oder Menschenaffe/Mensch) wird als konkordant, zwischen stammesgeschichtlich entfernteren, d. h. zu verschiedenen zoologischen Familien gehörenden Arten (z. B. Schwein/Mensch) als diskordant bezeichnet. In konkordanten Spender/Empfänger-Kombinationen spielen die sogenannten natürlichen Antikörper (siehe dazu Abschnitt 6.2.2) keine Rolle.

Speziell für die Xenotransplantation hat die Transplantation Society 1997 eine Begriffsdefinition vorgenommen (Sheil 1997)[2], die hier in allgemeinverständlicher deutscher Übertragung[3] wiedergegeben wird, da es sich bei dieser Gesellschaft um das weltweit führende Gremium der Transplantationsmedizin handelt, dem die im Juli 1998 gegründete Xenotransplant Association angegliedert ist.

Sie lautet in deutscher Übertragung: Als Xenotransplantation bezeichnet man jedes Verfahren, bei dem lebende Zellen, Gewebe und Organe tierischer Herkunft in einen Menschen transplantiert oder implantiert werden oder zur Perfusion mit menschlichen Körperflüssigkeiten, die in den menschlichen Körper zurückgeführt werden, Verwendung finden. Xenotransplantate umfassen von transgenen oder nicht-transgenen Tieren stammende, wie auch die in Kombination mit Arzneimit-

[2] Zur Differenzierung des Begriffs „Xenotransplantation", siehe Kap. 4.2
[3] Der englische Originaltext der Definition findet sich in Kapitel 4.2.2, Fußnote 3.

teln oder in bioartifiziellen Konstrukten verwendeten Transplantate. Keine Xenotransplantate sind nicht-lebende Tierprodukte, die vielfach als bioartefizielle Konstrukte (z. B. Schweine-Herzklappen), Arzneimittel (z. B. Schweine-Insulin) oder biologische Arzneimittel (z. B. Antilymphozytenglobulin) bezeichnet werden.

6.1.4 Xenotransplantation von Zellen, Geweben oder Organen (immunologische Gliederung)

Der wesentliche Grund für die Gliederung nach Zellen, Geweben und Organen liegt darin, dass der Grad biologischer Komplexizität eines Transplantates für seine Übertragbarkeit, insbesondere über Speziesgrenzen hinweg, eine große Rolle spielt. Der klinische Einsatz von Einzelzell-Präparationen und Minizellverbänden ist nach vorwiegender Meinung der Fachleute der erstmögliche; in gewisser Weise hat die Zukunft hier bereits begonnen (s. u.). Der Einsatz vaskularisierter Organe, die der Gefäßanastomose bedürfen, ist demgegenüber weitaus problematischer.

Einzelzell-Präparationen sind beispielsweise: aus dem Knochenmark oder, in zunehmendem Maß, aus dem peripheren Blut gewonnene hämopoetische (blutbildende) Stammzellen, die sich zu Lymphozyten differenzieren und damit das Immunsystem neu strukturieren können. Wir sprechen nach ihrer Transplantation von hämopoetischem Zell-Chimärismus, dem heute aussichtsreichsten Weg zur Xeno-Immuntoleranz (siehe Kap. 6.3.3.4). Auch Stammzellen anderer Gewebe werden in tierexperimentellen Modellen untersucht (Rathjen et al. 1998). Zellen endokriner Gewebe (z. B. Klone von Nebennierenrindenzellen; Thomas et al. 1997) werden, wenn es geht, in *in vitro*-Kulturen oder, vielfach effizienter, in immundefizienten Mäusen, die keinerlei Abwehr gegen Xenotransplantate zeigen, vermehrt, ehe sie transplantiert werden. Hepatozyten werden in sogenannten Bioreaktoren bereits heute in klinischen Situationen erprobt, in denen vorübergehende Leberfunktionsausfälle überbrückt werden sollen (siehe Kap. 3). Seit vielen Jahren laufen experimentelle Bemühungen um die Behandlung der Huntington'schen Krankheit oder des Morbus Parkinson (als Beispiele für progrediente degenerative Hirnerkrankungen) durch Xenotransplantation fetaler Dopamin-produzierender Nervenzellen in das Gehirn, mit eindrucksvollen Ergebnissen auch in einem Primaten-Modell (Horellou u. Mallet 1998, Zawada et al 1998, Widner et al. 1999). Gentechnologisch manipulierte Fibroblasten werden erfolgreich erprobt, um durch Retroviren ein sogenanntes Suizid-Gen in Hirntumore (Glioblastome) zu bringen (Isacson u. Breakefield 1997). Diese Liste wächst immer schneller, einschließlich Beantragungen klinischer Erprobungen. Fetale Schweine-Pankreasinseln als Beispiel für Minizellverbände sind schon zwischen 1990 und 1993 auf 10 Diabetiker-Patienten übertragen worden (bei massiver Immunsuppression wurde in 5 Fällen wochen- bis monatelanges Überleben der Zellen durch Nachweis der Produktion von Schweine-C-Peptiden gezeigt: Heneine et al. 1998).

Diese Beispielsliste mit den vielfältigen klinischen Möglichkeiten lässt die Gemeinsamkeiten der Einzelzell-Präparationen erkennen. Diese Präparationen haben keine Blutgefäße (siehe dazu Abschnitt 6.2.1 und 6.2.4), sind weitgehend homogen (teilweise sogar klonal), können vielfach in immunprivilegierte Orte transplantiert werden (z. B. ins Gehirn, siehe dazu Kap. 6.3.2.3) und sind relativ leicht zugänglich für eine manipulative Absenkung ihrer Immunogenität (z. B. durch Verkapselung, siehe Kap. 6.3.2.4, oder durch genetische Modifikation, siehe Kap. 6.3.2.2). Insgesamt stellen sie die immunologisch am besten überschaubaren Systeme im Xenotransplantationsbereich dar.

Gewebe enthalten bereits verschiedene Zellen, die sich auch hinsichtlich ihrer potentiellen Immunogenität und Zugänglichkeit unterscheiden. Sie sind aber auch avaskulär, wie z. B. normalerweise Augenhornhaut, oder werden erst sekundär (durch Neueinsprossung von Wirtsgefäßen) an die Blutversorgung angeschlossen, wie z. B. bei der Haut. Sogenannte bioartifizielle Gewebe oder Extrakorporalsysteme werden heute vielfach als aussichtsreiche Alternativen zur Xenotransplantation diskutiert und angestrebt (siehe Kap. 3). Bei genauerem Hinsehen zeigt sich aber, dass dabei häufig mit Zellen xenogener Herkunft gearbeitet wird und deshalb die hier besprochenen Gesetzmäßigkeiten und Probleme gleichermaßen gelten.

Die Transplantation humaner fetaler Gewebe in immundefiziente Labortiere stellt eine neue experimentelle Entwicklung dar, in die große Erwartungen gesetzt werden. Bei den Bemühungen, aus fetalen Anlagen sich vermehrende und differenzierende menschliche Gewebe zu erhalten, werden damit die Begrenzungen der *in vitro*-Kultur und die xenoimmunologischen Probleme umgangen. Dass dies mit humanen embryonalen Tracheen, die bei legalen Abtreibungen gewonnen werden können, zum Ersatz langer, angeborener Luftröhrenstenosen möglich ist, wurde bereits modellhaft gezeigt (Macchiarini 1998).

Bei der Organtransplantation stehen den besonderen Möglichkeiten der Substitution ganzer Organe die besonderen Schwierigkeiten gegenüber, die in Abschnitt 6.2.3 dargestellt werden.

6.2 Mechanismen immunologischer Transplantat-Abstoßungsreaktionen

6.2.1 Übersicht über die Reaktionen

Tab. 6.2 gibt eine schematische Übersicht über die verschiedenen Abstoßungsreaktionen, die man auch als eine Aufeinanderfolge von Barrieren betrachten kann. Ein Beispiel dafür ist die Transplantation eines Schweine-Herzens auf einen Menschenaffen als präklinisches Modell für die Transplantation auf den Menschen, also eine *diskordante* Xeno-Organtransplantation. Wird die erste Barriere durch die eine und/oder andere der in Abschnitt 3 besprochenen Manipulationen überwunden, steht man vor der nächsten. Es ist also nicht richtig, was man immer wieder in wenig fachgerechten Mitteilungen lesen kann: mit der Beherrschung der hyperakuten vaskulären Abstoßung seien die wesentlichen immunologischen Probleme der Xenotransplantation gelöst.

Wie die Tabelle 6.2 auch zeigt, wird die Anzahl der Barrieren, d. h. der verschiedenen zur Abstoßung führenden Mechanismen, mit abnehmendem Histoinkompatibilitätsgrad immer kleiner. Am relativ (!) kleinsten ist sie bei der Allotransplantation, bei der die Antikörper nicht die dominante Rolle, wie bei der Xenotransplantation, spielen.

Dass es insgesamt die spezifischen immunologischen Reaktionen sind, seien sie humoral (Antikörper-bedingt) oder zellvermittelt (T-Lymphozyten-bedingt), die für die Transplantat-Abstoßungen zentral verantwortlich sind, wird heute nicht bezweifelt. Zu den besten Belegen dafür gehört die Tatsache, dass Tiere mit einem genetisch bedingten kompletten Immundefekt (sogenannte SCID-Mäuse) Xeno-Transplantate beliebig akzeptieren.

Tabelle 6.2 Übersicht über Xeno- und Allo-Abstoßungsreaktionen und ihre zeitliche Abfolge

Reaktions- → typ	hyperakute vaskuläre Abstoßung	akute vaskuläre Abstoßung	akute extravask. Abstoßung	akute T-Zell-Vermittelte Abstoßung	chronische Abstoßung
Zeit	Min.-Std.	Tage		Tage-Wo.	Mon. - Jahre
Mechanismus→ der Abstoßung	nat. Antikörper, Komplement	nat. & induz. Antikörper, sekund. Zell-Reaktionen	nat. & induz. Antikörper, Zell-vermittelte Reaktionen	T-Lymphozyten	immunolog, induzierte, komplexe Folge-Reaktionen
Transplantat-Typ ↓					
diskordantees Xeno-Organ	+	→			
konkordantes Xeno-Organ		+	→		
xenogene Einzelzellen oder Minigewebe			+	→	
Allotransplantat				+	→

6.2.2 Die hyperakute vaskuläre Abstoßung

Die entscheidende primäre Barriere der Xenotransplantation wird durch sogenannte natürliche xenoreaktive Antikörper gebildet. Sie sind normalerweise bereits vor Beginn einer Transplantation im Blut vorhanden, werden meist kurz nach der Geburt gebildet und durch Bakterien der normalen Darmflora zunehmend induziert. Bei Menschen und den Altwelt-Affen (nicht mehr bei Neuwelt-Affen) sind sie zu mehr als 80 % gegen ein bestimmtes Zuckerrest-Epitop[4] gerichtet.

Diese Antikörper können verschiedenen Klassen von Immuneiweißkörpern[5] angehören. Ein Teil von ihnen kann in die Gewebsflüssigkeiten und in die auf Körperoberflächen ausgeschiedenen Flüssigkeiten übertreten. Sie spielen vermutlich eine Rolle bei der Abwehr von Bakterien wie auch von behüllten Viren, die von Nicht-Primaten stammen (siehe dazu Kap. 8). Ihre Bindungsaffinität ist nicht hoch (Platt 1996), und darum ist es schwierig, sie vollständig zu eliminieren bzw. zu binden. Ihre Konzentration im menschlichen Blut kann für IgM um den Faktor 40 und für IgG um den Faktor 160 variieren (Buonomano et al. 1999). Dieser quantitative Aspekt ist deshalb wichtig, weil wir aus Tiermodell-Untersuchungen wissen, dass der anti-Gal Antikörper-Titer die Heftigkeit der Abstoßungsreaktionen entscheidend mitbestimmen kann (Pearse et al. 1998).

Es ist zu betonen, dass keineswegs alle xenoreaktiven natürlichen Antikörper des Menschen die Spezifität anti-Gal haben. Vielmehr sind sie Teil eines größeren Pools sogenannter natürlicher Antikörper, die lebenslänglich von T-Zell-unabhängigen B-Lymphozyten gegen Kohlenhydrat-Antigene gebildet werden und verschiedene Funktionen haben können. Es ist unklar, welche davon welche Rolle bei Xenotransplantationen spielen, wenn die durch anti-Gal Antikörper determinierte Barriere überwunden ist (Taniguchi et al. 1996).

Die natürlichen Antikörper im Blut des Empfängers eines diskordanten Xenoorgantransplantats können unmittelbar nach der Wiederherstellung der Blutzirkulation mit den auf dem Transplantatgefäßendothel reich exprimierten Gal-Strukturen reagieren. Die sich daran anschließende Komplement-Aktivierungskaskade (siehe Abb. 6.2) löst die in Abb. 6.3 dargestellte Reaktionskette aus. Es ist heute klar, dass dieser (vorwiegend IgM-)Antikörper-abhängige Komplementaktivierungsprozess das dominierende Ereignis ist (insbesondere auch bei Transplantaten vom Schwein auf Menschenaffen oder Mensch). Aber in einigen Spezieskombinationen (wie Meerschweinchen → Ratte oder Schwein → Hund) kann auch Antikörper-unabhängige Komplementaktivierung in größerem Umfang stattfinden (Platt et al. 1991). Komplementregulierende Proteine[6] spielen für die Intensität der hyperakuten Reaktion eine maßgebliche Rolle (siehe dazu Abschnitt 6.3.2.2).

[4] Galaktose-α(1,3)-Galaktose
Die anderen Säugetiere besitzen das Enzym zur Synthese dieses Gal-Disaccharid-Endstücks einer Kohlenhydrat-Seitenkette eines Glykoprotein- oder Glykolipid-Moleküls (z. B. beim Schwein > 10^6 Epitope auf jeder der die Gefäßwände auskleidenden Endothelzellen); infolgedessen bilden sie keine Antikörper dagegen (Oriol et al. 1993).

[5] IgM, IgG oder seltener IgA

[6] CD59, CD55 (Decay Accelerating Factor, DAF) oder CD46 (Membrane Cofactor Protein, MCP), die unerwünschte Komplementaktivierung bremsen oder verhindern

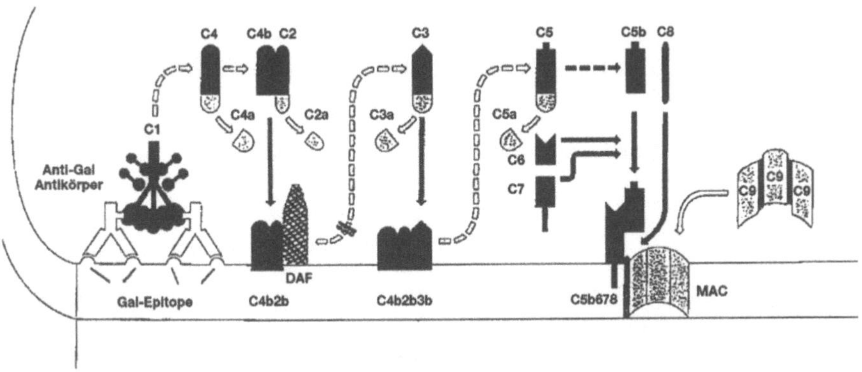

Abb. 6.2 Die Komplementaktivierung über den klassischen Weg
Bei der hyperakuten Abstoßung kommt es nach der Reaktion der präformierten Antikörper mit den Galα(1,3)Gal-Epitopen auf den Endothelzellen zur Bindung der ersten Komplementkomponente (C1) an zwei benachbarte Antikörpermoleküle. Dadurch entsteht eine aktive Protease, die die Untereinheit C4a von der Komponente C4 und nach Anlagerung von C4b an C2 auch die Untereinheit C2a von C2 abspaltet. Der daraus resultierende, ebenfalls enzymatisch aktive Komplex C4b2b (C3-Konvertase) spaltet das C3-Molekül. Dies kann durch den *Decay Accelerating Factor* (DAF) verhindert werden. Wird aber C3 gespalten, dann entstehen die Untereinheit C3a und der membranständige Komplex C4b2b3b, der C5 spaltet. C5b bindet an C6, C7 und C8. Durch die Bindung von C5b678 an C9 Komponenten entsteht der sogenannte *membrane attack complex* (MAC), der zur Lyse der Zelle führt. Vor allem die löslichen Komplement-Spaltprodukte C3a und C5a sind Entzündungs-fördernde Mediatormoleküle.

Die Art der Endothelzellaktivierung bei der hyperakuten Abstoßung wird als Typ I bezeichnet, in Gegenüberstellung zu der bei der akuten vaskulären Abstoßung (siehe unten). Nach Bindung der anti-Gal Antikörper läuft sie so rasch ab, dass eine Hochregulation von Gen-Expressionen und/oder Proteinsynthesen (siehe dazu Abschnitt 6.2.3) keine nennenswerte Rolle spielen. Der ablaufende Prozess besteht im wesentlichen aus zwei Ereignissen:

1. Auflösung der Endothelzell-Verbindungen. Das führt zum Austritt von Blutflüssigkeit und -zellen in das umgebende Gewebe;
2. Verlust von Heparansulfat und Thrombomodulin aus den Endothelzellen. Das wandelt ihre Oberfläche aus einer blutgerinnungsverhindernden in eine gerinnungsfördernde um.

Bei dieser Typ I-Endothelzellaktivierung ist zwar normalerweise die Komplementaktivierung wesentlicher Mediator, aber nach neueren Beobachtungen kann sie auch unabhängig davon ablaufen (Palmetshofer et al. 1998a). Das relativiert die Wirksamkeit von Komplement-Manipulationen.

Trotz der gefürchteten Heftigkeit, mit der diese hyperakuten Reaktionen binnen Minuten bis Stunden ablaufen können, gibt es Unterschiedlichkeiten bei verschiedenen Altwelt-Affen. Dies führt zu der Frage, welche wie gut als präklinische Modelle, z. B. für Schweine-Transplantate, geeignet sind. Bei den oft verwendeten Cynomolgus-Affen kann die hyperakute Abstoßung ausbleiben, weshalb zur Zeit Paviane als zuverlässigste Modelltiere gelten (Lambrigts u. Cooper 1997).

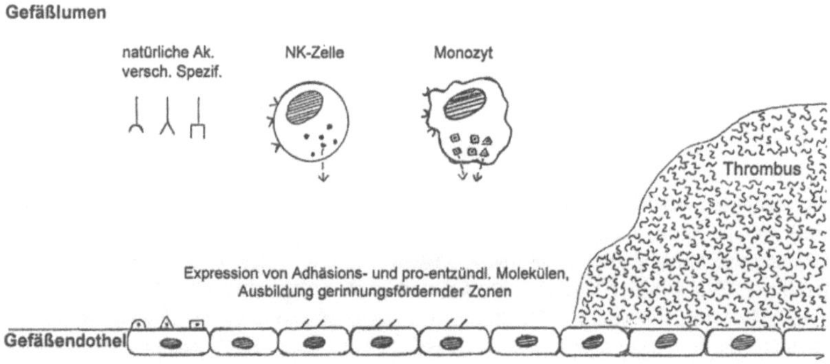

Abb. 6.3 Pathophysiologie der hyperakuten, vaskulären Xenotransplantat-Abstoßung (Typ I-Endothelzell-Aktivierung) (modif. n. Dorling et al. 1997)
Normalerweise stellt das Gefäßendothel eine dichte Schranke dar, die gleichzeitig die Verhinderung der Blutgerinnung im Gefäßlumen gewährleistet. Eine hyperakute Abstoßung wird durch Bindung xenoreaktiver natürlicher Antikörper (im wesentlichen anti-Gal α (1,3) Gal) aus dem Blut des Empfängers an das Gefäßendothel des Transplantats ausgelöst. Diese Bindung aktiviert das Komplementsystem über seinen Faktor C1 und führt zur Produktion von Entzündungsmediatoren (insbes. den Spaltprodukten C3a und C5a) und von sogenannten *membrane attack complexes* (MAC). Dadurch kommt es zur sogenannten Endothelzellaktivierung und zur Gefäßwandschädigung. Die Endothelzellen ändern ihre Form und ziehen sich zusammen, so dass Spalten zwischen ihnen entstehen. Infolgedessen können Blutflüssigkeit und sogar -zellen (einschließlich Erythrozyten) in das umliegende Gewebe übertreten. Auf den Endothelzell-Oberflächen werden Adhäsionsmoleküle exprimiert, die u. a. Leukozyten (weiße Blutzellen) und Thrombozyten (Blutplättchen) binden und aktivieren. Weitere entzündungsfördernde Moleküle (Zytokine) werden freigesetzt. Koagulations-hemmende Moleküle (Thrombomodulin und Glykosaminoglykanketten) werden von den Endothelzell-Oberflächen abgespalten und gehen verloren. Thrombozyten verklumpen, Fibrin wird abgelagert, Thromben werden gebildet und können unkontrolliert zum Gefäßverschluss binnen Minuten bis Stunden wachsen.

Bei jungen Pavianen allerdings kann es vorkommen, dass die anti-Gal Antikörper-Konzentration noch nicht ausreicht, um die in Abb. 6.2 dargestellte Reaktionskette in bedrohlichem Ausmaß in Gang zu setzen.

Für das Konzept der Xenotransplantation ist wichtig festzuhalten,

- dass die derzeitigen, verschiedenen transgenen Manipulationsbemühungen nicht an der eigentlichen Ursache, den Antikörpern, ansetzen,
- dass wir die Vielfalt der Antikörper-Reaktionen und ihrer Folgereaktionen immer noch nur ungenau kennen, und
- dass diese vaskulären hyperakuten Reaktionen ein Problem vaskularisierter Organtransplantate, nicht aber bei Zelltransplantaten darstellen.

Dies gilt auch für die im nächsten Abschnitt besprochenen akuten Abstoßungsreaktionen.

6.2.3
Akute vaskuläre Abstoßung von Organtransplantaten

Diese akute vaskuläre Abstoßung wird auch als verzögerte Xenotransplantat-Reaktion (*delayed xenograft reaction*) bezeichnet. Bei diskordanten Spezies-Kombinationen ist es heute möglich, die hyperakute Reaktion weitgehend zu verhindern (siehe dazu Abschnitt 6.3) – dann geschieht das, womit bei konkordanten Kombinationen der Abstoßungsvorgang beginnt: Es kommt zu einer Endothelzelaktivierung, die nicht einfach langsamer, sondern anders verläuft und daher als Typ II bezeichnet wird. Sie ist in Abb. 6.4 schematisch dargestellt und gilt zur Zeit als die schwierigste immunologische Hürde der xenogenen Organtransplantation (Platt et al. 1998). Ihre Reaktionen sind noch wenig geklärt und schwer beeinflussbar.

Wiederum gelten Antikörper als der wichtigste Faktor, mit dem alles beginnt, aber dieses Mal dominiert nicht eine bestimmte Spezifität. Neben den Gal-Epitopen sind in jüngster Zeit eine Vielzahl anderer Kohlenhydrat-Antigene, z. B. auf Schweine-Gefäßendothelzellen, identifiziert worden, gegen die im menschlichen Blut sogenannte natürliche Antikörper vorkommen (Cooper 1998). In konkordanten Spezies-Kombinationen, in denen es keine präformierten Antikörper gibt, beginnt die Bildung von Antikörpern gegen das Transplantat innerhalb weniger Tage, ist anscheinend T-Zell-unabhängig (daher so schnell) und markiert in typischer Weise den Beginn der Abstoßungsreaktionen. Derartige, besonders rasch induzierte Antikörper treten natürlich in diskordanten Kombinationen zu den natürlichen hinzu. Ihr Wirksamwerden kann weitgehend Komplement-unabhängig sein. Das lässt sich daraus ableiten, dass eine akute Reaktion auftritt, wenn eine hyperakute Reaktion durch Hemmung der Komplementaktivierung vermieden wird. Aber auch die bis heute potentesten Komplement-Manipulationen (siehe dazu Abschnitt 6.3.3.1) senken die *in vivo* Komplementaktivität zwar unter 10 %. Doch können offenbar 1 bis 5 % humaner Komplementaktivität ausreichen, um Schweine-Endothelzellen zu aktivieren (Saadi et al. 1999).

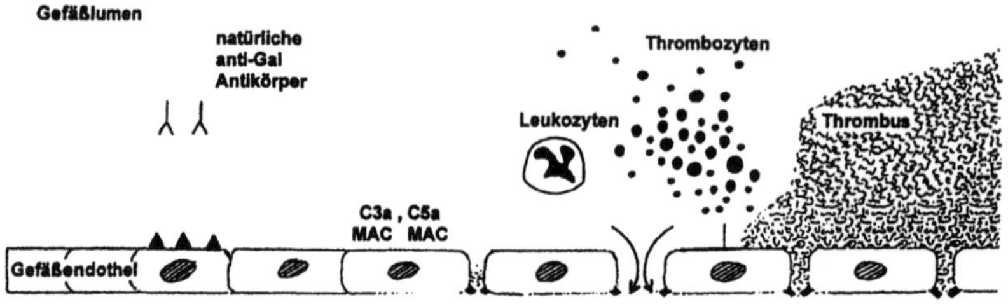

Abb. 6.4 Pathophysiologie der akuten Xenotransplantat-Abstoßung (Typ II-Endothelzell-Aktivierung). Auch hier stellt das Gefäßendothel die Zielzellen am Beginn von Reaktionsketten dar. Ohne notwendige Komplementaktivierung können nach Transplantation schnell vermehrte und neugebildete Antikörper gegen eine Vielzahl noch unbekannter Antigene auf den Endothelzell-Oberflächen zur Endothelzell-Aktivierung führen, die langsamer und anders abläuft als bei der hyperakuten Abstoßung und Proteinsynthese-abhängig ist. Die Expression von Adhäsionsmolekülen (wie E-Selektion, P-Selektion, intercellular adhesion molecule 1=ICAM-1) führt u.a. zu Bindung und Aktivierung von natürlichen Killerzellen (NK-Zellen) und Monozyten. Entzündungsfördernde Zytokine (wie IL-1 und IL-8) werden abgegeben. Ein lokales gerinnungsförderndes Milieu wird gebildet durch Expression des sogenannten *Tissue Factor* und weiterer Thrombose-Regulatormoleküle und durch Verlust von Thrombomodulin. Das führt schließlich zur Fibrinablagerung und intravaskulärer Thrombose, zur Störung und schließlich zum Zusammenbruch der Durchblutung binnen weniger Tage.

Diese Endothelzellaktivierung vom Typ II erfordert Gen-Transkriptionen und Protein-Synthesen (Palmetshofer et al. 1998 b). Dabei werden entzündungsfördernde Moleküle und Adhäsionsmoleküle synthetisiert und in die Umgebung abgegeben bzw. auf der Zelloberfläche exprimiert. Der zweite Haupteffekt besteht darin, ein gerinnungsförderndes Milieu zu schaffen, z. B. durch gesteigerte Expression von Thrombose-Regulatormolekülen. Eine kritische Komplikation dieser Reaktionen besteht in generalisierten Blutgerinnungsstörungen im Empfängerorganismus, die sofort enden, wenn das Xenotransplantat entfernt wird (Ierino et al. 1998).

Die Rolle von natürlichen Killerzellen und Zellen der Monozyten/Makrophagen-Reihe ist unklar und wahrscheinlich in Abhängigkeit von Spezies-Kombination und Untersuchungsmodell unterschiedlich. Schweine-Gefäßendothelzellen sind hochempfindlich gegenüber zytotoxischen Wirkungen menschlicher NK-Zellen, wahrscheinlich weil sie keine hemmenden Human-MHC Klasse I-Moleküle auf ihren Oberflächen tragen (Sasaki et al. 1999) und ihre Kohlenhydrat-Seitenketten (wie Gal) von diesen Zellen erkannt werden können (Artrip et al. 1999). Menschliche Monozyten können sich an Schweine-Endothelzellen anheften und damit zu gegenseitiger Aktivierung führen (Kwiatkowski et al. 1999, Robson 1999, Sandrin u. McKenzie 1999).

Aber es bleibt problematisch, biologisch relevante immunologische Reaktionen höherer Säugetiere aus Befundbeschreibungen von Nagetieren oder aus *in vitro*-Befunden abzuleiten. Und es gibt bisher nur indirekte Evidenz für NK-Zell- und Makrophagen-Beteiligung an den Reaktionen von Primaten gegen Schweinegewebe (Seebach, Waneck 1997); diese Zellen infiltrieren kaum in das Transplantat (Platt 1999). Ihre funktionelle Gewichtigkeit wird um so deutlicher werden, je besser diese Zellen selektiv ausgeschaltet werden können.

6.2.4 Akute Abstoßung von Zell-Transplantaten (ohne Gefäßanschluss)

Wie schon erwähnt, können sich bei Einzelzellen, kleinen Zellverbänden oder nicht vaskularisierten Geweben keine Gefäßendothel-Zellaktivierungen mit den oben beschriebenen hocheffizienten Folgereaktionen abspielen. Aber Fremderkennung kann natürlich stattfinden, sowohl durch präformierte oder neugebildete Antikörper wie durch zellvermittelte Mechanismen. Dabei bewirken die bereits angesprochenen natürlichen und induzierten Antikörper sowie die natürlichen Killerzellen und die Monozyten/Makrophagen von den T-Zellen (siehe Abschnitt 6.2.5) unabhängige Mechanismen.

Im Hinblick auf die Bedeutung der anti-Gal Antikörper stellt sich zunächst die Frage nach der Expression des Gal-Epitops auf den Zell-Transplantaten, und zwar differenziert nach Spezies, nach konstitutiver (d.h. regelmäßiger) oder induzierter Expression (z.B. erst nach Einwirkung proentzündlicher Zytokine) und nach dem Grad (der Menge) der Expression. Das ist bisher wenig untersucht, am besten bei Pankreasinselzellen, mit interessanten Befunden. Z. B. wurde keine Expression auf frisch präparierten (McKenzie et al. 1995) bzw. kultivierten (Heald et al. 1999) Schweinepankreasinsel-β-Zellen gefunden, wohl aber auf anderen, nicht hormonproduzierenden Inselzellen, wie z. B. Gefäßendothelzellen. Wichtiger noch sind die vielfachen Befunde, dass *in vitro* oder *in vivo* Einwirkung von anti-Gal Antikörpern keine Schweine-Inselzell-Funktionsschäden bewirken (Gourlay et al. 1999, McKenzie et al. 1998, Mirenda et al. 1998).

Trotzdem können nach (!) Insel- und anderen Zell-Transplantationen starke Antikörper-Bildungen erfolgen, einschließlich anti-Gal (Galili et al. 1995, Korbutt et al. 1996). Aber insgesamt haben wir wenig Hinweise darauf, dass diese Antikörper bei der Abstoßung von Zell-Transplantaten (also außerhalb der Gefäßwände) eine wesentliche Rolle spielen (Korsgren 1997, Simeonovic 1999). Interessanterweise kann sogar Knochenmark in Anwesenheit solcher Antikörper erfolgreich übertragen werden, wobei allerdings größere Mengen erforderlich sind. Das hat zu der Annahme geführt hat, die akute humorale extravaskuläre Abstoßungsreaktion lasse sich wahrscheinlich durch größere Zellmengen, also quantitativ „überspielen“ (Auchincloss u. Sachs 1998).

Natürliche Killer-Zellen werden auch in den Infiltraten von Zell-Transplantaten immer wieder beschrieben – mit der Frage, warum sie dort sind, zumal z.B. Schweinepankreas-Inselzellen (in verschiedenen Nager-Modellen) nach deren Beseitigung ebenso rasch abgestoßen werden (Korsgren 1997). Andererseits gibt es gute Evidenz dafür, dass NK-Zellen eine sehr wichtige Rolle bei der Resistenz gegen xenogene Knochenmark-Transplantate spielen: Im Gegensatz zur Allotransplantation gelingt die Übertragung erst nach zusätzlicher anti-NK-

Behandlung. Im übrigen ist heute klar, dass die T-Lymphozyten (siehe den nächsten Abschnitt) eine wesentliche Rolle bei der akuten Zelltransplantat-Abstoßung spielen (Mandel 1999, Simeonovic 1999).[7]

6.2.5 Akute T-Zell-vermittelte Abstoßung

Bei Betrachtung der Übersicht über Abstoßungsreaktionen in Tab. 6.2 kann man erkennen, dass mit abnehmender Bedeutung der Antikörper die der T-Lymphozyten zunimmt. Bei akuten Allotransplantat-Reaktionen spielen Antikörper nur dann eine wesentliche Rolle, wenn der Empfänger zuvor sensibilisiert worden war (z. B. durch ein früheres, abgestoßenes Transplantat) oder bei ABO-Blutgruppen-Unverträglichkeiten. Bei Xenotransplantaten konnte man erst in jüngster Zeit beginnen, die verschiedenen Mechanismen der T-vermittelten-Reaktionen zu studieren. Auch hier muss darauf geachtet werden, welche Modell-Unterschiede bestehen (Spezies-Kombinationen, Gewebsart etc.) – vor allem im Hinblick darauf, dass die heutige Zielrichtung Schwein → Mensch lautet.

Bei der T-Zell-Aktivierung durch Antigen-präsentierende Zellen (APZ) spielen die aus dem Knochenmark stammenden sogenannten dendritischen Zellen die Hauptrolle, eine erstmalige T-Aktivierung in Gang zu setzen. Sie besitzen die höchste bekannte Leistungsfähigkeit darin, durch Präsentation von Antigen-Peptiden auf ihrer Zelloberfläche als Signal 1 und gleichzeitiger (notwendiger) Expression sogenannter ko-stimulierender Moleküle als Signal 2 T-Zell-aktivierend zu wirken. Daher werden sie oft als professionelle APZ bezeichnet. Daneben gibt es einige halbprofessionelle APZ, die erst ihrerseits aktiviert werden müssen oder nur erneute (Re-) Aktivierung einer T-Zelle bewirken können. Dazu gehören die Gefäßendothelzellen vieler (nicht aller) Gefäßabschnittte vieler Spezies. Schweine-Endothelzellen erscheinen aufgrund neuerer *in vitro* gewonnener Ergebnisse für humane T-Lymphozyten als besonders immunogene „professionals“ (Dorling u. Lechler 1998).

Man unterscheidet zwischen direktem und indirektem Antigenerkennungsweg. Bei ersterem stammt die Antigen-präsentierende Zelle vom Transplantat, bei letzterem haben Empfänger-eigene APZ vom Transplantat stammende Fremdmoleküle aufgenommen, in Peptide zerlegt und präsentieren diese den Empfänger-T-Zellen. Man hat einige Zeit lang angenommen, dieser indirekte Weg sei bei der Xenotransplantation der einzig wesentliche. Diese Annahme ist in jüngster Zeit korrigiert worden; insbesondere funktionieren zwischen Schwein und Mensch für

---

[7] Über funktionelle Zusammenhänge zwischen den Zellen der unspezifischen und der spezifischen Abwehr (siehe auch Tab. 6.1) bei der Xenotransplantation gibt es interessante neue Informationen (Platt 1999, Smyth u. Kelly 1999). Sie geben Hinweise darauf, dass nicht nur die Makrophagen als Antigen-präsentierende Zellen (siehe dazu Abschnitt 6.2.5), sondern auch die sog. natürlichen Killerzellen eine wichtige Funktion als schnell wirksam werdende Aktivatoren der spezifischen T-Lymphozyten (durch Interferon γ-Produktion) haben können. Dafür könnte ihre kurzfristige Anwesenheit genügen, um die nachfolgenden Zerstörungsprozesse „anzustoßen“.

den direkten Weg notwendige Liganden-Interaktionen[8]. Natürlich, wenn ein Transplantat keine wirksamen eigenen APZ hat oder sie nicht mehr hat (wie bei der chronischen Abstoßung, siehe Abschnitt 6.2.6), dann funktioniert nur der indirekte Weg, der meist $CD4^+$ T-Zellen aktiviert, wie z. B. bei Pankreasinsel- oder anderen Zell-Transplantaten (Benda et al. 1998, Simeonovic 1999).

Bei den meisten Kombinationen (insbesondere bei der diskordanten Kombination Schwein→Mensch) nimmt die Immunogenität, d. h. die Fähigkeit zur Ingangsetzung einer spezifischen immunologischen Reaktion, mit genetischer Distanz zu und die Beherrschung durch Immunsuppressiva (siehe dazu Abschnitt 6.3.3.3) wird immer schwieriger und schließlich aussichtslos (Auchincloss und Sachs 1998).

Aber wir haben keine Hinweise darauf, dass die immunologischen Reaktionen qualitativ anders verlaufen. Sowohl bei der Allo- wie bei der Xeno-Transplantation ist in zahlreichen Modellen gezeigt worden, dass die $CD4^+$ T-Zellen die Hauptrolle spielen (Müller-Ruchholtz 1998, Dorling, Lechler 1998, Friedman et al. 1999, Yi et al. 1999). Aber auch CD8+ T-Zellen sind dazu fähig (Lin et al. 1999, Uchida et al. 1999). Wenn auch einzelne der Liganden-Interaktionen wegen molekularer Inkompatibilitäten zwischen verschiedenen

Tabelle 6.3 Mögliche Folgen der Signalübertragungen für die Lymphozyten-Funktion

Art der Aktivierung	Zellbiologische Folgen
vollständige positive Aktivierung	Zytokin-Sekretion und Zell-Proliferation
partielle positive Aktivierung	nur Zytokin-Sekretion
keine Aktivierung	kurzfristiger Stoffwechselblock, der die Zelle Antigen-ignorant macht
partielle negative Aktivierung	Ausbildung einer Anergie, die die Zelle auch bei wiederholter Antigenzuführung reaktionslos macht (reversibel)
vollständige negative Aktivierung	Deletion des Zell-Klons durch programmierten Zelltod (Apoptose)
Modulation	Ausbildung immunregulatorischer Zellen

[8] Z. B. MHC-Klasse II/CD4 (bei den CD4+ T-Zellen), MHC-Klasse I/CD8 (bei CD8+T Zellen) und B 7/CD 28 (Yamada et al. 1995, Satake et al. 1996, Xu et al. 1999)

Spezies schlechter oder nicht funktionieren, so kompensiert die Redundanz im Immunsystem das im Regelfall. Insbesondere sind die Mensch-anti-Schwein-Reaktionen den Allo-Mensch-T-Zell-Reaktionen bemerkenswert ähnlich (Auchincloss u. Sachs 1998, Xu et al. 1999). Daher kann für eine kurze Darstellung der Grundmechanismen von T-Zell-Reaktionen das in rund drei Jahrzehnten zusammengetragene Wissen aus der Allotransplantation zu Hilfe genommen werden.

Die Aktivierung der Lymphozyten kann, in Abhängigkeit von der Vielzahl möglicher Einflüsse auf diese Zellen, positive und/oder negative Signalwirkungen haben. Die möglichen Folgen sind in Tab. 6.3 zusammengestellt. Dementsprechend soll man die Maßnahmen, mit denen man unter bestimmten Bedingungen einen bestimmten Erfolg gehabt hat, nicht verallgemeinern, sondern unter anderen Bedingungen erneut prüfen, wenn man sich harte Enttäuschungen z. B. beim Einsatz am Menschen ersparen will.

Für das Verständnis der spezifischen zellvermittelten Transplantat-Abstoßungsreaktionen ist es wichtig, einige Grundinformationen über diese Vorgänge zu haben, da sie die Voraussetzung für das Verständnis der Wege zur immunologischen Akzeptanz von Xenotransplantaten (siehe Abschnitt 6.3) darstellen. Häufig wird in der Verhinderung positiver Signalwirkungen, die zur Aktivierung Transplantat-zerstörender T-Zellen (und Antikörper-produzierender B-Zellen) führen, z. B. in der Immunsuppression, die wesentliche Zielsetzung der Behandlungen zur Verhinderung von Transplantat-Abstoßungsreaktionen gesehen. Demgegenüber ist zu betonen, dass in der Induktion negativer Signalwirkungen, die zur immunologischen Transplantat-Toleranz führen (siehe dazu Abschnitt 6.3.3.4), der entscheidende Schlüssel für eine klinisch akzeptable, langfristige Xenotransplantat-Erhaltung liegen dürfte.

Die spezifischen zellvermittelten Abstoßungsreaktionen (die akuten ebenso wie die im folgenden Abschnitt zu besprechenden chronischen Reaktionen) dürfen nicht als isolierte Vorgänge verstanden werden. Auch Allotransplantationen sind mit einem operativen Eingriff verbunden, der sofort zu unspezifischen entzündlichen Reaktionen führt, und bei Xenotransplantationen kann nicht davon ausgegangen werden, dass alle in den voraufgegangenen Abschnitten besprochenen Reaktionen vollständig ausgeschaltet werden konnten. Die dadurch bewirkten Gewebsveränderungen können wesentlichen Anteil an der Heftigkeit der ingangkommenden spezifisch-zellvermittelten Reaktionen haben. Und letztere induzieren (wenn die o.g. positiven Signalwirkungen dominieren) als spezifische Zündreaktionen nichts anderes als massive, entzündliche Folgereaktionen, die zur Transplantatzerstörung führen.

6.2.6 Chronische Transplantat-Abstoßung

Während akute T-Zell-vermittelte Transplantat-Abstoßung ein heftiger, binnen Tagen bis Wochen ablaufender und gewebsdestruktiver Prozess ist, verlaufen die chronischen Abstoßungsreaktionen langsam, binnen Monaten bis Jahren und gewebsproliferativ, was zu Verengung und Verschluss anatomischer Lumina (insbesondere von Gefäßen, sogenannte Transplantat-Vaskulopathie) und zu interstitieller Gewebsfibrosierung führt. Bei der Allotransplantation haben sie sich nach jahrzehntelangen Beobachtungen als resistent gegenüber den etablierten Immunsuppressiva (siehe dazu Abschnitt 6.3.3.3), die bekanntlich hochwirksam bei der Bekämpfung der akuten Abstoßungsreaktionen sind, erwiesen. Daher stellen sie z. Zt. bei der klinischen Allotransplantation das immunologische Hauptproblem dar, das wahrscheinlich (ebenso wie die immunologischen Hauptprobleme der Xenotransplantation) nur durch Immuntoleranz-Induktion zu lösen ist.

Der chronische Prozess ist besonders komplex, mit immunologischen Determinanten und nicht-immunologischen Faktoren, wie in Abb. 6.5 kurz zusammengefasst. Die Schlüsselrolle der immunologischen Faktoren erhellt aus der experimentellen Beobachtung, dass immundefiziente Nagetiere auch nach diskordanter Xenotransplantation keine akuten und nur selten chronische Reaktionen entwickeln, und aus der klinischen Erfahrung bei Allotransplantationen, dass die Häufigkeit, Dauer und Heftigkeit akuter Abstoßungskrisen die Langzeit-Überlebensprognose eines Transplantates wesentlich mitbestimmen. Es scheint, dass eine erste Phase von Entzündungsreaktionen reversible und Transplantatantigen-abhängige Vorgänge umfasst, während eine zweite Phase aus irreversiblen und überwiegend Antigen-unabhängigen, eigenständig fortschreitenden, von proliferationsfördernden Wachstumsfaktoren wesentlich mitbestimmten Vorgängen besteht.

In konkordanten Xenotransplantat-Modellen ist es unter Einsatz neuer Immunsuppressiva (Leflunomid, siehe auch Abschnitt 6.3.3.3) in jüngster Zeit gelungen, chronische Abstoßungsverläufe zu untersuchen. Dabei wurden ähnliche histologische Veränderungen gefunden, wie sie bei chronischen Allo-Reaktionen bekannt sind, insbesondere die typischen Arterien-Intimaverdickungen mit Wucherung der glatten Gefäßwandmuskelzellen, Infiltration mit T-Lymphozyten und Makrophagen sowie Fibrosierung (Shen et al. 1998). In diskordanten Spender-/Empfänger-Kombinationen kommen die Folgen der hohen Immunogenität freigesetzter Gal-Epitope hinzu: hochreaktive Antikörper werden gebildet, deren Transplantatzerstörende Mechanismen in wesentlichen Teilen Komplement-unabhängig sind. Daher ist nicht zu erwarten, dass sie durch genetisch manipulierte Verhinderung der Komplementaktivierung („transgene Schweine", siehe dazu Abschnitt 6.3.2.2) behindert werden.

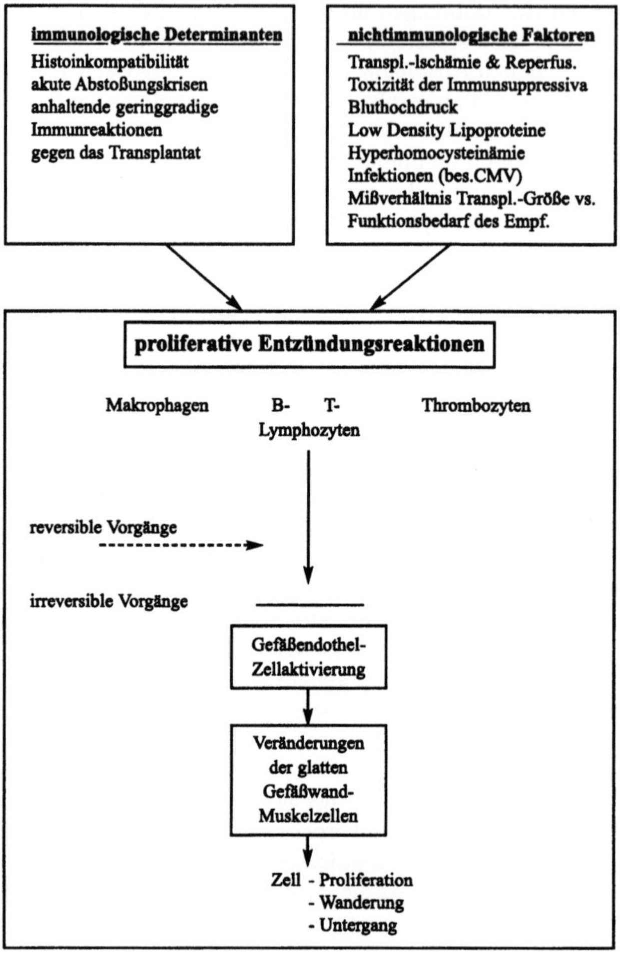

Abb. 6.5 Chronische Abstoßung mit Transplantat-Vaskulopathie

6.3 Beeinflussung der Abstoßungsreaktionen (Wege zur immunologischen Akzeptanz von Transplantaten)

6.3.1 Übersicht über die Möglichkeiten

In Tab. 6.4 ist zusammengestellt, welche Maßnahmen, zugrunde liegende Mechanismen und zugehörige Beispiele oder Hinweise hier besprochen werden. Eingriffe können auf der Seite des Transplantats, zur Senkung seiner Immunogenität, oder beim Empfängerorganismus, zur Senkung seiner Reaktivität, vorgenommen werden. Die einzelnen Maßnahmen schließen sich meist nicht aus, vielmehr soll-

Tabelle 6.4 Übersicht über die Möglichkeiten zur Beeinflussung der Abstoßungsreaktionen

	Maßnahme	Mechanismus	Beispiel/Hinweis
Manipulationen am Transplantat	Änderung der Histoinkompatibilität	Änderung der funkt. Rolle differenter Transpl.-Antigene	Gewebetypisierung Transfekt. mit Transpl.Antigen
	Andere Modifikationen	Veränderung der Transplantatzellen so, daß weniger unphysiologische Reaktionen erfolgen können	transgene Schweine mit menschlichen Komplement-Regulator-Molekülen
	Nutzung und/oder Schaffung Sog. Immunprivilegien	anatomische oder apoptot Barriere für Immunzellen	Blut/Hirn-Schranke
	Immunisolation Zelltransplantaten	Isolierung von Transplantatzellen durch künstliche Membranen, die für Lymphozyten und Antikörper undurchlässig sind	Pankreas-Insel
Manipulationen am Empfänger	Elimination oder Hemmung präformierter („natürlicher") Antikörper und/oder Komplementfaktoren	Verhinderung der Aktivierung und Zerstörung von Gefäßwandendothelzellen	hyperakute und akute Abstoßung vaskularisierter Xenotransplantate
	Akkomodation	vermutlich biolog. Bedingungen, die im Transplantat zur Expression antiapoptotischer Gene führen	vorübergehende Unterdrückung immunologischer Reaktionen gegen das Transplantat
	Immunosuppression	langfristige, unspezifische Hemmung des Immunsystems	xenobiotische Medikamente und biolog. Substanzen (Antikörper): siehe Abbildung „7"
	Immunotoleranz	spezifisch geänderte Immunreaktivität	Ein Netzwerk von Mechanismen: siehe Abb. „8"

ten sie so vielfältig miteinander kombiniert werden, wie es möglich und sinnvoll ist. Wie oben schon mehrfach angedeutet, ist bei der Xeno- ebenso wie bei der Allotransplantation das wichtigste, langfristig aussichtsreichste Ziel die Induktion immunologischer Toleranz.

6.3.2
Maßnahmen am Transplantat

6.3.2.1
Änderung der Histoinkompatibilität

Gewebetypisierung zur Auswahl möglichst kompatibler Spender-/Empfänger-Kombinationen hat bei der klinischen Allotransplantation von Anfang an eine große Rolle gespielt, über die sich hinwegzusetzen die Transplantationsmediziner immer wieder versucht haben. Bei Betrachtung des Grades der Histoinkompatibilität ist offensichtlich, dass man bei der Wahl des Schweins zum aussichtsreichsten Quellentier für den Menschen (siehe Kap. 5) genau das Gegenteil dessen getan hat, was immunbiologisch wünschenswert wäre.

Bei dieser diskordanten Xeno-Kombination dürfte es weder möglich noch funktionell aussichtsreich sein, durch genetische Maßnahmen an dem einen oder anderen Schweine-MHC-Molekül zu einer signifikanten Senkung der Histoinkompatibilität zu kommen. Aber es gibt andere Wege, an denen z. Zt. gearbeitet wird, um durch genetische Eingriffe die Funktion von Transplantatantigenen zu verändern: (1) Schweine-MHC Klasse I-Moleküle können die Aktivität menschlicher NK-Zellen nicht mehr hemmen, was dann wieder möglich wird, wenn Human-MHC Klasse I-Gene in das Transplantat eingebracht werden (Auchincloss, Sachs 1998, Sasaki et al. 1999). (2) Die Produkte einzelner Schweine-MHC-Gene könnten nach Einbringen dieser Gene in leicht zugängliche Empfänger-Knochenmarkzellen (Banerjee et al. 1997, Ierino et al. 1999) geeignet sein, auch gegenüber anderen Transplantatantigenen auf denselben Schweinezellen Immuntoleranz zu induzieren, worauf in Abschnitt 6.3.3.4 noch eingegangen wird.

6.3.2.2
Andere genetische Modifikationen

Es gibt bereits heute eine Vielfalt theoretischer Möglichkeiten, in die in den Abschnitten 6.2.2.6 besprochenen Reaktionsmechanismen einzugreifen. Die molekulargenetischen Grundlagen dafür werden in Kap. 7 dargestellt.

Das Gal-Epitop (siehe Abschnitt 6.2.2) ist das wichtigste Antigen der natürlichen xenoreaktiven Antikörper. Es ist normalerweise in den verschiedenen Gefäßabschnitten einer Schweineniere (Strokan et al. 1998) oder eines Schweineherzens (Chen et al. 1999b) sehr unterschiedlich exprimiert und wird durch das Enzym Galaktosyl-Transferase synthetisiert. Das dieses Enzym kodierende Gen kann aus den Spendertieren eliminiert werden; die Tiere können Gal dann nicht mehr auf ihren Zelloberflächen exprimieren. Das ist bei Mäusen bereits gelungen (sogenannte knock-out mice); die Tiere produzieren jetzt, wie Mensch und Altwelt-

Affen, anti-Gal Antikörper (Thall et al. 1996). Dasselbe wird bei anderen Spezies, insbesondere dem Schwein mit seiner (im Vergleich zur Maus) weitaus stärkeren Gal-Expression (Tanemura et al. 2000), angestrebt. Dabei sind aber Überraschungen zu erwarten: Jetzt können bisher verdeckte Kohlenhydrat-Epitope exponiert werden, gegen die andere, natürliche oder neugebildete Antikörper aktiv werden.

Ein anderer Weg zu demselben Ziel besteht darin, statt etwas wegzunehmen ein Transgen in das Genom (z. B. beim Schwein) einzufügen, um durch Expression eines anderen Kohlenhydrat-Kettenendgliedes die Gal-Expression zu unterdrücken. Das gelingt tatsächlich mit dem α-1,3-Fucosyltransferase-Gen, dessen Produkt als Enzym mit dem o. g. Enzym um dasselbe Substrat „streitet" und zur Bildung der menschlichen Blutgruppensubstanz H führt (Sandrin et al. 1995): H charakterisiert die Blutgruppe 0, gegen die bekanntlich keine Antikörper gebildet werden. Nur: Es ist kaum zu erwarten, dass solche Kompetition zu einem Alles- oder Nichts-Ergebnis führt, und es bleibt abzuwarten, in welchem Ausmaß welche Quantitäten biologisch tolerabel sind.

Ein völlig anderer Ansatz besteht in der Verhinderung der Komplement-Aktivierung. Die in Abschnitt 6.2.2 bereits erwähnten Komplement-regulierenden Proteine[9] sind speziesspezifische Moleküle, d. h. z. B., dass die auf Schweine-Gefäßendothel exprimierten versagen, wenn es darum geht, unerwünschte Aktivierung der im menschlichen Blut vorhandenen Komplementfaktoren zu verhindern. Auf die Bemühungen zur Produktion transgener Schweine, deren Gefäßendothel menschliche Komplementregulator-Moleküle exprimiert (Cozzi et al. 1996, Platt u. Logan 1996, Byrne et al. 1997, Cowen et al. 1998), und die offenen Fragen dabei wird im Kap. 7 ausführlicher eingegangen.

Immerhin wurden – hinsichtlich der Vermeidung hyperakuter vaskulärer Abstoßung von Organ-Transplantaten – schon bisher eindrucksvolle Ergebnisse der Transplantation hDAF-transgener Schweineorgane auf Cynomolgus-Affen und insbesondere auf Paviane berichtet. Zum Beispiel überlebten heterotop transplantierte Herzen bei Pavianen bis zu 99 Tage (mittlere Überlebenszeit 26 Tage), bei den nicht-transgenen Kontrollen bis zu 10 Tage (Bhatti et al.1999). Orthotope, d. h. funktionell belastete Organe überlebten wesentlich kürzer: Herzen zwischen 18 Stunden und 9 Tagen in Pavianen (Schmoeckel et al. 1998), Nieren zwischen 6 und 35 Tagen in Cynomolgus-Affen bei Kontroll-Überlebenszeiten zwischen 8 Stunden und 30 Tagen (Zaidi et al. 1998). Diese Erfolgszahlen werden zwar ständig verbessert, aber zum Verständnis wichtig ist, dass alle Tiere eine zusätzliche massive Kombinations-Immunsuppression (siehe Abschnitt 6.3.3.3) erhielten, deren längerfristige Verträglichkeit zumindest zweifelhaft ist und die andererseits die teilweise überraschend langen Überlebenszeiten bei den nicht-transgenen Kontrollen erklärt.

Außerdem muss nachdrücklich daran erinnert werden, dass die dominante Komplementabhängigkeit ein Charakteristikum der hyperakuten Abstoßungsreaktion ist, nicht aller nachfolgenden. Darin liegen die Grenzen aller Manipulationen am Komplementsystem, seien sie gentechnologischer oder anderer Art.

Prinzipiell ist es sinnvoll, das Ziel zu verfolgen, durch genetische Eingriffe beim Spendertier so viele der für die Abstoßungsreaktionen mitverantwortlichen

---

[9] CD46, CD59, CD55 (= DAF), wobei hDAF menschliche Herkunft anzeigt.

Faktoren zu eliminieren wie möglich, um die Manipulation beim Empfänger in zumutbaren Grenzen zu halten. Neben den oben genannten gibt es dafür eine Vielzahl weiterer Möglichkeiten, über deren Effizienz in den nächsten Jahren weitere Befunde zu erwarten sind. Auf die genauere Erläuterung und weitere Aufzählung solcher Möglichkeiten (Bach et al. 1997, Soares et al. 1998, Chen et al. 1999a) soll hier verzichtet werden.

6.3.2.3
Nutzung und/oder Schaffung sogenannter Immunprivilegien

Sogenannte immunprivilegierte Orte kennen wir bei der Allotransplantation seit Jahrzehnten. Dabei handelt es sich um anatomisch umschriebene Regionen, in denen normalerweise die Fremdmolekül-Erkennung gehemmt ist. Klassisches Beispiel ist die vordere Augenkammer: Dahinein plazierte Antigene induzieren eine abnorme systemische Immunantwort[10], bei der keine T-Zellen, welche die Zytokin-abhängige sogenannte verzögerte Überempfindlichkeitsreaktion (*delayed hypersensitivity*) bewirken, und keine Komplement-aktivierenden Antikörper, wohl aber andere spezifische Effektoren gebildet werden, die eine immunologisch induzierte Entzündung hemmen (Streilein et al. 1999).

Ein anderes, wichtigeres Beispiel ist das zentrale Nervengewebe. Immunkompetente Lymphozyten und Antikörper-Moleküle (Molekulargewicht mind. 150 kD) können normalerweise die Blut/Hirn-Schranke nicht passieren. Das wird in den letzten Jahren in einer Vielzahl tierexperimenteller und auch klinischer Versuche zur Behandlung sowohl degenerativer wie tumoröser Hirnerkrankungen mit xenogenen Einzelzell-Präparationen aus verschiedenen Säugetierspezies genutzt (siehe dazu auch Abschnitt 6.1.4). Ein großer Vorteil dieser Situationen liegt darin, dass nur kleine Mengen neuroaktiver Substanzen benötigt werden, weshalb kleine Zellmengen in der Größenordnung von 10^6-10^7 ausreichen (Avgoustiniatos, Colton 1997).

Zum Beispiel wurden in der Schweiz Patienten mit Amyotrophischer Lateralsklerose, einer progressiv-degenerativen Erkrankung für die motorische Innervation zuständiger Hirnareale, Gen-transfizierte neuronale Zellen von Rind oder Maus übertragen, und zwar in einer feinen Kapsel, die in einen flüssigkeitgefüllten Raum im Rückenmark platziert wird (Deglon et al., pers. Mitteilung). Hier werden also funktionsfähige Xeno-Zellen an einen immunprivilegierten Ort übertragen, und zwar zusätzlich verkapselt (siehe dazu Abschnitt 6.3.2.4), ohne daß bisher bei Beobachtungszeiten bis zu 2 Jahren zusätzliche Immunsuppression (siehe dazu Abschnitt 6.3.3.3) erforderlich war. Andererseits kennen wir Xenomodell-Untersuchungen, die zeigen, daß Mikrogliazellen und evtl. auch Astrozyten im Hirngewebe Antigen präsentieren, voraktivierte Lymphozyten die Blut/Hirn-Schranke passieren und vor allem Antikörper wirksam werden können (Barker et al. 1999, Larsson et al. 1999), wobei vermutlich der Grad der Schädigung der Blut/Hirn-Schranke durch die Transplantation eine Rolle spielt.

Eine andere Form der Immunprivilegierung, die wir erst seit wenigen Jahren kennen, ist nicht anatomischer, sondern molekularbiologischer Art und geneti-

[10] *anterior chamber-associated immune deviation*

scher Manipulation zugänglich. Zelloberflächen-Moleküle[11] können die Verminderung von Immunreaktionen bewirken. Zu den dadurch geschützten Zellen gehören u. a. die Sertoli-Zellen im Hoden, Plazentarzellen und viele Tumorzellen. Gegen sie aktivierte Lymphozyten, die mit ihnen reagieren, können an Apoptose zugrunde gehen (Duke et al. 1999). Es ist naheliegend zu versuchen, dies Phänomen für zu transplantierende allogene oder xenogene Zellen nutzbar zu machen (Duke et al. 1999).

6.3.2.4 Immunisolation

Bei der Immunisolation handelt es sich um eine Gruppe von Verfahren bei Zell-Transplantaten zur Schaffung einer künstlichen, mechanischen Barriere zur Isolation des Transplantats gegenüber dem Immunsystem des Empfängers. Diese Barriere ist also ein sogenanntes bioartifizielles Konstrukt (*bioartificial device*) (siehe Kap. 3; siehe auch Abschnitt 6.1.4). Die Technologie der Zellverkapselung hat sich in den letzten zwei Jahrzehnten von in vitro Tests über Untersuchungen an Labornagern und Großtieren bis zur klinischen Erprobung weiterentwickelt (Zielinski et al. 1997). Hier sollen nur die prinzipiellen Bezüge dieser Verfahren zu den Immunreaktionen kurz besprochen werden.

Üblicherweise wird davon ausgegangen, dass die isolierende Membran Poren einer Größe haben muss, die Zellen (Lymphozyten) und große lösliche Moleküle (wie Immunglobulin mit einem Molekulargewicht > 150 kD) nicht, kleinere Moleküle wohl passieren lässt (Lanza u. Chick 1997). Das impliziert aber, dass der indirekte Antigen-Erkennungsweg (siehe dazu Abb. 6.6 und Abschnitt 6.2.5) nicht verschlossen ist, wenn man bedenkt, dass dabei bereits niedermolekulare Peptide (ab 7 bis 8 Aminosäuren) immunogen wirksam werden können (siehe auch Auchincloss, Sachs 1998). Dementsprechend wurde immunologische Sensibilisierung gegen verkapselte Schweine-Pankreasinselzellen auch in jüngster Zeit wiederholt gezeigt (Kulseng et al. 1999, Siebers et al. 1999). In entgegengesetzter Richtung können niedermolekulare Substanzen, z. B. von aktivierten Makrophagen sezerniertes Stickoxid (NO) oder einige der von aktivierten Antigenpräsentierenden Zellen (APZ, wie Dendritenzellen und Makrophagen) und von T-Zellen produzierte Zytokine, auf das Transplantat zytotoxisch wirken. Prinzipiell ist ein solches Verfahren um so aussichtsreicher, je geringer die immunologische Stimulation ist, d.h. je weniger Zellen transplantiert werden (müssen) und Kombinationen mit Platzierung in einer immunprivilegierten Umgebung (siehe Abschnitt 6.3.2.3) und/oder niedrigdosierter Immunsuppression möglich sind.

Seit vielen Jahren wird mit bisher nur begrenzten Fortschritten daran gearbeitet, die Kapsel-Membranen zu verbessern. Wenn sie Risse bekommen, kann die Immunabwehr schnell und voll wirksam werden. Wenn sie nicht inert, sondern selbst immunogen oder subtoxisch sind, kann es zu Reaktionen kommen, die zu Porenverengung und Auflagerung fibrosierender Schichten, also Verringerung der notwendigen Membran-Diffusionseigenschaften führen. Für viele unerwartet, ist Immunogenität der z.Zt. für Pankreasinsel-Mikroverkapselung besonders verbrei-

[11] Fas (auch CD95 oder APO-1 genannt) und sein Reaktionspartner FasL (Fas-Ligand)

teten Alginat-Kapseln in Abhängigkeit von ihrer Feinzusammensetzung und von der Empfängerspezies kürzlich erneut gezeigt worden (Kulseng et al. 1999). Da die derzeit gängigen künstlichen Materialien nicht vollständig inert und stabil sind, ist die Rückkehr zu körpereigenem Material, d. h. eine Verkapselungsmethode mit einer Schicht aus autologen Knorpelzellen, vorgeschlagen worden, um die immunprivilegierenden Eigenschaften der Chondrozyten-Matrix zu nutzen (Pollok et al. 1998).

Wie immer wieder bei den immunbiologischen Problemen der Xenotransplantation, wird es wichtig sein, künftig mehr Spezieskombinations-relevante präklinische Modelle zu erproben.

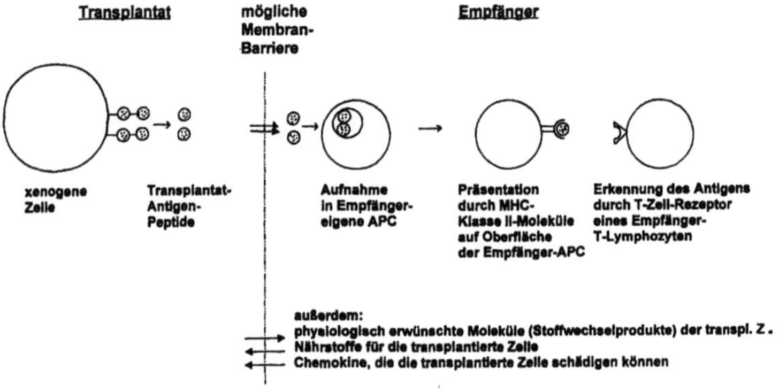

Abb. 6.6 Beispiel für Besonderheiten und besondere Effizienz des indirekten Antigen-Erkennungsweges

6.3.3
Maßnahmen am Empfänger

Auf dem 4. Internationalen Xenotransplantation-Kongress im September 1997 war eine der Hauptfeststellungen, daß die einst am meisten gefürchtete erste Barriere der Xenotransplantation vaskularisierter Organe, die hyperakute Abstoßung, nunmehr einigermaßen gut verstanden und überwindbar sei (Rogers et al. 1998). Die dafür bisher entscheidenden Maßnahmen sind zum Teil in Abschnitt 6.3.2.2 besprochen worden (Produktion transgener Schweine mit menschlichen Komplementregulator-Molekülen), zum Teil sind sie im folgenden Abschnitt 6.3.3.1 zu besprechen. Bei den nachfolgenden Barrieren helfen diese Maßnahmen allerdings, soweit überhaupt, nur begrenzt.

6.3.3.1 Elimination oder Hemmung von Antikörpern und/oder Komplement

Über die Entstehung der sogenannten natürlichen Antikörper wurden bereits im Abschnitt 6.2.2 einige Angaben gemacht. Was wäre, wenn wir diese Antikörper nicht hätten? Es ist unklar, wie weit sie infolge vielfältiger Exposition gegenüber apathogenen und nur fakultativ pathogenen Bakterien (insbesondere durch Einwirkung von Bakterienmembran-Polysacchariden auf die besiedelten Schleimhäute) entstanden sind. Unklar ist auch, ob sie eine wichtige Rolle bei der Infektabwehr spielen, ihre Elimination oder Hemmung also gefährlich werden kann. Eine vollständige Antwort wird erst durch Xenotransplantations-Erfahrung möglich werden, denn die langfristige Ausschaltung dieser Antikörper stellt eine wesentliche Voraussetzung für langfristigen Transplantations-Erfolg dar. Eine vorläufige Antwort besteht in einigen Hinweisen darauf, dass die Infektabwehr-Rolle dieser Antikörper nicht hoch eingeschätzt werden sollte: Zumindest in den ersten zwei Lebensmonaten, teilweise erheblich länger, sind die Blutspiegel z. B. der anti-Gal Antikörper niedrig, also für die natürliche Infektabwehr gesunder Säuglinge von geringem Wert. Darüber hinaus gibt es gesunde Erwachsene mit sehr niedrigen Titern (Platt 1998). Eine andere offene Frage ist die nach der Bedeutung der kürzlich beschriebenen Polymorphismen[12], nicht nur für die Eliminierbarkeit durch sogenannte Immunoadsorbentien, sondern auch für die funktionelle Rolle dieser Antikörper.

Zu den ersten Bemühungen, natürliche Anti-Schwein-Antikörper zu eliminieren, gehörten *ex-vivo*-Perfusionen von Empfängerblut oder -plasma durch ein Schweineorgan (Leber oder Niere). Cairns et al. berichteten 1991 ein Pionier-Experiment an einem Patienten. Sein Blut wurde 6 Stunden lang durch eine Schweineniere perfundiert (nach vorheriger Adsorption der meisten Immunglobuline durch Protein A und unter massiver immunsuppressiver Zusatzbehandlung). Dieselbe Prozedur wurde nach einem Monat mit der zweiten Niere desselben Schweines wiederholt. Diese Arbeiten wurden von Breimer et al. (Breimer et al. 1996, Rydberg et al. 1996) aufgegriffen, wobei die Reaktionen von zwei Dialyse-Patienten ohne Adsorption und Immunsuppression untersucht und u. a. zwei aus vielen tierexperimentellen Studien bekannte immunbiologische Phänomene bestätigt wurden: steiler Abfall der Anti-Schwein-Antikörperspiegel und kurz danach Wiederanstieg bis über den Ausgangswert hinaus.

Das letztere dieser Phänomene, der sogenannte Rebound, ist unverändert das Hauptproblem bei allen Versuchen zur Manipulation der natürlichen Antikörper, so lange es nicht gelingt, Immuntoleranz zu induzieren (siehe Abschnitt 6.3.3.4). Erste erfolgreiche Bemühungen in dieser Richtung sind von uns bereits 1993 berichtet worden (Breitkreuz et al. 1993): Eine kurzfristige (5tägige) Immunsuppression mit Cyclophosphamid führte durch Kombination mit Injektion der Transplantat-Antigene im Mensch → Ratte Modell zu langfristiger (bis > 100 Tage) Hemmung der Bildung natürlicher und Transplantat-induzierter Antikörper.

---

[12] Verschiedene Menschen zeigen anti-Gal Antikörperklassen- und vor allem IgG-Subklassen-Unterschiede hinsichtlich ihrer Reaktionsspezifität gegen Di-, Tri- und Pentasaccharide (McKane et al. 1998)

In einer Vielzahl von Schwein → Primaten-Modellen (Übersicht: Lambrigts et al. 1998) ist der Einfluss sogenannter Immunoadsorptionen von anti-Gal Antikörpern aus dem Empfängerblut auf die Überlebenszeit anschließend transplantierter Schweineorgane untersucht worden. Meist wird dabei das Blut oder Plasma (Blutplasmapherese) durch sogenannte Immunoaffinitäts-Säulen[13] geschickt und anschließend der Empfänger nach einem der zahlreichen Immunsuppressions-Protokolle behandelt. Dadurch lassen sich die hyperakuten Abstoßungen verhindern und Transplantat-Überlebenszeiten von wenigen Tagen bis zu 4 Wochen erreichen. Dabei kommen große Streubreiten vor und es spielt eine Rolle, ob Herz, Niere oder Lunge, von einem konventionellen oder CD55/CD59-doppeltransgenen Spender, ortho- oder heterotop (also nicht funktionsbelastet) appliziert wird. Die Antikörperspiegel lassen sich bis > 95 %, aber nie ganz senken und steigen immer wieder an, auch wenn anhaltend massiv mit immunsuppressiven Pharmaka behandelt wird (Alwayn et al. 1999).

Trotz dieser immunbiologischen Probleme wird extrakorporale Perfusion menschlichen Blutes durch Schweine-Organe weiter erprobt. Zur Zeit laufen derartige Untersuchungen in den USA mit Lebern von CD55/CD59-transgenen Schweinen an Patienten, bei denen die Überbrückung („*bridging*") völligen Leberversagens durch Perfusion bis zur Transplantation einer menschlichen Leber angestrebt wird (Levy et al. 2000). Dieser Ansatz beruht darauf, dass Schweine-Hepatozyten die wichtigsten der zur Entgiftung von Fremdsubstanzen und Stoffwechselprodukten lebensnotwendigen Enzyme besitzen (Desille et al. 1999).

Andere, neuere Bemühungen zielen auf die für die Produktion der Antikörper verantwortlichen B-Lymphozyten: Chentoufi et al. (1999) haben gezeigt, dass wiederholte Injektionen von Antikörpern gegen die B-Zellmembran-Moleküle IgD und IgM zum Verschwinden der B-Lymphozyten und zum Erliegen der Produktion der natürlichen Antikörper führte. Man muss abwarten, wie selektiv und wie langanhaltend diese Effekte sind. Ein interessanter molekulargenetischer Ansatz, für den es leider bisher keine Daten gibt, besteht in der Transfektion von Empfänger-Knochenmarkzellen mit dem Galaktosyl-Transferase-Gen: Wer Gal produziert, bildet keine Antikörper dagegen (siehe Abschnitt 6.2.2).

Hemmung statt Elimination der Antikörper durch Zugabe löslicher Oligosaccharide zu menschlichem Serum ist von uns bereits 1988 beschrieben worden (Laus et al. 1988). Aber die seither gewonnenen Erfahrungen zur Transplantat-Überlebenszeitverlängerung in Schweine → Primaten-Modellen nach intravenöser Infusion von Gal-Oligosacchariden sind begrenzt und haben keine durchschlagenden weiterreichenden Erfolge gezeigt. Hemmung der anti-Gal Antikörper ist auch durch tägliche Injektion monoklonaler Antikörper gegen IgM-Immunglobuline möglich, wie kürzlich durch Verhinderung der hyperakuten Abstoßung von Schweinenieren bei Pavianen gezeigt wurde, allerdings wiederum gefolgt vom Wiederauftreten der Antikörper und vaskulärer Abstoßung nach 4 bis 6 Tagen (Dehoux et al. 1999).

Auch Komplement-Elimination oder -Hemmung hat sich in vielen Modellen als effizienter Weg zur Verhinderung der hyperakuten Abstoßung erwiesen. Kobragiftfaktor (*Cobra Venom Factor*, CVF) aktiviert aus dem Komplementfaktor C3

[13] aus Anti-Immunglobulinen oder Oligosacchariden, mitunter patentierter Zusammensetzung

das Fragment C3b und führt damit zur Komplementdepletion des Gesamtorganismus. In Pavianen wurden dadurch heterotope Schweineherzen bis zu 6 Tagen, in Verbindung mit immunsuppressiver Kombinationstherapie bis zu 25 Tagen intakt erhalten.

Löslicher Komplement-Rezeptor I ist ein selektiver Inhibitor sowohl des klassischen wie des alternativen Komplementaktivierungsweges, indem er die Entstehung von Entzündungsmediatoren[14] hemmt. In Pavianen wurden dadurch heterotope Schweineherzen bis zu 7 Tagen, in Verbindung mit medikamentöser Immunsuppression bis zu 42 Tagen, intakt erhalten. Das ist die bisher erfolgreichste Maßnahme an Xenotransplantat-Empfängern (Übersicht: Lambrigts et al. 1998).

Allerdings zeigte sich in allen Fällen, in denen die verzögert erfolgende Abstoßung histologisch untersucht werden konnte, das Bild einer Antikörper-determinierten (vaskulären) Abstoßung, in einigen Fällen sogar ohne nachweisbare Komplementspiegel (Lambrigts, Cooper 1997), ein Befund, der in Anbetracht der im Abschnitt 6.2.3 dargestellten Reaktionsmechanismen nicht überraschen sollte. Außerdem darf nicht übersehen werden, dass Komplementaktivierung ein immunbiologisch und anderweitig sehr wichtiger Effektormechanismus ist, der nicht längerfristig ausgeschaltet werden kann.

6.3.3.2 Akkommodation

Als Akkommodation wird das Überleben vaskularisierter Organe bei Vorhandensein von anti-Transplantat Antikörpern und Komplement im Empfängerblut bezeichnet. Dieses Phänomen wurde zuerst bei einigen Patienten entdeckt, deren ABO-Blutgruppen-inkompatibles Allotransplantat nach kurzfristiger Absenkung der Blutgruppen-Antikörper durch Plasmapherese langfristig funktionstüchtig blieb. In *in vitro* Xenotransplantations-Modellen ist als Schlüsselvorgang zur Ausbildung der Akkommodation eine niedriggradige Stimulation der Gefäßendothelzellen durch geringe Antikörper-Einwirkung beobachtet worden, die nicht zur Typ II-Endothelaktivierung (siehe Abschnitt 6.2.3) ausreicht (Dalmasso et al. 1996, Dorling et al. 1996). Konkordante *in vivo* Modelle (Hamsterherz → Ratte, Mäuseherz → Ratte) haben in jüngster Zeit wichtige Daten zur Aufklärung der zugrunde liegenden Mechanismen erbracht (Bach et al. 1997, Koyamada et al. 1998, Miyatake et al. 1998, Lin et al. 1999), aber wir haben bisher keine Hinweise darauf, dass sie auch in diskordanten Kombinationen, wie Schwein → Primaten, wirken. Das wäre eine hochinteressante Alternative zur Immuntoleranz-Induktion für langfristige Xeno-Organ-Akzeptanz.

Zur Erzeugung einer Akkommodation wurden z. B. Ratten kurzfristig mit dem Komplement-depletierenden CVF und langfristig mit dem allein nicht sichtlich wirksamen T-Lymphozyten-Immunsuppressivum Ciclosporin A behandelt und erhielten ein Hamsterherz, das meist >100 Tage geschlagen hat (in unbehandelten Kontrolltieren 2 ½ Tage). Ein weiterer Ansatz, die Wirksamkeit der o.g. Antikörper zu senken, besteht in vorübergehender Hemmung der Antikörper-produzierenden B-Lymphozyten durch anti-IgM- (Sato et al. 1999) oder anti-

---

[14] C3a und C5a und des *membrane attack complex* C5b-9

MHC Klasse II- (Saxton et al. 1999) Behandlung. Auch damit kann, durch langfristige Kombination mit T-Lymphozyten-Immunsuppression, in konkordanten Modellen ein Status herbeigeführt werden, der dem von Bach als Akkommodation bezeichneten entspricht (Vanhove 1999).

6.3.3.3 Immunsuppression

Immunsuppression kann definiert werden als kontrollierte Hemmung bestimmter Schritte bei Immunreaktionen durch eine von außen zugeführte Substanz; im Gegensatz zur Immundefizienz, die durch Defekte in der Produktion oder Funktion immunkompetenter Zellen charakterisiert ist. Die klinisch etablierte Allotransplantation war von Anfang an (seit Beginn der 60er Jahre) an immunsuppressive Medikation gebunden und ist es bis heute.

Praktisch alle bekannten Immunsuppressiva sind auch bei Xenotransplantationen gestestet worden, immer mit dem Ergebnis, daß sie dabei wesentlich weniger wirksam sind (auch schon bei konkordanten Spezieskombinationen), was im Hinblick auf die größere immunbiologische Histoinkompatibilität nicht überrascht. Diese geringere Wirksamkeit kann nicht durch Dosiserhöhung oder hochdosierte Kombinationen von Immunsuppressiva kompensiert werden, ohne längerfristig Intoxikationen zu bewirken, die dann direkt oder indirekt zum Tod des Empfängers mit eingeheiltem Transplantat zu führen drohen. Andererseits ist bei allen Abstoßungsreaktionen (auch bei der hyperakuten) in vielen Untersuchungen gezeigt worden, dass die Kombination immunsuppressiver Medikation mit den anderen, oben besprochenen Maßnahmen zu beachtlichen Erfolgen führen kann. Allerdings fehlt bisher der Durchbruch zu einer klinisch akzeptablen Perspektive, insbesondere hinsichtlich der diskordanten Spezieskombination Schwein → Mensch.

In zahlreichen Schwein → Primaten-Modellen (Übersicht: Lambrigts et al. 1998) ist gezeigt worden, dass Kombinationen immunsuppressiver Pharmaka allein weder die hyperakute noch die akute vaskuläre Abstoßung verhindern können. Das gilt aber nicht für alle Befunde: siehe z. B. die Kontrolldaten zu den im Abschnitt 6.3.2.2 berichteten jüngsten Experimenten mit transgenen Schweinen, bei denen mit sehr hohen (längerfristig zu hohen) Dosierungen gearbeitet wird und dann unerklärt große Streubreiten beobachtet werden.

6.3.3.4 Immuntoleranz

Im Gegensatz zur Immunsuppression, die nicht Antigen-spezifisch wirkt, handelt es sich bei der Transplantat-Immuntoleranz um eine Umprogrammierung der Fremderkennung dahingehend, daß neben den körpereigenen Strukturen selektiv die Antigene eines bestimmten Transplantats keine immunlogische Abwehrreaktion induzieren (siehe auch Abschnitt 6.1.2). Diesen Status herbeizuführen, ist, wie schon erwähnt, das hohe Ziel der Transplantationsimmunologie. Hat man ihn stabil erreicht, dann ist kein oder zumindest kein großer Aufwand von außen mehr erforderlich, um ihn zu erhalten – im Gegensatz zu den oben besprochenen Maß-

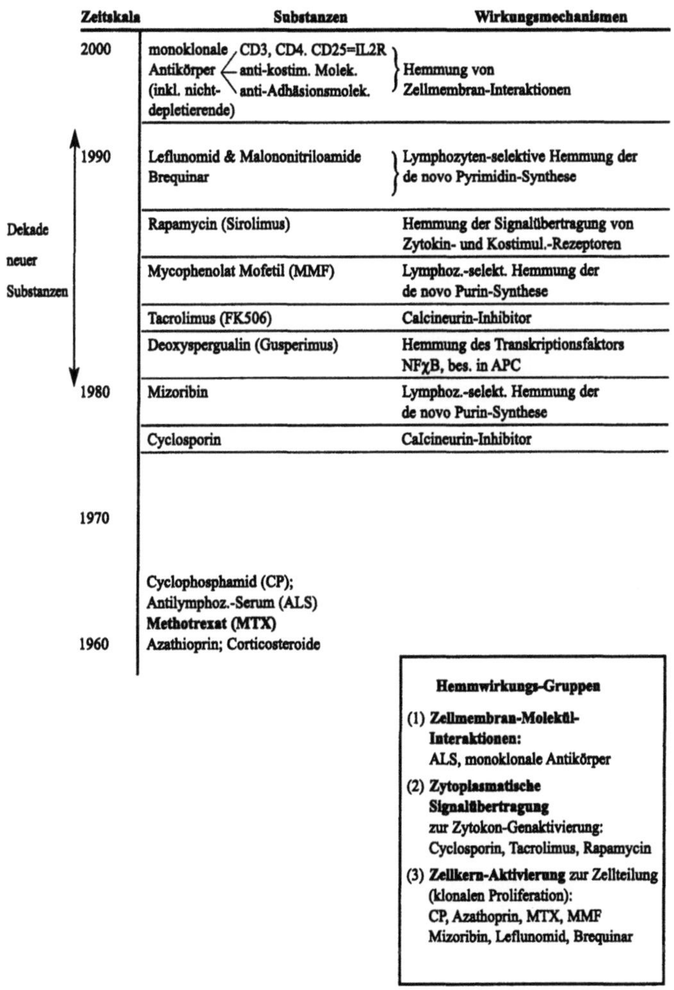

Abb. 6.7 Überblick über Immunsuppressiva (aus Müller-Ruchholtz 1998). Diese Abbildung gibt einen Überblick über die bisher verwendeten Substanzen, mit einer Zeitskala und Hinweisen auf die Wirkungsmechanismen. Kurz zusammengefaßt, kann man folgendes feststellen: (1) Immunsuppressiva, die den Beginn der klinischen Allo-Organtransplantation überhaupt erst möglich machten, wie Azathioprin und Corticosteroide, sind bis heute im Routinegebrauch. (2) Ciclosporin wurde zum Meilenstein bei der Verbesserung der Wirksamkeit von Immunsuppressiva (ohne Steigerung der gefürchtetsten Nebenwirkung, der Infektanfälligkeit insbesondere für Viren). Aber es war nicht die „Wunderdroge" am Ende einer Entwicklung, sondern ihrer Einführung folgte ein Jahrzehnt neuer Substanzen (mit dem Ziel, durch intelligente Kombinationen insbesondere die toxischen Nebenwirkungen zu senken, auch auf die chronischen Abstoßungsreaktionen Einfluß zu nehmen und der klinischen Toleranzinduktion näherzukommen). (3) Eine Entwicklungsrichtung der 90er Jahre, die immer wichtiger wird, betrifft den Einsatz neuer monoklonaler Antikörper, um gezielt die Zell-Zell-Interaktionen zu modulieren, die im Abschnitt 6.2.5 besprochen wurden. (4) Man kann drei Hauptgruppen von Hemmwirkungen benennen.

nahmen, die langfristiger Immunsuppression (mit ihren Infekt-, Intoxikations- und Tumor-Risiken) bedürfen.

Die Pionierarbeiten sind zwischen 1945 und 1955 erfolgt, als es noch keine Immunsuppressiva gab, und zwar an immunologisch unreifen Tieren in ihrer fetalen oder neonatalen Entwicklungsphase (siehe Müller-Ruchholtz 1999). Nur ein Beispiel: Owen zeigte 1945, daß heterozygote Rinderzwillinge, zwischen denen sich *in utero* Plazentargefäß-Anastomosen entwickelt hatten, in ihrem späteren Leben langfristig Blutzell-Chimären waren; und Medawar et al. zeigten 1951, daß diese Tiere selektiv von ihrem Zwillingspartner Hauttransplantate akzeptierten. Diese Arbeiten führten zu der Erkenntnis, dass Selbst/Nichtselbst-Unterscheidung (Fremderkennung) keine genetisch begründete, selbstverständliche Grundlage hat, sondern einen aktiven, lebenslänglichen immunologischen Prozess erfordert.

Allotransplantat-Toleranzinduktion im späteren Leben, beim immunologisch reifen Organismus, erfordert neben der Zuführung vom Transplantatantigen (Zellen) fast immer einen kurzfristigen Eingriff in die immunologische Reaktivität, d. h. Immunsuppression, sei es durch ionisierende Strahlen, immunsuppressive Pharmaka oder Antikörper gegen Oberflächenmoleküle immunkompetenter Zellen. (Ausnahme: Leber-Transplantation bei Schweinen, Ratten oder Mäusen.) Wiederum ein klassisches Beispiel: Einmalige, mehrstündige Kreuztransfusion zwischen erwachsenen Ratten über Katheter von Arteria carotis zu Vena jugularis in Kombination mit viertägiger Cyclophosphamid-Injektion führte zu langfristiger Einheilung einige Wochen oder Monate später übertragener Haut, und zwar selektiv vom Transfusionspartner (Müller-Ruchholtz 1966).

Prinzipiell dasselbe ist seither in zahllosen Experimenten mit allen Immunsuppressiva (siehe z. B. Abb. 6.7), zunächst an Ratten und Mäusen, auch über maximale genetische Differenzen (d.h. vollständige MHC-Inkompatibilitäten) hinweg, inzwischen auch an Großtieren (z.B. Schweinen und Affen) gezeigt worden. Zum Beispiel haben Kimikawa et al. 1997 bei Cynomolgus-Affen nach Spender-spezifischer Knochenmark-Transfusion und immunsuppressiver Konditionierung durch subletale Ganzkörper- und Thymus-Bestrahlung, Milzentfernung, Antilymphozytenserum- und Ciclosporin-Injektionen Immuntoleranz gegenüber einem nachfolgenden Allo-Nieren-Transplantat, d.h. Einheilung ohne jegliche Medikation über den ersten Monat hinaus bei Beobachtungszeiten von mehr als 3 Jahren berichtet.

In Fortführung dieser Arbeitsrichtung haben Bartholomew et al. (1999) erste Erfolge in einer konkordanten Primaten-Xeno-Kombination berichtet (bei einem der Nierentransplantat-Empfänger mit T-Zell-Hyporesponsiveness bis > 133 Tage). Der wesentliche Unterschied in der Konditionierungsbehandlung zur o.g. Allotransplantation war das 2-wöchige Hinzufügen von Deoxyspergualin (siehe Abb. 6.7), das im Unterschied zum T-Zell-Immunsuppressivum Ciclosporin auch auf Makrophagen und Antikörper-bildende B-Lymphozyten wirkt.

Zwar fehlen immer noch geeignete Verfahren zur gezielten Toleranzinduktion und zur Erfolgskontrolle beim Menschen, aber wir wissen von zahlreichen Patienten mit ungesteuertem Absetzen der immunsuppressiven Medikation nach Nieren- oder Leber-Transplantation, dass es das Phänomen hier ebenso gibt (zumal keine fundamentalen Besonderheiten im Immunsystem des Menschen bekannt sind).[15]

Die lebenswichtige Balance des Immunsystems zwischen spezifischer Reaktivität und spezifischer Nichtreaktivität wird durch ein Netzwerk von Mechanismen reguliert, über das wir in den letzten Jahren viel gelernt haben und das in seinen Grundzügen in Abb. 6.8 dargestellt ist.

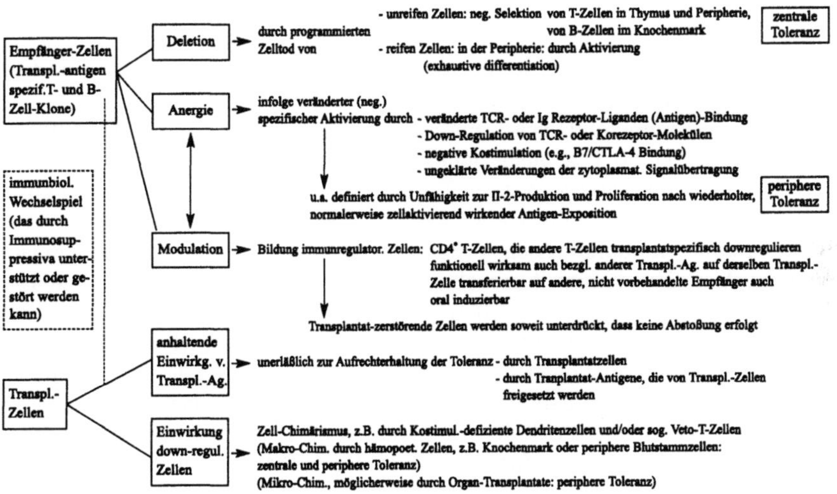

Abb. 6.8 Netzwerk von Immuntoleranz-Mechanismen (aus: Müller-Ruchholtz 1998)
Auf der Empfängerseite ist zentrale Toleranz von peripherer zu unterscheiden. Transplantat-antigen-spezifische T- und B-Lymphozytenklone können durch Zelltod deletiert, funktionell (und reversibel) anergisiert oder zu einer immunregulatorischen Zellpopulation moduliert werden (siehe dazu auch Tab. 6.3). Von der Transplantatseite wird vor allem das Antigen bereitgestellt, das zur Aufrechterhaltung der Toleranz unerläßlich ist. Besonders geeignet dafür sind Zellen hämopoetischer Herkunft, d. h. Abkömmlinge pluripotenter Stammzellen aus dem Knochenmark (z.B. durch Knochenmark-Transplantation übertragen) oder aus dem peripheren Blut. Deshalb gilt hämopoetischer Zell-Chimärismus seit langem (Müller-Ruchholtz et al. 1980) und unverändert (siehe unten) als besonders zuverlässiger Weg zu stabiler Transplantattoleranz beliebiger Organe oder Gewebe (siehe auch Übersicht bei Wekerle, Sykes 1999). Das immunologische Wechselspiel zwischen Empfänger- und Transplantat-Zellen und die Gefahr, dies durch zeitlich falschen Einsatz von Immunsuppressiva nicht zu begünstigen, sondern sogar zu stören, wird dabei heute als wesentlich angesehen. Außerdem ist es wichtig, bei der o.g. Balance nicht in Alles-oder-Nichts Kategorien zu denken: Es kann praktisch bereits entscheidend sein, eine spezifische Reaktivität soweit herunterzuregulieren, daß z.B. sehr niedrig dosierte, virtuell nebenwirkungsfreie Immunsuppression langfristige Transplantatfunktion ermöglicht.

[15] Weitere Einzelheiten bei Müller-Ruchholtz (1998)

Xenotransplantat-Toleranzinduktion ist das schwierigste, aber auch das vom Konzept her faszinierendste und das praktisch wichtigste Ziel der Transplantationsimmunologie. Bei Betrachtung der Tab. 6.2 kann man erkennen, dass dann, wenn ein Xenotransplantat längerfristig erhalten bleiben soll, die T-Zell-Reaktivität zumindest herunterreguliert werden muss – und das muss spezifisch erfolgen, wenn man die lebensbedrohlichen Nebenwirkungen der für Xenotransplantation erforderlichen massiven Dauer-Immunsuppression vermeiden will. Mit anderen Worten: Bei der Xenotransplantation ist die Induktion von Toleranz noch viel wichtiger als bei der Allotransplantation. T-Zell-Reaktivität verläuft bei Xeno- ähnlich wie bei Allo-Transplantationen und wir wissen heute, dass Toleranzinduktion auch in diskordanten Spezieskombinationen möglich ist (Auchincloss, Sachs 1998).

Für den immunologisch unreifen Organismus sind Xenomodell-Untersuchungen an 50 Tage alten Schaf-Feten durchgeführt worden mit dem Befund, dass Injektion hämopoetischer Zellen von Schwein oder Mensch zu einem stabilen, mehrere Jahre anhaltenden Zellchimärismus führte (siehe Colas et al. 1999). Beim immunologisch reifen Organismus sind Knochenmark-Xenotransplantations-Kurzzeitversuche schon vor mehr als vier Jahrzehnten erfolgt. Anhaltender (>> 100 Tage Beobachtungsdauer) hämopoetischer Chimärismus mit anschließender Hauttransplantation wurde von Müller-Ruchholtz 1973 erstmals in MHC-vollallogenen (also genetisch maximal allo-inkompatiblen) Nagerkombinationen und daraufhin 1979 auch in einer xenogenen Kombination (Ratte → Maus) mitgeteilt (Müller-Ruchholtz et al. 1979, 1980). Solche konkordanten Xenotransplantations-Modelle sind in den nachfolgenden Jahren vielfältig und erfolgreich ausgebaut worden (Übersicht: Sykes 1994, Nikolic et al. 1998).

In prinzipieller Fortführung der o.g. Arbeiten wurden in den immunbiologisch wesentlich schwierigeren diskordanten Xeno-Kombinationen, die für das klinisch angestrebte Ziel (Schwein → Mensch) erforderlich sind, bahnbrechende Experimente in jüngster Zeit von Sachs et al. durchgeführt. Dabei verfolgte man zwei verschiedene Ansätze, um zentrale Ausschaltung von T-Zell-Klonen zu erreichen, die Spezifität gegen Transplantatantigene haben, aus hämopoetischen Stammzellen stammen und im Thymus reifen. Beim ersten Ansatz (siehe Abb. 6.9) wurde nach Entfernung des eigenen Thymus fetaler Spender-Thymus (vom Schwein; zusammen mit Lebergewebe) in den kurzzeitig immunsupprimierten[15] Empfänger appliziert. Nach Restitution solcher Mäuse (aus dem eigenen Knochenmark) besaßen sie $CD4^+$ Maus-T-Zellen, normale Infektabwehr und die Fähigkeit zur Abstoßung allogener Mäusehaut. Haut vom Vater des Spenderschweines blieb selektiv eingeheilt bei Beobachtungszeiten bis > 200 Tage (Zhao et al. 1996, 1998). Es handelte sich hier um einen besonderen Durchbruch, weil Hauttransplantate weitaus heftiger abgestoßen werden als alle anderen Gewebe oder Organe – heilen sie ein, dann würden alle anderen auch einheilen. Zur Zeit wird versucht, diesen Ansatz auf Schwein → Primaten-Modelle zu übertragen (Nikolic u. Sykes 1999, Wu et al. 1999 a, b).

---

[15] Die Immunsuppression erfolgte mit einmaliger, weit subletaler 3 Gy-Ganzkörperbestrahlung und zweiwöchigen Antilymphozyten-Antikörper-Injektionen

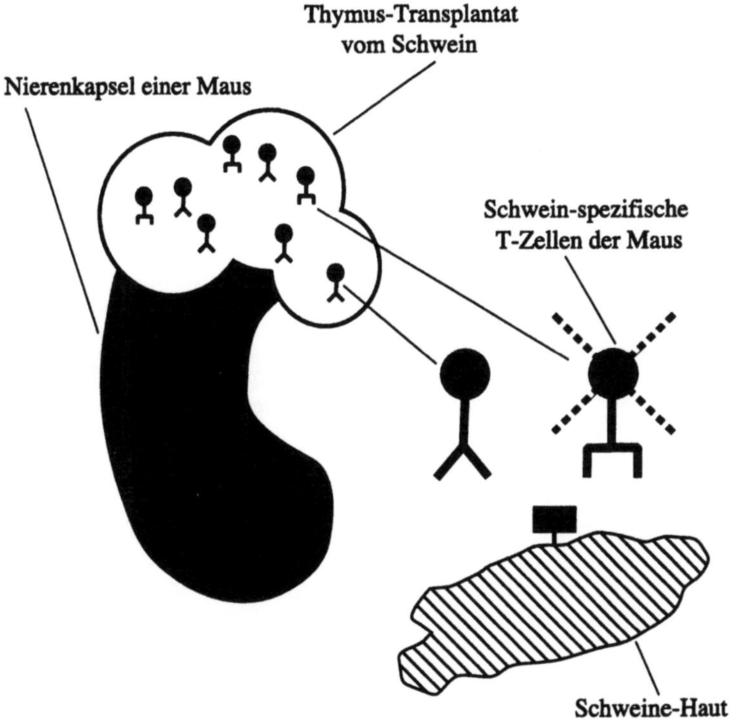

Abb. 6.9 Hauttransplantat-Toleranz in einer diskordanten xenogenen Kombination
Nach Transplantation von fetalem Schweine-Thymus, zusammen mit Lebergewebe, unter die Nierenkapsel einer kurzzeitig immunsupprimierten Maus kommt es zu klonaler Deletion von Maus-T-Lymphozyten gegen Schwein und danach zur spezifischen Einheilung von Haut eines Schweines derselben Herkunft (Beobachtungszeit bis > 200 Tage) bei Abstoßung allogener Mäusehaut.

Der zweite Ansatz besteht (umgekehrt) darin, in diskordanten Xeno-Kombinationen ebenso zu verfahren, wie oben für allogene und konkordant-xenogene beschrieben, nämlich hämopoetische Stammzellen vom Spender zu übertragen und im Thymus des Empfängers reifen zu lassen, und zwar im präklinisch relevanten Schwein → Primaten-Modell. Das erfordert natürlich, zusätzlich zu allem anderen, für nachfolgende Organtransplantationen die Beherrschung der hyperakuten vaskulären Abstoßungsreaktionen, wofür Antikörper-Eliminationstechniken (siehe Abschnitt 6.3.3.1) eingesetzt wurden. Im übrigen wurde ähnlich kurzzeitig immunsupprimiert, wie für den ersten Ansatz angegeben, und zusätzlich mit Ciclosporin und Deoxyspergualin (s. Abb. 6.6). Aber, wie auch bei den anderen, oben beschriebenen Manipulationen am Empfänger, beobachtet: die natürlichen Antikörper kamen immer wieder; Nieren-Transplantate wurden zwar verzögert bis zu 15 Tagen, aber in typisch vaskulärer Form abgestoßen (Sachs u. Sablinski 1995, Kozlowski et al. 1999).

Ein Kernpunkt derzeitiger Bemühungen bei der Organtransplantation ist daher, das Wiederauftreten dieser Antikörper zu verhindern, aber nicht durch massive Langzeit-Immunsuppression, sondern durch Toleranzinduktion. Man weiß seit langem, daß es viel schwieriger ist, B-Lymphozyten tolerant zu machen als T-Lymphozyten (Rose 1999), und das gilt besonders für das T-Helferzell-unabhängige Immunzell-Kompartment. In diesem Zusammenhang sei an unsere früheren Bemühungen erinnert (siehe Abschnitt 6.3.3.1; Breitkreuz et al. 1993) und auf jüngste, weitergehende erste Erfolge hingewiesen (Lin et al. 1998, Ohdan et al. 1999). In einem konkordanten Nager-Modell ist es kürzlich gelungen, durch eine besondere Kombinationsbehandlung sogar in präsensibilisierten Tieren spezifische B-Lymphozyten- und natürliche Killerzell-Toleranz und dadurch langfristige Einheilung eines Herztransplantats zu erzielen (Bradley 1999, Ji et al. 1999).[16] Im Schweine → Primaten hämopoetischen Chimärismus-Modell wird zur Zeit versucht, B-Lymphozyten aus dem zu transplantierenden Knochenmark zu eliminieren und damit die Antikörper-Produktion zu hemmen (Kozlowski et al. 1998).

Ein anderer aktueller Kernpunkt betrifft das „Anwachsen" hämopoetischer Schweine-Stammzellen beim Primaten. Wie es scheint, können Empfänger-Makrophagen das erheblich behindern (Cheng et al. 1999). Vor allem aber sind für die Proliferation und Differenzierung dieser Zellen notwendige Zytokine, wie Interleukin 3 und Stammzellfaktor, speziesspezifisch, d. h. die Primaten- (und Menschen-)eigenen wirken kaum und Schweine-Zytokine müssen „mitgeliefert" werden (Kozlowski et al. 1999). Damit wurde ein erster Langzeit-Überlebenserfolg diskordanter hämopoetischer Zellen in Primaten von > 300 Tagen erzielt (Sablinski et al. 1999). Daß auch hier die natürlichen Antikörper nach 2 Wochen auf die Ausgangswerte zurückgekehrt waren, braucht nicht zu verwirren: Wie in Abschnitt 6.2.4 dargestellt, greifen diese Antikörper bei Zell-Transplantaten nur bedingt, bei Knochenmark fast nicht. Andererseits war die (wie oben gesagt) leichter manipulierbare T-Zell-Reaktivität gegen Schwein spezifisch reduziert.

Damit ist nochmals der bereits in Abschnitt 6.1.4 erörterte Unterschied zwischen Zell- und Organ-Transplantaten angesprochen, dessen praktische Hauptbedeutung bei den Pankreasinseln liegt (siehe auch Abschnitt 6.2.4). Lenschow et al. haben bereits 1992 über ein Mensch → Maus Pankreasinsel-Modell berichtet, bei dem Immuntoleranz induziert werden konnte. Der Ansatz bestand in der Unterbrechung der Zweitsignale zwischen Antigen-präsentierender und T-Zelle durch ko-stimulierende Moleküle (siehe Abschnitt 6.2.5) und dadurch bewirkte T-Zell-Anergie (s. Tab. 6.3).

Überall dort, wo die Manipulation der T-Reaktivität im Vordergrund steht, egal ob allogen, konkordant oder diskordant xenogen, kann man zentral ansetzen (wie bei den oben beschriebenen T-Zell-Deletions-Ansätzen mit hämopoetischen Stammzellen) oder peripher (durch Anergisierung und/oder Modulation; siehe auch Abb. 6.7). Bei den Anergisierungs-Ansätzen sind zur Zeit die Bemühungen

---

[16] Die Behandlung bestand in i.v.-Injektion von Transplantatantigen, 4-wöchiger Gabe von Malononitriloamid (siehe Abb. 6.7) und einmaliger Injektion eines Antiserums gegen NK-Zellen; sie wirkte damit insbesondere auf die T-Helferzell-unabhängigen Immunzell-Komplements.

um Unterbrechung der Ko-Stimulations-Zweitsignale mittels Antikörper gegen das eine oder andere der Zelloberflächen-Moleküle von besonderem Interesse, weil besonders aussichtsreich (Kirk et al. 1999, Lehnert et al. 1999, Matzinger 1999).

6.4 Schlussfolgerung

(1) Die Transplantationsimmunologie und in ihrer Folge die Transplantationsmedizin hat sich in der zweiten Hälfte des 20. Jahrhunderts in zwei Hauptphasen entwickelt: zunächst zur Allo- und etwa 30 bis 40 Jahre später zusätzlich in Richtung Xenotransplantation. Immer stand am Anfang das experimentelle Modell, wobei das Reagenzglas nie den Tierversuch ersetzen konnte (und können wird). Aber in der weiteren Entwicklung müssen sich Experiment und klinische Erfahrung überlappen und gegenseitig beeinflussen.

(2) Es besteht heute kein Zweifel mehr daran, dass nicht nur den Allo-, sondern auch den Xeno-Reaktionen immunologische Mechanismen ursächlich zugrunde liegen, wenngleich die Bedeutung der Antikörper (relativ zu den T-Lymphozyten) bei den Xeno-Reaktionen weitaus größer ist und die unspezifischen Folgereaktionen sehr unterschiedlich sein können.

(3) Die Immunmechanismen bei Menschen und anderen Säugetieren zeigen keine prinzipiellen Unterschiede. Aber verschiedene Spender-/Empfänger-Xenokombinationen können verschiedene Immunteilmechanismen in unterschiedlicher Weise aktivieren. Daher sind im Hinblick auf das favorisierte Quellentier Schwein die Kombinationen Schwein → Primaten relevante präklinische Modelle.

(4) Die verbreitete Meinung, bei der Xenotransplantation sei die hyperakute vaskuläre Abstoßung (siehe Abb. 6.2) die einzig entscheidende, heute beherrschbare Barriere, ist falsch. Ist sie bei einer Organ-Transplantation überwunden, folgt die Barriere der akuten vaskulären Abstoßung (siehe Abb. 6.3) mit einem anderen Mechanismus. Handelt es sich dagegen um ein Zell-Transplantat, dann spielen diese Barrieren keine Rolle. Beiden Barrieren liegen ursächlich Antikörper zugrunde und erst sekundär die durch diese bewirkten Komplementaktivierungen. Daher ist die längerfristige Beherrschung der Antikörper-Nachproduktion so wichtig.

(5) Für klinisch relevantes, langfristiges Einheilen eines Xenotransplantats ist auch die Beherrschung der T-Lymphozyten-vermittelten Abstoßungsreaktionen unabdingbar (siehe Abschnitte 6.2.5 bis 6.2.6). Da die zugrundeliegenden, komplizierten Mechanismen aus der Allotransplantation bereits relativ gut aufgeklärt sind, für die Xenotransplantation gleichermaßen gelten und den wichtigsten Schlüssel für die einzig befriedigende Langzeit-Lösung (die Immuntoleranz; siehe Abschnitt 6.3.3.4) liefern, wurden sie ausführlicher dargestellt.

(6) Bei den Maßnahmen zur Verhinderung der Abstoßungsreaktionen ist hervorzuheben, dass mit großer Wahrscheinlichkeit erst vernünftige Kombinationen und keineswegs nur gentechnologische Eingriffe die klinisch relevanten, langfristigen Erfolge bringen werden. Diese Kombinationen können in Abhängigkeit von der Spezies-Kombination und insbesondere von der Art des Transplantats (z. B. Zell- vs. Organ-Transplantat) sehr unterschiedlich sein.

(7) Hinsichtlich der Immunsuppressiva wird immer wieder übersehen, dass wahrscheinlich auch Neuentwicklungen und neue Kombinationen prinzipiell nie ausreichen werden: Je stärker die längerfristige generelle (unspezifische) Hemmung immunologischer Reaktivität, um so größer wird die Gefahr von unbeherrschbaren (besonders Virus-) Infektionen und von Tumorwachstum. Andererseits sind Immunsuppressiva in der Xenotransplantation sehr wertvolle Hilfsmittel, z. B. niedrig dosiert in Verbindung mit isolierenden Maßnahmen (siehe Abschnitte 6.3.2.3-4) oder kurzzeitig zur Induktion von Immuntoleranz.

(8) Die Immuntoleranz wurde wegen ihrer Bedeutung und der eindrucksvollen Aktivitäten und Fortschritte in jüngster Zeit in Abschnitt 6.3.3.4 relativ ausführlich dargestellt. Es ist zu erwarten, dass die Xenotoleranz, und zwar die bei T- und bei B-Lymphozyten (d. h. auch die bei Antikörper-produzierenden Zellen), zur Lösung der immunbiologischen Probleme entscheidend beiträgt.

(9) Die immunologischen Fortschritte der jüngsten Zeit erlauben bereits jetzt, in bemerkenswertem Umfang Erfahrungen darüber zu sammeln, wie erstaunlich weitgehend diskordante Xenotransplantate bei Menschenaffe bzw. Mensch in physiologisch und metabolisch fremder Umgebung über längere Zeit befriedigend funktionieren können, insbesondere Zell-Transplantate, aber auch Schweine-Organe wie Herz und Niere.

(10) Für die Xenotransplantation haben das letzte Jahrzehnt und vor allem die letzten Jahre weit mehr Erkenntnisse und Fortschritte gebracht als die voraufgegangenen. Der Status erster klinischer Erprobung diskordanter Zell-Transplantate ist erreicht; bei Organ-Transplantaten sind wir im Status präklinischer Primaten-Modelle. Und wir sehen keine immunbiologischen Hürden mehr, die nicht in den nächsten Jahren zu bewältigen wären. Aber nur durch weitere, präklinische und klinische, Erfahrung wird man in absehbarer (allerdings heute nicht in Monaten oder Jahren angebbarer) Zeit schrittweise zunehmend erkennen, welcher und wie großer klinischer Nutzen sich aus der Xenotransplantation von Zellen, Geweben und sogar Organen gewinnen lässt.

7 Erstellung transgener Tiere

7.1 Bedeutung der Gentechnik und Klonierung für die Xenotransplantation

Eine Nutzung von gentechnisch nicht veränderten tierischen Organen als Quelle für den Organersatz beim Menschen ist bislang nicht erfolgreich möglich gewesen und wird wohl auch in Zukunft höchst unwahrscheinlich funktionieren (siehe Kap. 4 und Kap. 6). Der Grund liegt, wie hinlänglich erläutert und bekannt, in der immunologischen Unverträglichkeit und den anatomischen-physiologischen Unvereinbarkeiten tierischer Organe mit dem menschlichen Organismus. Gentechnische Veränderungen in der Keimbahn des menschlichen Empfängerorganismus sind, unabhängig von ihrer derzeitigen technischen Unmöglichkeit aus ethischer und juristischer Sicht grundsätzlich nicht akzeptabel.

Zur Lösung des Problems der Xenotransplantation bietet sich an, moderne gentechnische Methoden einzusetzen, die es erlauben, tierische Organe, bzw. die als Organquelle vorgesehenen Tiere, genetisch so zu verändern, dass sie einerseits nicht mehr abgestoßen werden und andererseits aus anatomischer und physiologischer Sicht soweit verändert werden, dass sie den Notwendigkeiten im Empfängerorganismus genügen. Dazu ist es notwendig, die den Abstoßungsreaktionen zugrundeliegenden Phänomene genau zu kennen und Strategien zu entwickeln, wie diese Reaktionen verhindert oder wenigstens weitestgehend abgeschwächt werden können. Ähnliches gilt für die Funktion tierischer Organe im menschlichen Organismus.

Wie nachfolgend gezeigt werden wird, kann man mit Hilfe gentechnischer Verfahren das Genom von Tieren so modifizieren, dass neue Proteine gewebsspezifisch exprimiert, aber auch dass Genfunktionen unterbunden oder ersetzt werden können. Additiver und rekombinativer Gentransfer erlauben also, Funktionen im transgenen Organismus gezielt und nachhaltig, d.h. vererbbar, zu verändern und damit zu erreichen, dass der Empfängerorganismus auf die transgenen Organe nach der Transplantation anders reagiert, sie also nicht abstößt, und dass diese Organe die Funktionen der menschlichen Organe übernehmen können.

Es muss davon ausgegangen werden, dass eine Reihe von verschiedenen genetischen Veränderungen notwendig sind, um ein Funktionieren des xenogenen Organs zu gewährleisten. In diesem Zusammenhang kommt der Klonierung durch Kerntransfer eine nicht zu überschätzende Bedeutung zu, da mit Hilfe dieser Technik aus *in vitro* genetisch transformierten Zellen Tiere generiert werden können. Dies ist deshalb wichtig, weil genetische Veränderungen von Zellen einfacher, schneller, weitreichender und kostengünstiger zu erreichen sind als die von Tieren. Die Kombination von Zell- und Reproduktionstechniken erlaubt deshalb ein deutlich effizienteres Vorgehen.

Bei der Verwendung von Zellen und Geweben (siehe Kap. 6.3) liegt die Bedeutung der Gentechnik vor allem in der Möglichkeit, die Funktion tierischer Zellen durch genetische Transformationen der Zellen den Notwendigkeiten des menschlichen Organismus anzupassen. Gentherapeutische Ansätze, also der somatische Gentransfer, ermöglichen die Reparatur oder den Ersatz fehlender Funktionen. Für die Arbeiten mit Stammzellen ist der Einsatz der Klonierung für einige Anwendungen eine entscheidende Voraussetzung bei der Etablierung solcher Zellen.

7.2 Gentechnische Grundlagen

Erst seit Mitte dieses Jahrhunderts ist die Aufklärung der chemischen Natur des genetischen Materials als DNA (Desoxyribonukleinsäure) und ihrer Doppelhelixstruktur gelungen. Das Genom ist die Gesamtheit aller Erbanlagen eines Organismus und befindet sich, mit Ausnahme der mitochondrialen DNA, in den Chromosomen des Zellkerns. Die gesamte genetische Information eines Säugetieres umfasst ca. 3 Milliarden Basenpaare. Die in den Chromosomen einer einzigen diploiden Zelle vorhandene DNA würde aneinandergereiht einen Faden von etwa 1,5 m Länge ergeben. Gezieltes experimentelles Arbeiten mit derart riesigen Molekülen ist nicht möglich. Deshalb war die Entdeckung der sogenannten Restriktionsenzyme der entscheidende Durchbruch für die Entwicklung der Gentechnik. Diese Enzyme finden in DNA-Strängen bestimmte Folgen von mehreren Bausteinen, z. B. die Sequenz GAATTC, die statistisch gesehen alle 4000 Basenpaare einmal vorkommt. An diesen Stellen zerschneidet dann das Restriktionsenzym, in diesem Fall Eco RI genannt, den DNA-Faden. Da mittlerweile mehrere hundert Enzyme mit verschiedenen Erkennungsstellen zur Verfügung stehen, kann das lange DNA Molekül gezielt in kurze Fragmente zerteilt werden, die dann gelelektrophoretisch getrennt und voneinander isoliert werden können.

Die zweite essentielle Voraussetzung für die Entwicklung der Gentechnik war die Anfang der siebziger Jahre entwickelte Technik der Sequenzierung der DNA, also die Möglichkeit, die Abfolge der Basen auf der DNA entschlüsseln und damit die genetische Information „lesen" zu können. So wird in Kürze die gesamte Sequenz des menschlichen Genoms entschlüsselt sein (HUGO *Human Genome Project*).

Die dritte Voraussetzung für die Gentechnik war, dass man lernte, Gene auch synthetisch herzustellen. Zumindest für kurze Genstücke ist diese Technik bereits so weit automatisiert, dass sie in jedem guten molekulargenetischen Labor durchgeführt werden kann. Allerdings muss einschränkend gesagt werden, dass hier zwischen den Leistungen der Natur und denen *in vitro*, also im Labor, noch eine große Lücke besteht, die wohl auch in naher Zukunft nicht zu schließen sein wird.

Mit Hilfe der drei kurz vorgestellten Voraussetzungen ist es möglich, das Standardexperiment der Gentechnik, nämlich die Isolierung, Sequenzierung, Klonierung und Veränderung von Genen und damit auch letztlich Genomen durchzuführen: Sowohl die zelluläre DNA wie auch die (meist bakteriellen) Vektoren - kleine ringförmige DNA Moleküle - werden mit Restriktionsenzymen geschnitten. Anschließend verknüpft man die DNA-Fragmente zellulären Ursprungs mit den linearisierten Vektoren. Diese rekombinanten Vektoren werden in Bakterien eingeschleust und durch die Vermehrung der rekombinanten Bakterien werden auch die Vektoren mit der Fremd-DNA vermehrt. Aus den rekombinanten Bakterien kann das fremde DNA-Fragment bzw. Gen in milliardenfacher Kopie wieder isoliert werden. Diesen Vorgang nennt man DNA-Klonierung. Die so klonierte DNA kann verwendet werden, um sie in das Genom anderer Organismen einzubringen, also einen Gentransfer durchzuführen.

Per definitionem versteht man unter Gentechnik die gentechnische Veränderung von Organismen. Demzufolge sind bei einer Risiko-Betrachtung der Gentechnik natürlicherweise eben diese sog. GVOs (genetisch veränderte Organismen) zu betrachten. Das Einheitsexperiment der Gentechnik, die Einführung eines DNA-Fragmentes und die Erzeugung eines rekombinanten Bakteriums, kann dazu verwendet werden, diese Bakterien dazu zu benutzen, fremde Proteine zu synthetisieren. Eines der ersten und bekanntesten Experimente auf diesem Gebiet war und ist die gentechnische Herstellung von menschlichem Insulin. Insulin ist ein Peptidhormon aus der Bauchspeicheldrüse, das für die Regulation des Blutzuckerspiegels mitverantwortlich ist. Zuckerkranke müssen sich dieses Hormon durch Injektion zuführen. Vor der gentechnischen Herstellung musste dieses Hormon aus den Bauchspeicheldrüsen von geschlachteten Schweinen isoliert und gereinigt werden.

Mit einigen gentechnischen Tricks kann man Bakterien dazu veranlassen, dass sie auf Grund des eingeschleusten humanen Insulin-Gens bis zu 30-40 % ihres Gesamtgewichtes an naturidentem Insulin produzieren. In gleicher Weise kann man auch viele andere Proteine in Bakterien produzieren lassen, z.B. Interferone, Wachstumshormone, Impfstoffe, Erythropoetin etc.. Mittlerweile wird auch sehr intensiv daran gearbeitet, sozusagen maßgeschneiderte Proteine zu konzipieren und gentechnisch herzustellen, die für bestimmte, z.B. medizinische Anwendungen ihren natürlichen Verwandten gegenüber Vorteile haben, weil sie etwa stabiler gegen Inaktivierung sind oder eine effizientere Wirksamkeit haben. Dieser Weg ist langwierig und schwierig, weil das Wissen über Struktur-Wirkungsbeziehungen bei Proteinen noch sehr unzureichend ist. Fortschritte lassen sich hier nur durch den Einsatz leistungsfähigster Computersimulationsstudien erhoffen, mit denen beim sogenannten *Protein-Engineering* nach neuen Produkten gesucht wird.

An dieser Stelle sei daran erinnert, dass Genprodukte immer nur Proteine, also Eiweißstoffe, sind. Ein Gen kann nur die Information für eine bestimmte Aminosäuresequenz tragen. Diese wird dann bei der Aktivierung des Gens in der Transkription in RNA kopiert und anschließend durch Translation in das entsprechende Protein übersetzt. Es ist also beispielsweise nicht möglich, rekombinante Bakterien dazu zu veranlassen, Steroidhormone zu produzieren, da Steroide - auch im Säugerorganismus - in einem komplizierten vielstufigen Prozess, an dem eine große Zahl verschiedener Enzyme und Cofaktoren beteiligt sind, entstehen.

7.3 Gentechnische Veränderungen und ihre Konsequenzen

Die Möglichkeit, fremde Gene in das Genom eines Tieres via Gentransfer einzuschleusen und erfolgreich zu exprimieren, hat der genetischen Manipulation von Tieren eine völlig neue Dimension eröffnet. Entwickelt und am intensivsten genutzt wurde und wird die Technik des Gentransfers zweifelsohne bei der Maus. Der Gentransfer ist das ideale Verfahren zum Studium der Genexpression während der Entwicklung und im adulten Tier; er ermöglicht die Etablierung von Tiermodellen für onkogene und andere menschliche Erkrankungen, zur Untersuchung von Mutationen und als genetischer Marker.

Zwischen der Entwicklung des Gentransfers bei der Maus bis zu ersten Versuchen bei landwirtschaftlichen Nutztieren vergingen nur wenige Jahre, da sehr schnell klar wurde, dass diese Technik auch bei landwirtschaftlichen Nutztieren völlig neue Zuchtstrategien und Anwendungsperspektiven ermöglicht. Dass trotzdem nach fast 10 Jahren der Bearbeitung des Gentransfers beim landwirtschaftlichen Nutztier nur in einigen wenigen Bereichen konkrete Anwendungsbeispiele verfügbar sind, liegt sicherlich, neben anderen Faktoren, auch an dem grundsätzlichen Problem beim Arbeiten mit diesen Tierspezies. Im Vergleich zur Maus haben landwirtschaftliche Nutztiere Generationsintervalle, die in Jahren und nicht in Wochen gerechnet werden; dadurch ist der erforderliche Zeitraum vom Start eines Projektes bis zur potentiellen Nutzung der transgenen Tiere sehr lang.

Das grundsätzliche Problem der langen Zeitabläufe in der Tierzucht kann auch der Gentransfer nicht lösen. Er unterliegt in diesem Zusammenhang den gleichen Rahmenbedingungen wie konventionelle Selektionsprogramme. Andererseits ist es eben gerade wegen der langen Generationsintervalle reizvoll, durch Gentransfer in einer bzw. wenigen Generationen eine Veränderung zu erzielen, die mit konventionellen Zuchtverfahren viele Generationen und damit Jahrzehnte in Anspruch nehmen würde.

Von den verschiedenen technischen Verfahren des Gentransfers wird bei landwirtschaftlichen Nutztieren bislang hauptsächlich die DNA-Mikroinjektion erfolgreich genutzt. Retrovirale Vektoren sind zwar grundsätzlich auch bei diesen Spezies einsetzbar, werden aber, wegen des wenn auch geringen Rekombinationsrisikos, nur zögerlich untersucht und eingesetzt. Das ideale Verfahren, nämlich die Verwendung von Spermien als DNA-Carrier für fremde Genkonstrukte, kann hinsichtlich seiner Nutzbarkeit noch nicht mit hinreichender Sicherheit beurteilt werden. Die zweifelsohne aufregendste Entwicklung stellt aber derzeit die Etablierung von Klonierungsprogrammen beim Nutztier und deren Verwendung zur Erstellung transgener Tiere dar (siehe Abschnitt 7.6).

Die direkte Mikroinjektion klonierter DNA in Vorkerne von Zygoten zur Erstellung transgener Nutztiere wird im Prinzip in gleicher Weise wie bei Mäusen durchgeführt. Einige Besonderheiten bei landwirtschaftlichen Nutztieren, die aus der unterschiedlichen embryonalen Morphologie und Entwicklung resultieren, müssen jedoch berücksichtigt werden. Insgesamt bleibt auch festzustellen, dass die Effizienz der Erstellung transgener Nutztiere mitunter deutlich geringer ist als das vergleichbare Vorgehen bei der Maus. Die Gründe dafür liegen zum einen in der schwierigeren Durchführung aufgrund ungünstigerer Verhältnisse bei der Gewinnung, Mikroinjektion und dem Transfer der Zygoten und zum anderen in unseren geringeren Kenntnissen über die embryologischen und reproduktionstechnischen Grundlagen. Trotzdem ist mittlerweile - nach den ersten Berichten über die erfolgreiche Erstellung transgener Kaninchen, Schweine und Schafe (Hammer et al. 1985, Brem et al. 1985) - der Gentransfer bei den wichtigsten landwirtschaftlichen Nutztieren zu einem zuverlässigen und mit sicherer Erfolgsrate einsetzbaren Verfahren geworden, das in einer Reihe von Labors weltweit genutzt wird.

Das Ziel des Gentransfers in die Keimbahn ist die Erstellung von Lebewesen, die das in ihr eigenes Genom integrierte Genkonstrukt an ihre Nachkommen weiter vererben. Um dies zu erreichen, muss zumindest ein Teil der Gameten (Spermien, Eizellen) der primär aus dem Gentransfer entstandenen Tiere (Founder-Tiere) das Transgen enthalten. Deshalb wird der Gentransfer in einer Entwicklungsphase durchgeführt, in der der Organismus nur aus einer einzigen Zelle (Zygote) oder aus einigen wenigen embryonalen Zellen (Blastomeren) besteht. Wenn es gelingt, in dieser frühen Phase die Integration eines Genkonstruktes zu erreichen, so wird bei der Teilung der Zellen während der embryonalen bzw. fetalen Entwicklung das Transgen in gleicher Weise wie die zelleigene DNA repliziert und an die Tochterzellen weitergegeben werden, so dass letztendlich jede Körperzelle einschließlich der Zellen in den Geschlechtsorganen dieses Transgen im Genom enthalten wird.

Bei der transferierten DNA handelt es sich um ein Genkonstrukt, das normalerweise aus wenigstens zwei Komponenten, nämlich dem sogenannten Strukturgen und den regulatorischen Sequenzen, besteht. Ein Strukturgen enthält die genetische Information für ein Protein; die regulatorischen Sequenzen sind dafür verantwortlich, dass Gene exprimiert werden, d.h. in RNA umgeschrieben und dann in Aminosäuresequenzen übersetzt werden. Die regulatorischen Sequenzen (Promotoren, Enhancer, Kontrollregionen) sind für die Gewebespezifität, die Menge und den Zeitpunkt der Genexpression verantwortlich.

Wegen der Uniformität der DNA-Doppelhelix und der ubiquitären Gültigkeit des genetischen Codes können bei der Erstellung von Genkonstrukten DNA-Sequenzen aus verschiedenen Organismen miteinander kombiniert werden. Primär sind sicherlich die eukaryotischen Gene und hier vor allem Gene aus dem Bereich der Säuger von vorrangigem Interesse, aber mitunter werden prokaryotische, virale oder bakterielle DNA-Stücke aus klonierungstechnischen Gründen mit einbezogen. Hierbei muss jedoch berücksichtigt werden, dass die Expression von Genkonstrukten, die prokaryotische Anteile enthalten, im Säugerorganismus zum Teil reduziert ist oder unterbunden wird. Deshalb wird üblicherweise darauf geachtet, dass in den injizierten Genkonstrukten keine prokaryotischen Anteile enthalten sind.

Normalerweise werden Genkonstrukte für die Mikroinjektion in Plasmiden, Kosmiden oder Lambda-Phagen kloniert. Dadurch ist die Länge der Konstrukte auf 5-10 bzw. 20-40 kbp limitiert, da längere Fragmente in diesen Vektoren nicht kloniert werden können. Wenn längere Fragmente transferiert werden sollen, z.B. um genomische DNA anstelle von cDNA verwenden zu können oder zur Verbesserung der Expression von geklusterten Genen, sind andere Strategien angebracht. Die einfachste Möglichkeit ist die Koinjektion von 2 oder mehreren verschiedenen Fragmenten. Hierbei nutzt man die präsumptiven Vorgänge bei der Integration der DNA. Normalerweise kommt es an einer einzigen chromosomalen Lokalisation pro Genom zum Einbau der injizierten DNA. Die genauen Vorgänge bei der Integration sind nicht bekannt, aber die Tatsache, dass an einer Stelle mehrere Fragmente hintereinander integrieren, weist darauf hin, dass es vor oder während der Integration zur Ligierung oder Rekombination zwischen den injizierten DNA-Fragmenten kommt. Durch Mikroinjektion von verschiedenen überlappenden Fragmenten eines langen Genkonstruktes, die in geeigneter Weise während der Integration homolog rekombinieren, kann man funktionelle Transgene mit einer Länge von mehr als 40 kp erreichen. Eine andere Möglichkeit zur Generierung von Tieren mit Transgenen einer Länge von weit mehr als 40 kbp ist die Klonierung der Fragmente in YACs (*yeast artificial chromosomes*) und die anschließende Injektion (Schedel et al. 1992, Brem et al. 1996).

Von entscheidender Bedeutung für die Expression eines Transgens ist, wie schon erwähnt, die Kombination des Strukturgens mit geeigneten regulatorischen Sequenzen. Es gibt zunehmend Hinweise, dass außer den in unmittelbarer Nähe eines Strukturgens liegenden Promotorsequenzen im 5'-Bereich und untranslatierten Sequenzen im 3'-Bereich sowie den mitunter weit entfernt liegenden Enhancern auch noch regulatorische Komponenten (MAR **M**atrix **A**ttachment **R**egion, LCR **L**ocus **C**ontroll **R**egion) existieren, die mitunter bis zu 100 kp vom eigentlichen Gen-Locus entfernt liegen und die Expression des Gens mitbeeinflussen.

Nach der Klonierung und Rekombination eines Genkonstruktes muss das zu injizierende DNA-Fragment aus dem Vektor herausgeschnitten und abgetrennt werden. DNA-Mikroinjektionslösungen müssen steril und absolut frei von Verunreinigungen sein. Üblicherweise wird die Konzentration so eingestellt, dass pro Picoliter (=10^{-12} Liter) etwa 1000 Kopien des Genkonstruktes enthalten sind.

Neben den bereits geschilderten Möglichkeiten der Erstellung transgener Tiere durch Gentransfer in die Keimbahn gibt es seit einigen Jahren auch Verfahren des somatischen Gentransfers. Darunter versteht man die Übertragung von Genkonstrukten in somatische Zellen von einzelnen Organismen ohne Beteiligung der Keimbahn. Diese Technik liegt u. a. der Gentherapie beim Menschen zugrunde.

Grundsätzlich zielen die Techniken zur somatischen Transformation von Zellen darauf ab, direkt in möglichst viele Zellen eines Organismus, seien es Blutstammzellen oder Zellen eines Gewebeverbandes oder Organs, Genkonstrukte einzuschleusen und dort zur Expression zu bringen. Durch somatischen Gentransfer können genetische Defekte in Zellen oder Organismen substituiert werden, d.h. wenn ein Individuum auf Grund eines genetischen Defektes ein bestimmtes Genprodukt nicht herstellen kann, werden von dem betroffenen Gen intakte Kopien in somatische Zellen übertragen. Andere Anwendungen sind die genetische Markierung von Krebszellen, um diese dann in einem zweiten Schritt gezielt zerstören zu können.

Für den Transfer der genetischen Information in Zellen wurden verschiedene Methoden entwickelt, so z.B. die Einbringung durch retrovirale Vehikel, die die Zellen sozusagen infizieren, oder physikalische Methoden durch Beschuss von Zellen mit Genen, z.B. das Mikro-Bombardement mittels *„Gene-Gun"* oder die Jet-Injektion einer beschleunigten Flüssigkeit mit DNA-Partikeln. Das Problem beim somatischen Gentransfer ist nach wie vor die zu geringe Effizienz, d.h. zu wenige der behandelten Zellen nehmen das Genkonstrukt tatsächlich auch auf, so dass es zur Expression kommen kann.

Im Gegensatz zum additiven Gentransfer, bei dem in das Genom neu rekombinierte Sequenzen zufällig eingeführt werden, ist für viele Anwendungen die Entnahme eines vorhandenen Gens (*knock-out*) oder der Ersatz eines Gens *in situ* durch eine anderes Gen (*replacement*) von weit größerer Bedeutung. Der Knockout von Genen ist durch homologe Rekombination in Stammzellen möglich. Diese bei der Maus etablierte Stammzell-Technologie erlaubt die gezielte Ausschaltung von Genen in permanent kultivierten pluripotenten Zellinien. Das entscheidende Prinzip der gezielten Integration von Mutationen in ein bestimmtes Gen nutzt die Möglichkeit der positiv-negativ Selektion der Zellen, bei denen die homologe Integration erfolgreich war. Über die Erstellung von Keimbahn-Chimären wird die Generierung von Mäusen, denen das ausgeknockte Gen heterozygot fehlt, erreicht. Durch Verpaarung von F1-Nachkommen dieser Chimären, die den Genotyp der Stammzellen in ihren Gameten enthalten, können dann in der F2-Generation Mäuse gezüchtet werden, bei denen dieses Gen homozygot fehlt. Diese Strategie der Erstellung von „Knock-out" Mäusen wurde bereits in einer Vielzahl von Fällen erfolgreich genutzt, um die Funktion bzw. die Auswirkungen des Fehlens eines bestimmten Gens zu analysieren.

Leider stehen für Schweine noch keine pluripotenten Stammzellen zur Verfügung. Die oben beschriebenen Ergebnisse bei der Klonierung von Tieren aus fetalen Zelllinien lassen aber erwarten, dass der Knock-out-Ansatz auch beim Schwein zu realisieren sein wird. In fetalen Zelllinien kann durch konventionelle molekulargenetische Verfahren ein Gen funktionell ausgeschaltet werden. Benutzt man anschließend diese genetisch modifizierten Zellen als Kernquelle, ist es möglich, Tiere zu generieren, die diesen Genotyp realisieren. Speziell für die Generierung von transgenen Schweinen für die Xenotransplantation wäre dieser Ansatz sehr wichtig. Kürzliche Pressemitteilungen weisen darauf hin, dass es der schottischen Biotechnologie-Firma PPL in noch nicht publizierten Experimenten gelungen ist, die Knock-out-Technologie beim Schwein zu etablieren.

7.4 Gentechnische Veränderung von Tieren aus ethischer Sicht

Aus der Sicht der zu Transplantierenden ist es ein dringendes Gebot, die Belastung infolge der erforderlichen erhöhten Immunsuppression zu verringern und die Toleranz gegenüber dem artfremden Organ zu erhöhen. Man sucht dies dadurch zu erreichen, dass man die Tierquelle genetisch auf den Menschen einstellt, indem man bestimmte humane Faktoren in das Tiergenom einführt, es mithin transgen macht. Derartige gentechnische Veränderungen von Tieren werden außerhalb der Xenotransplantation neben der Wachstumsregulation, der Krankheitsresistenz etc. z.B. zum Zwecke der Herstellung pharmazeutisch verwertbarer Fremdeiweiße eingesetzt (Birchmeier et al. 1997). Die ethische Analyse gilt im wesentlichen zwei Fragen: (1) Ist ein solcher Eingriff in das Tier rechtfertigungsfähig? (2) Sind die Folgen dem Tier zumutbar?

Der Mensch hat seit jeher die ihn umgehende Natur, insbesondere die für Nahrungszwecke erforderlichen Pflanzen und Tiere, durch Züchtung zu seinen Zwecken verändert; die transgene Veränderung stellt insoweit keine neue Situation dar. Das würde bedeuten: Entweder ist ein solches Handeln des Menschen in ethischer Sicht von Anfang an ungerechtfertigt gewesen, dann ist es dies auch heute; oder es ist von Anfang an gerechtfertigt gewesen, warum sollte es heute anders sein? Nimmt man die Rhetorik aus dieser Frage, dann wird deutlich, dass sie auf einer unklaren Annahme beruht: derjenigen nämlich, Züchtung sei mit Gentransfer vergleichbar. Dies ist jedoch zumindest in einem Punkt nicht der Fall: im Hinblick auf die unterschiedliche Eingriffstiefe der Züchtung und der transgenen Veränderung. Züchtung und molekularbiologische Veränderungen des Genoms von Pflanzen und Tieren unterscheiden sich hinsichtlich der Methode voneinander: Erstere bedient sich der natürlichen Reproduktion, letztere hingegen sucht dieses Ziel durch unmittelbare Veränderung der DNA herbeizuführen. Andererseits können die züchterischen Veränderungen von Tieren durch Domestikation ebenfalls tiefgreifend sein, wie die Zucht mit Mutanten zeigt (z.B. im Falle bestimmter Hunderassen, die schwere Erbfehler als Rassemerkmal aufweisen und teilweise den Tatbestand der Qualzüchtung erfüllen). Liegt die transgene Veränderung damit diesseits oder jenseits der Grenzen des rechtfertigungsfähigen und wohl auch aus Überlebensgründen notwendigen Eingreifens des Menschen in das Tier?

Zwei Antwortansätze finden sich in der heutigen Diskussion: Der eine geht von der Annahme einer „natürlichen Identität" der Pflanzen- und Tierarten aus, der andere vom Gedanken der Verbindung von Natur und Kultur. Geht man von der Annahme einer jeweiligen „Identität der Arten" (Altner 1991, S. 214) aus und erhebt diese Identität zur Norm, dann wird man transgene Veränderungen als identitätsgefährdend, wenn nicht identitätszerstörend ansehen und mithin als ethisch unzulässig bezeichnen. Gelten die natürlichen Grenzen der verschiedenen Tierspezies als sakrosankt, dann muss man zu der Annahme greifen, dass Gattungen und Arten so etwas wie prozessfreie, unveränderliche Wesenheiten darstellen

- eine weitreichende und schwer beweisbare Annahme. Dieser Ansatz hat überdies zwei Schwierigkeiten, eine biologische und eine logische. Die biologische besteht darin, dass alles Leben – Pflanzen, Tiere und auch der Mensch – Ergebnis von Mutations- und Selektionsprozessen der Evolution ist; Kennzeichen der letzteren sind „Artenwandel und wiederholte Aufspaltung von Arten in Folgearten" (Wolters et al. 1998, S. 706). Von prozessfreier Artidentität lässt sich mithin nicht sprechen. Hinzu kommt die logische Schwierigkeit, die als ‚naturalistischer Fehlschluss' bekannt ist: Natur, hier: die (angenommene) biologische Artidentität, wird zur moralischen Norm erhoben.

Die beiden genannten Schwierigkeiten vermeidet ein Ansatz, der nicht von der Annahme prozessfreier Artidentität, sondern vom Gedanken wechselseitiger Bezüglichkeit zwischen Natur und Kultur ausgeht. In diesem Fall gelten Natur und Kultur nicht als einander isolierende, sondern integrierende Bereiche: Natur als eine der zentralen Ermöglichungsbedingungen für Kultur und diese als verantwortbare Gestaltung jener. Die gentechnische Veränderung von Tierspezies ist aus der Sicht eines solchen integrativen Natur-Kultur-Zusammenhangs dann grundsätzlich nicht rechtfertigungsfähig, wenn die Gestaltung Grenzen überschreitet, jenseits derer die Natur ihren kulturermöglichenden Charakter und die Kultur ihre Verantwortungsfunktion zu verlieren droht. Dies ist für den Fall anzunehmen, dass die gentechnische Veränderung von Tieren mittel- und langfristig zur Beeinträchtigung der Biodiversität führt. Unterhalb dieser Grenze *kann* die gentechnische Veränderung von Tieren rechtfertigungsfähig sein: wenn sie nämlich hochrangigen Zielen dient, wie dies im Falle der Xenotransplantation zum Zwecke der Lebensrettung und Leidverminderung angestrebt wird.

Dabei *muss* freilich geprüft werden, ob die angezielten Vorzüge für den Menschen in einem rechtfertigungsfähigen Verhältnis zu Risiken und Nachteilen für das Tier stehen. Danach muss der Nutzen einer transgenen Veränderung des Tieres den Schweregrad der Eingriffstiefe überwiegen, getreu der „Leitlinie für eine Belastung-Nutzen-Analyse" des ‚Codex Veterinarius' der ‚Tierärztlichen Vereinigung für den Tierschutz e.V.': „Je schwerer der Grad der Belastung für das Tier, um so notwendiger muss der Versuch im Interesse anderen Lebens sein. Diese Abwägung gilt auch für die Gewinnung und Erhaltung transgener Tiere".[1]

Sofern eine solche genetische Manipulation das Leben transgener Tiere nicht beeinträchtigt, wird man vermutlich von gravierenderen Problemen kaum sprechen. Was die Verantwortbarkeit der Folgen angeht, so ist ggf. zu prüfen, ob zwischen dem Gentransfer in die Keimbahn und dem somatischen Gentransfer aus ethischer Sicht Unterschiede bestehen. Während der somatische Gentransfer naturgemäß auf das betreffende Tierindividuum beschränkt bleibt, macht der Gentransfer über die Keimbahn auch die Nachkommen dieses Tieres transgen. In beiden Fällen ist zu prüfen, ob dem genveränderten Tier bzw. seinen Abkömmlingen nicht-vertretbare Nachteile (Schwächung des Immunsystems? DNA-„Alterung"? Gefährdung der Biodiversität? u.ä.) entstehen. Auch ist zu fragen, ob das Tier infolge der transgenen Veränderung seiner ursprünglichen Spezies gegenüber entfremdet wird. In der Beantwortung dieser Fragen wird man nach Vergewisserung über die Ranghöhe der Ziele (menschliche Lebensrettung und Leid-

[1] Codex Veterinarius 1999

verminderung) und die Feststellung der Alternativlosigkeit tierspeziesbezogen nach dem Maß der Empfindungsfähigkeit der Folgen einer transgenen Veränderung fragen müssen.

7.5 Erstellung transgener Schweine

Ein aussichtsreicher wissenschaftlicher Ansatz zur Überwindung der Probleme bei der hyperakuten und anderer Abstoßungsreaktionen (siehe Kap.6) ist die genetische bzw. gentechnische Veränderung der Tiere, von denen Organe für die Transplantation gewonnen werden sollen. Durch Übertragung von geeigneten Gen-Konstrukten könnten transgene Tiere erzeugt werden, die andere Zelloberflächenantigene haben und so den Angriff der präformierten Antikörper abwehren können oder die die Aktivierung des menschlichen Komplementsystems unterdrücken. Es handelt sich dabei um natürliche Produkte, die im normalen Organismus dazu dienen, physiologisch ablaufende Immunmechanismen und Antikörperreaktionen wieder nach unten zu regulieren. Von diesen Komplementinhibitoren gibt es zellständige und lösliche Formen, die an unterschiedlichen Stellen der Komplementaktivierungs-Kaskade wirken.

Die Erstellung transgener Schweine für die Xenotranplantation ist nach §7 (1) TierSchG ein Tierversuch. Tierversuche sind ... „Eingriffe oder Behandlungen zu Versuchszwecken

1. an Tieren, wenn sie mit Schmerzen, Leiden oder Schäden für diese Tiere oder
2. am Erbgut von Tieren, wenn sie mit Schmerzen, Leiden oder Schäden für die erbgutveränderten Tiere oder deren Trägertiere verbunden sein können".

Für die Erstellung transgener Tiere ist deshalb ein Antrag auf Genehmigung eines Tierversuchsvorhabens nach §8 Abs. 1 des Tierschutzgesetzes (TierSchG vom 25.5.1998 BGBl. I S. 1105) bei der zuständigen Regierung erforderlich. Dieser wird einer Kommission nach §15 TierSchG vorgelegt und in dieser Kommission beraten. Wenn dem Versuchsvorhaben zugestimmt wird, erlässt die Regierung einen begründeten Bescheid, in dem das Vorhaben unter Voraussetzungen genehmigt wird.

Der technische Ablauf der Erstellung transgener Schweine umfasst folgende Arbeitsschritte:

- Vorbereitung der Tiere für die Embryogewinnung durch hormonelle Superovulation zur Erhöhung der Zahl der Eizellen,
- hormonelle Synchronisation der Empfängertiere ,
- zweimalige künstliche Besamung der Tiere für die Embryogewinnung,
- Embryogewinnung im Vorkernstadium 60 Std. nach HCG Applikation
- Zentrifugation der Eizellen zur Sichtbarmachung der Vorkerne
- DNA Mikroinjektion
- *in vitro* Zwischenkultur
- (endoskopischer) Transfer auf Empfängertiere
- Graviditätsuntersuchung der Empfängertiere

- Integrations- und Expressionsuntersuchungen bei geborenen Tieren
- Etablierung homozygot transgener Linien durch konventionelle Zuchtverfahren.

Die für die Injektion benötigten befruchteten Eizellen werden durch Eileiterspülung gewonnen. Die Embryogewinnung kann nicht nur durch chirurgische oder endoskopische Spülung, sondern auch nach Schlachtung erfolgen. Dadurch können auch Tiere aus kommerziellen Mastanlagen verwendet werden, so dass die Bereitstellung einer ausreichend großen Zahl an Tieren und damit Embryonen möglich ist. Da Schweine sehr gut auf die Superovulationsbehandlung reagieren, liefern sie im Durchschnitt mehr als 20 injizierbare Embryonen pro Tier. Das Zytoplasma von Schweineeizellen ist durch den hohen Gehalt an lipidhaltiger Granula sehr dunkel, so dass die Vorkerne mikroskopisch nicht sichtbar sind. Durch die Zentrifugation der Eizellen (z.B. 15.000 g, 3 Minuten) wandert diese Granula an einen Pol der Eizellen, während die Vorkerne an ihrer ursprünglichen Lokalisation verbleiben und dadurch sichtbar werden.

Für die Mikroinjektion wird ein entsprechend eingerichteter Arbeitsplatz benötigt. Unter mikroskopischer Kontrolle wird eine Eizelle an einer Haltepipette fixiert, und die mit DNA-Lösung gefüllte Injektionspipette (Außendurchmesser ca. 1 μm) wird mit Hilfe eines Mikromanipulators in einen Vorkern der Eizelle geschoben, so dass ca. 1-2 pL der DNA-Lösung injiziert werden können.

Nach der Mikroinjektion werden die Eizellen 1 bis 3 h bis zum Transfer *in vitro* kultiviert. Embryonen, die morphologisch nicht mehr intakt sind, werden vor dem Transfer aussortiert. Für die kurzzeitige Kultur genügen in aller Regel relativ einfache Kulturbedingungen. Als Kulturmedien werden physiologische Salzlösungen, z. B. PBS mit 10-20 % Serumzusatz, verwendet. Dieses einfache Medium braucht zur pH Stabilisierung keine CO_2 Begasung und erlaubt die stabile Aufbewahrung von Embryonen für den Zeitraum von etwa 24 Stunden. Sollen Embryonen für längere Zeit, also mehrere Tage, *in vitro* kultiviert werden, benötigen sie anspruchsvollere Kulturbedingungen, insbesondere wenn sie in der *in vitro* Kultur den speziespezifischen Zellteilungsblock während der frühen Embryonalentwicklung mit überwinden sollen. Diese Kulturmedien bestehen aus physiologischen Salzlösungen, einem pH-stabilisierenden Puffer (z. B. Carbonatpuffer), Nährsubstraten, Antibiotika und Eiweißkomponenten (inaktiviertes Serum). Wegen des Carbonatpuffers müssen die Medien mit CO_2 begast werden; die Kultur erfolgt bei Körpertemperatur. Um osmotische Veränderungen im Kulturmedium durch Verdunstungsverluste zu vermeiden, werden die in Kulturmedium gelagerten Embryonen bei nahezu 100%iger Luftfeuchtigkeit und in mit Paraffin bzw. Silikonöl abgedeckten Schalen kultiviert.

Auch bei den Empfängertieren ist eine strenge Selektion nach reproduktionsbiologischen Gesichtspunkten eine wichtige Voraussetzung für das erfolgreiche Durchführen des Transfers. Die injizierten Embryonen werden beim Schwein in nur einen Eileiter abgesetzt, da sich die Embryonen durch Wanderung im Uterus (*spacing*) gleichmäßig auf beide Uterushörner verteilen. Wenn Schweinezygoten *in vitro* mehrere Tage kultiviert werden, können sie auch in den Uterus transferiert werden. Das ist dann von Vorteil, wenn es gelingen sollte, mit unblutigen Transferverfahren (Reichenbach et al. 1993) auch beim Schwein vergleichbare Erfolgsraten wie beim chirurgischen Transfer zu erreichen. Endoskopisch gestützte Verfahren der Gewinnung und Übertragung von Embryonen aus bzw. in den Eileiter sind in ihrer Effizienz den chirurgischen Verfahren mindestens gleichwertig (Besenfelder et al. 1997). Aus tierschützerischer Sicht ist die Endoskopie vorzuziehen, da keine chirurgische Öffnung der Bauchhöhle notwendig ist.

Nach der normalen Trächtigkeitsdauer werden die Nachkommen geboren, die sich aus den transferierten mikroinjizierten Embryonen weiterentwickelt haben. Bei den aus Gentransfer geborenen Tieren werden kernhaltige Zellen (Gewebe, Blut, Haut, Haarwurzeln oder ähnliches) gewonnen. Die in den Zellkernen enthaltene DNA wird isoliert und mit speziellen Verfahren (Southern-, Dot-, Slot-Blot, PCR) darauf untersucht, ob die injizierte DNA in die genomische DNA des Tieres eingebaut worden ist. Im Durchschnitt findet man bei etwa 10 % der Tiere das Transgen. Um die Frage, ob dieses Transgen auch exprimiert wird, beantworten zu können, müssen aufwendige RNA- und Proteinanalysen durchgeführt werden. Mit Hilfe dieser Analysen kann dann auch gezeigt werden, wann das Genprodukt, in welchen Zellen und in welcher Menge vorlag. Die nächste Frage zielt auf die biologische Wirksamkeit ab, d.h. man überprüft, ob das transgene Tier die erwarteten phänotypischen Veränderungen in der Zieleigenschaft, die mit Hilfe des Gentransfers beeinflusst werden sollte, zeigt.

Für den Gentransfer beim Schwein können folgende Erfolgsraten zugrundgelegt werden:

20 mikroinjizierbare Zygoten pro Tier
70 % Graviditätsrate nach Transfer (30 Zygoten pro Empfänger)
10% Embryoüberlebensrate (bezogen auf injizierte Zygoten)
10% Integrationsrate (bezogen auf geborene Ferkel)

Die für eine transgene Veränderung von Tierorganen im Rahmen der Xenotransplantation in Frage kommenden Inhibitor-Gene und andere Genkonstrukte werden weiter unten beschrieben. In den letzten Jahren wurden beim Schwein von mehreren Arbeitsgruppen Gentransfers zur Erzeugung von transgenen Tieren für die Xenotransplantation vorgenommen. Am weitesten fortgeschritten sind die Arbeiten einer englischen Gruppe um David White (Fa. Imutran). In den USA haben die Fa. DNX und Nextran erfolgreich transgene Schweine erzeugt. Sowohl in den USA als auch in England wurden Transplantationsversuche mit Herzen von transgenen Schweinen auf Affen durchgeführt und dabei Überlebenszeiten von über 60 Tagen beobachtet. Die transgenen Schweine dieser Arbeitsgruppen sind patentrechtlich geschützt. Auch in Deutschland werden Experimente zur Erstellung transgener Tiere für die Xenotransplantation durchgeführt.

Wie kürzlich gezeigt wurde, ist die Hauptursache für die Komplementreaktion bei Transplantation von xenogenem Material die Bindung von sogenannten xenoreaktiven (natürlichen) Antikörpern, die gegen ein einzelnes Di-Saccharid, das 1.3GalaGal3, gerichtet sind (siehe Kap. 6). Dieses Di-Saccharid tritt beim Menschen nicht auf. Um diese Antigen-Antikörperreaktion bei der Xenotransplantation zu vermeiden, kann man entweder das für die Synthese dieses Zuckers verantwortliche Gen der α1,3-Galaktosyltransferase, ausschalten oder durch Expression eines anderen Enzyms, z.B. die α1,2-Fucosyl-Transferase (H-Transferase) durch Kompetition die Entstehung von 1.3GalaGal3 zumindest größtenteils unterbinden (Sandrin et al. 1995, Platt und Parker, 1995, Sharma et al. 1996).

Neben der Komplementinhibition und dem Verhindern der Entstehung problematischer Antigene gibt es auch noch andere Ansätze zur transgenen Unterbindung der Abstossungsreaktion. So kann beispielsweise durch Maskierung der Donor HLA Klasse I Antigene die Abstossung von xenogenen Pankreasinseln für bis zu 200 Tage unterbunden werden (Faustman u. Coe 1991). Ebenfalls mit transplantierten Pankreasinseln wurde gezeigt, dass auch die T-Zell vermittelte Abstossungsreaktion unterbunden werden kann. Normalerweise attackieren T-Zellen antigenpräsentierende Zellen, wenn sie gleichzeitig auf zwei Wegen aktiviert werden, nämlich durch die Bindung des MHC-Antigen-Komplexes mit dem T-Zell Rezeptor und die Bindung des B7 Oberflächenmoleküls mit dem CD 28 Rezeptor der T-Zelle.

Durch Bereitstellung eines anderen löslichen Moleküls, CTLA4Ig, das eine höhere Affinität zu B7 hat, kann B7 abgesättigt werden und es kommt nicht zur Abstossung (Cohen 1992, Lenschow et al. 1992, Linsley et al. 1992). Durch die gleichzeitige Applikation von monoklonalen Antikörpern gegen ICAM-1 (Interzelluläres Adhäsions-Molekül 1) und LFA-1 (Leukozytenfunktion assoziiertes Antigen 1) kann zumindest in allogenen Transplantationen eine Immunsuppression gegen fremdes Herzgewebe erreicht werden (Isobe et al. 1992).

7.6 Klonieren und Klone

Der Begriff Klonieren wird für verschiedene Vorgänge verwendet, so z.B.

- in der Gentechnik, wenn ein DNA-Fragment in einen Klonierungsvektor eingebaut und dieser in geeigneten Wirtszellen vermehrt wird, so dass letztendlich von dem eingesetzten DNA-Fragment nahezu unbeschränkt viele identische Kopien hergestellt werden,
- in der Zellbiologie, wenn aus einer Zellpopulation einzelne Zellen herausgepickt werden und aus diesen wieder eine Kultur angelegt wird und
- in der Embryologie, wenn durch mikromanipulatorische Verfahren Embryonen erstellt werden, die genetisch identisch sind.

Ein Klon ist eine ungeschlechtlich aus einem Mutterorganismus entstandene erbgleiche Nachkommenschaft. In der Natur, speziell im Reich der Pflanzen, sind Klone durchaus keine Seltenheit und auch von vielen Mikroorganismen und Einzellern wird die asexuelle Fortpflanzung genutzt. Bei einigen vielzelligen Organismen entstehen Klone durch vegetative Vermehrung, also durch Sprossung, Knospung oder wie bei niederen Tieren durch Regeneration aus Teilstücken.

Beim Säuger und auch beim Menschen gibt es in Form eineiiger Zwillinge oder Mehrlinge natürlicherweise quasi Klongeschwister. Dieses relativ seltene Phänomen (weniger als 0.2% aller Geburten) tritt auf, wenn aus einem Embryo während der frühen Entwicklung durch zufällige Ereignisse zwei oder mehrere

Zellhaufen gebildet werden, die sich dann unabhängig weiterentwickeln und zu genetisch identischen Individuen heranwachsen. Bei Nutztieren verwendet man diese Erkenntnis, indem durch mikrochirurgische Teilung von 3 bis 7 Tage alten Embryonen zwei Embryohälften erstellt werden, aus denen nach Transfer auf Empfängertiere in etwa einem Drittel der Fälle monozygote Zwillinge entstehen.

Bei Säugetieren versteht man unter „Klonieren" in der Embryologie die Erstellung von Embryonen mit identischem Genotyp. Dabei sind folgende Verfahren zu unterscheiden:

- Mikrochirurgische Teilung von frühen Embryonalstadien
- Mikromanipulatorische Kombination von asynchronen Entwicklungsstadien, mit dem Ziel, Blastomeren aus Embryonen weiter fortgeschrittener Stadien durch Blastomeren aus früheren Stadien in ihrer Weiterentwicklungskapazität zu unterstützen und auf diesem Weg identische Viellinge bis zu einer Größenordnung von bisher maximal 5-8 zu erzeugen („*chimaric cloning*"). Dieses Verfahren ist aber zwischenzeitlich nicht mehr erfolgreich genutzt worden.
- Übertragung von Kernen bzw. kernhaltigen embryonalen, fetalen oder somatischen Zellen in enukleierte Eizellen mit Erstellung einer bei ausreichender Zellzahl theoretisch unbegrenzten Anzahl identischer Embryonen und Individuen (Embryoklonierung).

Das aussichtsreichste Verfahren zur Erstellung einer Anzahl genetisch identischer Embryonen bzw. Tiere ist die Embryoklonierung mittels Kerntransfer. Dieses Verfahren war übrigens schon in den dreißiger Jahren von Spemann vorgeschlagen worden. 1952 haben Briggs und King berichtet, dass sich nach Transfer von Zellkernen aus Embryonen in Froscheiern Kaulquappen entwickelten. Versuche mit Körperzellen waren bei Amphibien aber nicht erfolgreich. Anfang der achtziger Jahre wurde von Illmensee über erfolgreichen Kerntransfer aus einer Stammzelllinie in Mäuseeizellen berichtet. Diese Arbeiten wurden angezweifelt, weil sie nicht wiederholt werden konnten.

Durch Übertragung von Zellkernen, die von mehrzelligen Embryonen stammen, in entsprechend vorbereitete Eizellen können genetisch identische Embryonen erstellt werden. Voraussetzung ist, dass die Eizelle das Metaphase-Stadium in der 2. Reifeteilung (Metaphase II) vollendet hat und die eizelleigene nukleäre DNA entfernt wurde (Enukleation). Eines der wichtigsten Phänomene beim Kerntransfer ist, dass die Kern-DNA reprogrammiert werden muss, d.h. die DNA des übertragenen Kerns muss so aktiviert werden, dass das Teilungsschema des Embryos wieder beim Stadium der Zygote beginnt, obwohl der Kern von einer Zelle stammt, die bereits mehrere oder sogar viele Teilungszyklen hinter sich hat.

Als Empfängerzellen eignen sich beim Rind auch *in vitro* gereifte, unbefruchtete Eizellen, bei denen nach Erreichen der Metaphase II die umgebenden Cumuluszellen entfernt werden. Für die Entfernung der Eizell-DNA gibt es mehrere Möglichkeiten. Am häufigsten angewendet wird die Behandlung der Eizellen mit Cytochalasin B und das anschließende Absaugen des in der Nähe des Polkörpers liegenden Zytoplasmas mit Hilfe einer Enukleationspipette. Die Enukleationsrate ist bei dieser Methode sehr hoch, da die Eizell-DNA zu diesem Zeitpunkt in der Nähe der Polkörperchen lokalisiert ist. Zur Gewinnung der Blastomeren werden

Embryonen entweder nach dem Entfernen der *Zona pellucida* disaggregiert oder mit Hilfe einer Kerntransferpipette aus dem zu klonierendem Embryo abgesaugt. Eine Blastomere wird dann mit Hilfe der Transferpipette unter die *Zona pellucida* der enukleierten Eizelle geschoben und dort abgesetzt. Zur Integration des Zellkerns dieser transferierten Blastomere in das Zellplasma der Eizelle muss die Membran der Blastomere mit der Membran der Eizelle fusioniert werden. Am gebräuchlichsten ist dazu die sogenannte Elektrofusion, bei der durch kurzzeitige Gleichstrompulse Poren induziert werden, die ein Zusammenfließen des Zytoplasmas ermöglichen. Die elektrischen Pulse führen außerdem zur Aktivierung der Eizelle.

Die Aktivierung ist ein wichtiger Schritt, da sie die Voraussetzung für das Ingangkommen der Teilungsaktivität des Fusionsproduktes ist. Nach der erfolgten Fusion müssen die Blastomeren-Eizell-Komplexe solange kultiviert werden, bis sie ein Stadium erreichen, das in den Uterus von Empfängern transferiert werden kann. Während früher dazu eine *in vivo*-Kultur im Zwischenempfänger nötig war, stehen mittlerweile immer besser funktionierende *in vitro*-Systeme für die Kultur zur Verfügung.

Die ersten klonierten Nutztiere waren die von Willadsen 1986 publizierten Lämmer, die nach dem Transfer von Kernen aus dem 8-Zell-Stadium in enukleierte Eizellen entstanden waren. Die ersten Kerntransferexperimente beim Rind stammen aus dem Jahr 1987 (Robl et al. 1987). Bei diesen Experimenten wurde ausschließlich mit *ex vivo* gewonnenen Rinderembryonen als Kernquelle und mit *in vivo*-Zwischenkultur in Schafeileitern gearbeitet. In den folgenden Jahren konnte auch gezeigt werden, dass das Embryonalklonen beim Rind rein *in vitro*, also unter Verwendung *in vitro* produzierter Embryonen und *in vitro* gereifter Eizellen, erfolgreich durchgeführt werden kann (Clement-Sengewald et al. 1990, Sims et al. 1991).

Eine schottische Arbeitsgruppe publizierte Mitte letzten Jahres, dass Kerne von Zelllinien, die sich aus einem Embryo herausentwickelt hatten, aber offensichtlich keine totipotenten Stammzellen waren, nach Transfer in Eizellen zu Lämmern heranwachsen konnten (Campbell et al. 1997).

In einer im Februar erschienenen Arbeit demonstrierte diese Arbeitsgruppe von Jan Wilmut, dass es offensichtlich möglich ist, auch Kerne von Feten und überraschenderweise auch von adulten Zellen durch Kerntransfer zur Entwicklung von Embryonen und Lämmern anzuregen.

Aus 26 Tage alten Feten und aus dem Eutergewebe eines sechs Jahre alten Schafes wurden Zellen kultiviert und nach einigen Passagen in der Kultur zur Klonierung verwendet. Kerne dieser Zellen führten in einigen wenigen Fällen zur Geburt von Lämmern. Bei einem Lamm war der Urspung des Kernes eine Euterzelle des adulten Schafes.

Beim Rind wurde 1998 gezeigt, dass aus fetalen Zellen (Cibelli et al. 1998) und primordialen Keimzellen (Zakhartchenko et al. 1998a) durch Kerntransfer geklonte Kälber entstehen können. Dabei konnte auch demonstriert werden, dass die Überführung der Zellen in die GO-Phase, also das Ruhestadium im Zellzyklus, zwar mitunter Vorteile haben kann, aber keineswegs essentiell für eine erfolgreiche Klonierung ist (Zakhartchenko et al. 1998b). Auch die Adultklonierung aus

Euterzellen wurde mittlerweile beim Rind bestätigt (Zakhartchenko et al. 1999). Darüber hinaus haben eine japanische und eine neuseeländische Arbeitsgruppe publiziert, dass es gelungen ist, aus Eileiter- und Cumuluszellen vom Rind via Klonierung mit sehr hoher Effizienz Nachkommen zu erhalten (Kato et al. 1998, Wells et al. 1999). Auch die Verwendung anderer Zellen adulter Rinder zur Klonierung scheint zu funktionieren.

Zusammenfassend bleibt festzustellen, dass nunmehr zweifelsfrei feststeht, dass aus Zellen von adulten Rindern via Klonierung Nachkommen erstellt werden können, die den genomischen Genotyp der klonierten Tiere haben.

Die erfolgreiche Adult-Klonierung war und ist ohne Zweifel ein völlig unerwartetes und auch partiell unerklärtes Ergebnis. Es ist bekannt und hinlänglich gezeigt, dass in somatischen Zellen zahlreiche Mutationen entstehen, die sich während der Lebensspanne anhäufen. Eine bekannte offensichtliche Konsequenz ist die durch solche Mutationen ausgelöste oder geförderte Entstehung von Krebs.

Eine durchschnittliche Mutationsrate von 1:100.000 führt bei jeder Zellteilung pro Hunderttausend Basenpaare zu einer Mutation. Dabei ist sicherlich zu berücksichtigen, dass die meisten dieser Mutationen weder für die betroffenen Zellen noch den Organismus Konsequenzen haben oder hätten. Das gilt insbesondere für Mutationen, die in einem Bereich der DNA stattfinden, der keine Funktion hat, oder bei denen sich durch die Mutation die Aminosäuresequenz nicht ändert bzw. die Änderung keine Auswirkungen auf die Funktion des Proteins hat. Soweit diese Mutationen nicht in der Keimbahn auftreten und Gameten betreffen, haben sie im Normalfall der Reproduktion keine nachteiligen Folgen für die nächsten Generationen. Mit dem Tod des Organismus vergehen sie.

Was aber passiert, wenn durch den Kerntransfer einer somatischen Zelle die in dieser Zelle entstandenen funktionellen Mutationen in die Keimbahn gelangen? Vielleicht ist die hohe Ausfallrate beim Klonieren mit adulten Zellen eine mögliche Konsequenz von Mutationen, die in den betroffenen Zellen die Entwicklung unterbinden.

Im Hinblick auf den Kerntransfer mit somatischen Zellen ist von Bedeutung, dass es bei jeder Zellteilung zu einer Verkürzung der Telomeren-Regionen, also der Enden der Chromosomen, kommt. Diesem erstmals von Hayflick (1994) beschriebenen „Alterungsprozess" der Chromosomen unterliegen alle somatischen Zellen. Noch nicht klar ist, wie sich dies auf die Lebenserwartung der aus der Klonierung entstandenen Individuen auswirkt. Es ist aber denkbar, dass die Telomerenverkürzung unter bestimmten Umständen umkehrbar ist, d.h. durch Repairmechanismen die ursprüngliche Länge wieder hergestellt werden kann. Dieser Verkürzungsprozess könnte aber, eventuell temporär verlangsamt, im heranwachsenden klonierten Organismus fortschreiten und zu einer verkürzten Lebenserwartung führen. Es ist tatsächlich noch offen, inwieweit Klonabkömmlinge tatsächlich eine normale Entwicklungs- und Alterungskapazität haben werden.

Klongeschwister unterscheiden sich im Normalfall dadurch, dass sie in der Regel neben der Empfängermutter, die den Embryo austrägt, aber genetisch nicht beteiligt ist, zwei genetische Mütter haben. Von einer genetischen Mutter stammt die Kern-DNA und von einer zweiten, die über die Eizelle Zytoplasma beisteuert, die mitochondriale DNA. Klonnachkommen haben deshalb eine mitochondriale

Heteroplasmie, die als mitochondrialer Chimärismus verstanden werden kann (Steinborn et al. 1998, 2000). Der Anteil der mitochondrialen DNA der klonierten Zelle im Vergleich zur Empfängerzelle ist umso geringer, je weiter die klonierte Zelle sich bereits entwickelt hatte. Im Prinzip kann deshalb in fast allen Fällen anhand dieser mitochondrialen Heteroplasmie gezeigt werden, dass bzw. ob ein Tier tatsächlich das Produkt eines Klonierungsprozesses ist.

Daraus ergibt sich, dass Klongeschwister aus Kerntransfer sowohl untereinander wie auch im Vergleich zum Adult-Individuum im Normalfall weder phänotypisch noch genetisch vollständig identisch sind. Neben den angedeuteten genetischen Unterschieden (verschiedene genetische Veränderungen in den einzelnen Zellen vor der Klonierung und in den einzelnen klonierten Embryonen, Heteroplasmie der mitochondrialen DNA) wirken sich insbesondere auch diverse intrauterine und postnatale Umweltfaktoren auf die phänotypische Ausprägung der Klongeschwister modifizierend aus.

In Klonierungsprogrammen treten häufiger als üblich Aborte auf. Auffallend ist weiterhin, dass Feten aus klonierten Embryonen insbesondere auch in der zweiten Hälfte der Gravidität verloren gehen und dass unreife Kälber geboren werden. Dabei werden signifikant mehr Fälle von Eihautwassersucht beobachtet. Der Grund für diese Probleme während der Gravidität ist noch nicht bekannt, aber es könnte sich um eine Störung der Kommunikation der Zellen der fetalen mit denen der maternalen Plazenta zu handeln.

Die aus Klonierung geborenen Kälber weisen in einzelnen Fällen deutlich höhere Geburtsgewichte auf (Willadsen et al. 1991). Diese Beobachtung wird auch bei Kälbern aus der *in vitro*-Produktion gemacht. Eine gewisse Bedeutung für das Auftreten der schwereren Geburtsgewichte dürfte die einwöchige Kultur im serumhaltigen Medium haben.

In der Biotechnologie wird eine wichtige Anwendung die Nutzung der Klonierung für die Erstellung transgener Nutztiere sein. Beim herkömmlichen Gentransfer wird das DNA-Konstrukt in befruchtete Eizellen injiziert und weniger als 10% der geborenen Jungtiere sind transgen. Bis zur Nutzung dieser Tiere vergehen in aller Regel zwei weitere Generationen. Durch die Klonierung steht nun ein anderer Weg offen: Der Gentransfer wird bereits in der Zellinie durchgeführt. Nach Testung der Integration und eventuell sogar der Expression des Genkonstrukts könnten dann via Kerntransfer bereits in der ersten Generation mehrere transgene und genetisch identische Tiere erstellt werden.

Auf dem Gebiet der Xenotransplantation können die notwendigen genetischen Veränderungen in einer Zelllinie wesentlich effizienter durchgeführt werden. Außerdem ist es bei Zellen auch möglich, bestimmte Gene funktionell auszuschalten und damit ihre Expression zu unterbinden. Wenn eine Zelllinie etabliert ist, die all diese Veränderungen aufweist, könnten anschließend entsprechende transgene Schweine erstellt werden, vorausgesetzt die Klonierung funktioniert beim Schwein tatsächlich in ähnlicher Weise wie beim Wiederkäuer. Bislang ist dies jedoch noch nicht der Fall. Es steht aber zu hoffen, dass die enormen internationalen Forschungsaktivitäten auf diesem Gebiet in den nächsten Jahren zum Erfolg führen werden und dann dieses effizientere Gentransferverfahren für die Generierung von Schweinen für die Xenotransplantation genutzt werden kann.

Entscheidend für die allgemeine Zukunft der Klonierung beim Nutztier wird aber vor allem sein, wie sicher eine missbräuchliche der auch beim Menschen denkbaren und derzeit heftigst diskutierten Klonierung notwendigerweise zuverlässig unterbunden werden kann.

7.7 Schlussfolgerung

Derzeit ist keine Tierart bekannt, die ohne gentechnische Veränderung sinnvoll als Quelle für Xenotransplantate - insbesondere diskordanter Organe - genutzt werden kann. Die seit mehr als zwei Jahrzehnten zur Verfügung stehenden Möglichkeiten der Manipulation von Säugergenomen durch das Hinzufügen neuer Gene ins Genom und mittlerweile auch durch die Entfernung von Genen aus dem Genom erlauben es, einzelne genetisch bestimmte Funktionen gezielt zu verändern.

Dies ermöglicht es, schrittweise das Genom von Tieren so zu modifizieren, dass die Transplantatabstossungs-Reaktionen im menschlichen Empfänger massiv abgeschwächt werden. Bei der hyperakuten Abstoßung ist das bereits möglich, bei den akuten und chronischen Abstoßungsreaktionen sind entsprechende Verfahren in der Entwicklung (siehe Kap. 6). Neben den immunologischen müssen voraussichtlich auch physiologische Eigenschaften mit denselben Techniken an die Situation im menschlichen Organismus angepasst werden.

Die kürzlich auch beim Schwein gelungene Klonierung, d.h. die Generierung von Klontieren aus kultivierten Zellen durch Kerntransfer, wird die Effizienz der genetischen Veränderung deutlich steigern, wenn diese Zellen im Labor gentechnisch verändert werden können. Darüber hinaus wird die Klonierung auch die genetisch identische Vermehrung von Tieren erlauben, die als geeignete Quellentiere identifiziert wurden. Damit kann die Standardisierung der Organherkunft optimiert und eine nachvollziehbare Qualitätssicherung erreicht werden.

Die Analyse der ethischen Qualität der Anwendung der modernen Biotechnologie, insbesondere der Reproduktions- (Klonieren) und der Gentechnik (Gentransfer) auf die für die Xenotransplantation benötigten Tiere steht unter den Normen der Schadensvermeidung für das betroffene Tier und seine Nachkommen sowie der Erhaltung der Biodiversität. Da man die Folgen der beabsichtigten biotechnischen Eingriffe weder auf dem Klonierungs- noch auf dem Gensektor im einzelnen kennt, kann derzeit auf keinen Fall *generell* Unbedenklichkeit bescheinigt werden. Hier ist bei jedem Einzelschritt eine ethische Abwägung vorzunehmen. Dabei spielt das Verhältnis zwischen der Eingriffstiefe auf der einen und dem Grad der Wahrscheinlichkeit der Erreichung der Ziele des Verfahrens der Xenotransplantation auf der anderen Seite eine entscheidende Rolle.

8 Infektionsgefahren und ihre Einschätzbarkeit

8.1 Begriff der Xenozoonose

Die größte Herausforderung für die erfolgreiche Einführung der Xenotransplantation in die Humanmedizin ist die Identifizierung, Abschätzung und Verminderung der mit dieser Technik verbundenen Risiken.

Die konventionelle, auch als *Allotransplantation* bezeichnete Organverpflanzung ist schon immer mit dem Risiko einer Infektionsübertragung vom Spender auf den Rezipienten verbunden gewesen. Obwohl die Untersuchung des Transplantats auf eine große Anzahl von Krankheitserregern möglich ist, bleibt ein Restrisiko für den Patienten bestehen. Auch heute werden noch bekannte wie unidentifizierte Erreger auf diesem Weg übertragen.

Es gibt eine Reihe von Umständen, die dazu beitragen, dass ein Restrisiko bei der Allotransplantation bestehen bleibt. Einer dieser Umstände ist die Geschwindigkeit, mit der eine Organverpflanzung erfolgen muss; oft von Spendern, die erst unmittelbar vorher diesen Status erhielten und daher noch nicht vollständig untersucht werden konnten. Ein weiterer Umstand ist die bei einer Allotransplantation notwendige Immunsuppression, die es einer Infektion erleichtert, sich zu manifestieren.

Viele Probleme dieser Art werden mit der Einführung der Xenotransplantation gelöst sein. Standardisierte und untersuchte Organe oder Gewebe vom Tier werden *auf Lager* sein. Jedoch könnte sich das Problem der Xenozoonosis einstellen. Dieses Problem würde dann, im Gegensatz zum Infektionsrisiko bei der Allotransplantation, das nur den Rezipienten betrifft, darüber hinaus auch das soziale Umfeld des Patienten gefährden. Gerade diese Potenzierung des Infektionsrisikos ist der Grund, weshalb die mit der Xenotransplantation verbundenen Risiken intensivst diskutiert werden.

Xenozoonosis kann als eine Infektion mit Pathogenen die von einer anderen vertebraten Spezies stammen und über die Xenotransplantation eingebracht wurden, definiert werden. Bekannte nicht-virale Schweinepathogene, die den Menschen infizieren können, sind z.B. *Toxoplasma gondii*, *Cryptosporidium parvum*, *Trichinella spiralis*, *Balantidium coli*, *Aspergillus fumigatus*, *Ascaris suum*; *Salmonella*, *Streptococcus suis*, *Campylobacter coli*, *Mycobacterium avium*, *Leptospira interrogans*, *Brucella suis*, *Listeria* und *Erysipelothrix rhusiopathiae*. In Hinblick auf die Risikobewertung der Xenotransplantation sind nur Viren als Pathogene von ausschlaggebender Bedeutung und werden daher im vorliegenden

Text behandelt. Alle anderen Quellentier-Pathogene können durch Testverfahren erfasst und anschließend eliminiert werden. Selbst die meisten der bekannten Viren können durch SPF (*Specific Pathogen Free*, siehe Kap 5.4) Zuchtbedingungen aus dem Quellentier beseitigt werden. Ein hohes Infektionsrisiko könnten jedoch einige der bekannten Viren - speziell jene, die in der infizierten Zelle persistieren und keine unmittelbare Pathogenität verursachen - sowie eine nicht erfassbare Anzahl unbekannter Viren bilden.

Das Problem der Virusinfektion wird insbesondere durch die mit der Transplantation einhergehenden Maßnahmen zur Reduktion von körpereigenen Abwehr- (d.h. Abstoßungs-) reaktionen signifikant erhöht (siehe Kap. 6). Denn genau diese Immunreaktionen sind die Hauptschutzmechanismen des Körpers gegen Infektionen.

8.2 Die Virolyse - ein Hauptabwehrsystem gegen behüllte Viren, die von Nicht-Primaten stammen

Viren sind obligate intrazelluläre Parasiten, da sie keine proteinproduzierenden Strukturen und keinen energiegenerierenden Mechanismus besitzen. Am besten kann man sie sich als eine Computerdiskette vorstellen. Sie speichern zwar alle Informationen, können sie aber nicht zum Ausdruck bringen. Nur in Verbindung mit einem Computer (Wirtszelle) kann diese gespeicherte Information abgelesen und umgesetzt werden.

Die Information, die in dieser Computerdiskette gespeichert ist, hat immer eine von zwei möglichen Formen, RNA[1] oder DNA[2]. Dies könnte zum Beispiel verglichen werden mit den MS-DOS- und MacIntosh-Formaten, welche sich stark unterscheiden, aber ohne weiteres von einem ins andere konvertiert werden können, so dass der Informationsgehalt immer gleich bleibt.

Um diese RNA- oder DNA-Information besteht eine Schutzhülle aus Protein, ähnlich dem Plastikgehäuse einer Computerdiskette. In der Welt der Viren gibt es zwei Arten von Schutzhüllen: einfache und doppelte. Eine einfache Verpackung haben die nicht-behüllten Viren. Diese Viren sind zu vergleichen mit einer einfachen Diskette, stabil und resistent. Eine doppelte Verpackung haben die behüllten Viren. Diese Verpackung ist mit einer Diskette, die in einer Diskettenbox steckt, zu vergleichen. Die Diskettenbox ist relativ instabil und leicht zerstörbar. Behüllte Viren sind labil und leicht zerstörbar.

Die Außenhülle solcher behüllter Viren (also die Diskettenboxstruktur) stammt von der Wirtszelle, von der das Virus produziert wurde (entspricht dem erstellenden Computer). Es ist eine Lipidmembran (Abb. 8.1).

---

[1] Ribonucleinsäure

[2] Desoxyribonucleinsäure

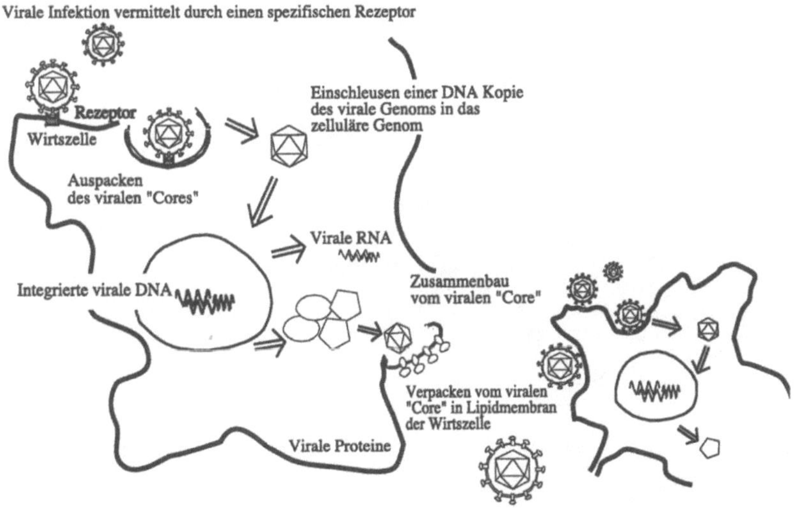

Abb. 8.1 Produktion von behüllten Retroviren

Da Viren mangels Synthesestrukturen keine alleinstehende Replikation betreiben können, sind sie obligat auf lebende syntheseaktive Zellen angewiesen. Dies bedeutet, dass sie in die empfängliche Zelle eindringen und deren Synthesemechanismen zur Replikation ausnützen müssen. Da ein Virus nur „leben" kann, wenn es genügend Unterstützung von einer lebenden Zelle bekommt und dies der Zelle schaden kann, muss es früher oder später in eine neue Zelle „umziehen".

Behüllte und nicht-behüllte Viren zeigen Unterschiede bei der Freisetzung. Die unbehüllten Viren warten, bis der Zelltod eintritt, um sich zu befreien, oder sie töten die Zelle mittels „*death-proteins*".

Die behüllten Viren nehmen ihre Hülle von einer Zellmembran. Sollte dies eine interne Membran sein, z.B. die Kernmembran, sind die Viren für ihre Freisetzung entweder auf die Zellyse angewiesen, oder sie werden mit Hilfe des *Sekretorischen Weges* aus der Zelle ausgeschleust. Behüllte Viren, die ihre Hülle von der Plasmamembran erhalten, knospen aus der Zelle.

Zellen nicht-primaten Ursprungs (z. B. vom Schwein) exprimieren unter anderem Proteine, die mit dem terminalen Zuckerrest der Galaktose α (1-3)-Galaktose (α-gal) modifiziert sind, auf ihrer Zelloberfläche (siehe Kap. 6) - daher tragen behüllte Viren, die aus nicht-primaten Zellen entstehen, ebenfalls solche terminalen α-gal Zuckerreste auf ihren Hüllen (Abb. 8.2).

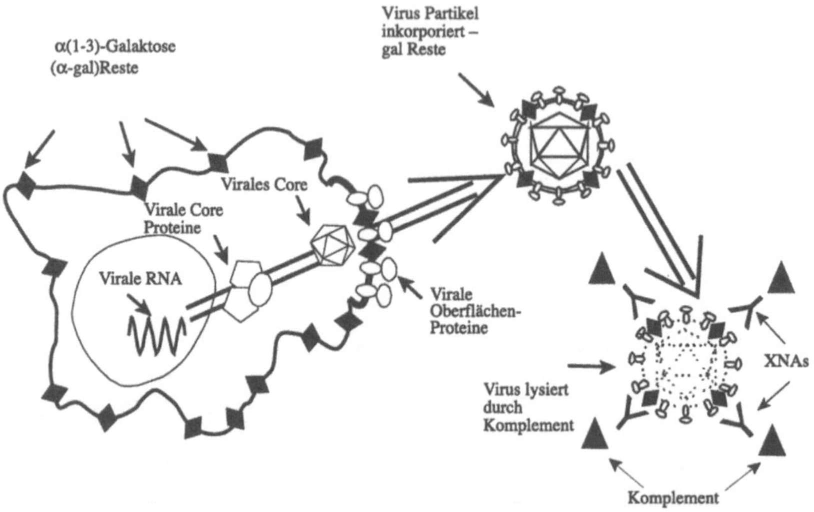

Abb. 8.2 Einbau von α (1-3) Galaktose Zuckerreste in behüllte Viren, die aus einer Nicht-Primatenzelle stammen

Der Mensch bildet als Abwehr gegen bestimmte Darmbakterien eine Reihe von Antikörpern. Eine bakterielle Komponente, gegen die Antikörper gebildet werden, ist die Galaktose α (1-3)-Galaktose (α-gal). Daher besitzt jeder Mensch präformierte anti-α-gal-Antikörper (siehe Kap. 6.2.2).

Der Hauptabwehrmechanismus gegen Infektion mit artfremden behüllten Viren nicht-primaten Ursprungs, die Virolyse, liegt darin, dass es im Menschen Antikörper gibt, die gegen Virus-Oberflächen-Proteine reagieren. Einer davon ist ein gegen Darmbakterien gerichteter anti-α-gal-Antikörper, der auch an α-gal-Epitope, die sich auf der Oberfläche solcher behüllter Viren befinden, binden kann (siehe Kap. 6.2.2). Durch deren Bindung wird auch das Komplementsystem aktiviert und dies führt zur Virolyse (Abb. 8.2, Takeuchi et al. 1996).

8.3
Unterbindung der Virolyse

Um die Aktivierung der Komplementlyse zu verhindern, die zu einer hyperakuten Abstoßreaktion gegen xenotransplantiertes Material führen würde, werden mehrere Strategien in Erwägung gezogen (siehe Kap. 6.2.2). Durch diese Ausschaltung des Komplementsystems wird jedoch auch gleichzeitig die durch die Virolyse vermittelte Eliminierung behüllter Viren verhindert, die durch xenotransplantierte Zellen in Xenotransplantat-Empfängern entstehen könnten.

8.3.1 Beseitigung zirkulierender, natürlicher, gegen das Xenotransplantat gerichteter reaktiver Antikörper (XNAs)

Zirkulierende XNAs können mit Hilfe der Immunoapheresis aus dem Körper eines Xenotransplantat-Empfängers beseitigt werden. Diese Eliminierung kann durch die Verwendung sogenannter ‚therapsorb' Säulen, die unspezifisch funktionieren, oder durch Säulen, die spezifisch α-gal binden (Lin et al. 1998), erreicht werden. Zusätzlich jedoch reduziert die Eliminierung xenogener Antikörper auch die Wahrscheinlichkeit der Virolyse, da ja genau die diese Reaktion auslösenden Antikörper beseitigt werden.

8.3.2 Komplementinhibition

In *ex vivo* Perfusionsexperimenten mit Humanblut konnte gezeigt werden, dass lösliche gegen C5 gerichtete Komplementinhibitoren Schweineorgane vor der hyperakuten Abstoßungsreaktion schützen konnten. Wenn zwei monoklonale Antikörper kombiniert verabreicht werden, kann sogar die hämolytische Aktivität völlig unterbunden werden. Lösliche Komplementinhibitoren dieser Art verhindern jedoch auch die virolytische Komplementreaktion und bieten so behüllten Viren von Nicht-Primaten die Möglichkeit, der Immunabwehr zu entgehen.

8.3.3 Expression von Komplementregulationsproteinen

Viele Arbeitsgruppen bevorzugen den Ansatz, Komplementregulationsproteine zu exprimieren. Verschiedene Regulationsproteine sind bekannt, einschließlich: *Decay Accelerating Faktor* (DAF), *Membrane Co-Faktor* (MCP or CD46), Faktor H und CD59. Das MCP-Gen enthält 14 Exons und umfasst 85kb. Dieses Gen wird differenziell gespleißt und kann so zur Synthese verschiedener isoformer Proteine führen. Obwohl das MCP-Gen des Schweines einige Homologien zu dem des Menschen aufweist, kann es doch nicht humanes Komplement regulieren. Transgene Schweine, die das humane MCP-Gen exprimieren, haben auch ein Spleißmuster, das dem des Menschen sehr ähnlich ist. Insbesondere exprimieren diese Schweine MCP-Protein in Leber, weißen Blutzellen, Niere und Herz. Es konnte bereits gezeigt werden, dass diese MCP transgenen Herzen die hyperakute Abstoßreaktion überleben, wenn sie in immunsupprimierte Affen xenotransplantiert werden (Lin et al. 199, Diamond et al. 1996). Ein ähnlicher Ansatz, bei dem die funktionellen Domänen des CD59 und DAF oder des Faktor H und CD59 coexprimiert wurden, resultierte in der Verhinderung der Ablage von aktivem C3 und somit in der Verhinderung der Bildung des *Membrane Attack Complex* (Kroshus et al. 1996, Norin et al. 1996, McKenzie et al. 1996).

Im Fall der Überexpression von Komplement-Regulatoren (CD55, DAF, CD46 MCP1, CD59 Protein) in den Quellentieren, die für die Xenotransplantation vorgesehen sind, muss man davon ausgehen, dass die regulatorischen CD-Proteine auf Zelloberflächen exprimiert werden und dadurch sowohl die komplementvermittelte Lyse der Zellen des xenotransplantierten Organs als auch die Virolyse verhindern. Die auf der Oberfläche exprimierten CD-Proteine werden als Bestandteil der Virushülle inkorporiert und weiten so ihre immunschützende Wirkung unerwünschterweise auch auf die Viren aus (Abb. 8.3).

Der Weg der Überexpression von Komplementregulatoren wie CD59, CD55 oder CD46 ist deshalb besonders gefährlich, weil nicht nur die über α-gal vermittelte Komplementlyse ausgeschaltet wird, sondern die Viren vor jeglicher antikörpervermittelten Komplementlyse geschützt wären (Rother et al. 1995, Breun et al. 1999). Das heißt, sollte ein Patient gegen ein bestimmtes Virus schon Antikörper besitzen, könnten diese Antikörper zumindest nicht über die Komplementaktivierung eine Virolyse hervorrufen.

Alle diese Studien legen nahe, dass die Expression eines oder mehrerer Komplementregulationsfaktoren ein effektiver Ansatz für den Schutz von Xenotransplantaten vor hyperakuter Abstoßung ist. Jedoch sind DAF und andere Komplemetregulatoren wie MCP nicht gleichförmig auf die Zellen verteilt, und es ist bisher nicht eindeutig geklärt, ob diese lokalisierte Exprimierung der Regulationsfaktoren zum Schutze des Transplantates ausreicht. Sollte eine Komplementaktivierung an den Oberflächen erfolgen, die keinen Komplementregulationsfaktor

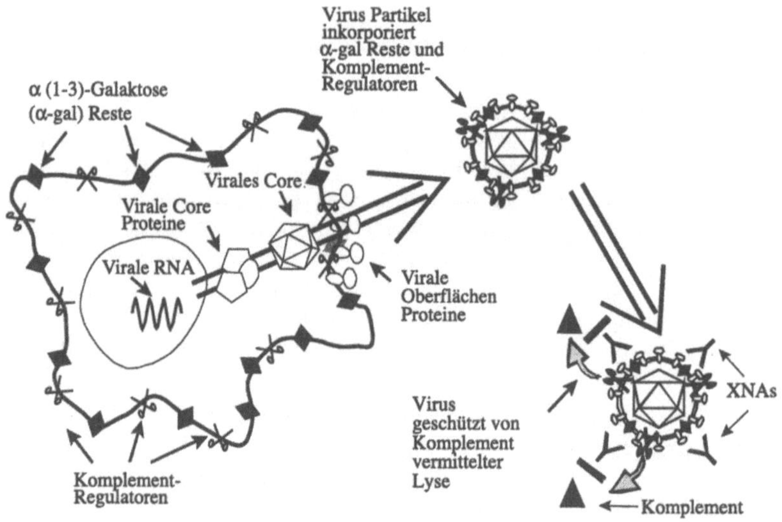

Abb. 8.3 Immunschützende Wirkung von Oberflächen-exprimierten Komplement-Regulatoren auf die Virolyse

exprimieren, dann wäre ein völliger Schutz von Xenotransplantaten durch die Expression eines Komplement-Regulators vielleicht nie möglich. Jedoch könnte die Wahrscheinlichkeit durch folgende Maßnahmen erhöht werden:

(i) simultane Expression mehrerer Komplementregulatoren
(ii) gleichzeitige Verwendung löslicher Komplementinhibitoren
(iii) selektive Reduktion von Komplement durch Substanzen wie *Cobra Venom Faktor*.

8.3.4 Selektive Reduktion von Komplement

Im Komplementsystem hat C3 eine zentrale Funktion (siehe Kap. 6.2.2). Im Zuge der Komplementaktivierung wird aus C3 C3b, C3bB und anschließend C3bBb gebildet. Der Zyklus wird vervollständigt durch den von DAF und Faktor H regulierten Zerfall von C3bB und C3bBb zu C3b. Ohne dieses Recycling würde die kontinuierliche Synthese von C3bBb den Vorrat an C3 aufbrauchen und so das Komplementsystem zum Erliegen bringen. *Cobra Venom Faktor* (CVF) kann C3 als Substrat für C3bBb ersetzen, wird aber nicht wiederverwertet. Dies führt zu einer signifikanten Reduktion im Komplement. Diese Funktion des CVF könnte dem Medikament eine vielversprechende Rolle in der Unterdrückung der Komplementreaktion in Empfängern von Xenotransplantaten zuweisen. Leider ruft CVF starke Nebeneffekte hervor. Die Firma Imutran hat daher eine C3-Mutante produziert, die denselben reduzierenden Effekt auf das Komplementsystem wie CVF hat, ohne jedoch so schwere Nebenerscheinungen zu verursachen. Dieses mutierte C3-Molekül wurde Lysinon genannt (Fecke et al. 1998).

Obwohl dieser Ansatz vielversprechend für die Akzeptanz des Xenotransplantats ist, so muss doch wiederum darauf hingewiesen werden, dass jede selektive Reduktion des Komplements nicht nur das Xenotransplantat beschützt, sondern auch - wie bei der Immunoadsorption - behüllte Viren von Nicht-Primaten und andere Infektionserreger.

8.3.5 Inhibition der α-gal Modifizierung

Schließlich kann die hyperaktive Abstoßreaktion auch durch Reduktion oder völlige Eliminierung der Expression von α-(1-3)-Galaktosyltransferase in den Organquellen verhindert werden. Das Unterdrücken der α-(1-3)- Galaktosyltransferase-Aktivität würde dazu führen, dass die Quellentiere keine α-gal Zuckerreste mehr auf der Organoberfläche exprimieren. Das Fehlen dieser Reste würde dann verhindern, dass die im Menschen natürlich vorhandenen Antikörper gegen α-gal die Zellyse verursachen.

Die kompetitive Inhibitionder α-gal Modifizierung kann durch die Verwendung eines anderen Enzyms, wie z.B. der H-Transferase (HT), erreicht werden. HT konkurriert mit α-(1-3)-Galaktosyltransferase um α-gal Substrat. Erste Studien unter Verwendung von 3 verschiedenen transgenen Mäusestämmen (1. Expression von CD59 und HT, 2. Expression von HT und *knock-out* des α-gal, 3. Expression von CD59, HT und *knock-out* des α-gal) zeigten, dass alle 3 Versuchsansätze gleich gut gegen Komplement schützen (Kroshus et al. 1996, Norin et al. 1996, McKenzie et al. 1996). Basierend auf diesen vielversprechenden Ergebnissen wurden bereits transgene Schweine hergestellt, die HT sowie Faktor H und CD59 als chimärisches Konstrukt exprimieren.

Obwohl dies sicherlich eine elegante Methode ist, um die hyperakute Abstoßreaktion auszuschalten, so wird wiederum gleichzeitig eines der wichtigsten Virus-Abwehrsysteme, die Virolyse, verhindert, da aus dem Xenotransplantat stammende Viren keine oder reduzierte α-gal Modifizierungen tragen.

8.4 Überwinden der physikalischen Barrieren gegen Virusinfektion infolge eines die Artgrenzen überschreitenden Zell-, Gewebe- oder Organtransfers

Die Hauptbarriere gegenüber Virusinfektionen ist physikalisch. Um die Zielzellen zu erreichen, müssen Viren diese Barriere überwinden, ohne ihre Infektionsgefahr dabei zu verlieren. Im Falle der behüllten Viren ist das Risiko des Austrocknens, das zum Verlust der Infektionsfähigkeit führt, akut. Im Vergleich dazu sind die nicht behüllten Viren meistens stabil und können auch längere Zeit unter schweren Bedingungen überleben.

Normalerweise können Viren physikalische Barrieren im Menschen nur nach Verletzungen oder durch Benützung von aktiven Schleusstrukturen überwinden (Abb. 8.4).

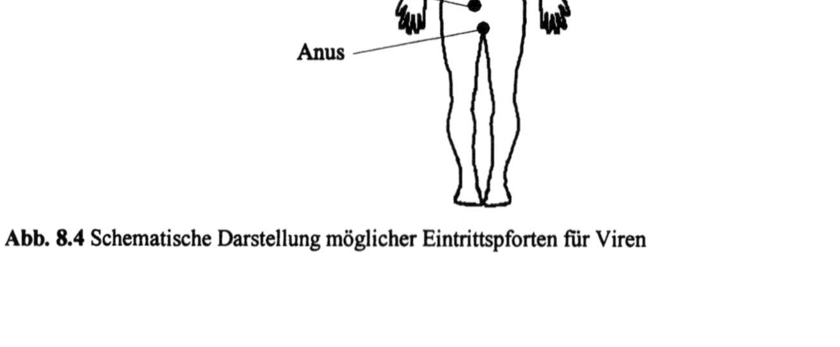

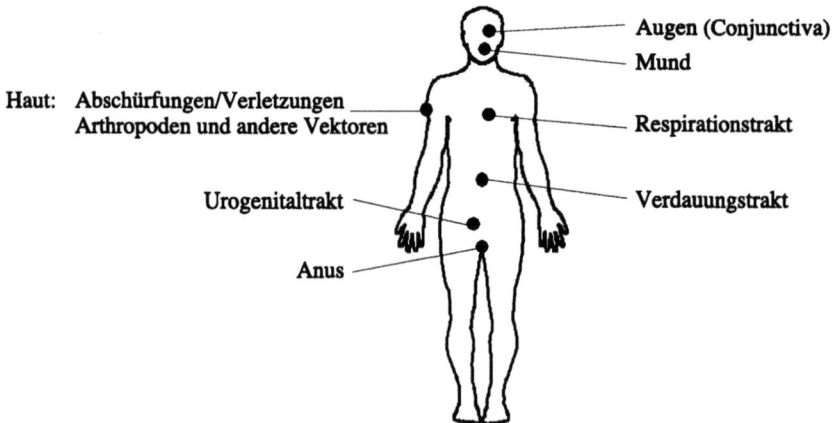

Abb. 8.4 Schematische Darstellung möglicher Eintrittspforten für Viren

Dies bildet einen effektiven Abwehrmechanismus gegenüber den meisten viralen Infektionen. Bei der Xenotransplantation wird die Barriere jedoch umgangen und Viren gelangen in die unmittelbare Nähe der Zielzellen. Auch das Austrocknen und der damit einhergehende Verlust der Infektionsgefahr behüllter Viren wird durch die Xenotransplantation und das Baden des Xenotransplantats im Blut des Empfängers außer Kraft gesetzt.

8.5 Konsequenzen der Unterbindung der Virolyse und der Umgehung von physikalischen Barrieren

Wie bereits erwähnt, kann die Kombination von SPF-Bedingungen und rigorosen Tests sicherstellen, dass die meisten bekannten Viren vor der Xenotransplantation eliminiert werden (siehe Abschnitt 8.12). In diesem Fall würde das Fehlen eines effizienten virolytischen Systems zwar den Verlust eines wertvollen *backup* Systems bedeuten, würde aber keine unmittelbaren Konsequenzen zur Folge haben. Dasselbe würde für die Umgehung der physikalischen Schutzbarrieren im Zuge einer Xenotransplantation gelten. Allerdings gibt es drei andere Umstände, in denen das Fehlen dieser zwei natürlichen Schutzmechanismen schwerwiegendere Folgen hätte. Die ersten beiden Umstände sind gegeben durch Viren, die (1) ihre genetische Information in das Wirtszellengenom integrieren oder (2) dieses episomal erhalten, ohne die Zelle obligatorisch zu lysieren. Der dritte Umstand bezieht sich auf unbekannte Viren oder auf solche, die durch bestehende Testverfahren nicht erfasst werden. Insbesondere unbekannte Viren, die nicht unmittelbar zur Krankheit führen, im Körper jedoch überleben, stellen ein erhebliches Risiko bei der Xenotransplantation dar.

8.6 Persistente Viren

Als persistente Infektion bezeichnet man den Zustand, bei dem das Virus, anstatt vom Immunsystem beseitigt zu werden, in spezifischen Zellen des Körpers überlebt. Das Immunsystem und die von ihm betriebene „Immunüberwachung" ist für die Persistenz vieler Viren sogar verantwortlich, z.B. sind Infektionen mit Herpesviren, Cytomegalovirus (CMV) oder Epstein-Barr-Virus (EBV) inapparent, bis die Immunüberwachung durch Immunsuppression oder während einer anderen viralen Erkrankung (z.B. AIDS) außer Kraft gesetzt wird. Danach brechen die mit solchen persistenten Viren assoziierten Erkrankungen voll aus.

Diese Persistenz kann auch durch Infektionen verursacht werden, bei denen das Virus zwischen zwei Runden der Erkrankung nicht nachweisbar ist. Bestes Beispiel für diesen Typ stellen Infektionen mit dem Herpes simplex Virus dar (Fields et al. 1996). Eine andere Form der Persistenz existiert bei dem Tollwut versursachenden Virus. Hier beginnt der Krankheitsverlauf mit einer sehr langsamen Infektion, da das Virus an der Infektionswunde beträchtliche Zeit benötigt, bevor die generelle Replikation voll anläuft (Fields et al. 1996). Andere persistente Viren zeichnen sich durch eine langsame Infektion und durch einen sich kontinuierlich verschlechternden Krankheitsverlauf aus. Dieser Umstand kann sowohl beim AIDS-Verursacher HIV und den tierischen Varianten dieses Virus (SIV, FIV, etc.) als auch bei anderen tierischen Retroviren wie *Equine Infectious Anemia* (Maury 1998) und Visna (Pepin et al. 1998) beobachtet werden. Nicht-retrovirale Erreger, wie z.B. das menschliche Morbillivirus Masern, können ebenfalls persistente Infektionen wie *Subacute Sclerosing Panencephalitis* (Liebert 1997) hervorrufen.

Es besteht die Möglichkeit, dass die Übertragung eines solchen persistenten Virustyps auf eine andere Spezies, wie z.B. im Zuge einer Xenotransplantation, den Krankeitsverlauf verändert. Jedoch kann dies ohne Veränderung der langen Inkubationszeit erfolgen, womit weiterhin das Problem einer frühen Diagnose bestehen bleibt.

Chronische Infektionen liegen dann vor, wenn ein Gleichgewicht zwischen Virus- und Zellvermehrung herrscht. Dieses Gleichgewicht kann sich einstellen, wenn entweder Virusvermehrung und Zellzerstörung genauso schnell wie die Zellvermehrung erfolgen, oder wenn Virus- und Zellvermehrung mit gleicher Rate erfolgen und keine Zellyse durch das Virus verursacht wird. Dieses Gleichgewicht zwischen Virus- und Zellvermehrung kann sicherlich bei der Übertragung auf neue Wirte gestört werden, wie es auch mit dem Pathogenitätsprofil bis zum Zelltod geschehen kann. Wie bereits erwähnt, können solche Veränderungen sich jedoch auch schleichend einstellen und erst nach einiger Zeit bemerkbar werden.

Viele der persistenten Viren können durch Modulation des Wirtsimmunsystems der Vernichtung durch dieses ansonsten effiziente System entkommen. So können zum Beispiel Masernviren die Expression von Antigenen, die vom Immunsystem erkannt werden, während der subakuten sklerotischen Panencephalitis begrenzen. HIV zeichnet sich durch eine enorme Variation in solchen Antigenen aus. Das CMV und die Adenoviren erreichen, dass weniger MHC II-Moleküle an der Zelloberfläche präsentiert werden und so das Immunsystem an Effizienz verliert. CMV reduziert zusätzlich die Produktion von Molekülen, die der Lymphozytenadhäsion (ICAM-1, LFA-1) oder der Co-Stimulation (B7) dienen. Eine weitere Strategie wird von HIV, EBV und von Pockenviren verfolgt. Dabei wird die Synthese von Cytokinen modifiziert. Letztlich haben eine ganze Reihe von Viren (z.B. Influenza) verschiedene Methoden entwickelt, um die körpereigene Herstellung des klassischen antiviralen Stoffes Interferon zu vermindern. Bisher ist es nicht klar, ob diese Strategien auch dann noch funktionieren, wenn das Virus auf eine andere Spezies übertragen wurde.

8.6.1 Retrovirale Pathogenität

Retroviren (Coffin et al. 1997) enthalten ein RNA Genom, das nach der Zellinfektion in doppelsträngige DNA transkribiert wird. Diese dsDNA erlaubt anschließend die Integration des Virusgenoms in das Wirtszellengenom. In diesem integrierten Zustand wird das Virus als Provirus bezeichnet. Obwohl es einige

Stellen mit Präferenz für die provirale Integration in das Wirtsgenom gibt - solche nämlich, die aktiv transkribiert werden -, findet im allgemeinen diese Integration an zufällig gewählten Stellen statt. Wie jedes andere Wirtsgen wird das provirale Genom transkribiert und die resultierende virusspezifische RNA zur Synthese von Virusprotein und neuer genomischer RNA benutzt, die anschließend zu neuen Virionen vereinigt werden. Während der Lebensdauer der Zelle formt das integrierte Provirus einen stabilen Teil des Wirtszellgenoms und wird dementsprechend an alle Tochterzellen dieser infizierten Mutterzelle weitergegeben. Die stabile Vererbung ist ein deutlicher Unterschied zu anderen Viren, wie z.B. Adenoviren oder Poxviren, die nicht in das Wirtsgenom integrieren und die infizierte Zellen töten. Sollte ein Retrovirus eine Keimbahnzelle infizieren und integrieren, so wird er Teil der genetischen Information des Nachkommens und wird als *endogenes Provirus* bezeichnet. In diesem Falle würde das Fortbestehen der genetischen Information des Virus nicht nur auf das infizierte Individuum beschränkt bleiben, sondern es würde in jeder Nachfolgegeneration erhalten bleiben.

In dieser Hinsicht gibt es zwei wichtige Eigenschaften der Retroviren. Erstens ist das Provirus immer als co-lineare DNA vorhanden, die die Struktur *LTR-Retrovirale Gene-LTR* aufweist (Abb. 8.5). Die co-lineare Struktur der retroviralen Proviren steht in scharfem Gegensatz zu Infektionen mit anderen Viren, bei denen die transferierte DNA in permutierter Form vorliegt. Zweitens stellt die integrierte provirale DNA eine permanente Quelle für neue Viren mit potentiell pathogenen Eigenschaften dar.

Bei Tieren werden Infektionen mit Retroviren oft im Zusammenhang mit Tumorinduktion, speziell Leukämie, gebracht. Retroviral hervorgerufene Tumorinduktion ist das Ergebnis mehrfacher Integrationsereignisse, die schließlich auch zu einer Integration in oder neben Gene, die an der Wachstumskontrolle beteiligt sind (Proto-Onkogene oder Tumor-Suppressorgen, Abb. 8.5), führen. Dieser Vorgang, der als Insertionsmutation bezeichnet wird, verursacht die abnormale Funktion dieser Regulationsgene.

Da die Retrovirus-DNA (Provirus) bevorzugt an eine zufällige Stelle in das Wirtszellgenom eingebaut wird, sind folgende Szenarien möglich:

1. Einbau in einen nicht exprimierten Locus führt zu keinem Effekt.
2. Einbau in einen exprimierten Locus mit dem Resultat, dass das normale Genprodukt nicht mehr produziert werden kann. Dies könnte zum Zelltod führen (normalerweise ohne Bedeutung, da nur eine Zelle zerstört wird). Meistens hat so eine retrovirale Integration keine schwerwiegenden Folgen.
3. Einbau in ein Tumor-Suppressorgen (ein Gen, dessen Expression das überschüssige Wachstum der Zelle unterdrückt). Dadurch wird das Gen ausgeschaltet und es kommt zu einer Tumorentwicklung.
4. Einbau in unmittelbarer Nähe eines Genlocus. Durch Einfluss des starken viralen Regulationsmechanismus wird das normale Genprodukt, das dieser Locus kodiert, überexprimiert oder zum falschen Zeitpunkt exprimiert: Dies hat normalerweise keinen größeren Effekt (da nur eine Zelle betroffen ist).
5. Einbau in unmittelbarer Nähe eines Onkogens. Durch Einfluß des starken viralen Regulationsmechanismus wird das Onkogen überexprimiert oder zum falschen Zeitpunkt exprimiert: Dies führt zur Tumorentwicklung.

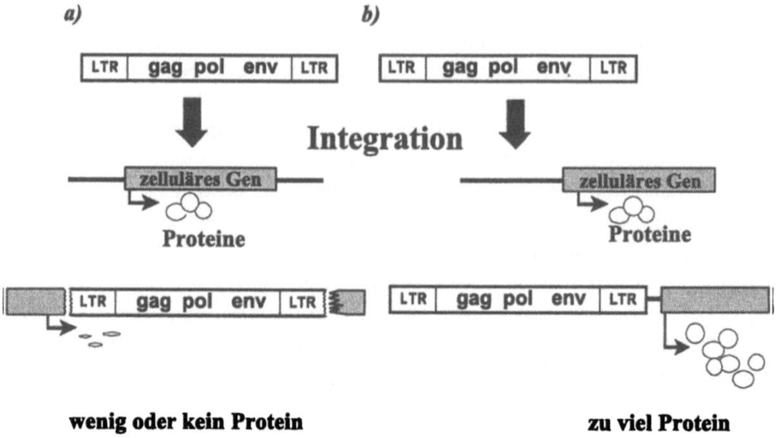

Abb. 8.5 Insertionsmutation durch Integration von Retroviren in (a) oder neben (b) zelluläre Gene, die an der Wachstumskontrolle beteiligt sind.

Da die Wahrscheinlichkeit einer einzelnen zufälligen Integration eines Retrovirus in ein oder in der Nähe eines Tumorsuppressor- oder Onkogens extrem gering ist, sind mehrere aufeinanderfolgende Integrationsereignisse nötig, damit ein derartiger Fall überhaupt biologische Signifikanz erlangen kann. Für diese wiederholte Integration ist es erforderlich, dass das Retrovirus in der Lage ist, sich mehrmals zu replizieren, also einmal zu integrieren, neue Viruspartikel zu produzieren, neue Zellen zu infizieren, erneut zu integrieren, wiederum neue Viruspartikel zu produzieren und so weiter.

Andere Erkrankungen, die im Zusammenhang mit Retroviren stehen, sind Immundefizienzen und Erkrankungen des Nervensystems (Coffin et al. 1997). Zusätzlich konnte gezeigt werden, dass viele Viren unabhängig von ihrem Wirt (Mensch, Schwein, Affe, Katze, Maus) eine gemeinsame Domäne im Gen für das virale Hüllprotein konserviert haben, und diese das Immunsystem des jeweiligen Wirts unterdrückt (Denner 1998). Dieser Effekt wird höchstwahrscheinlich durch die Modifikation der Cytokinherstellung erreicht (s.o.). Diese Art der Modifikation des Wirtsimmunsystems wurde für das p15 Protein des Mäuse Leukämie Virus bereits nachgewiesen (Haraguchi et al. 1995).

Es ist in der Vergangenheit bereits klar gezeigt worden, dass Retroviren die Wirtsart wechseln können. Es ist allgemein anerkannt, dass das *Simian Immunodeficiency Virus* (SIV) vom Affen auf den Menschen übergesprungen ist und dort als *Human Immunodeficiency Virus* (HIV) auftritt (Gao et al. 1994, Weiss, Wrangham 1999, Corbet et al. 2000). Da viele der Retroviren in Form von Proviren im Wirtsgenom integriert vorliegen und so über Generationen hinweg vererbt werden, kann eine Sequenzanalyse der jeweiligen DNA-Abschnitte klare Aussagen über die Verwandtheit dieser Proviren machen. Eine Untersuchung solcher

Art wurde auch für mit dem Mäuse Leukämie Virus verwandte endogene Retroviren durchgeführt. Diese phylogenetische Analyse ergab, dass Proviren eines bestimmten Wirts eng verwandt sind. Dies legt nahe, dass die horizontale Übertragung zwischen verschiedenen Wirten selten erfolgt. Jedoch wurden zwei Beispiele für Infektionen zwischen Arten gefunden. Das eine Beispiel betraf die Übertragung von Säugern auf Vögel mit einer anschließenden raschen Verbreitung in anderen Vogelarten. Das andere war die Übertragung des *Gibbon ape Leukemia Virus* (*GaLV*) auf Koalabären mit Nagetieren als wahrscheinlichem Zwischenwirt (Martin et al. 1999). Frühere Arbeiten spekulierten jedoch damit, dass dieses Virus ursprünglich von Mäusen auf Affen übergesprungen ist (Lieber et al. 1975, Todero et al. 1975). Beunruhigenderweise sind sowohl der GaLV als auch der Koalavirus eng mit den endogenen Schweineretroviren (PERVs, s.u.) verwandt (Martin et al. 1999).

8.6.2 Herpesvirus Pathogenität

Herpesviren sind behüllte Viren, die aus einem ringförmigen Proteinkern mit einer einzelnen linearen doppelsträngigen DNA von 125 - 229 kb, die im ikosaedrischen Capsid an Fibrillen fixiert ist, bestehen. Viren dieser Familie replizieren im Kern und erwerben ihre zerbrechliche Hülle (*envelope*) durch Knospung (*budding*) an der Kernmembran.

Im infizierten Wirt persistieren die Viren gewöhnlich lebenslang latent als episomale zirkuläre DNA. In dieser Zeit kann das Virus in verschiedenen Sekreten verbreitet werden. Stress oder Immunsuppression leiten den lytischen Replikationszyklus ein. Die Pathogenität der Herpesviren wird durch das Töten von Zellen während des lytischen Zyklus ausgeprägt.

Herpesviren codieren selbst für die meisten Enzyme, die für ihre Replikation notwendig sind. Dies erlaubt ihnen, in ruhenden Zellen wie Neuronen zu replizieren. Bis zu 50% der Herpesvirusgene sind für die Replikation nicht essentiell, spielen aber eine besondere Rolle bei der Ausweitung des Gewebetropismus, bei der Etablierung der Latenz oder bei der Unterdrückung der Immunantwort des Wirtes *in vivo*.

Herpesviren werden als sehr problematisch betrachtet, da sie sogar bei der einfacheren Allotransplantation große Schwierigkeiten verursachen können. Diese Probleme werden unter anderem durch die Transmission des latenten Virus von der Quelle auf den Empfänger von Organen oder Geweben verursacht. Infektionen solcher latenter Art können sich für lange Zeit manifestieren, bevor sie dann ausgelöst durch Stress oder Umweltfaktoren zum Krankheitsausbruch führen. Zusätzlich zeigen solche reaktivierten Viren nach dem Transfer auf andere Arten ein erhöhtes Pathogenitätsprofil, das zu hoch virulenten Formen des Virus führen kann (Fields et al. 1996).

Da Schweine als die wahrscheinlichsten Quellentiere für Xenotransplantate gelten (siehe Kap. 5.3), werden große Anstrengungen unternommen, potentiell zoonotische Herpesviren zu entdecken. Vor diesen intensivierten Anstrengungen waren nur zwei Herpesviren bekannt, die Schweine infizieren. Das eine, das Pseudotollwutvirus (ein α-Herpesvirus), kann Hirnhautentzündung und Entzündungen der Atemorgane hervorrufen (Mettenleiter 1991). Das andere, das Schweinecytomegalovirus (ein ß-Herpesvirus) kann in den Atemwegen von Schweinen nachgewiesen werden, wo es eine atrophische Rhinitis verursachen kann (Tucker et al. 1999). Im Zuge der verstärkten Suche wurden zwei weitere γ-Herpesviren (Lymphotropische Herpesviren des Schweines Typ 1 und 2) (Ehlers et al. 1999) gefunden und es ist anzunehmen, dass weitere Herpesviren in Schweinen existieren könnten.

Obwohl es möglich wäre, Quellentiere auf Infektionen mit bereits identifizierten Herpesviren hin zu untersuchen, ist es doch wahrscheinlich, dass artfremde unbekannte pathogene Herpesviren existieren. Als Konsequenz der langen Latenzperiode und des potentiell geänderten Pathogenitätsprofils ergibt sich für die Xenotransplantation, dass diese Viren und die durch sie verursachten Krankheiten nur durch ein umfassendes und langfristiges Überwachungsprogramm erfaßt werden könnten.

Neben Herpesviren müsste ein solches Monitoringprogramm auch alle anderen Viren, deren lange Latenz zwischen Infektion, Replikation und Verbreitung im Körper bekannt ist, erfassen. So müssten sicherlich das Tollwutvirus und andere bis jetzt noch unbekannte Mitglieder dieser Virenart mit vermeintlich ähnlichen Charakteristika inkludiert werden.

8.6.3 Pathogenität des Tollwutvirus

Das Tollwutvirus (Fields et al. 1996) ist ein umhülltes konisch geformtes Virus. Es enthält ein 12 kb großes Genom, das aus nicht segmentierter negativ-strand RNA besteht. Die RNA ist eng aufgewunden und wird umhüllt von einem Nukleoprotein, das seinerseits von einer Lipidhülle umgeben ist. Diese Lipidhülle stammt ursprünglich von jener Wirtszelle, in der das Virus replizierte.

Nach Biss oder Verwundung bleibt der Erreger für einen variablen Zeitraum an der Eintrittspforte lokalisiert, bis er sich an den neuen Wirt „angepasst" hat. Diese Zeitspanne kann bis zu einem Jahr dauern. Dann, nach einer ersten Replikationsphase, gelangt das Virus über die Nerven (Vermehrung in den Schwann'schen Zellen) in Rückenmark und Hirn. In einer zweiten Phase breitet es sich dann über Nervenfasern in die Augen, Speicheldrüsen, Haarfollikel, Herz und Muskeln aus.

Es wäre daher nicht auszuschließen, dass ein tollwutähnliches Virus (und eine Reihe dieser sind bekannt) nach der Xenotransplantation für eine längere Periode im Xenotransplantat und dem benachbarten Gewebe lokalisiert bleibt, und sich nur sehr viel später, nach einer Phase der Adaptation, weiter im neuen Wirt ausbreitet.

Obwohl Tollwut bisher das beste Beispiel eines zoonotischen Virus darstellt, sind die meisten Vorkommnisse dieser Virusart auf Hunde, Katzen, wilde Säugetiere und Fledermäuse beschränkt. Jedoch muss immer wieder betont werden, dass neue Arten von Viren immer wieder identifiziert werden, und dass diese Viren sich in einer solchen Art an den Wirt anpassen können, dass es zu keiner Symptomatik mehr kommt. Nur wenn so ein Virus sich in einem neuen Wirt befindet, kommt es möglicherweise zu einer Krankheit. Dies bedeutet, dass, obwohl die Chance, dass ein unbekanntes tollwutähnliches Virus beim Schwein existiert, sehr gering ist, es nicht völlig ausgeschlossen werden kann.

8.6.4 Unbekannte und momentan unerfassbare Viren, die eine Xenozoonose auslösen könnten

Auch andere tierische Viren, deren Verwandte beim Menschen schwere chronische Infektionen wie z.B. Hepatitis oder Neoplasien (z.B. Papilloma- oder Polyomaviren) auslösen, sind möglicherweise von Relevanz. Regelmäßig werden neue Beispiele für Viren identifiziert, die zunächst in scheinbar perfekter Symbiose mit ihrem natürlichen animalischen Wirt existierten und aufgrund des Fehlens von pathogenen Merkmalen nicht erkannt wurden, die dann aber nach ihrer Übertragung auf den Menschen menschliche Erkrankungen hervorrufen können. Zu diesen Viren gehören Ebola und Marburg sowie SIV/HIV und die erst vor kurzem identifizierten Hanta- und Nipah-Viren. Vor dem Verursachen menschlicher Erkrankungen waren alle diese Viren unbekannt. Es wäre ganz sicher eine riskante Annahme, zu denken dass keine weiteren potentiell humanpathogene Viren im Tierreich existieren.

Alle oben erwähnten Beispiele für neue humanpathogene Viren sind interessanterweise behüllte Viren. All diese Viren wurden von Primaten (Ebola, Marburg, HIV), Nagetieren (Sin Nombre Hanta Virus (Young et al. 1998)), Fledermäusen (Hendra (Selvey et al. 1995, Halpin et al. 1999)) und Schweinen (Nipah (Chua et al. 1999), eventuell dienen pflanzenfressende Fledermäuse als Virusreservoir) auf den Menschen übertragen. In diesen Fällen waren die behüllten Viren trotz eines voll funktionstüchtigen Immunsystems des Wirts in der Lage, sich schnell zu etablieren und Erkrankungen hervorzurufen. Für einige dieser Viren ist ihre weitere Verbreitung durch die Humanpopulation bestens dokumentiert (Ebola, HIV). Es scheint jedoch, dass diese Ausbreitung erst nach der ursprünglichen Übertragung von Primaten erfolgte. So haben mehrere Studien keine Hinweise auf die Übertragung des von Mäusen stammenden Sin Nombre Virus vom Menschen auf den Menschen erbringen können (Vitek et al. 1996, Wells et al. 1997).

8.7 Schweine als potentielle Organquelle

Wie in Kapitel 5.3 dargelegt wird wohl das Schwein in den meisten Fällen das Quellentier der Wahl für Xenotransplantate sein.

Eine Reihe zoonotischer und potenziell zoonotischer Schweineviren sind bekannt. Zusätzlich gibt es Schweineviren, die zwar nicht als zoonotisch angesehen werden, die aber unter Laborbedingungen in humanen Zellen replizieren können. Letztlich muss auch berücksichtigt werden, dass Rekombination zu neuen Virustypen führen kann.

8.7.1 Schweineinfluenza

Zwischen 1918 und 1919 starben 20 Millionen Menschen an Schweineinfluenza. Daher gibt dieses zoonotische Orthomyxovirus immer noch Grund zur Sorge. Diese Sorge wird genährt durch aktuelle Berichte über letal verlaufende Infektionen mit diesem Virus, insbesondere mit dem Stamm H1N1 (Rota et al. 1989). Obwohl durch das Vorhandensein eines umfassenden Grundlagenwissens die ausgehende Gefahr besser zu kontrollieren ist, wissen wir auch, dass Influenzaviren sowohl behüllt sind als auch ein segmentiertes Genom tragen. Die erste Eigenschaft macht den Vorgang des Pseudotypings (siehe Abschnitt 8.9.2) möglich, wobei die Hüllproteine verschiedener Virenstämme ausgetauscht werden. Die zweite Eigenschaft, das Tragen eines segmentierten Genoms, erlaubt, dass bei paralleler Infektion mit einem anderen Virus Austausch von genetischem Material stattfinden kann (siehe Abschnitt 8.9.3). Durch diese beiden Mechanismen können neue pathogene Eigenschaften entstehen, die ein Risikopotential beim Überschreiten der Artenbarriere darstellen.

8.7.2 Schweineparamyxovirus

Das zoonotische Schweineparamyxovirus Nipah wurde vor kurzem in Malaysien identifiziert und zeigt grippeähnliche Symptome, die mit Hautausschlag einhergehen und unter Umständen auch zum Tod führen können. Dieses Virus wurde erstmals an Arbeitern erkannt, deren Beruf wiederholten Kontakt mit Schweinen erforderte (Chant et al. 1998).

8.7.3 Japanisches Enzephalitisvirus

Das zoonotische Japanische Enzephalitis Virus (JEV), ein Flavivirus, wird nach Virusamplifikation in Schweinen von Stechmücken auf Menschen übertragen und verursacht schwere Krankheit und Tod. In Asien ist es prävalent bei Schweinen, verursacht aber bei diesen nur geringe Symptome, hauptsächlich Totgeburt oder Abort.

8.7.4 Vesicular Stomatitis Virus

Das zoonotische *Vesicular Stomatitis Virus* (VSV), Verursacher der *Stomatitis vesicularis* oder *Sore mouth* von Rindern und Pferden, ist einer der Hauptvertreter der Rhabdoviren/Vesikuloviren. VSV findet sich bei vielen Säugern und Arthropoden (z.B. Mosquitos, Sandfliegen), wobei deren Rolle als Überträger nicht geklärt ist. Arthropoden stecken sich bei virämischen Tieren an. Virusreservoir sind

Wildwiederkäuer, Wildschweine und Waschbären, wobei Erkrankungen auch bei Rindern und Pferden, selten beim Menschen, auftreten. Der Mensch zeigt Symptome von Influenza mit Fieber, Pharyngitis, Schleimhautläsionen (ähnlich Herpes) und allgemeiner Niedergeschlagenheit. Nach ein paar Tagen ist der immunkompetente Mensch wieder fit.

8.7.5 Maul- und Klauenseuchevirus

Das zoonotische Maul- und Klauenseuchevirus ist ein Picornavirus, das selten auf den Menschen übertragen wird. Es weist meistens einen subklinischen Verlauf auf oder löst Symptome ähnlich denen im Tier aus.

8.7.6 Swine Vesicular Disease Virus

Das zoonotische *Swine Vesicular Disease Virus* (SVDV) ist die Schweinevariante des humanpathogenen Coxsackievirus B5. Der wenig kontagiöse Erreger zeichnet sich durch eine hohe Morbidität, aber geringe Letalität bei Tieren aus und verursacht eine grippeähnliche Erkrankung beim Menschen.

8.7.7 Tollwutvirus

Das zoonotische Tollwutvirus ist ein Rhabdovirus, das alle warmblütigen Tiere infiziert und fast ausschließlich tödlich ist (siehe Abschnitt 8.6.3).

8.7.8 Vaccinia Virus

Das zoonotische Poxvirus Vaccinia verursachte viele „Schweinepocken-Ausbrüche" und kann den Menschen infizieren, meistens jedoch mit unerheblichen Folgen.

8.7.9 Schweineparvovirus

Das Schweineparvovirus (PPV), das das SMEDI-Syndrome (**S**tillbirth, **M**ummification, **E**mbryonic **D**eath, **I**nfertility) auslöst, ist eine bekannte Kontamination in Trypsin und Blutprodukten (Faktor VIII). Man weiß, dass dieses Virus oft seinen Wirtsbereich ändert und dass es menschliche Zellen infizieren kann. So wurde vor kurzem berichtet, dass 5 von 10 Patienten, die Schweineinselzellen erhalten hatten, antiPPV Antikörper gebildet hatten (Butler 1998).

8.7.10 Pseudowutvirus

Das Pseudowutvirus (PrV), ein Herpesvirus, hat seinen natürlichen Wirt im Schwein und ist als Auslöser der Aujeszky Krankheit bekannt. Jedoch ist ebenfalls bekannt, dass es auch andere Wirte infiziert, die aber eine Sackgasse für den Lebenszyklus des Virus darstellen.

Obwohl das Virus menschliche Zellen in Laborbedingungen infizieren kann, gibt es bisher wenige Hinweise, dass diese Infektion auch auf natürlichem Weg erfolgt. Eine Ausnahme bildet hier ein Bericht über drei Patienten, die nach CNS-Symptomen sero-konvertierten. Hier konnte Kontakt mit einer Katze nachgewiesen werden, die an PrV gestorben war (Mravak et al. 1987).

8.7.11 Schweinepockenvirus

Das Schweinepockenvirus ist normalerweise eine milde Erkrankung, assoziiert mit Hautläsionen. Analog vielen anderen Pockenviren wäre es möglich, dass das Virus auch andere Spezies infizieren kann.

8.7.12 Porcines Enzephalomyocarditis Virus

Das *Enzephalomyocarditis Virus* des Schweins (EMCV), ein Picornavirus, ist weitverbreitet und kommt bei Wildnagern vor, die es dann weiterübertragen. Alle bisherigen Isolate sind serologisch einheitlich. Das Auftreten beim Schwein wird über Verunreinigungen durch Ratten, die über Wochen den Erreger ausscheiden und damit Wasser oder Futter kontaminieren, erklärt. Das Virus hat einen Tropismus für Myocard, was zu reduzierter Leistung des Organs führt. Diese Leistungsverminderung manifestiert sich als Lungen-/Leberstauung und führt in 80% der Fälle zum Exitus nach ungefähr einer Woche. Es wurde bereits herausgefunden, dass dieses Virus auch andere Säuger infizieren kann.

8.7.13 Schweinecircovirus

Vom Schweinecircovirus (PCV) sind bisher zwei Typen identifiziert worden. Typ 1 ist zwar in Schweinen weitverbreitet, scheint aber keine Krankheitssymptome hervorzurufen. Antikörper gegen PCV Typ 1 konnten in Menschen nachgewiesen werden (Tischer et al. 1995). Erst vor kurzem konnte gezeigt werden, dass das *post weaning wasting disease* Syndrom mit dem Typ 2 PCV assoziiert ist (Meehan et al. 1998, Allan et al. 1998).

8.7.14 Schweinehepatitisvirus

Vor nicht allzu langer Zeit wurde ein bisher unbekanntes Virus beim Schwein beschrieben, das Verwandtschaft mit dem menschlichen Hepatitis-E-Virus aufweist. HEV ist ein kleines, unbehülltes Virus, das morphologisch dem Norwalk Virus ähnlich ist. Die Eigenschaften dieses Virus legen nahe, dass es ein Virus des Calici-Typus ist und als solches in ein seperates Genus der Familie Caliciviridae klassifiziert werden sollte. In Menschen kann HEV cholestatische Gelbsucht hervorrufen, eine Erkrankung, die eine ungewöhnlich hohe Sterblichkeit (20%) bei schwangeren Frauen aufweist. Das Schweinevirus kann auch Hepatitis verursachen (Meng et al. 1997). Die Tatsache, dass das menschliche HEV auf Schweine übertragen werden kann (Meng et al. 1998), legt den Umkehrschluss einer möglichen Übertragung vom Schwein auf den Menschen nahe.

8.7.15 Porcine Endogene Retroviren

Retroviren der Schweine (PERVs) wurden ursprünglich aus Lymphosarkomen des Schweins isoliert. Solche Lymphosarkome treten mit einer Häufigkeit von 0,0003 bis 0,005 % beim Schlachten von Schweinen auf und stellen 25 % von allen bekannten porcinen Tumoren dar. Obwohl vermutlich die zufällige Integration von PERVs in das Schweinegenom (siehe Abschnitt 8.6.1) ein Auslöser für die Tumoren ist, wurde das bis jetzt nicht experimentell bewiesen.

PERVs treten als endogene Viren in der Keimbahn von Schweinen auf. Obwohl sie in verschiedenen Geweben der Schweine nachweisbar sind und sogar menschliche Zellen infizieren (Patience et al. 1997), gibt es noch keinen Hinweis auf ihre Replikation und Verbreitung im Menschen (Heneine et al. 1998, Patience et al. 1998a). Tests für *Porcine Endogenous Retroviruses* (PERVs) werden immer positive Ergebnisse liefern, da alle bisher getesteten Schweine mehrere dieser Viren in ihrem Genom integriert hatten. Bis heute sind PERV-A, PERV-B und PERV-C charakterisiert worden, die alle Mitglieder einer Virusfamilie sind. Obwohl mindestens sieben weitere PERV-Familien existieren, zeigten Sequenzanalysen, dass sie mehrere Stop-Codons in ihrem Genom haben, die diese Viren wahrscheinlich biologisch inaktivieren. Weltweite Studien ergaben, dass Schweine um die 10 bis 25 Kopien des PERV-A, 10 Kopien von PERV-B und keine bis mehrere Kopien von PERV-C an bestimmten Loci integriert haben (Stoye et al. 1998). Jedoch gibt es keine Hinweise, welche dieser Kopien RNA oder virale Proteine produzieren. Während PERV-A und -B humane Zellen mit hohem Titer infizieren können, scheint PERV-C in dieser Fähigkeit stark eingeschränkt zu sein (Takeuchi et al. 1998). In den Fällen von PERV-A und -B führen weitere Passagen in Zellkultur zu einer gesteigerten Infektionsgefahr für Menschen (Wilson et al. 2000). Zusätzlich gibt es bislang keine Hinweise auf Rekombination (siehe Abschnitt 8.9.1) zwischen PERVs oder auf Co-Verpackung (Abb. 8.6) von verschiedenen teilfunktionellen PERV-RNA-Genomen innerhalb oder zwischen verschiedenen PERV-Typen (A, B oder C).

Für die Herstellung von PERV-freien Schweinen wäre es jedoch entscheidend zu wissen, welche von den bisher charakterisierten endogenen *Loci* aktiv sind, um diese Stellen im Zuge der Produktion von Donorschweinen zu entfernen. Wären alle Integrationsstellen biologisch aktiv, so wäre ein vollständiges Entfernen praktisch unmöglich.

Wären nur ein oder zwei Stellen aktiv, und das scheint nachdem, was wir über menschliche (Löwer 1999) und murine (Gradner 1993) endogene Retroviren wissen, eher der Fall, könnten diese mit heutigen *knock-out*-Methoden entfernt werden. Da aber nicht nur die Primärstruktur der DNA über die biologische Aktivität entscheidet, sondern auch Modifikationen wie Methylierung, Sekundärstruktur und entwicklungs- oder gewebespezifische Regulierung, ist die biologische Aktivität schwer definitiv zu evaluieren. Doch selbst wenn es gelänge, die potentiell biologisch aktiven PERV-Kopien zu eliminieren, kann es immer noch nicht ausgeschlossen werden, dass die mit der Xenotransplantation einhergehenden Veränderungen in der Organumgebung (z.B. Immunsuppression, Medikamente) jene PERVs aktivieren, die vorher inaktiv waren. Daher muss man davon ausgehen, dass es in naher Zukunft nicht möglich sein wird, PERV-freie Schweine als Organquelle zu züchten.

8.7.16
Andere Schweineviren

Neben diesen zoonotischen und potentiell zoonotischen Schweineviren muss vor einer Xenotransplantation auf eine Reihe anderer Schweineviren hin getestet und eine Infektion durch sie ausgeschlossen werden. Es gibt jedoch keine Evidenz, dass diese Viren zoonotische Eigenschaften aufweisen.

Schweinecytomegalovirus

Der Schweinecytomegalovirus (PCMV) ist weit verbreitet in Schweinen und verursacht Einschlußkörperchen, Rhinitis sowie Schwierigkeiten bei der Reproduktion der Schweine. Obwohl bis zum heutigen Tage keine Hinweise vorliegen, dass PCMV menschliche Zellen infiziert, stellt der menschliche Herpesvirus CMV ein großes Problem in der Transplantationsmedizin dar.

Porcine Reproductive and Respiratory Virus

Das *Porcine Reproductive and Respiratory Virus* (PRRV) ist auch bekannt als seuchenhafter Spätabort der Schweine (SSS), *Swine infertility and Respiratory syndrome* (SIRS), *Porcine epidemic abortion and respiratory syndrome* (PAARS), *Mystery swine disease* (MSD) und *Blue Ear disease virus*. Zu den Symptomen zählen Aborte, zu früh geborene unreife Ferkel und allgemeine Fertilitäts- und Graviditätsstörungen. Daneben kommen auch respiratorische Symptome vor. Das PRRV-Virus ist ein behülltes RNA-Virus und gehört der Familie der Arteriviridae an. Das Virus kann leicht durch Hitze, Trocknen oder herkömmliche Desinfektionsmittel inaktiviert werden.

Porcines Coronavirus

Die Porcinen Coronaviren verursachen *Vomiting and Wasting Disease*, epidemische Durchfälle, respiratorische Erkrankungen oder *Transmissible Gastroenteritis* des Schweines (TGE). Bei akuter TGE ist die Mortalitätsrate für Schweine, die jünger als drei Wochen sind, nahezu 100 %. Bei älteren ist die Mortalitätsrate geringer, kann aber durch Stress, wie z.B. Kälte, Feuchtigkeit oder sekundäre bakterielle Infektionen beeinflusst werden. Ältere heranwachsende, ausgewachsene und trächtige Schweine können infiziert werden und zeigen häufig Appetitlosigkeit oder nur einige wenige klinische Symptome der Erkrankung. Der Erreger kann im Fäzes von Schweinen noch acht Wochen und in den Lungen von Schweinen noch drei Monate nach offensichtlicher Genesung gefunden werden.

Bovine Virus Diarrhoe Virus

Das *Bovine Virus Diarrhoe Virus* (BVDV) ist ein sehr weit verbreitetes Pesti-/Flavivirus bei Rindern. Ca. 80% der Rinder in der BRD sind seropositiv. In der Zellkultur kann man zwei Biotypen, cytopathische (die zur *Mucosal Disease* bei Rindern führt, nach vorheriger intrauteriner Infektion mit der nicht-cytopathischen Form) und nicht-cytopathische, unterscheiden. Das Virus kann jedoch sowohl Schweine, Wildwiederkäuer als auch Schafe (beim Schaf als *Border Disease* bekannt) infizieren. Ausscheidung über Speichel, Kot, Nasen- und Augensekret kann bei persistent Infizierten lebenslang dauern.

Porcine Enteroviren

Die Porcinen Enteroviren verursachen Porcine Polioencephaloyelitis, auch als Teschen/Talfan Erkrankung oder Ansteckende Schweinelähmung bekannt. Die Krankheit wird durch Picornaviren hervorgerufen und ist durch schlaffe Lähmung ohne verändertes Allgemeinbefinden charakterisiert. In den 40er und 50er Jahren trat sie seuchenhaft auf, heute ist sie durch die Durchseuchung meist eine inapparente Infektion.

Porcine Pestiviren

Die Porcinen Pestviren sind Auslöser der klassischen Schweinpest (*Swine Fever, Hog Cholera*). Dieser Flavivirus ist auch als *Hog Cholera Virus* (HCV) bekannt. An Schweinepest erkranken nur Suidae in akuter (hämorrhagisch/septikämisch), subakuter (zentralnervöse Störung), chronischer (lokale Inflammation im Respirations-/Digestionstrakt) oder heute häufig subklinischer (Kümmern, Fertilitätsstörung) bis inapparenter Form. Bis zu 90 % einer Herde können an Schweinepest sterben. Das Virus ist antigen verwandt mit BVDV.

Rinderpestvirus

Das Morbillivirus (Paramyoviridae) kommt hauptsächlich in Ostafrika (Kenya, Sudan) und Asien vor, wo es die gefürchtetste Rinderseuche ist, hochinfektiös und mit extremer Mortalität (bis 100 %) bei Rindern und Büffeln. Das Virus kann jedoch auch Schweine infizieren.

Afrikanisches Schweinefiebervirus

Das Afrikanische Schweinefiebervirus verursacht eine hochkontagiöse, generalisierende Schweinekrankheit. Das Asfarvirus ist sehr resistent, überlebt bis zu vier Monate in Fleisch und bis zu vier Wochen in kontaminierten Ställen. Es ist endemisch in Südafrika und auf der Iberischen Halbinsel. Auch Frankreich, Belgien und andere europäische Länder hatten Ausbrüche in den 60er Jahren.

In Afrika sind Schweine und deren Zecken (*Ornithodoros moubata porcinus*) das Reservoir, ohne klinische Anzeichen zu zeigen, Hausschweine werden hier über Zecken infiziert. In Europa ist aber die direkte gegenseitige Ansteckung von größerer Bedeutung, da das Virus in hohen Konzentrationen in allen Exkreten ausgeschieden wird. Überlebende Schweine sind häufig chronisch infiziert und scheiden den Erreger noch für sechs Wochen aus. Kontaminierte Ställe und Abfallfütterung von Häfen und Flughäfen sind die häufigste Ansteckungsquelle in Europa.

Porcines Calicivirus

Die Porcinen Caliciviren verursachen das Vesikulärexanthem des Schweines, dessen Symptome große Ähnlichkeiten mit MKS besitzen. Das Virus gilt aber in Europa als ausgerottet.

8.8 Übertragungsrisiko von Schweineviren auf Menschen

In einer 1999 veröffentlichten Studie von Novartis (Paradis et al. 1999) wurde beschrieben, dass von 160 untersuchten Patienten, die unter verschiedenen Behandlungsregimes bis zu 460 Tage mit lebenden Schweinezellen in Kontakt gekommen waren, die einzigen, bei denen die Existenz endogener retroviraler Schweine-DNA nachgewiesen werden konnte, aus einer Gruppe russischer Patienten stammten, die für 50 bis 60 Minuten extrakorporale Milzperfusion erhalten hatten. Jedoch wurden in eben diesen Patienten auch andere Schweinenukleinsäuren mit Ursprung aus den Mitochondrien und Centromeren nachgewiesen (Mikrochimärismus). Diese Tatsache weist darauf hin, dass vollständige Zellen des Schweines auf die Patienten übertragen worden sein könnten. Sollte das der Fall gewesen sein, so könnte der Nachweis von retroviraler Schweinenukleinsäure auch auf integrierte Sequenzen im Schweinegenom zurückzuführen sein und nicht unbedingt auf eine Infektion während der Behandlung. Dieser Mikrochimärismus, der durch die Anwesenheit mitochondrialer oder centromerischer Schweine-DNA angedeutet wurde, konnte bis zu 102 Monate lang beobachtet werden. Dieser Zeitraum ist überraschend lang. Andere Autoren haben Mikrochimärismus nach Milzzelltransplantationen beschrieben. In diesen Experimenten wurden allogene Zellen in nicht-immunsupprimierte und nicht-bestrahlte Mäuse transplantiert, was zu einer anhaltenden Toleranz geführt hat. Jedoch wurden die Mäuse nur ein Jahr lang beobachtet (Morita et al. 1998).

Paradis et al. (1999) vermuten, dass die Signale von Stamm- oder Dendritenzellen des Schweines stammen. Diese Zelltypen zeichnen sich auch durch eine geringe Expression des α-gal aus, was es ihnen erlaubt, der durch Antikörper bedingten Immunantwort zu entkommen. Obwohl es bekannt ist, dass die menschliche Allotransplantation von soliden Organen auch Zellen des Immunsystems transferieren und dadurch wiederum die Produktion eines Mikrochimärismus auslösen kann, wurde dieses Phänomen immer nur nach einer Immunsuppression beschrieben (Starzl et al. 1993, Shustik et al. 1995). Da andere, nicht von α-gal abhängige Immunmechanismen fremde Zellen leicht beseitigen könnten, erscheint die von Paradis et al. angebotene Erklärung fragwürdig. Nicht geklärt wurde, ob das durch PCR erhaltene Signal des Mikrochimärismus tatsächlich von diesem stammte. Um diese Möglichkeit zu testen, wäre es notwendig gewesen, das PCR-Produkt zu sequenzieren (eine Spezialuntersuchung hätte das sogenannte *false priming* ausschließen können). Jedoch selbst wenn man die Schlussfolgerung der Autoren teilt, dass es keine Hinweise auf eine Infektion mit PERVs gibt, so würde dies nur für Patienten gelten, die für kurze Zeit Kontakt mit nichttransgenen, also normalen Schweinezellen hatten und deren Immunsystem voll funktionstüchtig war.

Diese Veröffentlichung gab keinen Hinweis auf Infektionen durch andere Schweineviren. Einige Patienten wurden sogar über einen Zeitraum von 102 Monaten (8,5 Jahre) beobachtet und somit eine lange Latenz eines etwaigen Virus berücksichtigt. Obwohl diese Studie ein Infektionsrisiko durch Schweineviren nicht ausschließen kann, so ist sie doch ein Hinweis, dass solche Ereignisse sehr selten zu sein scheinen. Gleiches gilt für Infektionen durch Schweineretroviren. Die Infektion durch sie kann nicht ausgeschlossen werden, doch erscheint es im Lichte der erwähnten Studie eher unwahrscheinlich. Berücksichtigt man das Abwehrsystem der Virolyse, das gegen behüllte Viren gerichtet ist, so ist dieses Ergebnis nicht unerwartet. Jedoch erlaubt diese Studie keine Rückschlüsse auf die Konsequenzen der Xenotransplantation von komplementregulierten transgenen Organen. Ebenfalls unberücksichtigt sind die Effekte der direkten Langzeitimplantation von Xeno-Organen.

8.9 Mechanismen der Neubildung von pathogenen Viren

Bisher wurde unter anderem dargelegt, wie bekannte oder bisher unbekannte Retroviren des Schweines durch den Transfer in den Körper eines Menschen gesteigerte Pathogenität erhalten können. Das Eindringen der Retroviren in die menschlichen Zellen würde dadurch erleichtert, dass die Enge, mit der Transplantat und menschliche Zellen in direkten Kontakt treten, physische Eintrittshindernisse obsolet werden lässt. Das Komplementsystem wäre entweder durch die dementsprechende Modifikation des Transplantats oder durch die normale medizinische Routine nach Transplantationen (Immunsuppression) in seiner Wirksamkeit eingeschränkt. Dadurch würden behüllte Viren durch die Unterdrückung des durch Komplement geregelten Virolysesystems begünstigt werden.

Eine andere Art der Neubildung pathogener Viren wurde beobachtet, wenn eine Zelle von zwei verschiedenen Viren infiziert wurde. Unter diesen Bedingungen kann ein neues Virus entstehen, das neue Eigenschaften besitzt. Dieses neue Virus kann durch Rekombination auf genetischer Ebene, durch das Neuverteilen genetischer Information (*Reassortment*) oder durch das Mischen viraler Proteine (*Pseudotyping*) entstehen. Der Lebenszyklus des Virus und seine Auswirkungen auf den Wirtskörper sind nicht vorhersagbar. Auch ein neues Pathogenitätsprofil kann enstehen. Sollte die Ursache für das Entstehen des neuen Virus auf der genetischen Ebene liegen (*Rekombination* oder *Reassortment*), so werden die Eigenschaften des neuen Virus an die nächsten Virusgenerationen weitergegeben werden. Aber selbst wenn die Neugestaltung auf der Proteinebene erfolgte (*Pseudotyping*), so kann sie es dem neuen Virus ermöglichen, andere Zelltypen als bisher zu infizieren und so neue Sekundäreffekte zu verursachen.

8.9.1
Rekombination

Das menschliche Genom besteht laut Schätzungen aus bis zu 5% retroviraler Sequenzen (Leib-Mösch et al. 1990). Diese Sequenzen sind hauptsächlich nur Bruchteile vom ganzen Genom eines Retrovirus und sind deswegen nicht biologisch aktiv. Man könnte sich jedoch vorstellen, dass es zu Rekombinationen kommen kann, wodurch funktionell aktive Retroviren generiert würden. Dies ist bereits in Mäusen gezeigt worden, die auch eine erhebliche Menge an solchen endogenen retroviralen Sequenzen besitzen.

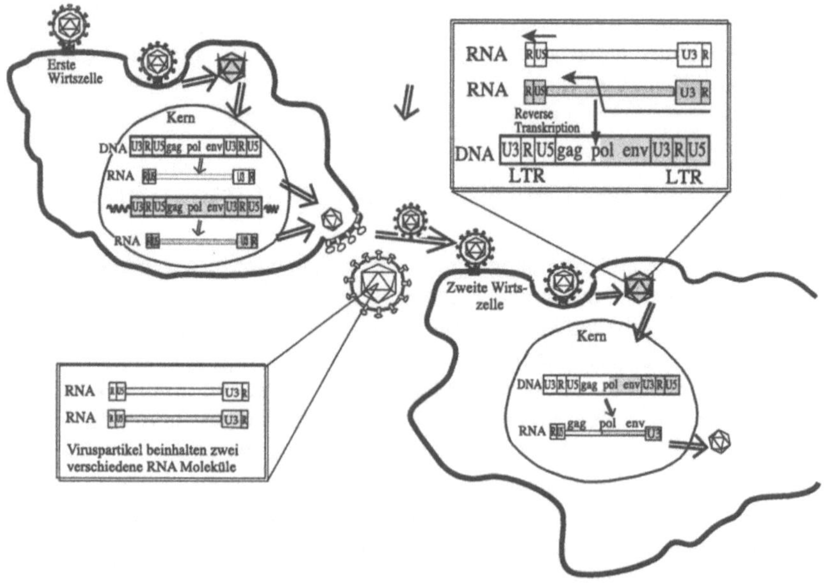

Abb. 8.6 Das Konzept der retroviralen Rekombination

Rekombination findet hauptsächlich auf der RNA-Ebene statt (Pathak, Hu 1997). Sie wird durch die erhöhte Expression von Retrovirus-Bruchteilen bevorzugt. Eine Reihe von Umwelteinflüssen, Chemikalien und Strahlung sowie Streß und andere hormoninduzierte Zustände lösen solche Expressionen aus. Abb. 8.6 verdeutlicht das Konzept retroviraler Rekombination.

❶ Durch Zusammenwirken mit zellspezifischen Rezeptoren infiziert ein Virus die Wirtszelle. ❷ Das Virus wird aufgenommen, die Hülle entfernt und die virale RNA in DNA umgeschrieben (*reverse transcription*). ❸ Die DNA-Form des Virus wandert in den Wirtszellkern und integriert dort in das Wirtsgenom. ❹ Das integrierte Provirus wird nun transkribiert, um virale RNA herzustellen, die sowohl der Produktion viraler Strukturproteine dient, als auch ❼ in neugebildete Virionen verpackt wird und deren genetische Information darstellt. Diese RNA-Genome werden aufgrund einer spezifischen Verpackungssequenz erkannt und verpackt (Berkowitz et al. 1996). ❺ Andere endogene Sequenzen von Retroviren, die auch vorhanden sein können, werden ❻ ebenfalls in RNA transkribiert. Sollten diese RNA-Sequenzen ein Verpackungssignal besitzen, ❼ können auch sie in neu geformte Virionen verpackt werden (es konnte sogar gezeigt werden, dass retrovirale Sequenzen ohne das entsprechende Signal oder gar Sequenzen, die nicht von Retroviren stammen, ebenfalls verpackt werden können, wenngleich mit geringer Effizienz (Patience et al. 1998). ❽ Das Retrovirus verlässt durch Knospung die Wirtszelle. Retroviren sind die einzigen Viren mit einem diploiden Genom, da zwei Kopien der viralen RNA in einem Virus verpackt sind. Somit können sie zwei verschiedene RNA-Moleküle verpacken, wie hier durch unterschiedliche Farben angedeutet. ❾ Das Virus infiziert eine neue Wirtszelle und wird aufgenommen. ❿ Wurden zwei unterschiedliche RNA-Moleküle verpackt, so kann während der reversen Transkription eine Rekombination erfolgen. Vermutlich kann das die reverse Transkription ausführende Enzym (Reverse Transkriptase) während des Kopierprozesses von einem RNA-Molekül auf das andere überwechseln, ohne die DNA-Synthese zu unterbrechen (Jetzt et al. 2000) ① Virale DNA-Synthese wird durch ein tRNA-Molekül eingeleitet (*Primer*), das hier an die weiße virale RNA gebunden ist. Die DNA-Synthese erfolgt bis zum Ende der als Vorlage dienenden RNA. ② Als Ergebnis der abschließenden Kopie der R-Sequenz der viralen RNA kann der ursprüngliche DNA-Strang an die R-Sequenz der anderen (schwarzen) RNA-Vorlage angehängt werden. ③ Während der weiteren DNA-Synthese kann ein zweiter Sprung von der *schwarzen* auf die *weiße* RNA-Vorlage ④ in der Herstellung einer Hybrid-DNA resultieren, die Teile der *schwarzen* und *weißen* RNA-Sequenz kopiert hat. Nach der Infektion und Transkription dieses Provirus werden neue Viruspartikel enstehen, die genetische Information dieser Hybrid-DNA enthalten.

Schweinezellen und die Zellen anderer Tiere, die als Quellen für die Xenotransplantation verwendet werden könnten, besitzen endogene retrovirale Sequenzen. Beim Schwein wurden die drei bereits erwähnten Typen (PERV-A,-B,-C), die in der Lage sind, Viruspartikel zu produzieren, charakterisiert. Aber auch andere, unvollständige und nicht aktive retrovirale Sequenzen der weiteren sieben Familien endogener Schweineretroviren könnten durch Umwelt- oder hormonelle

Stimuli aktiviert werden und dann miteinander oder mit ähnlichen defekten, aus menschlichen Zellen stammenden retroviralen Sequenzen rekombinieren. Diese Rekombination könnte letztendlich einen biologisch aktiven Retrovirus produzieren. Solche biologisch aktiven Retroviren wären dann in der Lage, zelluläre Gene zu beeinflussen - in einer ähnlichen Weise, wie schon für herkömmliche Retroviren beschrieben (siehe Abschnitt 8.6.1).

Die Rekombinationswahrscheinlichkeit hängt jedoch stark, aber nicht ausschließlich von der Ähnlichkeit der zu rekombinierenden Sequenzen ab. Rekombination zwischen nicht homologen Sequenzen ist hundert- bis tausendmal unwahrscheinlicher, als zwischen homologen (Zhang u. Temin 1993). Da die Sequenzen von menschlichen Retroviren starke Unterschiede zu denen anderer Arten aufweisen (Martin et al. 1999), ist es höchst unwahrscheinlich, dass solche Rekombinationen zwischen unterschiedlichen Spezies stattfinden. Daher ist die Wahrscheinlichkeit, dass durch die Xenotransplantation neue Retroviren mit unbekannter Pathogenität entstehen, relativ gering. Eine Rekombination zwischen Retroviren derselben Spezies ist die wahrscheinlichere Variante. Solche Innerspeziesrekombinationen sind natürlich nicht auf Anwendungen in der Xenotransplantation beschränkt, sondern finden dauernd im Tier statt.

8.9.2 Pseudotyp-Formation

Bei gleichzeitiger Infektion einer Zelle mit zwei verschiedenen behüllten Viren kann eine phänotypisch gemischte neue Virusgeneration produziert werden (Pseudotypviren). Solche Viren enthalten die genetische Information und die inneren Strukturproteine von einem Virus, besitzen jedoch in der Hülle Proteine von einem anderen oder von beiden Viren (Abb. 8.7). Daher haben Pseudotypviren das Infektionsspektrum des anderen oder beider parentaler Viren. Solche Pseudotypisierung kann theoretisch zwischen fast allen behüllten Viren entstehen.

Die Viren müssen nicht von der selben Familie stammen. So ist z.B. gezeigt worden, dass Oberflächenproteine des Influenzavirus in einen Retrovirus inkorporiert werden (Migunova, Kuznetsov 1981). Menschliche Zellen, die mit einem tierischen behüllten Virus infiziert werden, könnten daher neue Viren produzieren, die aus dem Genom und der Innenstruktur des einen und der Oberflächenstruktur des anderen behüllten Virus bestehen. Dieses Ereignis findet zwar nicht auf der genetischen Ebene statt, könnte jedoch zu neuen Virus-Kombinationen führen, die menschliche Zellen leichter infizieren und dort pathogene Folgen haben können.

8.9.3 Reassortment

Manche Viren, z.B. die Influenza-Viren, besitzen ein segmentiertes Genom. Das bedeutet, dass sie nicht nur ein Stück Nukleinsäure als Genom, sondern mehrere haben, wobei jedes Genom-Stück andere Gene kodiert. Das Virus inkorporiert einen Vertreter jedes Stückes als Genom. Wenn eine Zelle mit zwei verschiedenen segmentierten Viren gleichzeitig infiziert wird, dann können die Virus-

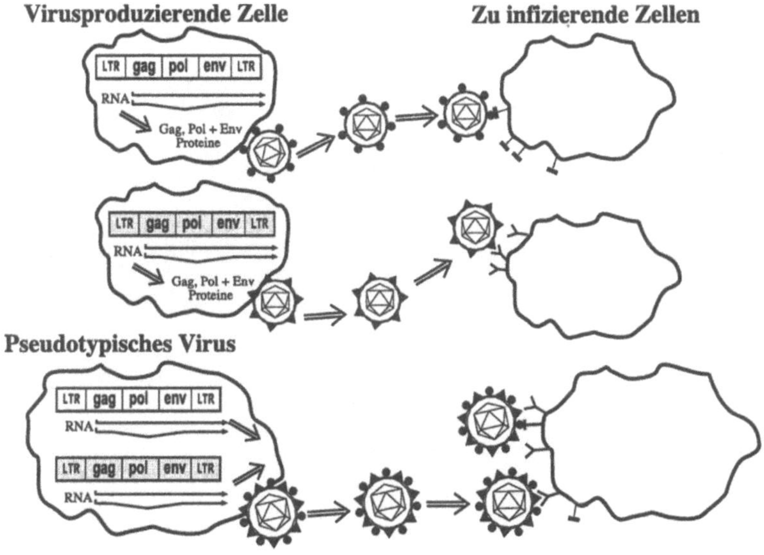

Abb. 8.7 Das Konzept der retroviralen Pseudotypisierung

Nachkommen Genom-Stücke von verschiedenen Viren inkorporieren (Abb. 8.8). Damit wird die genetische Information der Virus-Nachkommen eine Mischung der genetischen Information der ursprünglichen Viren. Dieses Geschehen nennt man *Reassortment.*

Bei Influenza kann die Folge solcher *Reassortments* das Generieren von neuen, hochvirulenten Varianten sein, die dann zu Epidemien führen können (Rota et al. 1989).

Tierische Viren, die durch Xenotransplantation in einen Patienten gelangen, könnten mit schon vorhandenen behüllten menschlichen Viren zu einem *Reassortment* führen und dadurch ein neues, virulentes Virus erzeugen.

8.10 Mögliche Adaptation der Viren

Zusätzlich zu den Problemen, die bei einer artübergreifenden Transmission durch neue Pathogenität und durch neue Viren aufgrund von genetischem oder phänotypischem Mischen enstehen können, kann es weitere Schwierigkeiten geben. Es darf nicht vergessen werden, dass Xenotransplantation auch die Adaptation exis-

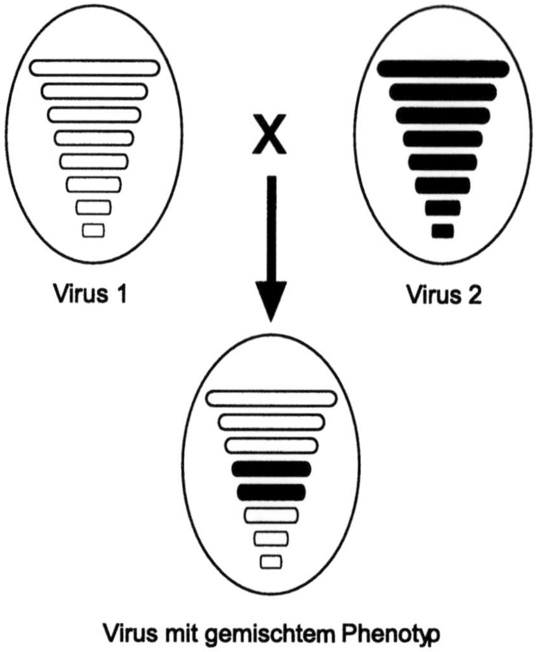

Abb. 8.8 Das Konzept des Reassortments

tierender Viren an die neue Umgebung verursachen und dies wiederum ungeahnte Auswirkung auf deren Pathogenität haben kann.

8.10.1 Freie Bahn nach einer Runde der Replikation in menschlichen Zellen

Anfänglich wurde beschrieben, dass menschliche Zellen die Fähigkeit der α-gal-Expression auf ihrer Oberfläche verloren haben. Ein Virus, das in diesen Zellen vermehrt wird, enthält somit ebenfalls kein α-gal auf seiner Hülle und ist daher nicht virolyseempfindlich. Dies ist der Grund, weswegen behüllte, tierische Viren nach der ersten Replikationsrunde in menschlichen Zellen gegenüber der α-gal-vermittelten Virolyse widerstandsfähig werden (Abb. 8.9).

8.10.2 Aufdecken neuer Eintrittspforten

Virusanlagerung an eine Zelle setzt spezifische Bindungsstrukturen voraus. Dazu hat das Virus spezielle *Viral Attachment Proteins* (VAP) oder Liganden, die an

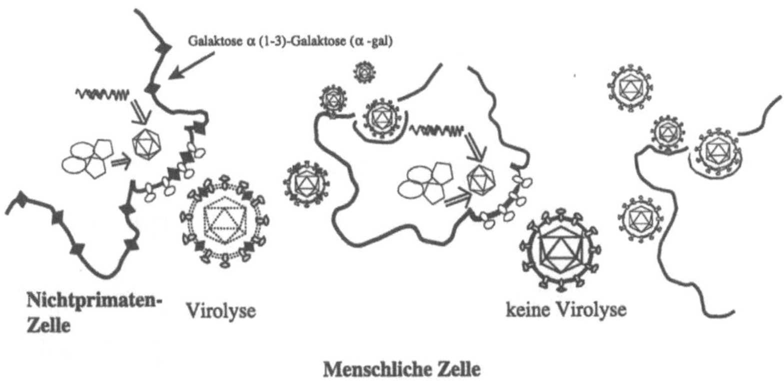

Abb. 8.9 Nach Replikation in menschlichen Zellen sind Viren nicht virolyseempfindlich

zelluläre Rezeptoren binden können. Diese Bindung ist in den meisten Fällen reversibel (bevor es zum nächsten Schritt, der Penetration, kommt).

Rezeptoren sind normalerweise Oberflächen-Zellstrukturen, die für ein normales Funktionieren der Zelle wichtig sind. Viren haben diese Strukturen, um sich an die Zellen spezifisch anzulagern. Die Bindung eines Virus an einen Rezeptor muß nicht dessen Funktion beeinflussen, aber das Vorkommen des Rezeptors bedingt weitgehend das Wirtsspektrum und den Tropismus des Virus.

Normalerweise wird ein Rezeptor von einem bestimmten Virus verwendet, manchmal wird er aber auch von verschiedenen Viren benutzt, insbesondere dann, wenn es sich um einen Zuckerrest handelt.

Einige Schutz-Moleküle, die auf der Oberfläche von xenotransplantiertem Material erzeugt werden, um die hyperakute Abstoßreaktion zu verhindern, können ebenso als Rezeptoren für Viren dienen.[1]

8.10.3 Adaptation

Die Expression von Molekülen menschlichen Ursprungs (wie z.B. CD46 oder CD55) in transgenen Organen kann zur Adaptation tierischer Viren führen. Adaptierte Viren können dann diese Moleküle sowohl im Tier als auch im xenotransplantierten Patienten als Rezeptor benützen. Dies bedeutet, dass solche Moleküle schon im Quellentier als Rezeptor fungieren können, falls dieses nach

[1] Beispiele dafür sind das CD46-Molekül, das von Masernviren als Rezeptor benützt wird (Dorig et al. 1993, Naniche et al. 1993), oder das CD55-Molekül, das die Echo- und Coxsackie B-Viren als Rezeptor benützen (Ward et al. 1998, Bergelson et al. 1995).

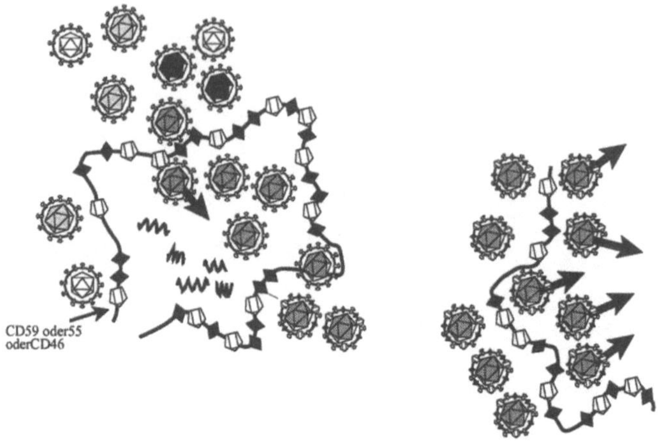

Abb. 8.10 Das Konzept der Adaptation

genetischer Modifizierung Komplementregulatoren wie CD59, CD55 oder CD46 auf der Oberfläche exprimiert. Sollte ein Virus vorhanden sein, das durch Mutation den Rezeptor erkennt, kann die Zelle infiziert werden. Die Viren, die dann wiederum von diesen Zellen erzeugt werden, sind identisch mit der Mutante, die den Rezeptor verwenden konnte. Dadurch können alle diese neu erzeugten Viren den Rezeptor verwenden, sowohl im Quellentier als auch nachher im xenotransplantierten Patienten (Abb. 8.10).

Durch diesen Mechanismus ist es möglich, die Evolution von Viren zu forcieren, damit alle letztendlich ein neues Molekül als Rezeptor erkennen. Die einzige Beschränkung ist, dass ein Virus ursprünglich in der Lage gewesen sein muss, mit dem Rezeptor zu interagieren.

8.10.4
Immunsuppression

Schließlich darf nicht vergessen werden, dass genau wie die Allotransplantation auch die Xenotransplantation unterstützende Immunsuppression benötigt. Obwohl das endgültige Ziel der völlige Verzicht auf diese Maßnahme ist, so ist dies nicht in naher Zukunft zu erwarten (siehe Kap. 6). Es ist viel eher der Fall, dass Xenotransplantation anfänglich einer stärkeren Immunsuppression bedarf als derzeit bei Allotransplantation nötig ist. Das „Ausschalten" des Immunsystems durch Immunsuppressionsbehandlungen während einer Xenotransplantation könnte das Risiko einer möglichen Infektion erhöhen, da Viren dadurch eine größere Chance haben, sich an die neue Umgebung anzupassen oder zu adaptieren. Zusätzlich muss berücksichtigt werden, dass das Ausschalten des Immunsystems bei Allo- wie auch bei Xenotransplantationen die Wahrscheinlichkeit erhöht, dass latente

Infektionen wieder ausbrechen oder sich virale Krankheiten durchsetzen. Experimentell muss z.B. retrovirale Pathogenese in neugeborenen Tieren nachgewiesen werden, weil dies sonst durch das Immunsystem unterdrückt werden würde.

8.11 Das virusfreie Schwein

Die virologischen Risiken könnten reduziert werden, sollten SPF-Quellenschweine für die Produktion von Xenotransplantaten verwendet werden. Dies würde erlauben, auf die meisten bekannten Schweineviren zu testen (siehe Abschnitt 8.7 und 8.12) und diese zu eliminieren. Jedoch wird es kaum möglich sein, die Eliminierung von Herpesviren zu garantieren. Ebenso erlaubt es unsere heutige Technik nicht, Schweine zu züchten, die völlig frei von PERVs sind. Möglich wäre es zu versuchen, jene endogenen PERVs zu identifizieren, die biologisch aktiv sind und diese zu eliminieren (siehe Abschnitt 8.7.15). Weitere Sicherheitsmechanismen könnten auf Techniken basieren, die in der Gentherapie Anwendung finden. Diese Mechanismen könnten die Expression von aktiv gewordenen PERVs durch Antisense Technologie kontrollieren oder PERV-RNA durch Ribozyme eliminieren. Weiterhin könnten antivirale Medikamente entwickelt werden, die gezielt in den PERV-Entwicklungszyklus eingreifen. Sogar Impfungen gegen PERV-Infektionen wären denkbar.

Die Ribozym-Technologie scheint die ökonomischste und einfachste Methode mit der höchsten Spezifität zu sein, die bei Schweinen angewandt werden könnte. Der bislang ausbleibende Erfolg von antiviralen Medikamenten bei der Behandlung von HIV-Infektionen lässt die Anwendung von solchen Medikamenten als Sicherheitsmechanismus wenig vielversprechend erscheinen. Immunisierung und Antisense-Technologie bieten sich ebenfalls an, obwohl deren Durchführbarkeit noch zu überprüfen ist.

Viren, die nicht erfasst oder eliminiert werden können, oder die nur nach langer Inkubations- und Verbreitungszeit pathogene Symptome hervorrufen, stellen ein ungleich größeres Problem dar. Da es unwahrscheinlich ist, dass Tests entwickelt werden, die alle unbekannten Viren erfassen, wird dieses Problem wahrscheinlich fortbestehen. (Zur Reduzierung des Infektionsrisikos durch SPF-Haltung siehe auch Kapitel 5.4)

8.12 Screening Prozeduren für zoonotische Erreger

Um zum Zwecke der Organquelle eine sichere SPF-Schweinekolonie zu etablieren, muss das Screening von Viren und anderen Pathogenen einen ersten Schritt darstellen. Jedoch muss darauf verwiesen werden, dass es bisher keinen internationalen Standard gibt, auf welche Pathogene spezifisch getestet werden sollte. Insofern kann ein SPF-Zertifikat immer nur für die Abwesenheit spezifischer Pathogene vergeben werden. Anfänglich kann der Herdenstatus mit Tests auf das

Vorhandensein von Antikörpern gegen die oben erwähnten Pathogene (siehe Abschnitt 8.7) ermittelt werden. Weiterhin muss Quellenmaterial (Zellen, Gewebe und Organe) nicht nur vor der Xenotransplantation getestet werden, sondern auch während und nach der Transplantation. Nach erfolgter Transplantation ist es notwendig, nicht nur den Rezipienten zu screenen, sondern auch seine engsten sozialen Kontakte (Familie, Freunde, Krankenhauspersonal).

In der frühen Postoperationsphase sind serologische Detektionsmethoden für Antikörper und Antigene die bevorzugte Maßnahme, sie werden jedoch durch Immunsupression in ihrer Effektivität eingeschränkt. Hierfür stehen mehrere Techniken wie ELISA, Western Blot und Neutralisationsassays zur Verfügung, die direkt an der Probe angewendet werden können. Die Sensitivität kann durch Virus-Kultivierung erhöht werden. Sollte Kultivierung notwendig sein, werden spezielle Zelllinien, die dem Virus die Replikation ermöglichen, mit dem Testmaterial inokuliert. Zwei bis vier Wochen nach der Inokulation werden die Zellen auf das Vorhandensein von Viren untersucht. Hierfür wird entweder die Antigendetektion durch Immunofluoreszenz, *capture* ELISA, Virusisolation oder die Bewertung des cytopathischen Effekts (CPE) verwendet.

Schließlich gibt es noch eine Reihe enzymatischer und molekularer Techniken, die den hochsensitiven Nachweis viraler Proteine oder genetischer Information erlauben. Diese können allein oder im Zusammenhang mit dem oben beschriebenen Kultivierungsverfahren angewendet werden. Die enzymatischen Assays werden für spezifische Viren verwendet. So wird z.B. ein Assay für die Reverse Transkriptase zum Nachweis von Retroviren benutzt. Die molekularen Assays basieren für gewöhnlich auf der Methode der Polymerase-Kettenreaktion (*Polymerase Chain Reaction*, PCR). Die hierfür verwandten PCR-Techniken sind die konventionelle DNA-PCR, die Reverse Transkriptase PCR, Nested-PCR und die komplizierteren Taqman Real-Time-PCR und *in situ*-PCR (Paradis et al. 1999).

Verallgemeinernd kann man sagen, dass serologische Assays ökonomisch, einfach und unabhängig von der viralen Replikation sind. Sie haben eine hohe Spezifität, doch gibt es häufig Kreuzreaktionen. Schwierig sind diese Tests in immunsupprimierten Patienten und wenn eine Infektion erst vor kurzem erfolgt ist und daher noch keine Antikörper hergestellt wurden. Molekulare Assays hingegen sind sehr sensitiv, hängen jedoch davon ab, dass ein genügend großer Teil viraler genetischer Information in der Probe vorhanden ist. Sowohl die sensitiveren quantitativen Assays als z.T. auch die klassische PCR sind jedoch anfällig für geringe Veränderungen in der genetischen Information und können so falsche Negativergebnisse anzeigen (Klein et al. 1999). Auch die nicht oft diskutierte, aber umso relevantere, zwingende Notwendigkeit absolut korrekter Präparation und Nukleinsäureextraktion vor dem Test spielt hier eine wichtige Rolle. Um dieses Problem zu umgehen, wurden Multiplex PCR-Methoden entwickelt (Klein et al. 2000).

Um die korrekte Handhabung der Assays und damit der PCR Ergebnisse sicherzustellen, ist ein genaues Validationsprotokoll einzuhalten. Daher muss ein ausführliches Screening-Programm mehrere Tests beinhalten, die auf verschiedene Eigenschaften des Virus abzielen und an verschiedenen Stationen während der Produktion von Xenotransplantaten durchgeführt werden.

All die oben beschriebenen Assays können für die bekannten Pathogene der Organquelle angewendet werden und die Tiere können bei Vorliegen von negativen Ergebnissen (die bereits erwähnten Einschränkungen bedenkend) als SPF deklariert werden. Man muss jedoch wiederholen, dass das größere Risiko von unbekannten Viren stammt, für die es kein Testverfahren gibt. In diesem Zusammenhang ist es besonders wichtig zu betonen, dass diese unbekannten Viren möglicherweise keine Krankheitssymptome im natürlichen Wirt hervorrufen; gerade dies erklärt, dass sie noch nicht identifiziert wurden. Wenn ein solches Virus jedoch durch das Xenotransplantat in den menschlichen Körper gelangt, könnte es durchaus pathologische Symptome verursachen. Ein bereits bekanntes Beispiel für dieses Verhalten ist das γ-Herpes-Virus, das in Schafen keinen Phänotyp zeigt, aber für Rinder eine tödliche Infektion ist (Reid et al. 1989). Diese Viren können entweder phänotypisch oder genetisch aufgespürt werden. Unter phänotypisch versteht man, dass manche Viren eine Änderung in den Zellen, die sie infizieren, hervorrufen. Das Auftreten einer solchen Änderung wäre dann ein Zeichen, dass ein Virus vorhanden ist. Leider jedoch ist diese Methode durch zwei Faktoren in ihrer Nutzung eingeschränkt. Zum einen muss man wissen, in welchen Zellen man eine Änderung suchen soll – dies werden höchstwahrscheinlich nicht Schweinezellen sein – und zum zweiten weiß man, dass nur ein Bruchteil der bekannten Viren eine phänotypische Veränderung hervorruft. Die genetische Untersuchung basiert auf der Grundlage, dass die genetische Information (DNA oder RNA) verschiedener Viren der gleichen Familie Gemeinsamkeiten aufweist. Solche Ähnlichkeiten können nur durch die sogenannte redundante PCR-Methode nachgewiesen werden, die auf der Nukleinsäurehomologie zu anderen, bekannten Mitgliedern der gleichen Virengruppe basiert. Leider gibt es jedoch viele Viren (bekannte als auch bisher unbekannte), die nicht in große bekannte Virusfamilien fallen. Diese Viren können nicht mit den genannten Methoden aufgespürt werden. Es ist daher unmöglich, völlig pathogenfreie Organquellen zu produzieren - eine Situation, die sich wahrscheinlich in absehbarer Zeit nicht ändern lassen wird.

8.13 Schlussfolgerung

Das größte Infektionsrisiko für die Gesellschaft kommt von unbekannten Viren mit hoher Infektionsgefahr, die sich schlecht kontrollieren lassen und die von genetisch veränderten (transgenen) Xenotransplantaten stammen. Diese müssen nicht Retroviren, sondern können auch persistente Viren mit langer Latenzzeit sein. Es ist daher von größter Wichtigkeit, dass Xenotransplantatempfänger zentral registriert und über lange Zeiträume wiederholt untersucht werden. Dieses Untersuchungsprogramm muss sich sowohl auf phänotypische als auch auf genotypische Ebenen beziehen, um mit Hilfe von „Expertensystemen“ auch bislang unbekannte Vertreter von derzeit schon identifizierten Virusfamilien zu erfassen. Probenmaterial würde Blut, Tupferproben und Kot umfassen. Solch ein Screeningprogramm wird sicherlich sehr aufwendig und teuer und ist von einer guten molekularen Virologie, gekoppelt mit einem Informatiksystem, abhängig. Es wäre empfehlenswert, solch ein System europaweit zu standardisieren.

Zusätzlich muss das Untersuchungsprogramm eine genaue klinische Untersuchung beinhalten, um mögliche Zeichen einer viralen Infektion baldmöglichst aufzuspüren. Dies wird sicher in den ersten sechs Wochen nach der Transplantation schwierig sein, da während dieser Periode ohnedies mit klinischen Veränderungen zu rechnen ist. Daher würde sich eine erhöhte Vorsichtnahme mit vernünftigen Quarantänemaßnahmen während dieser Zeit empfehlen. Obwohl nicht garantiert werden könnte, dass so neue pathogene Viren entdeckt und beseitigt werden würden, und obwohl es vorstellbar ist, dass neue rekombinante Viren lange nach der Transplantation entstehen (s.o.), so sollte ein solches Untersuchungsprogramm über einen Zeitraum von mindestens fünf Jahren nach der Xenotransplantation durchgeführt werden. Dieses Überwachungsprogramm sollte nach den ersten sechs Wochen für den Zeitraum von einem Jahr alle drei Monate erfolgen, danach in halbjährlichem Abstand. Sollten sich während einer dieser Untersuchungen Anzeichen einer neuen viralen Erkrankung zeigen, müsste der Patient unverzüglich isoliert und seine Kontakte untersucht werden. Wenn Xenotransplantationen eine gewisse Routine, fünf Jahre Überlebenszeit der Durchschnitt und ungefähr 200 Patienten ohne Anzeichen einer Produktion pathogener Viren (vom Transplantat stammend) über fünf Jahre nachuntersucht sein werden, könnten diese Bedingungen im Licht der dann gewonnenen Erkenntnisse neu diskutiert werden.

9 Risikobewertung

9.1 Virale Risikobewertung

Das durch Viren hervorgerufene Risiko muss bei der Xenotransplantation in zwei Gruppen unterteilt werden: in

(1) das Risiko für den Patienten,
(2) das Risiko für die Gesellschaft.

Im Zuge einer Risikobewertung der Xenotransplantation für den Patienten überwiegen in den meisten Fällen die Heileffekte. Aber auch hier muss das Risiko differenziert werden. Das entstehende Risiko, das von genetisch modifizierten xenotransplantierten Zellen ausgeht, muss höher eingestuft werden als das von nicht modifizierten Zellen (wie z.B. in der Novartis-Studie, siehe Kap. 8.8). Auch liegt das Risiko eines immunsupprimierten Patienten deutlich über dem eines nicht-supprimierten Patienten.

Das Risiko für die Gesellschaft ist jedoch höher zu bewerten und ergibt sich aus dem folgenden Szenario:

(1) Ein Patient wird durch ein Schweinevirus infiziert. Diese Infektion kann ermöglicht werden durch die Beseitigung physikalischer Barrieren im Zuge der Xenotransplantation, durch die Beseitigung des virolytischen Systems oder durch die Aktivierung endogener oder latenter Viren im Transplantat (siehe Kap. 8).

(2A) Das Schweinevirus ist von Natur aus zoonotisch, repliziert in der menschlichen Population und verursacht Krankheiten.

(2B) Das Schweinevirus adaptiert sich an die menschliche Umgebung, repliziert in der menschlichen Population und verursacht Krankheiten.

(2C) Das Schweinevirus rekombiniert und formt entweder ein neues Virus oder adaptiert sich an die menschliche Umgebung, repliziert sich und verursacht Krankheiten.

Ein alternatives Szenario könnte wie folgt ablaufen:

(1) Ein Patient erhält ein Schweineorgan transplantiert, das unerkannte oder nicht zu beseitigende endogene Schweineviren enthält. Das Virus bleibt mit dem Transplantat verbunden.

(2) Später (Tage, Monate oder Jahre) wird der ehemalige Patient mit einem Humanvirus infiziert. Dieses Virus könnte in das Xenotransplantat eindringen, mit

dem Schweinevirus rekombinieren und ein neues möglicherweise pathogenes Virus hervorbringen.

Dieses zweite Szenario geht davon aus, dass die Rekombination zu einem so späten Zeitpunkt erfolgt, dass sie in kaum einem postoperativen Monitoringprogramm erfasst werden würde. Nur ein lebenslanges Monitoring könnte es vielleicht ermöglichen, auch diese späten Rekombinationsereignisse zu registrieren, doch ist eine Legalisierung eines solchen strikten Programms eher unwahrscheinlich.

9.2 Virale Risikoabschätzung

Vor dem Hintergrund, dass nur ein kleiner Anteil aller Viren zoonotisch ist, kann man vermuten, dass die Wahrscheinlichkeit gering ist, dass ein unbekanntes Virus zoonotisch und gleichzeitig in der menschlichen Population verbreitbar ist. Jedoch muss man berücksichtigen, dass sich speziell RNA-Viren schnell an neue Gegebenheiten anpassen. Insbesondere ist dies während der Immunsuppression durch Adaptation und durch die Verwendung von neuen Rezeptoren möglich. Andererseits wird das neue Virus nicht notwendigerweise ein hohes Infektionspotential besitzen. Selbst wenn ein Schweinevirus sich an die humane Wirtsumgebung anpasst und repliziert, würde es in einem nicht-immunsupprimierten Menschen eine Immunantwort provozieren. Es scheint hier, dass die humorale Immunantwort (s.u.) von entscheidender Wichtigkeit sein könnte. Insofern könnte angenommen werden, dass die Wahrscheinlichkeit für die Erschaffung eines neuen zoonotischen Virus durch Anpassung zwar ernstzunehmen, aber nicht größer ist als die Wahrscheinlichkeit, dass ein unbekanntes Virus bereits von Natur aus zoonotisch ist.

Ho und Mitarbeiter kalkulierten, dass die Halbwertszeit von SIV in Makaken ungefähr 4 Minuten beträgt. Vermutlich wurde das Virus aktiv aus der Blutbahn entfernt und weder abgebaut, noch an Zellkomponenten gebunden (Zhang et al., 1999). Dies ist ungefähr 100mal schneller als bis dahin für HIV geschätzt wurde (6 Stunden) (Perelson et al., 1996). Die Autoren der SIV-Studie vermuten, dass Phagozytose durch Komponenten des Endoplasmatischen Retikulums vor allem in Leber und Milz ursächlich für die Beseitigung der Viren ist. Virionen, die im Blutkreislauf entdeckt werden, müssen somit jene sein, die gerade zuvor produziert wurden. Um also eine ständige Anwesenheit einer gewissen Anzahl infektiöser Virionen zu gewährleisten, muss die Produktion und die Beseitigung in einem dynamischen Gleichgewicht erfolgen.

In vitro Experimente auf der Grundlage von PERV-*envelope-complementation* ergaben höchst variable Titer zwischen 590 und 3800 Virusteilchen/ml für PERV-B und zwischen 410 und 24000 für PERV-A (Takeuchi et al. 1998, Stoye et al. 1998). Obwohl diese Daten nur mit Vorsicht auf die *in vivo* Situation anzuwenden sind, deuten sie auf einen niedrigen Titer *in vivo* hin, der entweder durch schlechte Funktion der Virushülle als Ligand oder aber durch Variation der Anzahl der Rezeptoren auf demselben Zelltyp zu erklären sein könnte (Takeuchi et al. 1998).

Basierend auf der üblichen Berechnungsgrundlage (10^6 virusproduzierende Zellen für 24 Stunden) würden sich so 2 x 10^{-5} infektiöse Teilchen pro 4 Minuten ergeben. Die wirkliche Anzahl produzierter Viren könnte um 10^4 höher liegen, da die meisten Viren oft nicht infektiös zu sein scheinen. Nimmt man 2 kg als Durchschnittsgewicht für eine transplantierte Schweineleber an, so würden ca. 10^{13} Schweinezellen transplantiert werden. Der o.g. Kalkulation folgend würden als oberes Limit 2 x 10^8 humaninfektiöse PERV Viruspartikel pro 4 Minuten produziert werden. Bei einer Halbwertslebenszeit von 4 Minuten wären so jederzeit 10^8 humaninfektiöse PERV-Viruspartikel im Körper des Empfängers vorhanden.

9.2.1 Risikoabschätzung anhand von Tierstudien

Bei einer Studie, während der Zellen, die replikationskompetente Retroviren produzierten, in immunsupprimierte Primaten injiziert wurden, entwickelten drei von 10 Tieren Lymphome und starben innerhalb von 200 Tagen (Donahue et al. 1992). In diesem Experiment wurden ungefähr 10^8 Zellen injiziert, die ungefähr 10^3 replikationskompetente Viren/ml produzierten. Unter den oben erklärten Annahmen wären somit ca. 10^3 infektiöse Viruspartikel zu jedem Zeitpunkt vorhanden gewesen. Es wurden jedoch in jenen Tieren, die Lymphome entwickelt hatten, Titer von 10^4 bis 10^5 gemessen. Berücksichtigt man das gemessene Plasmavolumen der verwendeten Makaken (30ml/Liter) (Zhang et al. 1999) sowie deren Gewicht von 10 kg, so würde sich eine Gesamtanzahl von 10^7 Viren ergeben. Dies legt die Vermutung nahe, dass in diesen Tieren die Viren zusätzliche Zielzellen infiziert, dort repliziert und so den Virustiter exponentiell erhöht hatten (~14 Titerverdopplungen müssen während der 200 Tage Studiendauer erfolgt sein: dies entspräche einer Verdopplung alle zwei Wochen). Interessanterweise waren alle 10 Primaten bestrahlt worden, doch nur drei dieser Tiere waren nicht in der Lage, die Infektion mit replikationskompetenten Viren zu kontrollieren. Die sieben anderen Tiere wurden weiter untersucht. Jene fünf, die eine effiziente Infektionskontrolle durchführten, hatten Antikörper gegen Virusproteine gebildet. Jene zwei dagegen, die Lymphome entwickelt hatten, zeigten keine humorale Immunantwort. Diese Ergebnisse legen nahe, dass Antikörper auch nach Bestrahlung produziert wurden, und sie unterstreichen die Wichtigkeit des humoralen Immunsystems bei der Kontrolle von viralen Infektionen.

9.2.2 Tumor-Risiko für den Patienten

Auf der Grundlage der vorhandenen Daten kann versucht werden, das Risiko der Tumorentwicklung durch Insertionsmutagenese bei einem hypothetischen Empfänger einer Schweineleber zu kalkulieren. Daten der Autoren und ihrer Kollegen (Renner, Gelbmann, Salmons) zeigen, dass *in vitro* Titer höher sein können als *in vivo* bestimmte Infektionseffizienzen. Berücksichtigt man die bei einer *in vivo* Infektion zu überwindenden physikalischen Barrieren, so erstaunt dies auch nicht.

Tabelle 9.1 Kalkuliertes Risiko einer Integration in eine kritische Zielsequenz

	Produktion in Zellkultur	Anzahl *Producer Cells*	Theoretische Anzahl an Viruspartikeln in Zirkulation	Gemessene Anzahl an Viruspartikeln im Serum	Gemessene Effizienz der *in vivo* Infektion nach18 Tagen	Kalkulierte Effizienz der *in vivo* Infektion nach 200 Tagen[e]	Kalkulierte Effizienz der *in vivo* Infektion nach 10 Jahren
PERVs	$7x10^3$ Viren/24Std/10^6 Zellen = $2x10^{-5}$ Viren/4Min/Zelle	2kg[a] = 10^{13} Zellen	10^8			0,26% der Zielzellen	5% der Zielzellen
Eigene unveröffentlichte Daten[b]	$5x10^5$ Viren/24Std/10^6 Zellen = $1x10^{-3}$ Viren/4Min/Zelle	2g[c] = 10^{10} Zellen	10^7	$3x10^4$/ml[d] = 10^5	0.0026% aller Zielzellen	0,026% der Zielzellen	0,5% der Zielzellen
Donahue	$3x10^3$ repl. komp. Viren/24Std./10^6 Zellen = $9x10^{-6}$ Viren/4Min/Zelle	10^8 Zellen	10^3			0,0000026% der Zielzellen	0,00005% der Zielzellen

[a] Annahme der Zellmasse

[b] Renner, Gelbmann, Günzburg, Salmons: unsere Experimente ergaben, dass Gewebekulturtiter bis zu 10^5 mal höher sein können, als *in vivo* determinierte Infektionstiter

[c] Volumen = 1800 mm^3 x spezifische Dichte 1,125

[d] Von 2 ml Blutvolumen und Plasmavolumen (= 60% Blutvolumen (Faktor = 3,3)) ausgehend

[e] Eine einfache Beziehung annehmend - unter Berücksichtigung einer exponentiellen Virusvermehrung kann dies anders sein. Jedoch lassen die Daten von Donahue et al. auf eine Verdopplungzeit von 2 Wochen schließen.

	Gewicht des infizierten Zielorganismus	Anzahl der Zielzellen	Gesamtzahl Endzielsequenzen/Zelle [f]	Gesamtzahl relevanter Zielsequenzen/Zelle[f]	Anzahl infizierter Zellen nach 200 Tagen[g]	Anzahl der Integrationen in eine relevante Zielsequenz nach 200 Tagen[h]	Anzahl infizierter Zellen nach 10 Jahren[g]	Anzahl der Integrationen in eine relevante Zielsequenz nach 10 Jahren[h]
PERVs	80kg (Mann)	$1 x 10^{16}$	$6 x 10^9$	$6 x 10^6$	$2,6 x 10^{13}$	**$2,6 x 10^{10}$**	$5 x 10^{14}$	**$5 x 10^{11}$**
Donahue	10kg (Affe)	$1,25 x 10^{15}$	$6 x 10^9$	$6 x 10^6$	$3,25 x 10^7$	**$3,25 x 10^4$**	$6,25 x 10^8$	**$6,25 x 10^5$**

[f] Unter Annahme, dass das haploide menschliche Genom $2,8 x 10^6$ Kilobasenpaare oder $2,8 x 10^9$ Basenpaare groß ist. Das diploide Genom hätte somit $6x10^9$ Zielstellen für die Virusintegration. Weiterhin annehmend, dass nur 10 % der Sequenzen für Gene kodieren (Promotoren und Exons), ergäbe dies $6x10^8$ kritische Zielsequenzen. Da wahrscheinlich nur 1% aller Gene an der Wachstumsregulation beteiligt sind (und deren Mutagenese in Tumorwachstum resultieren könnte), gibt es alles in allem (andere Faktoren, die Integrationen bevorzugen oder benachteiligen, vernachlässigt) $6x10^6$ kritische Zielsequenzen pro Genom.

[g] Kalkuliert auf Grundlage der Zielzellen x kalkulierte Effizienz der *in vivo* Infektion[e]. Annehmend, dass die Anzahl an Zielzellen konstant bleibt.

[h] Kalkuliert von Gesamtzahl relevanter Zielsequenzen/Gesamtzahl der Zielsequenzen pro Zelle = 10^{-3} x Anzahl infizierter Zellen

	Kalkulierte Anzahl der Integrationen in eine kritische Zielsequenz[h] nach 200 Tagen für ein replikationsgeschädigtes System	Tatsächliche Anzahl der Integrationen in eine kritische Zielsequenz[h] nach 200 Tagen für ein replikationskompetentes System[j]	Reduktion des Risikos durch andere Einflüsse, z.B. Downstream Events, Immunsystem	Kalkuliertes Risiko einer Integration in eine kritische Zielsequenz[h] nach 200 Tagen für ein replikationskompetentes System
PERVs	**$2,6 x 10^{10}$**			**$2,6 x 10^5$**
Donahue	**$3,25 x 10^4$**	**$3 x 10^{-1}$**	**10^{-5}**	

[j] Kalkuliert auf der Basis, dass 3 von 10 Makaken Lymphome entwickelten (Donahue et al. 1992).

Tabelle 9.1 zeigt die Kalkulation für die Infektionshäufigkeit von Zielzellen durch eine bestimmte Anzahl von Viren *in vivo*.

Extrapolation dieser Daten zu denen, die MLV-Infektionen in Makaken (Donahue et al. 1992) und PERV-Infektionen im Menschen (Takeuchi et al. 1998) betreffen, und die zusätzliche Annahme einer unproduktiven Infektion der transplantierten Leber erlauben es, die Anzahl infizierter Zellen nach 200 Tagen (Lebensdauer der Makaken, die Lymphome entwickelten) und nach 10 Jahren (angenommene Lebenserwartung eines Xenotransplantatempfängers) zu berechnen. Obwohl sicher mit einer großen Fehlerspanne behaftet, geben diese Zahlen doch eine erste Näherung.

Geht man von Daten von Donahue et al. aus, die Affen mit einem Durchschnittsgewicht von 10 kg (1,25 x 10^{15} Zellen) infizierten, und nimmt man darüber hinaus an, dass 1 von 1000 (10^{-3}) Integrationsstellen pro Zelle (6 x 10^{6} von 6 x 10^{9} Zielsequenzen) in Gene fällt, die in der Wachstumsregulation eine Rolle spielen, dann kann man ausrechnen, dass nach 200 Tagen, wenn bereits 3,25 x 10^{7} Zellen mit MLV infiziert sind, 3,25 x 10^{4} Integrationen in wachstumsregulatorische Gene stattgefunden haben können. Diese Zahl muss allerdings relativiert werden. Die Integration eines Virus in ein wachstumsregulierendes Gen allein ist nicht genug, um einen Tumor auszulösen. Einige weitere genetische Änderungen müssen in derselben Zelle stattfinden. Zudem muss die geänderte Zelle der *immunosurveillance*-Funktion des Immunsystems, die veränderte Zellen aufspürt und eliminiert, entweichen. Diese Ereignisse sind schwer mit einer Zahl zu benennen und daher auch nicht einkalkulierbar.

Die Daten von Donahue et al. würden jedoch dafür sprechen, dass drei von 10 infizierten Makaken Lymphome entwickelt haben. Dies würde pro Affe eine Anzahl der Integrationsereignisse in einem kritischen Bereich (der zur Tumorgenese führt) von 3 x 10^{-1} bedeuten und es erlauben, einen Korrekturfaktor von 10^{-5} für den Einfluss von *Downstream Events* und des Immunsystems zu kalkulieren.

Würde man dieselbe Kalkulation für die PERVs nach Xenotransplantation durchführen und denselben Faktor von 10^{-5} auf die kalkulierte Anzahl der Integration in einer kritischen Zielsequenz nach 200 Tagen (2,6 x 10^{10}) anwenden, so ergäbe dies ein Risiko von 2,6 x 10^{5} (1 von 260 000 Patienten würde *keinen* Tumor entwickeln). Diese Zahl scheint unwahrscheinlich hoch und ist natürlich sehr spekulativ. Sie errechnet sich durch die hohe Zahl von Viruspartikeln in der Zirkulation (10^{8} gegen 10^{3}) und die höhere Anzahl von Zielzellen (1 x 10^{16} gegen 1,25 x 10^{15}). Auf der alleinigen Basis der Daten von Donahue et al. (Donahue et al. 1992) würde jeder Patient innerhalb von 200 Tagen einen Tumor durch ein replikationskompetentes Virus entwickeln. Es muss jedoch betont werden, dass dies scheinbar der einzige Report ist, der Tumorentstehung in Primaten durch retrovirale Insertionsmutagenese nach Gabe von murinen replikationskompetenten Retroviren zeigt. Es gibt sogar eher gegenteilige Hinweise. Cornetta und Mitarbeiter haben mehrere immunsupprimierte Affen mit replikationskompetenten Retroviren behandelt und keine Tumorbildung gesehen (Cornetta et al. 1990, Cornetta et al. 1991). In Bezug auf humane Retrovirusinfektionen gibt es Hinweise, dass der in Tieren für die Tumorentstehung verantwortliche Integrationsmechanismus (siehe Kap. 8.6.1) nicht für Tumore in Patienten, die mit HIV-1, HIV-

2, Human T-cell leukaemia virus (HTLV)-1 oder HTLV-2 infiziert waren, verantwortlich ist. Berücksichtigt man die große Anzahl HIV-1 Infizierter sowie die Anzahl von in diesen Patienten produzierten Viruspartikeln (10^{12}/Tag (Zhang et al. 1999)), so ist dieses Ergebnis überraschend. Es scheint, dass menschliche Retrovirusinfektionen sich stark von tierischen unterscheiden könnten. Vielleicht reflektiert die höhere Tumorrate durch Insertionsmutagenese bei Tieren eine geringere Stabilität des Genoms. Die höhere Stabilität des menschlichen Genoms wird auch dadurch belegt, dass nur 1 von 670 Erkrankungen, die durch Retrotransposons verursacht werden, Mutationen hervorgerufen hat und keine auf Retrovirusintegration zurückzuführen war (Kazazian u. Moran 1998). So könnte man argumentieren, dass PERV-Infektionen, selbst wenn sie produktiv sind, kein großes Risiko für den individuellen Patienten darstellen.

9.2.3
Humorale Immunantwort kann das Patientenrisiko vermindern

Das Ergebnis, dass selbst nach Ganzkörperbestrahlung Antikörper produziert werden können (Donahue et al. 1992), ist überraschend, deutet jedoch an, dass es für den Körper möglich ist, Antikörper selbst bei Immunsuppression zu produzieren. Diese Daten unterstreichen die Bedeutung der humoralen Immunantwort bei der Infektionsabwehr. Viren, die von solchen transplantierten Primaten-Organen produziert werden, sind nicht dem Virolysesystem ausgesetzt, das durch Oberflächencharakteristika (α-gal) ausgelöst und durch Komplement vermittelt wird. Ebenso kann man erwarten, dass Viren, die von oberflächenmodifizierten transgenen Xeno-Organen stammen, durch eine rasche Antikörperattacke (selbst in immunkompromittierten Patienten) kontrolliert würden. Berücksichtigt man die wesentlich besseren Kontrollvoraussetzungen bei der Xenotransplantation, so wäre es vielleicht sogar möglich, den Empfänger gegen bekannte Viren wie z.B. die PERVs vor der Transplantation zu impfen und so eine starke anti-virale Immunantwort hervorzurufen.

9.2.4
Keimbahnrisiko

Sogar das Risiko einer Keimbahninfektion könnte in diesen Patienten überbewertet worden sein. Es wurde bereits gezeigt, dass das Humangenom *per se* eine hohe Rate an schädlichen Mutationen aufweist und die menschliche Rasse trotz allem überlebt (Eyre-Walker u. Keightley 1999). Es wäre sehr unwahrscheinlich, dass eine seltene Integration in eine Keimbahnzelle diese Tatsache stark beeinflussen würde. So ist auch der einzige Grund, weswegen HIV-positiven Patienten die Benutzung von Kondomen angeraten wird, die Verhinderung der Weiterverbreitung der Infektion und nicht der Keimbahnschutz.

9.2.5 Gesellschaftliches Risiko

Was sind die Risiken für die gesamte Gesellschaft? Die unkontrollierte Produktion von Viren könnte theoretisch ein großes Infektionsrisiko für die Familie, Freunde und Betreuer eines Xenotransplantatempfängers darstellen. Man muss jedoch berücksichtigen, dass Retroviren sehr instabil sind und nicht durch Tröpfcheninfektionen übertragen werden (dies verhält sich anders für andere Klassen relevanter Viren, z. B. Influenza). Sie neigen dazu, schnell auszutrocknen, können nur direkt durch Körperflüssigkeiten übertragen werden und sind selbst dann nicht hochinfektiös (Peterman et al. 1988). Gefährlicher wären neue, rekombinante oder adaptierte Viren anderer Art, die sich vielleicht durch Aerosole verbreiten ließen. Aber selbst unter diesen Umständen ist zu erwarten, dass das Virus schnell kontrolliert werden könnte, sollte es zu raschen Symptomen führen.

Vor kurzem trat eine Übertragung eines vorher unbekannten Paramyxovirus (nun als neues Genus *Hendra Virus* klassifiziert) von Fledermäusen (wo es keine bekannten Symptome verursacht) auf Pferde und Menschen (wo es starke Erkrankungen bis zum Tod verursacht) auf. Auch hier wurde der Krankheitsausbruch innerhalb kurzer Zeit eingedämmt, da die Symptome so schnell auftraten. Ebenso wurde der Ausbruch eines anderen Virus des Genus *Hendra,* das *Nipah* Virus, schnell eingedämmt - obwohl, oder gerade weil 60 Erwachsene in Malaysia starben. Millionen Schweine (ein Viruswirt) wurden mit großem wirtschaftlichen Verlust geopfert und das Virus unter L4-Bedingungen gehandhabt. Ein weiteres Virus, das eine rasche Krankeitsentwicklung verursacht, ist das Ebola Virus. Ebola ist ein Mitglied der Filoviridae und muss ebenfalls unter L4-Bedingungen gehandhabt werden. Die Erkrankung bricht unregelmäßig in Afrika aus und wird von einer bisher unbekannten Quelle übertragen. Obwohl moderne Transportmittel es ermöglichen würden, die Erreger einer solchen Erkrankung zu verbreiten, bevor sich Symptome manifestieren, ist ein solcher Fall recht unwahrscheinlich.

9.3 Der Umgang mit dem Infektionsrisiko aus philosophischer Sicht

Dass auch das Verfahren der Xenotransplantation, wie nahezu alle medizinischen Verfahren, mit Risiken verbunden ist, stellt für sich gesehen keine Eigentümlichkeit dar. Die Besonderheit der Xenotransplantation besteht jedoch zum einen darin, dass die Risiken speziesübergreifender Infektionen mit anschließender Krankheitsmanifestation mangels wissenschaftlicher Evidenz zum großen Teil noch unbekannt sind und es Anlass zu äußerster Vorsicht gibt, und zum anderen darin, dass einige der Risiken nicht wie bei der großen Mehrheit anderer medizinischer Verfahren auf den Patienten (hier den Transplantatempfänger) beschränkt sind, sondern auch Dritte (Familie, Klinikpersonal, soziales Umfeld bis hin zu größeren Bevölkerungsgruppen) betreffen können. Unter diesen Risiken vorrangig ist das der Übertragung von Krankheitserregern vom (Quellen-)Tier auf den menschlichen Empfänger und von diesem auf Dritte.

Die Frage, ob - und wenn ja, welche - Krankheitserreger bei einer Xenotransplantation auf den Transplantatempfänger übertragen werden können[1], und das Problem, wie mit einer möglichen Gefährdung Dritter umzugehen ist[2], nehmen einen nicht unerheblichen Raum in der gegenwärtigen Diskussion ein. Dabei lassen sich virologische bzw. infektologische Fragen einerseits und individual- bzw. kollektivethische Fragen andererseits unterscheiden. Virologisch stehen Befunde, dass bestimmte vermutete Übertragungen von Krankheitserregern vom Tier auf den Menschen bisher nicht nachgewiesen sind, dem Umstand gegenüber, dass das Infektionspotential einer großen Zahl von Erregern noch unbekannt ist. Die Forschung steht hier vor der Alternative, entweder wegen des zwar mutmaßlichen, doch weitgehend unbekannten Risikos auf weitere Experimente zu verzichten oder sich weiterhin unter streng kontrollierten Bedingungen Schritt für Schritt mit größter Vorsicht vorzutasten.

Individualethisch geht es um die Beurteilung des Umstandes, dass ein von Organversagen bedrohter Patient, für den kein geeignetes menschliches Spenderorgan zur Verfügung steht, zur Rettung seines Lebens durch Xenotransplantation ein schwerwiegendes, möglicherweise tödliches Infektionsrisiko eingeht. Kollektivethisch ist zu klären, ob, und wenn ja, unter welchen Voraussetzungen das Risiko einer Übertragung von Krankheitserregern vom Transplantatempfänger auf Dritte diesen zugemutet bzw. von der Gesellschaft in Kauf genommen werden darf.

9.3.1 Gefahr und Risiko

Was den Begriff des Risikos und seine Abgrenzung von demjenigen der Gefahr angeht, so ist Folgendes festzuhalten[3]: Gefahren ‚drohen', werden subjektiv und situativ – sei es individuell, sei es kollektiv – unterschiedlich wahrgenommen, erlebt und empfunden; sie sind ihrer Natur nach Momente eines konkreten Ereignisses. Risiken hingegen werden beurteilt und anschließend eingegangen oder nicht eingegangen bzw. ‚in Kauf genommen' oder ‚nicht in Kauf genommen'; sie besitzen ihrer Natur nach eine eigene Merkmalstypik (vgl. Gethmann 1999, S. 146). Anders als gegenüber Gefahren kann man sich gegenüber Risiken auf eine bestimmte Weise verhalten: durch die Entscheidung, sie einzugehen bzw. in Kauf zu nehmen oder nicht. Voraussetzung ist, dass Risiken beurteilt, gegeneinander abgewogen und ‚gemanagt' werden[4]. Dabei ist zu bedenken, dass es genau genommen nicht die Risiken sind, die eingegangen oder nicht eingegangen werden, sondern „Handlungen oder Zwecke, die als Attribut bei sich haben, riskant zu sein" (Gethmann 1999, S. 286)

---

[1] vgl. u.a. Stoye u. Coffin (1995, S. 1100); Weiss (1999, S. 1221/2); Hüsing et al. (1998, S. 71-86)

[2] vgl. u.a. Engels (1999, S. 283-328; hier besonders S. 300-305)

[3] vgl. Luhmann (1987)

[4] vgl. für die moderne philosophische Risikodiskussion grundlegend: Rescher (1983); Nida-Rümelin (1996). Weitere Literaturangaben in: Banse u. Bechmann (1998).

Geht man davon aus, dass die Risikobereitschaft des Einzelnen in Bezug auf *bekannte* Risiken von seiner Einschätzung der eigenen Betroffenheitswahrscheinlichkeit abhängt, wird man hinsichtlich *unbekannter* Risiken aus Fairnessgründen einen überindividuellen Konsens herstellen müssen. Einen Verzicht auf Risiken - nach Luhmann einem „Verzicht auf Rationalität" gleich - wird es im menschlichen Zusammenleben kaum je geben können. Dabei ist freilich zu unterscheiden – und das spielt hinsichtlich des Infektionsrisikos nach Xenotransplantation eine wichtige Rolle – zwischen Risiken, die ein Individuum sich selbst zumutet, und solchen, die es anderen zumutet. Hier gelten die Normen, dass man Risiken, die man selbst nicht eingehen will, auch anderen nicht zumuten darf; selbst solche Risiken, die man selbst einzugehen gewillt ist, darf man nicht *eo ipso* anderen zumuten. Desungeachtet wird man

> von den Mitgliedern moderner Gesellschaften - soweit sie von den Errungenschaften dieser Gesellschaften profitieren möchten - ...verlangen, dass sie gegebenenfalls auch eine entsprechende, wohlüberlegte Risikobereitschaft an den Tag legen müssen. Man darf Akteuren danach Risiken ‚zumuten', die sie für sich und andere ‚in Kauf nehmen' (Gethmann 1999, S. 288).

Dies ist im Falle der Xenotransplantation insofern von Bedeutung, als nahezu jedermann infolge drohenden Organversagens und angesichts des Mangels an menschlichen Spenderorganen sich vor die Möglichkeit gestellt sehen kann, auf das Verfahren der Xenotransplantation zurückzugreifen, sollte dasselbe in Zukunft erfolgreich sein. Der Auseinandersetzung mit der Frage eines sachgerechten und verantwortlichen Umgangs mit dem Risiko kann mithin niemand ausweichen, weder als möglicher Patient noch als infektologisch möglicherweise mitbetroffener Dritter.

9.3.2 Ethik des Risikoumgangs

Während Gefahren, wie gesagt, subjektiv und situativ unterschiedlich wahrgenommen und empfunden werden und insoweit kaum miteinander vergleichbar sind, müssen Risiken einer objektiven Bestimmung und Vergleichung zugeführt werden. Dabei spielt die Vorstellung, den Grad eines Risikos als Produkt von Schadensschweregrad und Eintrittswahrscheinlichkeit des Schadens bezogen auf eine Zeiteinheit zu verstehen, eine wichtige Rolle[5]. Zentral ist hier die Bezugsetzung der genannten Risikoauffassung zum *Handeln*[6]. Hinsichtlich einer Nutzen-Risiko-Abwägung des Verfahrens der Xenotransplantation ergibt sich folgendes:

(1) Lässt sich das Infektionsrisiko auf den Transplantatempfänger wirksam begrenzen, so wird man ihm nach umfassender Aufklärung in Beachtung seines Selbstbestimmungsrechts die Entscheidung, das Risiko in Kauf zu nehmen oder nicht, grundsätzlich freistellen müssen. Voraussetzung ist freilich, dass der Schaden infolge der Xenotransplantation nicht größer als ohne sie ist. Positiv gewen-

---

[5] vgl. Stern/Fineberg (1996)

[6] Dies gilt nicht nur für das Risiko einzelner Verfahren wie desjenigen der Xenotransplantation; vgl. Gethmann (1991, 1993).

det: Es muss der erwartbare Nutzen für den Xenotransplantierten höher sein als der mutmaßliche Risikoschaden. Da es im Falle akuter Organbedürftigkeit um Leben oder Tod geht, muss es dem Patienten gestattet sein, auch ein nur wenig unterhalb der Todesgefahr zu veranschlagendes Infektionsrisiko für seine Person einzugehen. Dabei darf freilich die Überlebenszeit ein bestimmtes Maß nicht unterschreiten.

(2) Als ungleich komplexer erweist sich die Beurteilung der Sachlage für den Fall, dass sich das Infektionsrisiko über den Transplantatempfänger hinaus auch auf Dritte erstrecken kann. Zwar gestaltet sich die Situation in diesem Fall keineswegs so, dass einem Vorzug für das Individuum (hier: das Leben des Organbedürftigen) ein Risiko für ein Kollektiv (seine Familie, das Klinikpersonal, sein soziales Umfeld, ganze Populationen, etc.) gegenübersteht[7]; vielmehr geht auch der Transplantatempfänger das betreffende Risiko ein; dasselbe ist für ihn insoweit noch erheblich größer als für Dritte, als er zum Zweck der Organakzeptanz stark immunsupprimiert und damit einem erhöhten Erkrankungsrisiko ausgesetzt wird. Weil aber grundsätzlich Schaden von Dritten so weitgehend wie möglich fernzuhalten ist, muss gefragt werden, wie viel Risikobereitschaft Dritten zuzumuten ist. Rechtfertigt man die Xenotransplantation ethisch nicht vom Mangel an Organen, sondern von der Verpflichtung zum Lebensschutz und zur Lebenserhaltung her - und dies von der Pflicht der Respektierung menschlicher Autonomie und Selbstbestimmung -, so würde die Hinnahme eines lebensgefährlichen Risikos Dritter zum Zweck der Rettung des Lebens von Organversagen bedrohter Patienten durch Xenotransplantation einen eklatanten Wderspruch zwischen dem Respekt vor der Autonomie Dritter und der Autonomie des Patienten sowie der Verpflichtung auf den Schutz des Lebens beider bedeuten.

Dass Menschen ihr Leben aufs Spiel setzen, um einen Mitmenschen aus Lebensgefahr zu retten, ist ethisch einwandfrei, sofern der Lebensretter dies aus freien Stücken und in voller Kenntnis des damit für ihn verbundenen Lebensrisikos tut. Dies trifft jedoch nur auf einen seiner Natur nach ungeplanten Unglücksfall und nicht auf eine – wie bei der Xenotransplantation der Fall – planmäßig herbeigeführte Notsituation zu. Das Eingehen eines lebensgefährlichen Infektionsrisikos für Dritte wird man angesichts dieses fundamentalen Widerspruchs ethisch nicht als vertretbar ansehen können; es wäre die Verletzung eben desselben Prinzips, um dessentwillen man das Verfahren der Xenotransplantation für legitim ansieht: Leben zu schützen und zu retten.

(3) Wiederum anders nimmt sich die Situation aus, wenn das Infektionsrisiko für Dritte zwar hochwahrscheinlich, dem Schweregrad nach aber relativ harmlos ist. Risikozumutungen solcher Art an Dritte sind auch bei anderen medizinischen Verfahren üblich und angesichts einer günstigen Nutzen-Schaden-Relation – Lebensrettung eines Menschen unter Inkaufnahme des Risikos einer relativ harmlosen Beeinträchtigung vieler – ethisch vertretbar.

(4) Erweist sich das Infektionsrisiko hingegen als zwar nicht lebensgefährlich, aber doch als alles andere als harmlos, wird man sich, zumindest bei erhöhter Eintrittswahrscheinlichkeit, zuvor auf der Grundlage umfassender Aufklärung der

[7] so Bach u. Fineberg (1998)

ausdrücklichen Zustimmung *aller* Betroffenen vergewissern müssen, denn in diesem Fall geht es um die Pflicht zur Lebensrettung versus die Pflicht zur Schadensvermeidung. Dabei ist der Kreis der dem Risiko möglicherweise ausgesetzten Personen durch Schutzmaßnahmen engstmöglich einzuschränken. Auch dürfen zu diesem Kreis keine zustimmungsunfähigen Personen gehören. Ein gravierendes Infektionsrisiko für Personen einzugehen, deren Zustimmung man entweder faktisch oder aus Gründen ihrer Einwilligungsunfähigkeit nicht einholen kann bzw. darf, erscheint grundsätzlich nicht rechtfertigungsfähig.

Aus dem Dargelegten folgt, dass *erstens* die Klärung der verschiedenen Möglichkeiten von Infektionsrisiken und ihre weitestgehende Reduzierung oberstes Gebot ist, und dass *zweitens* an die auf vollständiger Aufklärung beruhende Einwilligung (*informed consent*) der Betroffenen über das übliche Maß hinausgehende Anforderungen gestellt werden müssen. Ersteres ist durch intensive, in Protokollen festgehaltene Infektions-Kontroll-Programme sicherzustellen, die sowohl *vor* (*‚pre-transplantation animal source screening'*) als auch *nach* (*‚post-transplantation surveillance'*) einer Xenotransplantation greifen. Was die besonderen Anforderungen an den *‚informed consent'* angeht, so muss erstens die *Unsicherheit* infolge der relativen Unbestimmtheit des Infektionsrisikos deutlich zum Ausdruck gebracht und zweitens die *Irreversibilität* des Involviertseins auch Dritter in ein Xenotransplantationsverfahren deutlich gemacht werden. Von den unmittelbar Beteiligten (neben dem Transplantatempfänger Lebenspartner, Familie, Ärzte, Krankenschwestern) muss so etwas wie ein ‚kollektiver informed consent' eingeholt werden. Voraussetzung hierfür ist, „einen öffentlichen Mechanismus der Bestimmung der Risiokakzeptabilität und der Methode der Konsensfindung" zu etablieren[8].

Fazit: Sofern sich Infektions- und Erkrankungsrisiko auf den Transplantatempfänger beschränken lassen könnten, wird man dem Empfänger in Beachtung seiner Autonomie und seines Selbstbestimmungsrechts eine entsprechende Risikoabwägung zugestehen müssen. Sofern aber befürchtet wird, dass derartige Risiken auch auf das Umfeld des Patienten - Ärzte, Pfleger, Krankenschwestern sowie Familie, Partner etc. - übergreifen können, gelten für eine Rechtfertigung der Xenotransplantation nicht nur die Prinzipien Selbstbestimmung und Lebensschutz des Organbedürftigen, sondern es treten mit gleichem Recht Autonomie und Lebensschutz Dritter auf den Plan. Wenn es gelingt, dass alle Beteiligten aus dem Umfeld des Patienten aufgrund freiwilliger Zustimmung nach vollständiger Aufklärung das Infektionsrisiko (einschließlich des u.U. jahrelangen Monitorings[9]) akzeptieren, so bleibt doch als weitere Dimension das Infektionsrisiko für unbeteiligte Dritte bis hin zu einer pandemischen Ausbreitung von Zoonosen und Xenozoonosen, einer Ausweitung möglichen Risikos also, für das so etwa wie ein kollektiver *informed consent* weder prinzipiell noch faktisch einholbar ist.

Die Erforschung der Infektionsrisiken infolge von Xenotranplantationen und mehr noch deren Einschätzung und Handhabung sind mithin nicht nur aus medizinischer, speziell virologischer und epidemiologischer Sicht höchstes Gebot, sie ist

---

[8] Bach u. Fineberg (1998).- Zum Grundsätzlichen vgl. Birnbacher u. Koch (1983)

[9] vgl. Bach et al. (1998, 141-144); vgl. dies.: Reply, in: Nature Medicine 4 (1998) H.4, 372-374.

es einmal mehr aus ethischer Sicht. Eine tatsächliche Gefährdung vieler, ja potentiell aller Menschen durch xenotransplantationsbedingte *gefährliche* Infektionen, die sich u.U. epidemisch ausbreiten, erscheint nicht rechtfertigungsfähig, weil im Widerspruch zum Respekt vor der Autonomie und dem Selbstbestimmungsrecht sowie zu den ethischen Normen des Wohls (*bonum facere*) und der Schadensvermeidung (*nil nocere*) stehend. Entscheidend ist herauszufinden, wie wahrscheinlich bzw. wie hoch ein derartiges Risiko für Dritte ist und wie es um den Schweregrad einer Infektion steht. Solange es sich dabei um gefährliche Infektionen handelt, wird man aus ethischer Sicht weiterhin auf einen Übergang der Xenotransplantation in die Klinik verzichten müssen.

Die genannten Erfordernisse verdeutlichen einmal mehr, dass hier eine besondere Handlungsstruktur vorliegt mit einer entsprechend neuen Qualität ethischer Aufgabenstellung. Zwar ist medizinisches Handeln in seinen Konsequenzen häufig nicht auf den einzelnen beschränkbar, sondern tangiert das familiale und nicht selten auch das soziale Umfeld des Patienten. Das Risiko der Infektion infolge von Xenotransplantationen aber, welche über den Transplantatempfänger hinaus auch Dritte bedroht, macht - was die für alles ärztliche Handeln erforderliche Zustimmung angeht - aus der traditionellen Dyade ‚Arzt – Patient‘[10] die Triade bzw. Polyade ‚Arzt - Patient – Dritte‘, mit der Folge, dass der individuelle ‚informed consent‘ des Xenotransplantatempfängers durch den kollektiven ‚informed consent‘ mitbetroffener Dritter erweitert werden muss. Eine solche kollektive Konsensetablierung macht nicht nur neue ‚Mechanismen‘ notwendig, sie transformiert gleichzeitig die ethische Analyse der Xenotransplantation von der individual- auf die kollektivethische Ebene.

Dass das Verfahren der Xenotransplantation vor allem im Hinblick auf die Möglichkeit einer Übertragung von Krankheitskeimen beim Einzelnen und in der Gesellschaft insgesamt *Gefahrenängste* auslöst, ist ebenso verständlich wie als psychologisches Phänomen ernstzunehmen. Doch wie die subjektive Angst vor einem schweren Verkehrsunfall von den objektiven Ursachen für das Unfallrisiko zu unterscheiden ist, so auch die Angst vor den Gefahren medizinischer Verfahren wie der Xenotransplantation von den damit verbundenen Risiken. Die Gefahrenwahrnehmung hat Einfluss auf die *Akzeptanz*, die Einschätzung des Risikos und der Umgang mit ihm hingegen haben Einfluss auf die *Akzeptabilität.*

Aus dem Dargelegten wird deutlich, wie wichtig für eine angemessene ethische Analyse das Wissen darüber ist, welcher Art nach Aussage der einschlägigen Wissenschaften, der Virologie und Infektologie, die mit dem Verfahren der Xenotransplantation verbundenen Risiken sind, welchen Schweregrad sie besitzen und mit welcher Eintrittswahrscheinlichkeit zu rechnen ist. Vor allem wird man klären müssen, ob und mit welchen Maßnahmen sich Risiken minimieren bzw. abwehren lassen. Die entsprechende ethische Frage lautet nicht: Darf man Dritten Risiken zumuten?, sondern: *Welches* Risiko ist Dritten zumutbar, welches *nicht*? Eine „Ethik des Risikos“ (J. Nida-Rümelin 1996) macht nicht nur das Eingehen, sondern auch das Nichteingehen von Risiken rechtfertigungsbedürftig.

[10] Vgl. Daar (1997)

9.4 Schlussfolgerung

Die subjektive Gefahrenwahrnehmung der Xenotransplantation muss durch Aufklärung, das objektive Risiko durch weitere Forschung beurteilbar und beherrschbar gemacht werden. Risikoumgang und Risikobewertung zählen bisher - und nach gegenwärtigem Wissensstand auch weiterhin - zu den schwierigsten Fragen der Xenotransplantation. Ein lebensbedrohliches Risiko für Dritte wäre ethisch unvertretbar und würde dieses Verfahren einem grundlegenden inneren Widerspruch überantworten. Ein gravierendes Risiko erscheint bei Vorliegen des *informed consent* des Transplantatempfängers rechtfertigungsfähig, sofern mit hoher Wahrscheinlichkeit davon ausgegangen werden kann, dass das Risiko nicht auf die Umgebung des Patienten übergreift und der *informed consent*, an den besonders hohe Anforderungen zu stellen sind, aus der Umgebung des Patienten vorliegt. Angesichts eines auch dann nicht ausschließbaren Risikos für die weitere Öffentlichkeit muss es einen öffentlichen Diskurs über Maß und Grenzen der Risikozumutung geben, deren Einhaltung durch eine Zentrale Kommission, der alle geplanten Anwendungen des Verfahrens der Xenotransplantation zuvor zur Genehmigung vorzulegen sind, zu überprüfen ist.

10 Anthropologische und ethische Implikationen der Xenotransplantation

Die mit dem Verfahren der Xenotransplantation aus der Sicht der Philosophie verbundenen Fragen betreffen vorrangig solche anthropologischer und ethischer Provenienz[1], wobei zwischen beidem ein enger Zusammenhang besteht. Derselbe ist nicht zufälliger Natur: Als Begründungsdiskurs moralischer Normen ist Ethik auf Anthropologie als philosophische Theorie der Natur des Menschen rückbezogen; die Frage nach dem, was der Mensch *soll*, ist nicht ohne die Frage danach, wer er *ist*, sinnvoll zu behandeln. Im Hinblick auf die Xenotransplantation bedeutet dies, dass auch hier mit anthropologischen Fragen zu beginnen ist. So ist zu klären, ob die Möglichkeit der Übertragung tierischer Zellen, Gewebe und Organe[2] in den Körper des Menschen anthropologische Grenzen insofern überschreitet, als zentrale Aspekte der Natürlichkeit, der Würde und der Identität des Menschen negativ tangiert sein könnten (10.1). Die Gefahr von Grenzüberschreitungen lässt sich nur durch Grenzziehungen in den Griff bekommen. Dies erfordert neben anthropologischen auch ethische Analysen. Es ist mithin darüber hinaus zu prüfen, welche ethischen Fragen das Verfahren der Xenotransplantation im Hinblick auf die Legitimität der Ziele, die Vertretbarkeit der Mittel und die Hinnehmbarkeit der Folgen aufwirft (10.2).

Dem integrativen Konzept der Projektarbeit folgend sind Ausführungen ethischer Natur zu gezielten Einzelfragen in die entsprechenden Kapitel des vorliegenden Buches eingearbeitet worden: so ethische Überlegungen zu *Fragen des Lebensschutzes* (Kap.2, Abschnitt 10), zum Problem der *Inanspruchnahme von Tieren zu vom Menschen gesetzten Zwecken* (Kap. 5, Abschnitt 2), zu *gentechnologischen Veränderungen von Tieren* (Kap. 7, Abschnitt 4) und zum *Umgang mit dem Infektionsrisiko* (Kap. 9, Abschnitt 3).

---

[1] Zum bisherigen Diskussionsstand vgl. Beckmann (1998, 1999a, 1999b, 2000); Daar (1997); Engels (1999); Hüsing et al. (1998); McCarthy (1996); Nuffield Council on Bioethics (1996); Prentice et al. (1995); Wright (1991).

[2] Die anthropologische und ethische Analyse des Verfahrens der Xenotransplantation ist nicht auf die Frage beschränkt, ob *Organe* übertragbar sind. Wenn die folgenden Ausführungen sich gleichwohl an der Frage der Übertragung von Organen orientieren, so deswegen, weil dies das im Vergleich zur Zell- und Gewebetransplantation weitestgehende Verfahren darstellt. Ob damit das aus anthropologischer und ethischer Sicht über den Organtransfer Gesagte in jedem Fall unverändert auch für xenogene Zell- und Gewebetransplantationen gilt, muss einer Spezialuntersuchung vorbehalten bleiben.

10.1 Anthropologische Grundfragen der Xenotransplantation

Als Naturwesen hat der Mensch Teil an der Gesetzlichkeit alles Naturhaften, als Freiheitswesen eignet ihm eine eigene Würde und Identität. Zu diskutieren ist, ob mit dem Verfahren der Übertragung tierischer Zellen, Gewebe und Organe diese anthropologischen Grundbestimmungen tangiert werden.

10.1.1 Grenzen des ‚Natürlichen'

Kritische Fragen nach der ‚Natürlichkeit' medizinischer Verfahren haben die Medizin von ihren Anfängen an begleitet; sie treten heute angesichts der Eingriffstiefe bisher unbekannter Handlungsmöglichkeiten (z.B. Kerntransfer, Embryonale Stammzellforschung, Klonierung, u.a.) mit besonderer Nachdrücklichkeit auf. Dabei wird der Begriff der ‚Natürlichkeit' bzw. sein Gegenteil häufig normativ verwendet: das ‚Natürliche' gilt als ethisch unbedenklich, das ‚Nicht-Natürliche' als ethisch unzulässig. Doch abgesehen von der Frage, ob sich aus dem, was als ‚natürlich' gilt, unmittelbar Normen ableiten lassen, entstehen Schwierigkeiten dadurch, dass das Verständnis von ‚Natürlichkeit' subjektiv variiert und insgesamt einem gesellschaftlichen Wandel unterworfen ist, wie die Beispiele von Verfahren wie desjenigen der In-vitro-Fertilisation oder Gentherapie, aber auch der Transplantation menschlicher Organe belegen. Gleichwohl dürfte die Xenotransplantation die Frage nach der ‚Natürlichkeit' mit besonderem Nachdruck aufwerfen.

Nun ist das Verfahren, mit Hilfe tierischer Zellen menschliches Leben zu erhalten, nicht neu; so hat man vor Einführung der heute üblichen rekombinanten bakteriellen Insulinproduktion jahrzehntelang Insulin für den Menschen aus dem tierischen Pankreas gewonnen[3]. Dies und der Umstand, dass sich der Mensch seit je her aus Gründen der Lebenserhaltung der Tiere bedient, scheint auf den ersten Blick der Frage, ob mit der Transplantation tierischer Organe ‚natürliche' Grenzen überschritten werden, den Aktualitätscharakter zu nehmen. Zu fragen bliebe demnach allenfalls, ob es unter ‚Natürlichkeits'-Gesichtspunkten einen wesentlichen oder lediglich einen graduellen Unterschied ausmacht, ob der Mensch bei der Nahrungsaufnahme tierische Zellen und Gewebe in seinen Verdauungstrakt aufnimmt, oder ob, wie im Falle der Xenotransplantation, eine direkte Verbindung mit Gewebe mit Anschluss an den Blutkreislauf erfolgt. Im biologischen Sinne jedenfalls stellt die Xenotransplantation zweifellos insofern eine Grenzüberschreitung dar, als mit der Übertragung funktionsfähiger Zellen, Gewebe oder Organe vom Tier (etwa vom Schwein oder Affen) auf den Menschen *per definitionem* Grenzen, nämlich Artgrenzen, überschritten werden. Hinzu kommt, dass zwecks besserer Handhabung immunologischer Probleme das Quellentier transgen

[3] Die ebenfalls seit Jahren praktizierte Verwendung von Herzklappen vom Schwein fällt nicht unter die Definition der Xenotransplantation, vgl. Kap. 3

verändert wird, so dass genetisch eine Art „interspezifischer Chimärismus“[4] ins Spiel kommt.

Eine Antwort auf die Frage, ob hiermit ‚*natürliche*‘ Grenzen überschritten werden, setzt Klarheit darüber voraus, was unter ‚Natürlichkeit‘ zu verstehen ist. Dies ist offenkundig vom Verständnis von ‚Natur‘ abhängig[5]. Mit diesem Begriff lässt sich sowohl ein Prozess als auch ein Zustand bezeichnen: ‘Natur’ ist das Werdende und zugleich das Gewordene. Die Schwierigkeit einer Identifikation von Natur mit dem Gegebenen liegt darin, dass man damit möglicherweise dem Prozesscharakter der Natur nicht gerecht wird. Denn das in der Natur aktual Gegebene ist immer schon ein Gewordenes, und als Gewordenes ist es immer schon ein sich Veränderndes. Die Natur kennt keinen Stillstand, jede Momentaufnahme von ihr wäre eine künstliche Fixierung. Natur ist beständiger Wandel, wie die Evolution belegt. Will man dieser Tatsache gerecht werden, wird man unter Natur nicht, zumindest nicht in erster Linie, das Gegebene, sondern das *Prinzip* des Werdens, Sichveränderns und Vergehens verstehen. Dass die Pflanze, das Tier und der Mensch jeweils Natur sind, besagt: Sie alle haben auf ihre je eigene Weise das Prinzip des Werdens, Sichveränderns und Vergehens in sich. Diese grundsätzliche Einsicht lässt für einen essentiellen Biologismus, für den Natur nur dasjenige ist, was man zu einem gegebenen Zeitpunkt de facto *in* der Natur vorfindet, die biologischen Phänomene nämlich, keinen Raum, denn damit würde man Prinzip und Prinzipiat, den Grund des Naturhaften und seine Konkretion, miteinander in eins setzen. Genau besehen ist das Gegebene nicht Natur, sondern deren Manifestation. Die Natur selbst ist nichts Gegenständliches, sie ist Prinzip von Gegenständlichem; die Natur selbst ist insoweit nichts Biologisches, sie ist Prinzip von Biologischem. ‚Natur‘ ist ein Prinzipienbegriff, ‚Natürlichkeit‘ die Qualifikation dieses Begriffs auf einer Metaebene, der Rede nicht *von*, sondern *über* Natur.

Was nun die Anwendung des Begriffs der ‚Natürlichkeit‘ (Siep 1999) angeht, so spielen diesbezüglich deskriptive, aber auch normative Elemente eine Rolle. Als im deskriptiven Sinne ‚natürlich‘ gilt zunächst dasjenige, was die Natur aufgrund der ihr eigenen Gesetzlichkeit hervorbringt, sofern man ihr freien Lauf lässt: Natur als das nicht vom Menschen Hervorgebrachte. Nun hat der Mensch die Natur noch nie sich selbst überlassen, sondern schon immer in dasjenige eingegriffen, was die Natur hervorbringt („kulturalisierte Natur“). So ist zu fragen, ob die Züchtung von Pflanzen und Tieren zu Nahrungszwecken im soeben genannten deskriptiven Sinne noch ‚natürlich‘ ist und ob generell diejenigen Prozesse in der Natur noch als ‚natürlich‘ anzusehen sind, auf die der Mensch konsequent Einfluss genommen hat. Angesichts der seit jeher vom Menschen vorgenommenen Eingriffe in die Natur wird man nicht umhin können, beide Fragen zu bejahen. Von ‚Natürlichkeit‘ ist danach nicht nur dann die Rede, wenn man das Prinzip des Werdens und Vergehens gleichsam *naturbelassen* hat wirken lassen, sondern auch dann, wenn der Mensch das Wirken der Naturgesetzlichkeit seinem Willen unterworfen hat. Dies mit dem Begriff der ‚Natürlichkeit‘ beschreiben heißt nicht zwangsläufig, es rechtfertigen. Die deskriptive und die normative Verwendung des Natürlichkeitsbegriffs sind voneinander konsequent zu unterscheiden, will man

---

[4] zu diesem Begriff vgl. Lanzerath: Chimäre/Hybride (1998, S. 434-438)
[5] Das Folgende enthält Übernahmen aus Beckmann (1999a, S. 235-257)

nicht in einen sogenannten „naturalistischen Fehlschluss“ verfallen, indem man illegitimerweise aus der Faktizität des ‚Natürlichen‘ unvermittelt moralische Normen ableitet. Vieles von dem, was man heute als Natur vorfinden und als natürlich beschreiben kann, ist nicht sich selbst überlassene, sondern vom Menschen gestaltete Natur. Wenn dieselbe dennoch als ‚natürlich‘ gilt, so deswegen, weil bei aller Zwecksetzung durch den Menschen es doch die Natur von sich her war und ist, welche die Bedingungen für menschliches Eingreifen stellt und ihm ggf. Grenzen setzt. ‚Natürlich‘, so lässt sich dieser Sachverhalt wiedergeben, ist demnach dasjenige, was das Prinzip des eigenen Werdens und Vergehens in sich selbst bewahrt hat, unbeschadet des Umstandes, dass der Mensch sich dieses Werde- und Vergehensprinzips nach Maßgabe eigener Zwecksetzungen bedient. Soweit der deskriptive Sinn der Rede von ‚Natur‘; der normative bestimmt sich dadurch, dass aller Umgang des Menschen mit der Natur *verantwortbar* sein muss.

Aus dem Dargelegten folgt, dass sich die Frage, ob die Xenotransplantation die Grenzen der Natur überschreitet, vom Gegebenen, Vorfindlichen auf die Ebene des Prinzipiellen verschoben hat. Auf dieser Ebene stellt die Bemühung um Rettung und Erhaltung menschlichen Lebens durch von außen stammende Mittel nichts Neues dar, nichts, was außerhalb der Eigengesetzlichkeit der Natur läge. Die Xenotransplantation als Übertragung von Zellen, Geweben oder Organen vom Tier auf den Menschen mag als Grenzüberschreitung *innerhalb* der Natur – ‚Natur‘ im Sinne des Gegebenen - angesehen werden, aber sie kann nicht ohne weiteres als eine Überschreitung *der* Natur – ‚Natur‘ im Sinne des Werde- und Vergehensprinzips sowie eines verantwortbaren Umgangs mit ihr – gelten, es sei denn auf der Grundlage eines Biologismus oder Physiozentrismus des Gegebenen.

Aus der Sicht eines konsequenten Biologismus oder Physiozentrismus, für den die Natur einen quasi fixierten Sach- und absoluten Normbestand darstellt[6], mit der Folge, dass eine Naturänderung durch den Menschen *eo ipso* wertwidrig und eine Wertänderung naturwidrig ist, stellt sich die Xenotransplantation zweifellos als Grenzüberschreitung dar. Es ist freilich nicht zu sehen, wie man bei einer solchen Verortung moralischer Normen und Werte in der Natur naturalistischen Fehlschlüssen, solchen nämlich vom Sein auf ein Sollen, entgehen könnte.

Versteht man dagegen Natur als immanentes Werde-, Veränderungs- und Vergehensprinzip, das nicht selbst Norm ist, wohl aber unter Beachtung von Normen und Werten behandelt werden muss, dann entgeht man der Gefahr illegitimen Schließens vom Gegebenen auf das (einem verantwortlichen Handeln) Aufgegebene. Zugleich trägt man damit der Tatsache Rechnung, dass sich die Natur von Stein, Pflanze oder Tier von derjenigen des Menschen dadurch unterscheidet, dass beim Menschen Natur als Prinzip nicht nur ein *Entwicklungs-*, sondern, der Eigenart des Menschen entsprechend, zugleich auch ein Normen und Werten verpflichtetes *Handlungs*prinzip impliziert. Konkret: Des Menschen Natur besteht nicht nur darin, das Prinzip seines biologischen Werdens und Vergehens in sich selbst zu *haben,* sondern darüber hinaus, das Prinzip seiner eigenen, freien Selbstbestimmung zu *sein:* Selbstbestimmung nicht als Resultat von Evolution, sondern als eine ihrer Bedingungen. Die Mechanismen der Evolution – (genetische) Mutation

[6] Vgl. hierzu Altner (1991); zum Verhältnis von Physio-, Bio- und Pathozentrismus vgl. Krebs (1996).

und (natürliche) Selektion – sind durch Kontingenz, nicht durch Notwendigkeit geprägt. Als *physisches* Wesen ist der Mensch Produkt der Evolution; als *Kulturwesen* setzt er in Verantwortung vor sich und der Natur gezielt und reflektiert Normen und Werte und damit Notwendigkeiten (vgl. Wolters, Elepfandt, Vogt 1998).

Trifft das Dargelegte zu, dann entscheidet sich die Frage, ob die Xenotransplantation im Hinblick auf die Natur des Menschen eine Grenzüberschreitung darstellt, nicht auf der Ebene des Biologischen, sondern daran, ob mit der Übernahme dieses Verfahrens das Prinzip autonomen Handelnkönnens des Menschen verletzt wird. Letzteres wäre dann der Fall, wenn es der Natur des Menschen als eines in Freiheit sich selbst bestimmenden Wesens widerspräche, der Übertragung artfremden Gewebes nach entsprechender Aufklärung zustimmen oder dieselbe ablehnen zu können.

10.1.2 Menschenwürde

Eng mit dem Verständnis des Menschen als eines Freiheitswesens verbunden ist der Gedanke der Menschenwürde. So heißt es in der *Allgemeinen Erklärung der Menschenrechte* (1948), die Menschenwürde sei „Grundlage der Freiheit, der Gerechtigkeit und des Friedens in der Welt". Im *Grundgesetz der Bundesrepublik Deutschland* (1949) wird in Artikel 1 Abs. 1 die Würde des Menschen „unantastbar" genannt (vgl. Kap. 11.1.2.1). Widerspricht die Transplantation tierischer Zellen, Gewebe oder Organe der unantastbaren Würde des Menschen als eines Freiheitswesens? Sieht man einmal von der die Tiere möglicherweise diskriminierenden Implikation dieser Frage ab, so wird sie aus philosophischer Sicht unmittelbar zugänglich, wenn man sich begreiflich macht, dass die Würde des Menschen nicht ein *Zuerkennungsprodukt* sein kann, so als besäße der Mensch nur in dem Maße Würde, wie man ihm dieselbe zuspräche, sondern dass sie eine *Anerkennungsnotwendigkeit* darstellt. Menschenwürde wird nicht „verliehen"; sie ist vielmehr bei jedweder Form menschlichen Daseins diskussionslos anzuerkennen; sie beruht nicht auf Fähigkeiten oder Leistungen, sondern sie ist Prinzip. Wäre sie als Anerkennung für Fähigkeiten oder Leistungen verleihbar, dann wäre Würde nur für denjenigen erreichbar, der über entsprechende Fähigkeiten verfügt bzw. entsprechende Leistungen erbringt. Dies würde nicht nur zahlreiche Menschen, die über derartige Fähigkeiten nicht verfügen oder zu bestimmten Leistungen infolge körperlicher oder geistiger Einschränkungen nicht in der Lage sind, ihrer Würde berauben, es würde auch jeden einzelnen in Augenblicken der Schwäche seiner Würde verlustig gehen lassen. Als Prinzip besagt Würde *Nichtverzweckbarkeit* bzw. *Nichtinstrumentalisierbarkeit*: Der „Träger" der Würde kann niemals *in toto* einem fremden, außerhalb seiner selbst liegenden Zweck unterworfen, niemals als bloßes Objekt[7] behandelt und damit seines Status als moralisches Subjekt beraubt werden. Der Grund hierfür liegt darin, dass die Würde des Menschen in seiner prinzipiellen Selbstzweckhaftigkeit und Unverfügbarkeit beschlossen ist sowie in seiner grundsätzlichen Anlage zu sittlicher Selbstbestimmung, d.h. darin, ein mit

[7] zur sog. „Objektformel" vgl. Kapitel 11, Abschnitt 1.2.1

Freiheit ausgestattetes Subjekt zu sein, das sich seine Zwecke selbst setzt und sich sein Handeln und Unterlassen zurechnen lassen kann und muss.

Im Lichte des Dargelegten kann menschliche Würde durch das Verfahren der Xenotransplantation dann nicht tangiert sein, wenn ein transplantationsbedürftiger Patient nach umfassender Aufklärung dem Erhalt eines Tierorgans frei zustimmt, wohl hingegen dann, wenn ein Xenotransplantat den Empfänger in seinem Vermögen als moralisches Subjekt einschränkt oder ihn gar zum bloßen Objekt einer medizinischen Anwendung macht. Das aber entscheidet sich nicht durch die Xenotransplantation als solche, sondern durch die Weise des Umgangs mit ihr. Sieht der Einzelne dieses medizinische Verfahren als vollständige Fremdbestimmung und Instrumentalisierung an, dann muss er für sich eine Xenotransplantation ausschließen können. Die Freiheit des einzelnen, bestimmte Formen der Krankheitsbehandlung und Lebensrettung und damit auch die Xenotransplantation als mit seiner Menschenwürde unvereinbar zu bezeichnen, verdient unbedingten Respekt. Nur: Eine derartige Entscheidung kann der Einzelne nur für sich selbst treffen. Würde er sie auch für andere verbindlich machen wollen, würde er möglicherweise den Respekt vor der Autonomie und Würde dieser anderen verletzen. Die generelle Ablehnung der Xenotransplantation mit Rekurs auf die menschliche Würde stellt insoweit keine verallgemeinerungsfähige Position dar.

10.1.3 Xenotransplantation und menschliche Identität

Die reflexive Struktur menschlichen Erkennens, wonach jedwede Erkenntnis begleitet ist vom Bewusstsein des Erkennenden, dass er etwas erkennt, findet eine Entsprechung im menschlichen Handeln: Indem der Mensch handelt, verändert er in der Regel zugleich, ob gewollt oder nicht, seine Situation als Handelnder. Neue Erkenntnisse und neue Handlungsmöglichkeiten bleiben mithin vielfach nicht ohne Rückwirkung auf das bisherige Selbstverständnis des Menschen und seine Stellung in und zu seiner Mitwelt. Ein Beispiel hierfür ist das seit Jahrzehnten angewandte Verfahren, in den menschlichen Leib ‚Fremdkörper', seien sie technischer Natur (z.B. Herzschrittmacher) oder physiologisch fremder Herkunft (z.B. Allotransplantate), einzubringen bzw. zu transplantieren. Verändert sich dadurch menschliche Identität[8]? Transplantate sind ohne Zweifel nicht nur physisch, sondern auch psychisch gewöhnungsbedürftig. Dass die Allotransplantation etwa des Herzens hierfür ein Beispiel ist, ist aus der Literatur bekannt[9]. Der Wunsch nach Wahrung körperlicher Unversehrtheit, Ambivalenz gegenüber dem fremden Organ, Ängste bis hin zu psychischen Komplikationen werden bei einigen Patienten beobachtet. Die Klärung der Frage, ob sich dies im Falle einer Übertragung von Zellen, Geweben und Organen *tierischer* Herkunft in den Körper des Menschen in psychologischer Hinsicht anders verhält, ist nur auf empirischer Basis und damit erst bei Vorliegen einer hinreichenden Anzahl xenotransplantierter Patienten möglich.

---

8 Zum Folgenden vgl. ausführlicher Beckmann (2000), 169-182.

9 ausführlich Bunzel (1996), S. 24 ff, 45 ff; vgl. auch Drees, Deng, Scheld (1997), die die psychologischen Auswirkungen und Probleme der (allogenen) Herztransplantation darlegen.

Möglich ist dagegen die Untersuchung der Frage, wie sich (Allo)-Transplantierte und wie sich Patienten, die auf der Warteliste bislang vergeblich auf ein menschliches Spenderorgan hoffen, als mögliche Empfänger eines Tierorgans selbst sehen und wie sie von ihrer Umwelt betrachtet werden. Hier sind zwei Aspekte voneinander zu unterscheiden, auch wenn sie in einem Wechselverhältnis zueinander stehen: auf der einen Seite die vor allem den Empfänger, aber auch seine Umgebung betreffende *psychologische* Frageebene, wie der Mensch mit einem Tiertransplantat seelisch *de facto* zurecht kommt, und zum anderen die für den Empfänger wie die Gesellschaft als ganze wichtige *anthropologische* Frageebene, welche Bedeutung und welche Auswirkungen eine Übertragung von tierischen Zellen, Geweben oder Organen in den Körper des Menschen für das Bild, das der Mensch von sich selbst entworfen hat, haben würde. Während psychologische Aspekte, wie gesagt, erst bei Vorliegen einer hinreichenden Zahl von Xenotransplantationen behandelt werden können, lassen sich anthroplogische Aspekte durchaus schon vorher klären. Im Mittelpunkt steht die Frage nach der Identitätsrelevanz der Xenotransplantation: Verändert ein Transplantat tierischer Herkunft menschliche Identität? Welche Auffassung von menschlicher Identität steht hinter einem Ja und welche hinter einem Nein auf diese Frage?

Zunächst zum Begriff der Identität. Das zweistellige Identitätsprädikat[10] besagt im logischen Sinne, dass ein x die Eigenschaft hat, mit x, also mit sich selbst, identisch zu sein. Es ist mithin von einer Beziehung die Rede; ihre Besonderheit besteht darin, dass die Beziehungsglieder nicht wie sonst üblich voneinander verschieden, sondern miteinander identisch sind. Identität meint Selbstbezug. Überträgt man dies auf anthropologische Kategorien, so bedeutet Identität ein körperlich-geistiges Selbstverhältnis von raum-zeitlicher Kontinuität. Identität zeigt sich im Bewusstsein vom „inneren Sich-selbst-Gleichsein" (Erikson 1994, S.124) eines Menschen durch die Zeit; zugleich ist Identität Teil der Beziehungsstruktur infolge der Interaktion mit der Umwelt. Man kann ersteres ‚personale' und letzteres ‚soziale' Identität nennen (Engels 1999, S. 297f); entscheidend ist, dass der Zusammenhang beider auch begrifflich erhalten bleibt. Die sozio-psychologischen Deutungen und Diskussionen dieses Sachverhalts nehmen heute breiten Raum ein, vor allem vor dem Hintergrund der Theorie des „symbolischen Interaktionismus"[11]. Identität erweist sich danach als ein komplexes Miteinander von selbstentworfenen, fremdkonstituierten und reaktiven Aspekten: Der Einzelne sieht sich selbst in einer bestimmten Weise, er erfährt sich als, in einer möglicherweise davon abweichenden Weise, von seiner Mitwelt gesehen und er sieht sich mit den Augen der anderen – Identität quasi auf dem „‚Umweg' über den anderen".[12]

Eine Identitätsänderung ist nach dem Dargelegten immer dann anzunehmen, wenn der Einzelne an sich selbst und/oder sein Umfeld an ihm eine identitätsrelevante Differenz konstatiert. Eine Differenz liegt nun nach einer Xenotransplantati-

---

10 Zum Folgenden vgl. ausführlicher Beckmann (2000), S. 176f.

11 Vgl. Mead (1973). Zum ‚Symbolischen Interaktionismus' vgl. den gleichnamigen Beitrag von Gethmann (1984).

12 Abels (1998), S. 24 mit Hinweis auf Mead. Abels geht einen Schritt weiter, wenn er feststellt: „...das Individuum wird sich seiner Identität erst bewusst, wenn es sich mit den Augen der anderen sieht".

on zweifellos insofern vor, als ein solcher Patient hinsichtlich seiner körperlichen Verfassung eine Änderung erfahren hat, die es in dieser Form, sieht man von Verfahren wie dem der schon erwähnten Insulinsubstitution aus dem tierischen Pankreas u.ä. ab, bisher nicht gibt: Biologisch liegt ‚Chimärismus' vor, auch wenn dabei kein transgener Organismus entstanden ist (die DNA eines Xenotransplantats geht, weil es sich um ausdifferenzierte Zellen handelt, nicht in das Genom des Empfängers ein). Sieht man menschliche Identität als durch körperliche Bestandteile wie Organe konstituiert an, so nimmt sich die Übertragung von Tierorganen zwangsläufig als Identitätsänderung aus. Dies ist jedoch nur vor dem Hintergrund eines biologischen Reduktionismus möglich, wonach menschliche Identität wesentlich auf biologisch-physikalischen Gegebenheiten beruht, mit der Folge, dass jede Änderung in diesem Bereich eine Änderung der Identität nach sich zieht. Hinzu kommt, dass man ontologische und personale Identität miteinander in eins setzen muss, was im Hinblick auf den Menschen problematisch erscheint; im ontologischen Sinn besitzt jeder Stein Identität, im personalen Sinn hingegen nur der Mensch.[13]

Ähnlich steht es um den heute vielfach diskutierten identitätstheoretischen Ansatz in der Körper-Geist-Beziehung des Menschen, für den menschliches Denken und Fühlen unmittelbarer Ausdruck biologisch-physikalischer Prozesse ist. Danach muss eine Veränderung der biologischen Grundlage eine Änderung auch der geistigen und emotionalen Äußerungsmöglichkeiten des Empfängers zur Folge haben[14]. Hier zeigt sich der Kausalismus der identitätstheoretischen Sicht auf das Körper-Geist-Problem mit besonderer Deutlichkeit: Biologisch-physiologische, den Naturgesetzen unterworfene körperliche Abläufe sind die unmittelbare und vorrangige Ursache für geistige und emotionale Äußerungen des Menschen. Ein solcher Kausalismus ist jedoch, zumindest in dieser Form, bisher nicht nachgewiesen worden. Dass geistige und emotionale Vorgänge mit biologisch-physiologischen einhergehen, gilt als unstrittig, dass letztere erstere verursachen, hingegen als bisher unbewiesene Annahme. Eine derartige Annahme aber muss derjenige machen, der behauptet, eine Übertragung eines Tierorgans auf den Menschen, etwa ein Tierherz, würde im Menschen eine Identitätsveränderung bewirken und möglicherweise so etwas wie tierähnliche oder tierhafte Reaktionen hervorrufen (Beckmann 2000, S. 178).

Aus der Sicht eines integrativen Menschenbildes hingegen, wonach der Mensch ein personales Wesen ist, das Leib *ist* und einen Körper *hat*[15], führt eine Änderung dessen, was der Mensch *hat,* nicht, zumindest nicht notwendig, zu einer Änderung dessen, was er *ist.* Denn zwischen Ich-Erfahrung und Körperwahrnehmung erfährt sich der Einzelne als ein Wesen, für das eine Spannung zwischen

---

[13] Auf den Irrtum der Gleichsetzung von personaler und ontologischer Identität macht z. B. M. Quante 1996 aufmerksam.

[14] So wird beispielsweise in einem abweichenden Votum zu dem 1998 von der Evangelischen und der Katholischen Kirche gemeinsam herausgegebenen Text zur Xenotransplantation die Frage gestellt, ob bei einem Menschen, dem ein Tierorgan transplantiert worden ist, „'herzliche' Emotionen noch menschliche Qualität" (Kernstock-Jörns) besitzen. Kirchenamt der Evangelischen Kirche in Deutschland, Sekretariat der Deutschen Bischofskonferenz (Hrsg.): Xenotransplantation. Eine Hilfe zur ethischen Urteilsbildung, 1998, S. 26.

[15] Vgl. ausführlich Plessner 1982, 201ff.

beidem besteht, eine Spannung, welche irreduzibel ist. Der Mensch weiß, was er von Natur aus ist, nämlich Gegebenes, und was er *als* Natur ist, nämlich ein zentristisch gesteuerter Prozess. Zugleich aber weiß er, dass er die Freiheit besitzt, daraus etwas zu machen, nämlich sein Sich-selbst-Aufgegeben-Sein zu begreifen. Diese „Doppelaspektivität ... [ist] eine für den Menschen selbst konstitutive Differenz" (Honnefelder 1994, S. 23). Aus der Sicht einer solchen Anthropologie ist die Befürchtung, ein xenotransplantierter Mensch würde mit dem Tierorgan zugleich eine Identitätsveränderung erfahren und ein fremdes, gar ein tierähnliches Verhalten an den Tag legen, nicht verständlich zu machen. Statt dessen lässt sich vor diesem Hintergrund verstehen, dass es darum geht, wie sich der Einzelne zum Verfahren der Xenotransplantation stellt[16]; hierauf wird unten im Abschnitt 10.2.3.1 zurückzukommen sein.

Charakteristisch für das integrative Konzept vom Menschen ist, dass menschliche Identität nicht als Zustand, sondern als ein - vom Subjekt gesteuerter wie von der Mitwelt beeinflusster - Prozess verstanden wird. An diesem Prozess lässt sich dreierlei unterscheiden[17]: erstens die *Selbstwahrnehmung*, welche sich in der Ich-Identität manifestiert; sodann die *Selbsterfahrung*, welche sich in der raumzeitlichen Kontinuität manifestiert; und schließlich die *Selbstbewertung*, welche sich im Selbstwertgefühl zeigt. Keine dieser drei Weisen menschlicher Identitätsmanifestation ist von der Mit- und Umwelt unabhängig; zugleich ist jede von ihnen von dem seine eigene Identität konstituierenden Subjekt abhängig. Menschliche Identität ist mit dem Bewusstsein des eigenen Selbst und seiner Kontinuität verbunden und impliziert zugleich die Erwartung, von anderen als derselbe wahrgenommen zu werden. Identität ist insoweit, wie K. Haußer es formuliert, „Einheit aus Selbstkonzept, Selbstwertgefühl und Kontrollüberzeugung"[18].

Identität zeigt sich somit als „strukturierte Prozessualität eines seiner selbst bewussten und gewissen Körper-Geist-Wesens, dessen Bewusstsein des Selbstbezugs zugleich das Bewusstsein der Differenz und damit des Bezugs zu den anderen...impliziert" (Beckmann 2000, S. 180). Nicht körperliche Veränderungen, sondern die *Einstellung* hierzu in der Form des *Rückbezugs* des Ich auf das eigene Selbst sowie der Reaktion der Mitwelt ist entscheidend. Gelingt es dem Individuum im Selbst- wie im Fremdbezug nicht (mehr), seine Identität zu finden und zu wahren, sind Grenzen überschritten.

Aus dem Dargelegten ergibt sich im Hinblick auf die Frage, ob die Übertragung tierischer Organe Grenzen menschlicher Identität überschreitet, dass man diesbezüglich zunächst auf den Unterschied zwischen Identitätsfindung und Identitätswahrnehmung auf der psychologischen und der anthropologischen Ebene hinweisen muss. Es ist eines anzunehmen, ein fremdes Organ - sei es vom Menschen, sei es vom Tier - werde als Identitätsveränderung *empfunden* (den wissenschaftlichen Hintergrund auszuleuchten, ist Aufgabe der empirischen Psychologie), und es ist ein anderes davon auszugehen, die Identitätsveränderung beruhe

16 Aufschlussreich ist in dieser Frage eine kürzlich erschienene empirische Erhebung an der Medizinischen Hochschule Hannover (Schlitt et al. 1999, S. 384-391); vgl. hierzu weiter unten Abschnitt 10.2.3.1.

17 Vgl. Maurer (1998).

18 Haußer (1983), S. 104f. (zit. nach Maurer 1998, S. 271).

ursächlich darauf, dass mit dem fremden Organ auch bestimmte Besonderheiten des Organspenders bzw. der Organquelle gleichsam „mitverpflanzt" werden. Zwar sind menschliche wie tierische Organe etwas anderes als bloße „Austauschteile", so schwer die genauere Bestimmung des Andersseins bei näherem Hinsehen auch sein mag. Gleichwohl erscheint die Annahme, mit der Transplantation fremder Organe würden auch identitätsstiftende Besonderheiten des Spenders bzw. der Organquelle „mitübertragen", nur dann plausibel, wenn man unterstellt, dass Einheit und Identität des Menschen quasi in einem oder in jedem seiner Organe präsent sind. Das käme jedoch einer auf rein Biologisches oder Physiologisches reduzierten Identitätsauffassung gleich.

Identität als Einheit individuellen, unverwechselbaren personalen Lebens des Menschen stellt sich hingegen dar als ständige Balance zwischen personaler und sozialer Identifikation, wobei der Ich-Identität die Aufgabe zukommt, diese Balance zu bewahren bzw. sie gegebenenfalls (wieder-)herzustellen (Habermas 1970, 73-103). Dabei können körperliche Veränderungen gewiss eine Rolle spielen; doch entscheidend ist nicht das Körperliche, sondern die Selbstvergewisserung via Leiberfahrung. „Die Transplantation eines Tierorgans in den menschlichen Körper als Überschreitung und Veränderung menschlicher Identität anzusehen" hieße, „Leiberfahrung auf die Begegnung mit Körperlichem reduzieren und damit die für den Menschen kennzeichnende Weise der Identitätswahrnehmung, nämlich Leiberfahrung als Selbstvergewisserung, zu übersehen" (Beckmann 2000, S. 181f.). Ob der Erhalt eines Tierorgans die Grenze menschlicher Identität überschreitet, entscheidet sich letztlich an der Frage, ob sich der Betreffende, um mit Kant zu sprechen, als dasjenige betrachtet, „was die Natur aus dem Menschen macht", oder ob er sich als dasjenige versteht, was er „als frei handelndes Wesen aus sich selber macht, oder machen kann oder soll"[19]. Definiert sich der Mensch nicht, zumindest nicht in erster Linie, über Körperliches, sondern über seine Fähigkeit, frei zu handeln und sich selbst als Aufgabe zu begreifen, dann stellt die Annahme eines Xenotransplantats nicht eine Identitätsveränderung dar, sondern eine neue Weise der Selbstvergewisserung via Leiberfahrung eines in seinem Handeln autonomen Subjekts.

Unter welchen normativen Bedingungen ein solches Handeln steht, ist im Folgenden auf der Ebene der ethischen Implikationen der Xenotransplantation zu diskutieren.

10.2 Ethische Fragen der Xenotransplantation

Begreift man Moral als die Gesamtheit der in einer gegebenen Gesellschaft zu einer gegebenen Zeit allgemein anerkannten und gemeinsam befolgten Normen Gutes bewirkender und Schlechtes vermeidender menschlicher Handlungen, dann kommt der Ethik die Aufgabe der kritischen Analyse und Reflexion der Prinzipien und Gründe desjenigen menschlichen Verhaltens zu, für das moralische Qualität

[19] Kant, I., Anthropologie in pragmatischer Hinsicht, Vorrede, BA III. Akademie-Ausgabe Bd. VII, Berlin 1907 (ND 1968).

beansprucht wird (Beckmann 1996, S. 5f.). Methodisch geht ethische Analyse in der Regel so vor, dass im Hinblick auf menschliches Tun und Unterlassen sowohl die Legitimität der Ziele als auch diejenige der Mittel und der Folgen untersucht wird. Dabei versteht sich von selbst, dass illegitime Ziele nicht durch möglicherweise zulässige Mittel und tragbare Folgen rechtfertigungsfähig werden, noch dass die Legitimität von Zielen jedwedes Mittel akzeptabel und jede Folge hinnehmbar macht. Am Anfang aber muss die Prüfung der Legitimität der Ziele stehen.

10.2.1 Prüfung der Legitimität der Ziele

Als Legitimationsgrund für die Erforschung und ggf. den Einsatz des Verfahrens der Xenotransplantation wird vielfach in erster Linie, gelegentlich sogar ausschließlich, der Mangel an menschlichen Spenderorganen genannt. Nun könnte in der Tat im Erfolgsfall der Xenotransplantation der Mangel an - zumindest bestimmten - Organen schlagartig und dauerhaft behoben werden, sofern man sich einer Tierart als Organquelle bedient, die in großer Zahl und mit vertretbarem Aufwand zur Verfügung steht, wie dies im Falle des Hausschweins erwartet wird. Hinzu kommt im Unterschied zur Allotransplantation die jederzeitige Verfügbarkeit von Xenotransplantaten, ein Umstand, der die für den Empfänger und seine Umgebung belastende und in ihrem Ergebnis ungewisse Wartezeit vermeidet und überdies den an der Organübertragung Beteiligten notfallähnliche Umstände erspart: Xenotransplantationen können im Unterschied zu Allotransplantationen elektiv, d.h. zum gewünschten Zeitpunkt durchgeführt werden. Überdies lassen sich die für die Spenderorgane schädlichen Ischämiezeiten im Falle der Verwendung von Tierorganen auf ein Minimum beschränken, da die Organgewinnung in unmittelbarer Nähe des Patienten stattfinden kann.

Doch so wichtig das Ziel der Reduzierung bis hin zur vollständigen Kompensation des Organmangels ist, so wenig kann dies als oberster Legitimationsgrund der Xenotransplantation gelten: Es könnte sich in Zukunft herausstellen, dass die Behebung des Organmangels auf anderen Wegen möglich wäre; oder es könnte sich zeigen, dass sich vermittels der Xenotransplantation nicht der Mangel *aller*, wohl aber derjenige *bestimmter* Organarten beheben ließe. Weder würde mithin eine Kompensation des Organmangels automatisch die Xenotransplantation legitimieren noch würde dieselbe ihre Legitimation verlieren, wenn sie den Organmangel lediglich in Bezug auf bestimmte Organarten zu kompensieren imstande wäre. Organe sind lediglich Mittel, nicht Zweck. Nicht die Steigerung der Zahl transplantationsfähiger Organe als solche, sondern die damit ermöglichte Lebensrettung und Lebenserleichterung anderweitig nicht zu rettender Patienten ist es, welche die Grundlage ethischer Rechtfertigung bildet (Beckmann 1999b, Engels 1999).

Organtransplantation ist kein Selbstzweck, sondern ein Mittel der Lebensrettung und -erhaltung. Dasselbe gilt vom Ziel vermehrter Organbeschaffung: nicht sie, sondern das, was man mit ihr erreicht, nämlich Lebensrettung und Leidverminderung, ist Grundlage ethischer Rechtfertigung. Diese Präzisierung eines an sich selbstverständlichen Sachverhalts ist deswegen vonnöten, weil erst dadurch deutlich wird, dass die Xenotransplantation nur dort und in dem Umfang eingesetzt wird, wo es um Lebensrettung und Leidensreduktion geht und wo – weniger problembeladene – Alternativen fehlen. Da die Reduktion des Organmangels nicht der oberste Rechtfertigungsgrund der Xenotransplantation ist, kann, wie gesagt, auch ein diesbezüglich nur teilweiser Erfolg kein genereller Ablehnungsgrund der Xenotransplantation sein[20]. Vielmehr ist die Rettung jedes einzelnen Patienten, der ohne Xenotransplantation verstirbt, gegenüber der jetzigen Situation ein Erfolg. Lässt sich dies auf anderen, weniger problembeladenen Wegen als über das Verfahren der Xenotransplantation erreichen, so sind aus ethischen Gründen diese Alternativen vorzuziehen; doch solange Alternativen entweder nicht hinreichen oder noch nicht weit genug entwickelt sind, wird man die Erforschung der Xenotransplantation in der ganzen Breite fortsetzen müssen.

Auf die vielfach geäußerte Befürchtung, dass die Xenotransplantation im Erfolgsfall den Organmangel nicht behebt[21], sondern ihn sogar verstärkt (und damit möglicherweise das Problem der Verteilungsgerechtigkeit verschärft, siehe hierzu 10.2.3.2), ist differenzierend zu antworten. Gelingt - was derzeit noch nicht abzusehen ist - das Verfahren der Xenotransplantation in einer der Allotransplantation *vergleichbaren* Weise, dann dürfte der Organmangel angesichts der leicht und jederzeit beschaffbaren Tierorgane behebbar sein. Wird die Xenotransplantation hingegen lediglich zur Überbrückung bis zum Erhalt eines Allo-Organs eingesetzt, so vermehrt sich der Organbedarf um die Zahl derjenigen Patienten, die ohne Xenotransplantation aus Mangel an humanen Spenderorganen während der Zeit auf der Warteliste verstorben wären. Der Bericht des Ausschusses für Bildung und Technikfolgenabschätzung des Deutschen Bundestags zur Xenotransplantation[22] stellt diesbezüglich fest, dass sich die „Zahl der Kandidaten für eine Allotransplantation erhöht... (und) die Schere zwischen Angebot und Nachfrage" sich weiter öffnet. Entscheidend ist jedoch, wie man mit dieser voraussehbaren Sachlage umgeht. Nimmt man, wie in der Literatur nahezu ausnahmslos der Fall, an, dass Ziel und oberster Rechtfertigungsgrund der Xenotransplantation die Behebung des Organmangels ist, dann wird man folgerichtig das Nichterreichen dieses Zieles, ja die Verstärkung des Mangels als Versagen der Xenotransplantation ansehen. Geht man hingegen, wie oben dargelegt, davon aus, dass Ziel und oberster Rechtfertigungsgrund der Xenotransplantation nicht die Behebung des Organmangels, sondern die Rettung und Erhaltung akut vom Tode bedrohter Patienten ist, denen eine nicht unerhebliche Verlängerung ihres Lebens ermöglicht wird, dann wird man in der Xenotransplantation auch dann einen Erfolg sehen, wenn sich der Organmangel nicht, zumindest nicht in allen Bereichen, beheben lässt.

---

20 Zu Engels (1999), S. 294 ist zu bedenken, dass auch dann, wenn die Zielsetzung der Behebung des Organmangels mit Hilfe der Xenotransplantation „nur sehr unzureichend erfüllbar ist", diese Methode nicht „fragwürdig" wäre: Nicht erst die (erhoffte) große Zahl, sondern bereits die Möglichkeit der Lebensrettung einzelner Patienten durch eine Xenotransplantation spielt bei der Frage der Legitimation eine zentrale Rolle.

21 Engels (1999), S. 295 f; Hüsing, Engels, Frick, Menrad, Reiß (1998), S. 198 f.

22 Technikfolgenabschätzung Xenotransplantation, Drucksache 14/3144 des Deutschen Bundestags vom 6.4.2000, S. 40.

10.2.1.1
Das Gebot der Lebensrettung und Leidverminderung

Die Verpflichtung, menschliches Leben zu schützen und zu erhalten, stellt nicht nur rechtlich, sondern auch ethisch eine Fundamentalnorm dar. Die Verpflichtung zum Lebensschutz rechtfertigt freilich nicht *jedes* Mittel. Dies gilt auch von der Xenotransplantation. Sofern und solange dieses Verfahren der *einzige* Weg der Rettung derjenigen organbedürftigen Menschen ist, die andernfalls infolge des Mangels an humanen Spenderorganen ihr Leben verlieren, ist man im Blick auf das Prinzip Lebensschutz verpflichtet, dieses Verfahren einer eingehenden Prüfung zu unterziehen und es ggf. anzuwenden. Zu beachten ist dabei die Unterscheidung zwischen der Xenotransplantation als *Mittel* und den für dieses Verfahren *verwendeten* Mitteln. Der Nachweis der Zulässigkeit der Xenotransplantation *als Mittel der Lebensrettung* impliziert nicht notwendig die Rechtfertigung *aller* für dieses Verfahren *verwendeten Mittel.* Sollte *keines* der für die Xenotransplantation notwendigen Mittel rechtfertigungsfähig sein, wäre auch die Xenotransplantation als Mittel der Lebensrettung nicht rechtfertigungsfähig (Beckmann 1998, S.101 f.).

Was das Ziel der Lebensrettung durch Xenotransplantation angeht, so kann dasselbe nicht dadurch in Frage gestellt werden, dass man aus religiösen Gründen die Ansicht vertritt, lebensbedrohliche Organbedürftigkeit sei generell ein hinzunehmendes Schicksal. Eine solche These würde nicht nur das Gebot des Lebensschutzes anderer der persönlichen Überzeugung Einzelner unterordnen, es würde zugleich ein Verstoß gegen den Respekt vor der Autonomie und Selbstbestimmung anderer sein. Voraussetzung der Legitimierbarkeit jedweden medizinischen Verfahrens, und dazu gehört auch das der Xenotransplantation, ist die Beachtung der Autonomie und des Selbstbestimmungsrechts jedes Menschen.

Die ethische Rangfolge 1. Autonomieprinzip - 2. Prinzip des Lebensschutzes - 3. Erfordernis der Schaffung der Mittel zur Ermöglichung autonomer Entscheidungen und zur Verwirklichung des Lebensschutzes, hat gewichtige Konsequenzen, von denen die drei folgenden hervorgehoben werden sollen:

1. Solange organbedürftige Patienten infolge des Mangels an allogenen Spenderorganen während ihrer Zeit auf der Warteliste versterben und die ärztliche und gesamtgesellschaftliche Pflicht zur Hilfe gegenwärtig und in absehbarer Zukunft nur oder überwiegend nur mit Hilfe der Xenotransplantation verwirklicht werden kann, wird man die Xenotransplantationsforschung und -weiterentwicklung als ethisch nicht nur erlaubt, sondern geboten ansehen müssen, denn Rettung, Schutz und Bewahrung menschlichen Lebens vor Not und Tod stellen, sofern das Einverständnis des Betroffenen vorliegt bzw. angenommen werden kann, ethisch nicht relativierbare Normen dar.
2. Angesichts der Problematik der Frage, ob sich der Mensch der Tiere *unter allen Umständen* bedienen darf, wird man die moralische Erlaubtheit der Xenotransplantation jedoch unter der Bedingung ihrer gegenwärtigen Alternativ-

losigkeit sowie der Verpflichtung zur weiteren Suche nach Alternativen diskutieren und kritisch prüfen müssen[23].
3. Dasselbe gilt, solange die drei naturwissenschaftlichen Hauptprobleme der Xenotransplantation, das Problem des Umgangs mit der anatomisch-physiologischen Distanz zwischen Mensch und (Quellen-)Tier, das Problem der Herbeiführung der Immuntoleranz sowie das des Infektionsrisikos, noch nicht zufriedenstellend gelöst sind.

Zu 1: Der Pflicht der menschlichen Solidargemeinschaft im allgemeinen und der Medizin im besonderen, zum Zwecke der Lebensrettung und -erhaltung als Mittel auch die Xenotransplantation zu prüfen und, falls die genannten Probleme der anatomisch-physiologischen Distanz, der Herbeiführung der Immuntoleranz und vor allem des Infektionsrisikos sowie des Tierschutzes zu lösen sind, dieses Verfahren auch einzusetzen, korrespondiert unter keinen Umständen so etwas wie eine Pflicht eines Organbedürftigen, sich einer Xenotransplantation auch tatsächlich zu unterziehen. Dies hängt vielmehr von seiner frei gegebenen Zustimmung ab. Wenn diese Selbstverständlichkeit hier gleichwohl angesprochen wird, so deswegen, weil umgekehrt eine mögliche individuelle Verneinung der Pflicht, die Xenotransplantationsforschung voranzutreiben und das Verfahren ggf. anzuwenden, u.U. eine Verletzung der Autonomie und freien Selbstbestimmung anderer organbedürftiger Patienten darstellen kann.

Zu 2: Die ethische Analyse wissenschaftlich eröffneter Handlungsmöglichkeiten stellt keine ein für alle Male abschließbare Handlung, sondern einen die weitere Anwendung begleitenden und sie angesichts neuer Erkenntnisse ständig überprüfenden ggf. infragestellenden Prozess dar. Dies gilt auch für die Xenotransplantation. Alternativlosigkeit ist kein ethischer Freibrief.

Zu 3: Auch wenn alles ärztliche Handeln und damit auch die Xenotransplantation unter der Bedingung der freien Zustimmung des Patienten steht, so kann gleichwohl dessen Autonomie weder die Ärzte zur Anwendung eines klinisch noch nicht freigegebenen Verfahrens, wie es die Xenotransplantation derzeit ist, veranlassen noch können sich die Ärzte unter Berufung auf die Zustimmung des Patienten und die Verpflichtung zur Lebensrettung und -erhaltung über das Hindernis, klinisch noch nicht Erprobtes noch nicht anzuwenden, aus ethischer Sicht ohne weiteres hinwegsetzen (vgl. jedoch 10.2.2.1).

10.2.1.2 Ersetzung der Allotransplantation?

Ungleich weniger eindeutig wird die Situation, wenn das Ziel der Xenotransplantation darin gesehen wird, die Allotransplantation dauerhaft und umfassend zu *ersetzen*. Voraussetzung wäre, dass Funktion und Lebensdauer xenogener Organe denjenigen menschlicher Spenderorgane gleichkämen oder dieselben sogar überträfen, so dass die Patienten den gleichen oder größeren Nutzen aus einer Xenotransplantation zögen. Man müsste in diesem Fall jedoch begründen, warum das Töten von Tieren zum Zwecke der Organgewinnung ethisch eher zu rechtfer-

23 Näheres zur tierethischen Seite dieser Frage siehe oben Kap. 5, Abschnitt 2.

tigen ist als die Entnahme der Organe von toten Menschen, die zu Lebzeiten ihre Zustimmung dazu gegeben bzw. einer Entnahme nicht widersprochen haben. Dies würde bedeuten, dass man das Prinzip Lebensschutz der Tiere der Nutzung der humanen postmortalen Organspende ethisch prinzipiell unterordnete. Doch mit welchen Argumenten ließe sich die Prävalenz der Organe Verstorbener vor dem Lebensschutz von Tieren begründen? Hierzu bedürfte es eines Anthropozentrismus extremer Form (vgl. Kap. 5, Abschnitt 2). Eine konsequente und vollständige Ersetzung der Allo- durch die Xenotransplantation scheint insoweit ethisch fragwürdig (siehe auch Engels 1999).

10.2.1.3
Ergänzung der Allotransplantation?

Anders stellt sich die Situation dar, wenn die Xenotransplantation nicht als Ersatz, sondern als Ergänzung der Allotransplantation angestrebt wird. In diesem Fall bleibt nicht nur das Prinzip gewahrt, dass alles, was die Menschen ohne Rückgriff auf das Leben von Tieren unter sich regeln können, so weitgehend wie möglich auch von ihnen selbst geregelt werden muss; zugleich wird deutlich, dass die Xenotransplantation grundsätzlich *auxiliären* Charakter hat. Sie soll durch Kompensation des Mangels an humanen Spenderorganen Menschenleben retten und erhalten, nicht die menschliche Organspende überflüssig machen.

Prüfungsbedürftig erscheint die Befürchtung, ein Erfolg der Xenotransplantation könnte die menschliche Spendebereitschaft, vor allem im Hinblick auf die postmortale Organspende, negativ beeinflussen (Daar 1997, S. 978f, Engels 1999, S. 296f). Hierauf ließe sich zwar nicht die Einstellung der weiteren Bemühungen um die Xenotransplantation gründen, weil die Pflicht zur Lebensrettung und -erhaltung bestehen bleibt, wohl aber die Forderung, aus Gründen der Solidarität unter den Lebenden und damit auch mit den Tieren darauf hinzuweisen, dass die Menschen dasjenige, was sie unter sich ausmachen können, nicht ohne weiteres auf die Tiere abwälzen dürfen.

10.2.1.4
Übergangslösung?

Zu prüfen ist, ob aus dem Umstand, dass die Xenotransplantation notgedrungen den Lebensschutz der Tiere demjenigen der Menschen unterordnet, dass aber zugleich der Schutz tierischen Lebens einen eigenen ethischen Rang hat, folgt, dass die Xenotransplantation aus ethischer Sicht nicht als endgültige oder Dauerlösung, sondern nur als Zwischenlösung angesehen werden kann, und zwar zur Überbrückung bis zu dem Zeitpunkt, an dem der Gewinnung von Organersatz auf anderen Wegen Erfolg beschieden ist (etwa durch Herstellung künstlicher Organe und/oder durch bioartifizielle Konstrukte, siehe oben Kap. 3). Auch ist zu beachten, dass die Xenotransplantation unter der Forderung steht, dass ihre Rechtfertigungsfähigkeit von der Bedingung abhängt, dass sie die einzige Alternative der Lebensrettung ist, so dass, sobald Alternativen gegeben sind, sich die Frage der Rechtfertigungsfähigkeit der Xenotransplantation aufs neue stellt.

10.2.2 Prüfung der Vertretbarkeit der Mittel

Etablierung und Umsetzung des Verfahrens der Xenotransplantation sind im Hinblick auf Mensch und Tier mit besonderen Forschungen, Belastungen und Einschränkungen verbunden, deren Vertretbarkeit im einzelnen geprüft werden muss.

10.2.2.1 Heilzweck und Fremdnützigkeit

Auch die Xenotransplantation bedarf, wie alle medizinischen Verfahren, der Forschung am und mit dem Menschen. Aus ethischer Sicht muss Forschung am Menschen vor allem die drei folgenden Grundbedingungen erfüllen: die notwendigen Bedingungen, dass 1. die Forschungsziele rechtfertigungsfähig und auf anderen Wegen nicht erreichbar sind, was voraussetzt, dass die betreffende Forschung *gewichtigen* Heilzwecken dient, und dass 2. die Belastungen und Risiken für den Patienten bzw. Probanden zumutbar sind und in einem vertretbaren Verhältnis zum erwartbaren Resultat stehen, und - entscheidend - 3. die hinreichende Bedingung, dass der Patient bzw. Proband aufgrund vollständiger Information über Art, Umfang, Risiko und Alternativen der Forschung aufgeklärt wird und auf dieser Grundlage seine freie Zustimmung gibt. Von grundsätzlicher Bedeutung ist dabei die Unterscheidung zwischen Heilversuch und Humanexperiment[24]. Ein Heilversuch (siehe auch Kap. 11.1.4.1) muss zuerst und vor allem dem Wohl eines Patienten dienen, bei dem etablierte medizinische Verfahren ausgeschöpft sind. Dass bei Durchführung eines Heilversuchs zugleich wissenschaftliche Erkenntnisse anfallen, ist als Begleiterscheinung ethisch unbedenklich, als primäre, d.h. handlungsleitende Intention hingegen ethisch inakzeptabel. Das Humanexperiment, bei dem im Unterschied zum Heilversuch der wissenschaftliche Erkenntnisgewinn im Vordergrund steht, unterliegt den Bedingungen, dass 1. die Forschungsziele gewichtig und nicht auf anderen Wegen erreichbar sind, dass 2. die Belastungen und Risiken für den Probanden zumutbar sind und dass vor allem 3. die Zustimmung des Probanden nach entsprechender Aufklärung vorliegt. An den „informed consent" sind angesichts der mit Humanexperimenten verbundenen Risiken sowie der Fremdnützigkeit aus ethischer Sicht besonders hohe Anforderungen zu stellen. Denn im Unterschied zum Heilversuch, der seiner Natur nach dem *individuellen Patienten* Nutzen bringen muss, zerfallen Humanexperimente mit ihrer Forschungszielsetzung in solche, bei denen sich für den Probanden allenfalls ein mittelbarer Nutzen ergibt, und in solche, die nicht dem Probanden, sondern den Mitgliedern des betreffenden Patientenkollektivs nutzen, und schließlich in solche reiner Fremdnützigkeit.

Im Hinblick auf die Xenotransplantation folgt aus dem Dargelegten: Eine Xenotransplantation primär zu Forschungszwecken und somit als Humanexperiment ist unter keinen Umständen rechtfertigungsfähig; dies selbst dann nicht, wenn ein Patient ihr nach umfassender Aufklärung zustimmte. Zwar ist die freiwillige Ü-

---

[24] Vgl. H. Helmchen (1989), S. 487-496; zu ethischen und rechtlichen Fragen vgl. F. Böckle u. A. Eser, a.a.O., S. 496-514 sowie neuerdings H.-G.Koch u. W.Schaupp (1998), S. 238-246.

bernahme des Risikos des Verlustes des eigenen Lebens zwecks Lebensrettung anderer auf der Grundlage des Respekts vor der Autonomie und dem Selbstbestimmungsrecht des Individuums ethisch zulässig; die Inanspruchnahme dieses Rechts würde im Falle einer Xenotransplantation jedoch weder die Bedingung erfüllen, mit hinreichender Sicherheit das Lebens anderer zu retten, noch die Ärzte von ihrer Verpflichtung entbinden, das Leben eines *jeden* Patienten und damit auch dasjenige des in eine Xenotransplantation zu Forschungszwecken aus rein altruistischen Motiven einwilligenden Individuums zu schützen und vor Schaden zu bewahren.

Allenfalls als *Heilversuch* scheint die Xenotransplantation unter engen Bedingungen rechtfertigungsfähig, nämlich dann, wenn 1. eine ansonsten aussichtslose Situation, bei vollständiger Alternativlosigkeit der Lebensrettungsmöglichkeiten, gegeben ist, 2. ein nicht nur kurzfristiges Überleben erreichbar ist und 3. und vor allem die Zustimmung des Patienten („informed consent") und seines ärztlichen und sozialen Umfelds nach umfassender Aufklärung vorliegt („kollektiver informed consent") und ein gravierendes Risiko für Leben und Gesundheit Dritter ausgeschlossen werden kann.

Da prinzipiell zustimmungsfähige Patienten mit drohendem Versagen vitaler Organe in der Regel kaum oder bestenfalls eingeschränkt aufklärungs- und einwilligungsfähig sind, wäre zu prüfen, ob hier der *mutmaßliche* Wille als Legitimationsgrundlage in Frage käme. Der mutmaßliche Wille eines Menschen darf kein von Dritten gemutmaßter Wille sein, sondern muss auf dokumentierbarer (z. B. Patientenverfügung) oder anderweitig verlässlicher Grundlage (z.B. glaubhafte Aussagen aus dem Lebensumfeld des Patienten) beruhen. Bestehen Zweifel, wird man diesbezüglich nicht weiterkommen und statt dessen die Möglichkeit einer Xenotransplantation als Heilversuch nur bei Patienten ins Auge fassen, mit denen man die Risiken rechtzeitig *vor* Eintritt einer aussichts- und alternativlosen Situation hat klären können. Ist der Patient angesichts der Komplexität der Situation und des Verfahrens der Xenotransplantation überfordert, wird man von einem Zustandekommen eines „informed consent" nicht sprechen können. Gelingt hingegen die Aufklärung im erforderlichen Umfang und ist von einer selbstbestimmten Entscheidung des Patienten auszugehen, so bleibt im Fall der Xenotransplantation noch immer die Schwierigkeit, dass das Grundrecht aller Einwilligung, nämlich die Möglichkeit des jederzeitigen Widerrufs und Rücktritts seitens des Patienten, naturgemäß nicht realisiert werden kann. Wer sich nach voller Aufklärung über Chancen und Risiken zur Xenotransplantation und damit auch der notwendigen, möglicherweise lebenslangen Überwachung bereit erklärt, der kann diese Zustimmung wegen der Gefahr für das eigene Leben wie auch um des Schutzes Dritter willen nicht widerrufen (Quante 1998).

Die große Schwierigkeit einer Xenotransplantation als Heilversuch besteht derzeit darin, dass wegen der Gefahr möglicher Infektionen, denen Dritte ausgesetzt sein könnten, nicht nur der „informed consent" des betroffenen Patienten, sondern derjenige seiner ärztlichen und sozialen Umgebung notwendig ist. Die Herbeiführung eines gleichzeitigen „informed consent" einer größeren Anzahl von Individuen („kollektiver informed consent") dürfte schwierig und überdies nur im Falle eines vertretbaren Risikos für die Betroffenen und bei Ausschluss eines gravierenden Risikos epidemischen oder gar pandemischen Ausmaßes vertretbar sein (näheres siehe Kap. 9, Abschnitt 3). Einen über klar definierbare Kleinkollektive hinausgehenden Konsens, so derselbe überhaupt etablierbar ist, wird man, zumindest solange das Risiko lebensbedrohlicher Infektionen für Dritte bei der Xenotransplantation besteht, kaum einholen dürfen.

Was die Frage der Xenotransplantation aus Gründen rein fremdnütziger Forschung angeht, so scheint sich hier auf den ersten Blick kein Problem zu ergeben, da wohl niemand sich einer Xenotransplantation zu reinen Forschungs- und nicht zu Heilzwecken unterziehen wird. Bedenkt man jedoch, dass der derzeitige internationale Konsens, die Xenotransplantation noch nicht in die klinische Phase zu überführen, naturgemäß jederzeit in der Gefahr steht, aufgrund von Notfallerwägungen durchbrochen zu werden, so wird deutlich, dass diesbezüglich das schwerwiegende Bedenken nicht von der Hand zu weisen ist, dass ein solches Vorgehen angesichts der noch immer geringen Erfolgschancen der Xenotransplantation trotz Heilversuchsabsicht im Effekt eher einem (fremdnützigen) Humanexperiment denn einem Heilversuch gleichkäme (Cooper 1996). Um den Charakter des Heilversuchs sicherzustellen, muss eine nicht unerhebliche Überlebenszeit nach Xenotransplantation erreichbar sein. Entsprechend hoch sind die Anforderungen, die an die Zustimmung des umfassend aufgeklärten Patienten zu stellen sind, die dieser für den Fall gibt, dass sein Zustand sich derart verschlechtert, dass als einzige Rettungsalternative eine Xenotransplantation in Frage kommt.

10.2.2.2 Zumutbarkeit und Grenzen der Belastungen infolge verstärkter Immunsuppression

Wie bei der Allotransplantation ist auch im Falle der Xenotransplantation - und bis auf weitere Sicht in verstärkter Form - Immunsuppression unabdinglich. Die damit verbundenen Belastungen für den Transplantierten sind, solange Immuntoleranz sich nicht erreichen lässt, erheblich. Nun ist die Bereitschaft der meisten Menschen, zur Rettung ihres Lebens auch größte Belastungen auf sich zu nehmen, ebenso natürlich wie unbestreitbar. Um so wichtiger ist eine umfassende Aufklärung des Patienten in diesem Punkt, einschließlich vor allem des Hinweises darauf, dass die Immunsuppression den problematischen Nebeneffekt der Schwächung des Organismus gegenüber Krankheitserregern hat, - ein Risiko, das für den Fall von Zoonosen für den Transplantatempfänger (und möglicherweise auch für Dritte) nicht unerheblich sein könnte. Es wird daher zu prüfen sein, wo die Grenzen der Zumutbarkeit liegen und wie sie einzuhalten sind. Eine sachlich fundierte ethische Antwort auf diese Frage kann erkennbar nur in enger Kooperation mit den zuständigen naturwissenschaftlichen und medizinischen Disziplinen, allem voran der Immunologie und Virologie, erfolgen.

10.2.2.3
Vertretbarkeit der Einschränkung von Grund- und Persönlichkeitsrechten zum Schutze Dritter

Die derzeit wohl schwierigste Frage, deren ethische Dimension im Zusammenhang mit dem Umgang mit dem Infektionsrisiko im vorangegangenen Kapitel 9, Abschnitt 3 diskutiert worden ist, stellt die Gefahr der möglichen Übertragung von Krankheitserregern dar, welche nicht nur den Transplantatempfänger, sondern möglicherweise auch seine Umgebung und *a fortiori* die Gesellschaft als ganze bedrohen können. Um dieses Risiko zu verringern, wird sich der Empfänger eines Xenotransplantats unter Umständen einer quarantäne-ähnlichen Isolation sowie einer ständigen und möglicherweise über Jahre dauernden, wenn nicht lebenslangen Überwachung unterziehen müssen. Hinzu kommen infolge der Notwendigkeit der Dateneinsicht durch Dritte Einschränkungen hinsichtlich des Rechts der informationellen Selbstbestimmung. Nun bedeutet eine solche Isolation von dem Augenblick an, wo sie nicht nur um der Heilung des Transplantierten willen, sondern auch und weiterhin zum Schutze Dritter erfolgt, eine erhebliche Einschränkung des Grundrechts auf Freiheit zur Selbstbestimmung. Dieses Grundrecht wird auf dem Wege über eine Abwägung zwischen ihm und dem Grundrecht Dritter auf Lebensschutz zugunsten des letzteren eingeschränkt. So einleuchtend dies ist, so wichtig ist diesbezüglich ein differenzierter Blick. Denn die Freiheitseinschränkung ist genau besehen nicht nur und auch nicht in erster Linie eine lokale, sondern eine soziale und emotionale. Sollte sich herausstellen, dass diesbezüglich Grenzen der Zumutbarkeit überschritten werden, folgt daraus nicht, dass dann der Lebensschutz Dritter suspendiert würde, sondern dass aus diesem Grund ein Übergang in die Klinik derzeit nicht rechtfertigungsfähig wäre.

Ähnliches ist von der Notwendigkeit der ständigen Überwachung des Xenotransplantierten zu sagen: Auch hier gilt es, die Grenzen der Zumutbarkeit zu eruieren. Da nicht ausgeschlossen werden kann, dass ein xenotransplantierter Patient sich anschließend nicht an die zum eigenen wie zum Schutze Dritter erforderlichen Maßnahmen hält, muss sein Recht auf Selbstbestimmung und das Recht Dritter auf Schutz der Gesundheit gegeneinander abgewogen werden. Im Fall eines nur hypothetischen oder unerheblichen Risikos wird die Abwägung zugunsten des Patienten, im Falle eines realen und erheblichen Risikos hingegen zugunsten Dritter ausfallen müssen.

Nicht ganz so schwierig dürfte es im Hinblick auf die mit der Xenotransplantation um des Schutzes Dritter willen unvermeidbare Einschränkung des Datenschutzes stehen. Der Datenschutz ist zwar ein hohes, aber kein Höchstprinzip: Es unterliegt immer und notwendig den Bedingungen der Sicherstellung des Schutzes und der Rechte Dritter. Dies legitimiert freilich nicht einen großzügigen oder unbefangenen Umgang mit den Daten des Empfängers eines Xenotransplantats. Vielmehr muss stets im Einzelfall geprüft werden, ob und in welchem Umfang die Datenweitergabe für den Schutz Dritter unabdinglich ist oder nicht.

10.2.3 Prüfung der Hinnehmbarkeit der Folgen

Faktische und mögliche Folgen der Xenotransplantation ergeben sich sowohl für den Empfänger wie für Dritte. Auf die Folgen für Dritte ist bereits im Kap. 9, Abschnitt 13 eingegangen worden.

10.2.3.1 Xenotransplantat-Empfänger

Es ist bereits darauf hingewiesen worden (siehe oben 10.1.1), dass die faktischen Auswirkungen einer Xenotransplantation auf die Einstellung ihres Empfängers sich mangels entsprechender empirischer Daten kaum gesichert voraussagen lassen. Gleichwohl ist das Thema auch aus ethischer Sicht zu wichtig, als dass man es erst *ex post* diskutiert. Eine Hilfestellung bieten erste Untersuchungen, allen voran eine an der Medizinischen Hochschule Hannover (MHH) erfolgte und kürzlich veröffentlichte Befragung von allotransplantierten bzw. auf der Warteliste stehenden Patienten über ihre Einstellung gegenüber einer Transplantation von xenogenen Organen[25]. Von den 1049 Patienten, die sich an dieser randomisierten, einfach blinden Untersuchung beteiligten[26], hatten 722 ein menschliches Spenderorgan erhalten; 327 standen für verschiedene Organe auf der Warteliste. Von der Gesamtzahl der genannten Patienten würden 77% ein Tierorgan akzeptieren, sofern es eine menschlichen Spenderorganen vergleichbare Funktionsleistung aufweist; 7% hingegen würden ein Tierorgan auch dann ablehnen. Die Hauptbefürchtung von Patienten gegenüber einem Xeno-Organ bezieht sich mit über 90% auf die Frage der adäquaten Funktionstüchtigkeit des Organs und auf die Furcht vor der Übertragung tierischer Krankheiten; die artfremde Herkunft sowie die Organart spielten nur eine untergeordnete Rolle. 20% äußerten Befürchtungen hinsichtlich möglicher Persönlichkeitsveränderungen, 30% hielten dieselben für geringfügig; die restlichen 50% nannten keine derartigen Befürchtungen. Die aus immunologischen Gründen vorgenommene xenogene Veränderung der tierischen Transplantatquelle wird von 84% akzeptiert. Nach einer in Lancet 1997 veröffentlichten Untersuchung[27] bewegt sich die Akzeptanzrate xenogener Nieren zwischen 42 und 78%. Ähnliche Resultate finden sich in einem Bericht in Nature aus dem Jahre 1998[28]. Sollte ein Tierorgan einen einem menschlichen Spenderorgan

---

25 H.J. Schlitt, R. Brunkhorst, A. Haverich, R. Raab (MHH, Klinik für Abdominal- und Transplantationschirurgie sowie ihrer Abteilung Nephrologie und der Klinik für Thorax-, Herz- und Gefäßchirurgie) (1999), S. 384-391. Zum Folgenden vgl. Beckmann (2000), S. 173-176.

26 Insgesamt wurden 1621 Patienten befragt; 722 Transplantierte (=67%) und 327 der Patienten auf der Warteliste (= 61%) beteiligten sich an der Befragung.

27 Mohacsi, Thompson, Nicholson, Tiller (1997), 349:1031; vgl. Ward (1997), 349: 1775.

28 Vgl. D. Butler (1998). Bei einer von B. Bunzel und E. Jaeger von der Chirurgischen Universitäts-Klinik, Abteilung für Herz- und Thoraxchirurgie in Wien vorgenommenen Erhebung zur Frage: „Würden Sie auch das Organ eines Schweines annehmen?“ konnten sich von 110 befragten Herztransplantierten 70 die Annahme eines Tierorgans „sehr gut“ und weitere 20 „einigermaßen gut vorstellen“; 8 waren unschlüssig, 5 konnten sich die Annahme eines

vergleichbaren Funktionserfolg haben, würden mehr als 50% derer, die sich auf der Warteliste auf ein Spenderorgan befinden, ein Tierorgan akzeptieren; weitere 25% würden ein Tierorgan dann akzeptieren, wenn sich ihr Zustand verschlechtern würde und keine Aussicht auf den Erhalt eines menschlichen Spenderorgans bestünde. Lediglich 7% würden ein Tierorgan auch unter den genannten Bedingungen nicht akzeptieren.

Da bei den befragten Patienten noch keine Xenotransplantation stattgefunden hat, wird man die angegebenen Daten eher als grundsätzliche *Einstellung* bzw. *Erwartungshaltung* bewerten; wie sich dies im Falle einer tatsächlichen Xenotransplantation auswirkt, darüber kann mangels empirischer Daten derzeit noch keine gesicherte Aussage gemacht werden. Immerhin hat sich gezeigt, dass es weniger die *Herkunft* des Transplantats, ob vom Menschen oder vom Tier, als vielmehr die *Funktionstüchtigkeit* desselben ist, die als ausschlaggebend angesehen wird.

Während religiöse Gründe für die Einstellung gegenüber einem Tierorgan mit 5% nur eine marginale Rolle zu spielen scheinen, hat die Studie Unterschiede der Geschlechtereinstellung ergeben. So würden 60% der männlichen, aber nur 40% der weiblichen Patienten, die auf der Warteliste stehen, ein Tierorgan akzeptieren. In der Gruppe der bereits transplantierten Patienten nähern sich jedoch die Einstellungsquoten beider Geschlechter einander wieder: 5% der männlichen und 7% der weiblichen Patienten würden ein Tierorgan ablehnen.

Um einen Vergleich mit der Art der Einstellung von (männlichen wie weiblichen) Patienten zu einem *menschlichen* Spenderorgan zu ermöglichen, haben die Autoren zusammen mit weiteren Kollegen eine entsprechende Untersuchung vorgelegt[29]. Danach betrachten 62% der befragten allo-transplantierten Patienten das fremde menschliche Organ als einen „Teil ihres Körpers"; von den Patienten auf der Warteliste tun dies nur 40%. 37% der Transplantierten (55% derer auf der Warteliste) meinen, dass das menschliche Spenderorgan zwar etwas Fremdes sei, nunmehr aber zu ihrem Körper gehöre; lediglich 1% (5% der Patienten auf der Warteliste) betrachtet das transplantierte (bzw. das zu transplantierende) Organ als einen „Fremdkörper".

Auf der Grundlage der genannten Untersuchung zur Einstellung von Patienten gegenüber Xenotransplantaten gelangen die Verfasser zu dem Schluss, dass 1. „die Akzeptanzrate der Xenotransplantation unter Patienten relativ hoch sein würde, selbst wenn sie im Vergleich zur Allotransplantation mit einigen Nachteilen verbunden wäre", dass 2. „die Art des erforderlichen Organs nur einen geringen Einfluss auf die Akzeptanzrate hätte", und dass 3. „trotz der hohen Akzeptanzrate eine Reihe von Besorgnissen und Ängsten mit diesem Verfahren verbunden ist"[30].

Tierorgans „kaum" und weitere 7 „überhaupt nicht" vorstellen (Mitteilung von Frau Prof. Bunzel).

29 Die Untersuchung von Schlitt, Brunkhorst, Schmidt, Nashan, Haverich, Raab (1999b) trägt den Titel: Attitudes of patients before and after transplantation towards various allografts.

30 „The extensive survey on xenotransplantation (...) has provided three major results: (1) the acceptance rate of xenotransplantation among patients would be rather high, even if it would have some disadvantages in comparison with allotransplantation; (2) the type of organ required had only minor impact on the acceptance rate; and (3) in spite of the high acceptance ra-

Auch wenn also die Akzeptanzrate von Xenotransplantaten erstaunlich hoch ist, so bleiben doch immerhin 25% der befragten Patienten „besorgt über emotionalen Stress im Zusammenhang mit der Xenotransplantation"; 10% fürchten Persönlichkeitsveränderungen[31]. Ähnlich hoch ist der Prozentsatz jedoch auch bei allotransplantatierten Patienten, was erneut darauf hinweist, dass es vermutlich nicht die Quelle des Organs - ob Tier oder Mensch - ist, sondern die Fremdheit überhaupt, welche für einige Patienten Anlass zu Besorgnissen im Hinblick auf Persönlichkeitsveränderungen gibt.

Bedenkt man, dass eine Organtransplantation den befragten Patienten ein Weiterleben ermöglicht hat und dass dies auch von den auf der Warteliste Stehenden erhofft wird, dann kann nicht verwundern, dass es die Funktionssicherheit ist, welcher von den Betroffenen die höchste Priorität zugesprochen wird und vor der die Herkunft des Transplantats zurücksteht. Dem entspricht der ethische Befund, dass die Einschätzung der Fremdheit eines Transplantats tierischer Herkunft, so komplex sie unter anthropologischen und psychologischen Aspekten sein mag, dem Ziel des Lebenserhalts nachgeordnet ist.

10.2.3.2
Allokationsfragen im Makro- und Mikrobereich

Menschliches Leben und seine Erhaltung sind einem Kalkül vorhandener Kosten aus ethischer Sicht grundsätzlich entzogen. Da jedoch die dem Gesundheitssektor zur Verfügung stehenden Mittel wie alle Mittel begrenzt sind, muss im öffentlichen Diskurs ein Konsens darüber herbeigeführt werden, in welchem Umfang verantwortlicherweise einem Vorhaben wie demjenigen der Erforschung und Entwicklung der Xenotransplantation Mittel zugewiesen werden, die dann naturgemäß in anderen Bereichen nicht zur Verfügung stehen können. Diesbezüglich ist eine ethische Analyse auf fachliche Information sowohl seitens der Medizin als auch seitens der Ökonomie angewiesen (siehe Kap. 12). Eine wichtige Rolle für die ethische Analyse spielt dabei das Prinzip der Gerechtigkeit, wonach Gleiches gleich und Ungleiches ungleich zu behandeln ist.

Nicht nur aus ökonomischer (Greiner 1998), sondern auch aus ethischer Sicht sind die mit der Xenotransplantation verbundenen Allokationsfragen im Makro- oder generellen Verteilungsbereich und im Mikro- oder individuellen Zuteilungsbereich prüfungsbedürftig. Ist, was den Makrobereich angeht, der erhebliche finanzielle Aufwand der Xenotransplantation, zumal in Anbetracht noch ungewisser Ergebnisse, im Vergleich mit anderen medizinischen Feldern, insbesondere solchen mit höherer Erfolgsrate und/oder stärkerer Breitenwirkung, vertretbar? Hier ist zu beachten, dass gesuchte wissenschaftliche Erkenntnisse, die ihrer Natur nach in der Zukunft liegen, subjektiv wie objektiv einen mehr oder weniger starken Ungewißheitscharakter besitzen. Da derselbe jedoch nicht absoluter, sondern relativer Natur ist - relativ zum jeweils vorliegenden Erkenntnisstand - , lässt sich der Umgang mit der Ungewissheit nicht am Beginn der wissenschaftlichen For-

te, there are a number of concerns and fears associated with this approach". Schlitt et al.1999a, S. 389.

31 Schlitt et al. (1999a), S. 389; vgl. Veatch (1986), S. 93-97

schung sondern erst in deren Verlauf klären. Erforschung und Entwicklung der Xenotransplantation stellen insoweit keine Besonderheit dar. Dies wäre erst dann der Fall, wenn aus der Ungewissheit, *ob* das Verfahren der Xenotransplantation realisierbar ist, die Gewissheit wird, *dass* es nicht durchführbar ist, und man gleichwohl Forschung und Entwicklung fortsetzen würde.

Schwieriger ist die Beantwortung der Frage, wie aus ethischer Sicht mit der Feststellung umzugehen ist, dass die Xenotransplantation im Vergleich mit der Patientenzahl bestimmter anderer Erkrankungen (z.B. Gefäßerkrankungen, Tumorbildungen u.ä.) eine geringere Zahl von Patienten betrifft. Abgesehen davon, dass der Schutz und Erhalt menschlichen Lebens, außer bei entsprechender Willensbekundung oder -verfügung des Betroffenen, aus ethischer Sicht durch niemanden und nichts - und damit auch nicht durch ökonomische Erwägungen - relativiert werden darf, ist zu beachten, dass die Xenotransplantation im Erfolgsfall nicht nur die Zahl der heute auf Wartelisten stehenden Patienten betrifft, sondern darüber hinaus die sehr viel größere Zahl derjenigen, die gegenwärtig die infolge der Knappheit an Spenderorganen besonders strengen Kriterien für eine Aufnahme in die Warteliste nicht erfüllen, deren Lebenssituation jedoch durch eine Transplantation wesentlich erleichtert und verbessert würde, wie dies z.B. bei vielen Dialysepflichtigen der Fall ist. Angesichts der Zahl derjenigen, denen etwa durch eine xenogene Zelltransplantation geholfen werden könnte (z.B. durch Inselzelltransplantation; allein in Deutschland gibt es derzeit ca. 400.000 Typ I Diabetiker, bei jährlich ca. 6.000 Neuerkrankungen, Tendenz steigend) entbehrt das Argument der angeblich kleinen Zahl, das sich bereits aus prinzipiellen Gründen des Lebensschutzes verbietet, auch faktisch der Grundlage. Andererseits wäre auf keinen Fall zu rechtfertigen, „dass innerhalb des medizinischen Sektors (bei einem gegebenen Gesamtumfang der finanziellen Mittel) Alternativen zur Xenotransplantation vernachlässigt oder auch andere Aufgaben und Anwendungsbereiche der Medizin begrenzt oder zurückgeführt werden“ (Quante 1998, S. 52), die bei gleicher Effizienz weniger kostenintensiv sind.

Im Hinblick auf den Mikrobereich scheint es im Falle eines erforderlichen Ersatzes eines Xeno- durch ein Allotransplantat nicht unerhebliche Probleme mit der Zuteilungsgerechtigkeit zu geben[32]. Schwierigkeiten bereitet auch die Frage, wie zu verfahren ist, wenn ein Transplantationsbedürftiger in der Hoffnung auf ein Allotransplantat ein Xenotransplantat ablehnt. Nicht minder schwierig ist die Frage, ob bei Versagen eines Xenotransplantats der Betreffende vorrangig bei Allotransplantaten zu berücksichtigen ist.

Der ethisch leitende Grundsatz einer gerechten Verteilung vorhandener Organe lautet: Jeder Patient muss bei gleicher Bedürftigkeit den gleichen Zugang zu die-

32 Nach Engels (1999), S. 294f. müssen für „die Zielsetzung der Behebung des Organmangels“ die folgenden Bedingungen erfüllt sein: 1. Entsprechung von Angebot und Nachfrage, 2. zumindest gleich gute Funktion des Xenotransplantats im Vergleich zum Allotransplantat, 3. gleichberechtigter Zugang aller transplantatbedürftigen Patienten zu Xenotransplantaten. Die erste Bedingung sieht Engels dann gefährdet, wenn Xenotransplantate nicht für *jeden* Organtyp zur Verfügung stehen sollten, die zweite Bedingung, wenn infolge kürzerer Funktionszeiten Retransplantationen notwendig sein sollten, die dritte Bedingung, wenn das Gesundheits- und Versicherungswesen nicht gewährleisten sollte, dass *alle* transplantatbedürftigen Patienten Zugang zu Xenotransplantaten erhalten.

sem medizinischen Verfahren erhalten[33]. Im Bereich der Allotransplantation wird dem genannten Grundsatz durch die Maßnahme entsprochen, dass die Namen organbedürftiger Patienten nach einem genau vorgeschriebenen Verfahren auf einer Warteliste erfasst werden. Dabei spielen Dringlichkeit und Erfolgsaussicht eine besondere Rolle (§ 12 Abs. 3 Transplantationsgesetz). Im einzelnen sind die Kriterien und ihre Gewichtung bzw. Rangierung dem Stand der medizinischen Wissenschaft durch entsprechende Richtlinien seitens der Ständigen Kommission ‚Organtransplantation' der Bundesärztekammer anzupassen.[34] Um der erforderlichen Einzelfallgerechtigkeit so nahe wie möglich zu kommen, werden die Kriterien jeweils mit Prozentangaben indiziert. Eurotransplant richtet sich nach den Kriterien der HLA-Kompatibilität, der Mismatch-Wahrscheinlichkeit, der Wartezeit und - neuerdings - der Austauschbilanz des Herkunftslandes des Patienten. Die verbleibende Schwierigkeit einer einzelfallgerechten Entscheidung würde bei Gelingen des Verfahrens der Xenotransplantation entfallen, weil Tierorgane im Prinzip an jedem Ort zu jeder Zeit bedarfskonform zur Verfügung gestellt werden können.

Hinsichtlich der Entscheidungskriterien, wer unter welchen Umständen ein Xeno- und wer ein Allo-Organ erhält, gilt es wie folgt zu differenzieren: erstens zwischen der Xenotransplantation als Übergangslösung („*bridging*") einerseits und als Alternativ- oder Ersatzlösung andererseits, und zweitens im Hinblick auf letztere zwischen der Qualität der Xenotransplantation im Vergleich zur Allotransplantation (schlechter/ gleich gut/ besser). Eignet sich die Xenotransplantation nur als Übergangslösung zur Lebensrettung aus akuter Gefahr bei temporärem Fehlen eines kompatiblen Allo-Organs, dann wird man - die ausdrückliche Zustimmung des Patienten auf der Grundlage vollständiger Aufklärung („informed consent") vorausgesetzt - nach Maßgabe des Gerechtigkeitsprinzips („Gleiches gleich, Ungleiches ungleich") der Behandlung eines von akutem lebensgefährlichen Organversagen bedrohten Patienten höchste Priorität zuerkennen müssen.

Erlaubt ein Xenotransplantat dagegen eine Überlebenszeit von nicht nur kurzfristiger Dauer[35], so ist wiederum zu unterscheiden zwischen einer qualifizierten Schlechter-, Gleich- oder Besserstellung des Xeno- gegenüber dem Allotransplantierten. Hier gilt, dass nur bei gleicher bzw. vergleichbarer Funktion von Xeno- bzw. Allotransplantat die Entscheidung in die freie Wahl des Patienten gestellt werden darf, während in den Fällen der Schlechter- oder Besserstellung aus ethischer Sicht nicht die persönliche Präferenz des Patienten, sondern die aus medizinischen Gründen sich ergebende Entscheidung den Ausschlag geben muss. Be-

---

33 Zur Frage der Patientenauswahl in der Transplantationsmedizin vgl. R. Lachmann, N. Meuter (1997) (insbes. Kap. 1 und 2).

34 Die derzeit geltenden Richtlinien hat der Vorstand der Bundesärztekammer am 13.11.1999 verabschiedet: „Richtlinien zur Organtransplantation gemäß § 16 TPG", in: Deutsches Ärzteblatt 97, Heft 7 v. 18.2.2000, B-352-367. Diese Richtlinien sind nach Organen differenziert. Vgl. auch den Kommentar von H.-L. Schreiber und A. Haverich zu den Richtlinien, in: Deutsches Ärzteblatt 97, B-342/3.

35 Die Annahme, Xenotransplantate seien kürzer funktionsfähig als menschliche Organe (Engels 1998, S. 29) lässt sich aufgrund des derzeitigen Erkenntnisstandes allenfalls vermuten, jedoch nicht belegen.

gründung: Eine Vorteilsannahme auf Kosten Dritter verbietet sich ebenso wie eine unfreiwillige Nachteilshinnahme auf Wunsch Dritter.

Das Dargelegte soll zeigen, warum im Erfolgsfall des Verfahrens der Xenotransplantation der einzelne sich keine Vorteile zu Lasten Dritter verschaffen darf. Dies ist immer dann anzunehmen, wenn ein nicht in akuter Lebensgefahr befindlicher Patient sich ohne Not durch eine Xenotransplantation in einen Zustand bringt, der ihn in die höchste Dringlichkeitskategorie auf der Warteliste für ein humanes Spenderorgan befördert, wodurch er mit denjenigen konkurriert, die sich infolge ihres gefährdeten Zustands bereits seit längerer Zeit in dieser Dringlichkeitsstufe befinden. Auf der anderen Seite hat jeder Patient unbestreitbar das Recht, eine Xenotransplantation abzulehnen und statt dessen für den Erhalt eines Allotransplantats zu votieren, doch kann er aus ethischer Sicht dieses Recht nur wahrnehmen, wenn andere Patienten, die sich in gleicher oder vergleichbarer Situation befinden, dadurch nicht benachteiligt sind. Dies aber ist immer dann anzunehmen, wenn das Recht der Ablehnung eines Xenotransplantats das Recht eines anderen auf die erforderliche Behandlung tangiert. Lässt sich die Xenotransplantation mithin als *Alternative* oder gar als *Ersatz* zur Allotransplantation etablieren, dann muss bei Überlegenheit von Allotransplantaten dem Patienten nach Möglichkeit ein humanes Spenderorgan zugeteilt werden, während dem Patienten bei Gleichwertigkeit beider Verfahren oder bei Überlegenheit des Xenoorgans die Wahl freizustellen ist, getreu dem Prinzip, Gleiches gleich und Ungleiches ungleich zu behandeln.

10.2.3.3
Merkantile Verwertung der Xenotransplantation

Es ist unschwer vorauszusagen, dass im Falle eines Gelingens der Xenotransplantation die Nachfrage nach derartigen Transplantaten steigen wird, zumal dann, wenn mithilfe dieses Verfahrens nicht nur von akutem Organversagen Bedrohten geholfen werden kann, sondern etwa auch solchen Patienten, in deren Familie z.B. eine hohe Wahrscheinlichkeit einer Krebserkrankung lebenswichtiger Organe gegeben ist. Eine solchermaßen steigende Nachfrage dürfte nicht nur der Pharmaindustrie (Immunsuppressiva, Mittel zur Infektionsbekämpfung, etc.) einen beträchtlichen Markt eröffnen, sondern wegen der Notwendigkeit der Bereitstellung SPF-freier (keimfreier) Quellentiere auch einen ganz neuen „Industriezweig“ zur Folge haben. Sind aber mit der Verfolgung ethisch hochstehender Ziele wie der Lebensrettung und der Leidverminderung zugleich hohe merkantile Gewinne verbunden, so entsteht in der Öffentlichkeit leicht die Befürchtung, Motor der weiteren Entwicklung sei nicht mehr die Absicht der Lebensrettung, sondern die Erhöhung des Profits[36]. Es steht daher außer Frage, dass dieser Bereich öffentli-

36 In der Diskussion in der Öffentlichkeit findet sich gelegentlich, vor allem in Deutschland, das Argument, mit hochstehenden Zielen wie der Lebensrettung und der Leidverminderung dürften keine Profite gemacht werden. Sofern damit die These vertreten wird, über den ethischen Status einer Handlungsoption entscheide nicht deren Qualität und Ergebnis, sondern allein die Absicht des Handelnden, wird man hierzu eine intensive Auseinandersetzung führen müssen.

cher Aufmerksamkeit und strenger Regelung und Kontrolle bedarf. Dass die Rettung und Erhaltung von Menschenleben auch mit Profit verbunden ist, ist nicht in sich fragwürdig, sondern ebenso natürlich wie unvermeidlich. Entscheidend ist, ob das Prinzip ‚Lebensrettung und Leidverminderung' oberster Grundsatz ist und bleibt und ob sichergestellt werden kann, dass diese Vorrangstellung nicht vom Prinzip der Gewinnmaximierung eingenommen wird. Die Gefahren einer „Ökonomisierung" sind nicht xenotransplantationsspezifischer Natur, Kontrolle durch Politik und Gesellschaft ist jedoch hier wie auch sonst angezeigt.

10.3 Schlussfolgerung

Prüfung und Fortentwicklung der Xenotransplantation zum Zwecke der Rettung und Erhaltung von Menschenleben erscheinen nach dem gegenwärtigen Erkenntnisstand als ebenso notwendig wie problembeladen, wobei weder die Notwendigkeit die Probleme zu neutralisieren vermag noch die Probleme die Notwendigkeit aufheben können; Tun wie Unterlassen sind auch in Bezug auf die Frage, ob man das Verfahren der Xenotransplantation weiterhin prüfen oder von ihm Abstand nehmen soll, gleichermaßen rechtfertigungsbedürftig. Der immer größer werdende Mangel an menschlichen Spenderorganen stellt ein Defizit an *Mitteln* dar; ob er, wie bisher, auch weiterhin durch einen Mangel an *Alternativen* verschärft wird, bleibt abzuwarten. Die Pflicht zur Lebensrettung und Leidverminderung ist durch das gegenwärtige Fehlen einer Alternative zur Allotransplantation (Ausnahme: Nierendialyse) nicht relativierbar, auch dann nicht, wenn Einzelne das Verfahren der Xenotransplantation mit der ‚Natürlichkeit', der Würde und/oder der Identität des Menschen für nicht vereinbar halten. Erforderlich ist eine Verständigung darüber, wie das Recht des Einzelnen auf Lebensrettung und Leidverminderung durch Xenotransplantation mit der Vorstellung von der ‚Natürlichkeit' dieses Verfahrens und dem Schutz der Würde und Identität des Menschen verbunden werden kann.

Sodann kann die Suche nach einer Lösung der (natur-)wissenschaftlichen Probleme der Xenotransplantation selbst im Erfolgsfall nicht von der Pflicht entbinden, angesichts der besonderen Belastungen dieses Verfahrens für Mensch und Tier weiterhin nach Alternativen zu suchen. Der in einer Reihe von Ländern[37] erhobene Ruf nach einem Moratorium bzw. nach speziellen Richtlinien im Umgang mit der Xenotransplantation ist insoweit nicht allein Ausdruck rein (natur-)wissenschaftlicher Schwierigkeiten mit derzeit ungelösten Fragen; es ist zugleich ein Zeichen für die Notwendigkeit ethischer Analyse und Reflexion dessen, was da vorgeht und wie man vorgehen soll. Dabei kann es nicht um eine – möglicherweise folgenlose – Begleitreflexion gehen (Beckmann 1998, Engels 1999, S. 288f.); erforderlich ist vielmehr eine Integration von wissenschaftlicher Forschung und kritischer ethischer Analyse und Reflexion auf diesem Feld.

---

37 Vgl. Editorial in Nature Medicine 4/2 vom 18. 2.1998, S. 131. Vgl. die in Kapitel 1 genannten Verlautbarungen einschlägiger Institutionen in Europa, den USA und Kanada.

Die enge Verschränkung fachwissenschaftlicher und ethischer Fragen der Xenotransplantation zeigt sich, wie schon anderweitig dargelegt (Beckmann 1998, S. 110), am Beispiel der Hauptstichworte der gegenwärtigen Diskussion: Überwachung (*monitoring*), Risikoabschätzung (*risk assessment*) und Quallitätskontrolle (*quality control*). Die lebenslange Überwachung des Gesundheitsstatus des Empfängers eines Xenotransplantats ist nicht nur eine medizinische Notwendigkeit zum eigenen wie zum Schutze Dritter, sie ist zugleich angesichts schwerwiegender, aber unvermeidlicher Einschränkungen von Persönlichkeitsrechten eine in ethischer Hinsicht klärungsbedürftige Angelegenheit. Ähnliches gilt für die Risikoabschätzung, welche (wie in Kapitel 9 dargelegt) fachlich ebenso schwierig wie aus ethischer Sicht unumgänglich ist, sowie für die Sicherstellung der erforderlichen Qualitätsstandards von Xenotransplantaten, welche nicht nur von den zuständigen Wissenschaften geleistet, sondern von den verantwortlichen Institutionen allererst - und dies international verbindlich - festgelegt werden müssen.

Was Wissenschaft und Ethik im Hinblick auf die Xenotranplantation zustande bringen müssen, ist ein transdisziplinäres Resultat, welches die in Deutschland eben erst beginnende Debatte um die Möglichkeit dieser Art der Lebensrettung organbedürftiger Patienten sachlich fundieren und strukturieren hilft und an die internationale Diskussion anbindet. Dabei soll die ethische Analyse die Urteilskraft des einzelnen und die Entscheidungsfindung der Gesellschaft als ganzer im Hinblick auf die Frage stärken, wie weiterhin mit dem Verfahren der Xenotransplantation umzugehen ist. Hierzu bedarf es des ständigen Dialogs nicht allein zwischen Wissenschaft und Ethik, sondern auch zwischen beiden und der Öffentlichkeit. Ein solcher Dialog muss weltweit geführt werden, weil nicht nur die erwarteten Vorzüge der Xenotransplantation, sondern auch die befürchteten Risiken nationale Grenzen sprengen[38].

---

[38] Ein wichtiger Schritt in diese Richtung wäre etwa die Erarbeitung eines Protokolls zur Xenotransplantation im Rahmen der ‚Europäischen Menschenrechtskonvention' (*Convention for the Protection of Human Rights and Dignity of the Human Being with Regard to the Application of Biology and Medicine*). Diese Vereinbarung liegt seit Herbst 1998 zwecks Unterzeichnung durch die Mitgliedsstaaten des Europarats aus. Die Bundesrepublik Deutschland ist dieser Konvention bisher (noch) nicht beigetreten. Dies ist nicht ohne schwerwiegende Folgen für die Möglichkeiten Deutschlands, Einfluss auf eine EU-weite Regelung der Xenotransplantation in Form eines Zusatzprotokolls zur Menschenrechtskonvention zu nehmen.

11 Rechtlicher Regelungsrahmen der Xenotransplantation - national und international

11.1 Rechtlicher Regelungsrahmen. Einführung

Für die Xenotransplantation gibt es bisher weder in Deutschland noch – soweit ersichtlich – in anderen Ländern eine besondere gesetzliche Regelung. Sie wird jedoch insbesondere in Deutschland durch Bestimmungen in einer ganzen Reihe von Gesetzen, etwa im Arzneimittelgesetz, im Gentechnikgesetz, im Tierschutzgesetz und im Bundesseuchengesetz, erfasst. Die Bundesregierung hat daher den Standpunkt vertreten, dass derzeit der geltende gesetzliche Regelungsrahmen ausreiche[1]. Andere halten dagegen die gegenwärtige Rechtslage für unbefriedigend, die bestehenden rechtlichen Instrumentarien seien nur sehr begrenzt geeignet, die bestehenden Fragen zu erfassen. Der Gesetzgeber wird daher aufgefordert, alsbald Regelungen zu schaffen, die die spezifischen Risiken der Xenotransplantation berücksichtigen[2].

Fragen wir zunächst, welche gesetzlichen Regeln es in der Bundesrepublik Deutschland und in Europa gibt, die für die Xenotransplantation in Deutschland gelten oder die mittelbar für sie maßgeblich sein können. Danach soll überlegt werden, ob eine gesetzliche Neuregelung erforderlich erscheint.

11.1.2 Verfassungsrechtliche Aspekte

Zunächst soll es um die verfassungsrechtlichen Vorgaben, ein mögliches Verbot oder mögliche Begrenzungen der Xenotransplantation gehen. Hier ist zu fragen, ob die Xenotransplantation grundsätzlich mit dem Prinzip der Menschenwürde vereinbar erscheint, das die Verfassung in ihrem Art. 1 schützt. Dann soll erörtert werden, ob etwa die Anwendung der Xenotransplantation wegen der mit ihr möglicherweise verbundenen Gefahren von Infektionen und Seuchen unter dem Gesichtspunkt des Lebensschutzes nach Art. 2 des Grundgesetzes verboten ist.

---

[1] Bundestagsdrucksache 13/9275 vom 27.11.1997, Antwort der Bundesregierung auf die kleine Anfrage der Abgeordneten Dr. Manuel Kiper u.a. und der Fraktion Bündnis 90/Die Grünen.

[2] Vesting u. Müller (1996), S. 203 ff.

11.1.2.1 Menschliche Würde nach Artikel 1 des Grundgesetzes

Art. 1 Absatz 1 des Grundgesetzes erklärt die Würde des Menschen für unantastbar. Diese Bestimmung ist nicht nur allgemeiner Programmsatz, sondern geltendes Recht, wenn auch seine konkretisierende Anwendung problematisch erscheint.

Ist die Menschenwürde tangiert, wenn zur Vorbereitung einer Xenotransplantation zunächst menschliche Genbestandteile in die Keimbahn eines Tieres übertragen werden und dadurch sowie bei der späteren Übertragung des so „humanisierten" Tierorgans auf den Menschen Chimären entstehen, Mischwesen zwischen Mensch und Tier? (vgl. dazu Kap. 4)

Was ist unter Menschenwürde zu verstehen, wann wird sie verletzt? Mit dem Anspruch auf „Würde" hebt der Mensch sich aus der übrigen ihn umgebenden Welt heraus, er betont die Besonderheit seiner Gattung, die von aller anderen Naturwelt unterschieden und ihr insofern gegenübergestellt wird. Die Umschreibungen der Menschenwürde lauten etwa, sie sei „eine der Gattung Mensch zukommende besondere Qualität, ein absoluter innerer Wert"[3]. Die Würde soll verletzt sein, wenn der Mensch in seiner individuellen Substanz, seiner Identität beeinträchtigt wird, wenn er nicht mehr er selbst sein kann und zum bloßen Objekt anderer wird. Insbesondere diese sogenannte „Objektformel" hat die Rechtsprechung als Kriterium verwendet[4].

Wird die Artgrenze zwischen Mensch und Tier durchbrochen, kann die Menschenwürde im Sinne der Besonderheit und der Identität des Menschen durchaus betroffen sein (vgl. Kap. 10.1.2 und 10.1.3). So verbietet es § 7 des Embryonenschutzgesetzes[5], eine menschliche Eizelle mit dem Samen eines Tieres oder eine tierische Eizelle mit dem Samen eines Menschen zu befruchten und dadurch einen differenzierungsfähigen Embryo zu erzeugen. In der amtlichen Begründung zum Embryonenschutzgesetz heißt es, dass es in krasser Weise gegen die Menschenwürde verstoße, auf solche Weise Chimären oder Hybridwesen zwischen Mensch und Tier zu erzeugen. Gilt diese Bewertung nicht für jede Aufweichung der Artgrenze zwischen Mensch und Tier, auch außerhalb des unmittelbaren Embryonenschutzes, den § 7 Embryonenschutzgesetz im Auge hat?[6].

Nun unterscheidet sich die Verbindung einzelner menschlicher Gensegmente mit dem tierischen Genom, wie es zur Vorbereitung der Xenotransplantation geschieht, sachlich doch deutlich von der Erzeugung eines Mischwesens zwischen Mensch und Tier durch Verwendung menschlicher und tierischer Ei- bzw. Samenzellen. Es besteht nicht nur eine quantitative Differenz zum Einbau von Abschnitten menschlicher DNS, die bei der Transplantation die Immunabwehr ausschalten sollen. Die Einführung solcher Genombestandteile in das Schweinegenom sowie die Transplantation so veränderter Schweineorgane auf den Menschen berühren nicht die menschliche Identität, ebenso wie dies nicht durch die Verwendung von Schweineherzklappen bei Herzoperationen am Menschen geschieht. Der Mensch

[3] Vgl. Schreiber u. Wachsmuth (1986), S. 9.
[4] BVerfGE Band 9, S. 89 ff.
[5] Gesetz zum Schutz von Embryonen vom 13.12.1990 (BGBl I S. 2746).
[6] Vgl. dazu Keller, Günther u. Kaiser, Kommentar zum Embryonenschutzgesetz § 7 Rn. 4.

bleibt durch die Verwendung einiger seiner Genombestandteile ebenso wie durch die Implantation eines Tierorgans in seiner Eigenschaft als Mensch unberührt. Sein Eigenwert und seine Identität werden nicht gestört, anders als wenn ein Mischwesen hergestellt würde. Auch von der bisher vorhandenen Literatur wird diese Auffassung geteilt. So wird im Kommentar von Keller, Günther und Kaiser zum Embryonenschutzgesetz[7] ausgeführt, der Einbau von Teilen menschlicher DNS in tierische Organe zum Zwecke der Transplantation auf den Menschen sei nicht verboten.

Die Bundesregierung hat in ihrer Antwort auf die Anfrage der Fraktion Bündnis 90 / Die Grünen[8] die Auffassung vertreten, durch Übertragung eines Organs von einem Tier auf den Menschen werde der Empfänger in seiner Identität als Mensch nicht beeinträchtigt. Der Gesichtspunkt der vorherigen Einschleusung menschlicher Genombestandteile in das Tier wird hier freilich nicht gesehen. Dafür kann aber kaum anderes gelten. Zwar entstehen ebenso wie bei der künstlichen Erzeugung von Chimären durch Verwendung menschlicher und tierischer Ei- und Samenzellen stets Chimären. Chimäre und Chimäre sind aber nicht stets das gleiche. Einzelne Elemente oder Organe verletzen, anders als bei einer Erzeugung eines Mischwesens zwischen Tier und Mensch durch Befruchtung, nicht die menschliche Würde. Die Identität des Menschen als einzelne Person wird dadurch ebenso wenig berührt, wie das Gattungswesen Mensch.

Der Schutz der Menschenwürde verbietet danach nicht die Xenotransplantation im dargestellten Umfang (vgl. Kap. 10.1.2).

11.1.2.2
Recht auf Leben und körperliche Unversehrtheit nach Artikel 2 Absatz 2 Satz 1 des Grundgesetzes

Ein Versuch der Xenotransplantation könnte derzeit aber gegen Artikel 2 Abs. 2 Satz 1 des Grundgesetzes verstoßen, der dem einzelnen das Recht auf Leben und körperliche Unversehrtheit garantiert. Den Staat trifft eine Schutzpflicht für Leben und Gesundheit seiner Bürger (vgl. Kap. 2.10).

Derzeit wird die Hauptgefahr der Xenotransplantation in der Übertragung von Infektionskrankheiten auf den Menschen gesehen. Es wird befürchtet, dass die Implantierung eines Schweineorgans mit dessen genetischer Kombination von humanen und porcinen Zellen neue Übertragungswege eröffnen könnte. Einerseits ist der Transplantatempfänger gefährdet, weiterhin könnten aber auch Menschen aus dem Umfeld des Transplantierten von Infektionen bedroht sein. Nach In-vitro-Versuchen besteht offensichtlich die Gefahr, dass nicht humanpathogene Viren nach dem Einbringen in den menschlichen Körper durch Rekombination mit menschlichen Wildtypviren erhebliche gefährdende Infektionen auslösen. Auch die Übertragbarkeit sogenannter Retroviren, das heißt Viren, die als sogenannte Proviren (Viren im Vorstadium) in das Genom der Wirtszelle eingebaut werden, ist im Experiment nachgewiesen (vgl. dazu Kap. 8). Deshalb erscheint es nicht ausgeschlossen, dass Xenotransplantationen durchaus gefährlichen Infektions-

[7] a.a.O. § 7 Rn. 24 bzw. Rn. 4.
[8] Bundestagsdrucksache 13/9275 vom 27.11.1997.

krankheiten, vergleichbar der HIV-Infektion, den Weg bereiten können, gegen die es bisher keine hinreichenden Abwehrchancen gibt. Die Meinungen der Experten sind geteilt.

Eine erhebliche Gefährdung oder auch nur die Nichtüberschaubarkeit möglicher Gefahren kann den Schutzauftrag des Staates nach Art. 2 Abs. 2 Grundgesetz auslösen. Das Bundesverfassungsgericht hat in einer Entscheidung zur Zulässigkeit der Kernenergienutzung ausgeführt, es liege in einer notwendigerweise mit Ungewissheit belasteten Situation in der Verantwortung des Gesetzgebers und der Regierung, die für zweckmäßig erachteten Entscheidungen zu treffen (Bundesverfassungsgericht, Bd. 49, 89 (127)). Es könne keine Regelung gefordert werden, die mit absoluter Sicherheit Grundrechtsgefährdungen ausschließe. Aber im Hinblick auf ein verbleibendes Restrisiko lasse das Recht eine Genehmigung nur dann zu, wenn es nach dem Stand von Wissenschaft und Technik praktisch ausgeschlossen sei, dass solche Schadenereignisse eintreten (Bundesverfassungsgericht, Bd. 49, 89 (140), Bd. 53, 30 (59)).

Bei der Kernenergie haben sich die Gefahren bisher als berechenbar erwiesen. Die Gefahren einer viralen Infektion bei der Xenotransplantation sind bisher nicht mit Sicherheit abschätzbar. Es gibt Indizien, die darauf hindeuten, dass kein sehr hohes Risiko besteht, bisherige Versuche haben jedenfalls nichts dafür ergeben.

Danach erscheint es unter verfassungsrechtlichen Gesichtspunkten nicht geboten, Versuche der Xenotransplantation überhaupt zu verbieten. Versuche müssen aber unter kontrollierten Bedingungen erfolgen. Gewisse Risiken müssen dabei auch angesichts der Aussicht, neue Therapiemöglichkeiten zu eröffnen, hingenommen werden. Das konkrete Maß der Gefährdung erscheint derzeit nicht so hoch, als dass nicht Versuche unter kontrollierten Bedingungen unternommen werden dürften. Nach Kapitel 8 dieses Berichtes ist ein Restrisiko freilich nicht auszuschließen. Ein grundsätzliches Moratorium, wie es die frühere Bundesregierung empfohlen hatte, dürfte aber kaum zu rechtfertigen sein. Das gilt jedenfalls für Infektionsgefahren. Wie es mit anderen Risiken, vor allem der Gefahr der Abstoßung steht, wird unter dem Aspekt der Nutzen/Risikoabwägung beim Heilversuch zu prüfen sein.

11.1.2.3
Tierschutzaspekte im Verfassungsrecht

In Betracht kommt weiter, dass die mit der Xenotransplantation angestrebte Nutzung von Tieren in Verbindung mit der vorhergehenden genetischen Beeinflussung gegen die Verfassung verstößt. Bisher enthält die Verfassung keinen Schutz einer etwaigen „Tierwürde". Dem Tierschutz kommt auch nicht über die Staatszielbestimmung „Umweltschutz" oder den „Schutz der natürlichen Lebensgrundlagen" ein Verfassungsrang zu[9]. Derzeitig laufende Bemühungen, den Tierschutz als Staatszielbestimmung in das Grundgesetz aufzunehmen[10], werden in ihrer Konsequenz kaum zu einem Verbot der Xenotransplantation führen können, denn

9 Kloepfer u. Rossi (1998), S. 369.

10 Vgl. BR-Drucksache 742/97 vom 28.11.1997; BT-Drucksachen 13/2523, 14/207, 14/279, 14/282, 14/758.

der Verfassungsrang des Tierschutzes wird voraussichtlich kein prinzipielles Verbot der Nutzung von Tieren für menschliche Zwecke bringen. Es wird jedenfalls der Zweck der Forschung zum Schutze der menschlichen Gesundheit den Vorrang vor einem Schutz des Tieres behalten.

11.1.3
Gesetzliche Regelungen unterhalb des Ranges der Verfassung

Sind danach verfassungsrechtliche Grenzen der Xenotransplantation ggf. lediglich unter dem Gesichtspunkt des Art. 2 Abs. 2 wegen etwaiger dringender Infektionsgefahren möglich, so ist zu prüfen, ob sich unterhalb der Verfassung im sogenannten „einfachen Recht" Bestimmungen finden, die Vorgaben bzw. Begrenzungen für die Xenotransplantation enthalten.

11.1.3.1
Transplantationsgesetz

In Betracht kommt hier zunächst das seit dem 1. Dezember 1997 geltende Transplantationsgesetz vom 05.11.1997[11] (TPG). Es regelt die Voraussetzungen einer Organentnahme wie Tod des Spenders und seine erforderliche Zustimmung zu Lebzeiten bzw. das Erfordernis einer Zustimmung durch die Angehörigen. Weiter enthält das Gesetz Bestimmungen über die Vermittlung und Übertragung von Organen, die Führung von Wartelisten sowie Vorschriften gegen den Organhandel (§§ 3, 4 TPG; §§ 10 ff., 17 TPG).

Auf die Xenotransplantation kann das Transplantationsgesetz aber keine Anwendung finden. § 1 TPG umschreibt seinen Geltungsbereich dahin, dass es für die Spende und die Entnahme von menschlichen Organen, Organteilen oder Geweben (Organe) zum Zwecke der Übertragung auf andere Menschen sowie für die Übertragung der Organe einschließlich der Vorbereitung dieser Maßnahmen gilt. Weiter gilt es für den Verbot des Handels mit menschlichen Organen. § 1 Abs. 2 Transplantationsgesetz schließt seine Anwendung für Blut und Knochenmark sowie für embryonale und fetale Organe und Gewebe aus.

Das Gesetz ist nach seinem offenkundigen Willen danach auf die Entnahme menschlicher Organe zum Zwecke der Übertragung auf Menschen begrenzt. Man könnte nun überlegen, ob Xenotransplantate trotzdem unter das Transplantationsgesetz fallen können, weil das dem Tier zu entnehmende Organ ja zuvor „humanisiert" werden soll durch die Einschleusung menschlicher Genbestandteile. Diese Genveränderung aber ändert nichts an dem tierischen Charakter der Organe. Ein Xenotransplantat bleibt ein nicht-menschliches Organ, so dass das Transplantationsgesetz für es auch mittelbar nicht gelten kann.

Auch eine analoge, d.h. entsprechende Anwendung kann offensichtlich nicht in Betracht kommen. Situation und Interessenlage sind bei Spende und Übertragung von Mensch zu Mensch ganz anders als zwischen Tier und Mensch. Todesgrenze und Einwilligung des Spenders sind ebenso wenig wie die Regeln zur Allokation auf tierische Organe anwendbar. Das würde es nicht ausschließen, einzelne Ge-

11 Bundesgesetzblatt I, S. 2631.

sichtspunkte für die Xenotransplantation, wie etwa eine Warteliste von Patienten, entsprechend dem Transplantationsgesetz zu regeln. Eine analoge Anwendung kann aber prinzipiell nicht in Betracht kommen. Das Transplantationsgesetz enthält auch keine etwa exemplarischen Regelungen, auf die für die Xenotransplantation zurückgegriffen werden könnte.

11.1.3.2 Gentechnikgesetz

In Betracht kommt für die Xenotransplantation auch das Gentechnikgesetz. Sein Zweck ist es, Leben und Gesundheit von Menschen, Tieren, Pflanzen und der sonstigen Umwelt und auch Sachgütern vor möglichen Gefahren gentechnischer Prozeduren und Produkte zu schützen und dem Entstehen solcher Gefahren vorzubeugen. Für die Erforschung, Nutzung und Förderung der wissenschaftlichen, technischen und wirtschaftlichen Möglichkeiten der Gentechnik soll ein Rahmen geschaffen werden[12]. Das Gesetz ist unter anderem auf gentechnische Arbeiten und auf Freisetzung von gentechnisch veränderten Organismen anwendbar. Die Schutzvorschrift in § 2 Abs. 1 Nr. 4 des Gentechnikgesetzes ist anzuwenden, wenn Produkte in Verkehr gebracht werden, die gentechnisch veränderte Organismen, die sich vermehren oder genetisches Material übertragen können, enthalten oder aus solchen bestehen. Freilich gilt das nicht, wenn gentechnisch veränderte Organismen am Menschen eingesetzt werden. Die Übertragung von Xenotransplantaten auf den Menschen fällt danach nicht unter das Gentechnikgesetz. In Betracht kommt aber die gentechnische Vorbereitung von Spendertieren. Die Planungen gehen - wie bereits beschrieben - dahin, in das zur Transplantation zu verwendende Tier menschliche Genbestandteile einzubringen, um die immunologische Abstoßungsreaktion bei der Transplantation zu verhindern, bzw. abzuschwächen.

Nach § 3 Nr. 1 a liegt eine gentechnische Arbeit u.a. in der Erzeugung gentechnisch veränderter Organismen. Eine gentechnische Veränderung kann nach § 3 Nr. 3 des Gentechnikgesetzes insbesondere durch ein Verfahren geschehen, bei dem Erbgut, das außerhalb des Organismus zubereitet wurde, in einen Organismus eingeführt wird. Danach können die Manipulationen zur Genveränderung am Tier als gentechnische Arbeiten angesehen werden.

Ein gentechnisch veränderter Organismus ist nach § 3 Nr. 3 Gentechnikgesetz ein Organismus, dessen genetisches Material in einer Weise verändert worden ist, wie sie unter natürlichen Bedingungen durch Kreuzen oder natürliche Rekombination nicht vorkommt. Das Organ des Tieres für sich genommen kommt als gentechnisch veränderter Organismus deswegen nicht in Betracht, weil es sich nicht vermehren kann. Eine Ausnahme besteht allerdings, sofern man sich zur Einschleusung der menschlichen Genbestandteile in das Tier sogenannter viraler Vektoren bedient, die selbst gentechnisch veränderte Organismen darstellen. Das als Organquelle verwendete Tier ist jedenfalls als ein gentechnisch veränderter Organismus zu betrachten, denn unter natürlichen Bedingungen, z.B. durch Kreu-

12 Gesetz zur Regelung der Gentechnik vom 20.06.1990, BGBl I, S. 1080, Neufassung vom 16.12.1993, BGBl I, S. 2066, § 1.

zung, würde kein transgenes Tier dieser Art entstehen können. Somit gelten für den Umgang mit dem Tier die Vorschriften des Gentechnikgesetzes mit seinen Sicherheitsbestimmungen, Genehmigungsverfahren und Haftungsvorschriften. Seine Herstellung ist daher nicht beliebig, sondern muss den Bestimmungen des Gentechnikgesetzes folgen.

11.1.3.3
Tierschutzgesetz

Das Tierschutzgesetz könnte es verbieten, das Tiergenom zu verändern und das Tier dann anschließend als Organquelle für die Übertragung auf den Menschen zu verwenden.

§ 1 des Tierschutzgesetzes[13] spricht von der Verantwortung des Menschen für das Leben und das Befinden des Tieres als Mitgeschöpf. Niemand darf einem Tier ohne vernünftigen Grund Schmerzen, Leiden oder Schäden zufügen. Die Bundesregierung hat aber in der Antwort auf die bereits zitierte Anfrage von Bündnis 90/Die Grünen darauf hingewiesen, dass das Tierschutzgesetz mit seiner Berufung auf die Mitgeschöpflichkeit nicht jegliche Nutzung von Tieren für menschliche Zwecke ausschließt. Nach § 4 des Tierschutzgesetzes darf ein Tier nur unter Betäubung, nur unter Vermeidung von Schmerzen getötet werden. Auch sonstige Eingriffe an Tieren dürfen nur unter Betäubung vorgenommen werden (§ 5 Tierschutzgesetz). Verboten ist nach § 6 des Tierschutzgesetzes das vollständige oder teilweise Amputieren von Körperteilen und das vollständige oder teilweise Entnehmen von Organen oder Geweben. Dieses Verbot gilt aber nach § 6 Abs. 1 Satz 2 Nr. 4 ausdrücklich nicht für die Entnahme von Organen oder Geweben zum Zwecke der Transplantation, für das Anlegen von Kulturen und für die notwendige isolierte Untersuchung von Organen. Es ist zwar zweifelhaft, ob der Gesetzgeber bei dieser Bestimmung bereits an die Xenotransplantation oder nicht eher an die Organübertragung zwischen Tieren gedacht hat. Er hat aber zum Ausdruck gebracht, dass die Verwendung von Tieren zu Zwecken der Transplantation zulässig ist. Der im Tierschutzgesetz verankerte Gedanke des Tierschutzes um des Tieres willen, abgegrenzt zum anthropozentrischen, zum ökonomischen, religiösen oder kulturellen Tierschutz, verbietet die Verwendung von Tieren zu Zwecken der Transplantation grundsätzlich nicht. Die Grenze des Tierschutzgesetzes bei Tötung bzw. Eingriffen unter Betäubung im Rahmen von Tierversuchen nach § 7 Abs. 2 ist danach ebenso zu berücksichtigen wie das Erfordernis der artgerechten Haltung, Ernährung und Pflege im Sinne von § 2[14].

Änderungen sind auch insoweit kaum von einer etwaigen Aufnahme des Tierschutzes in das Grundgesetz zu erwarten. Allein eine genetische Veränderung eines Tieres dürfte das Schutzziel des § 1 Tierschutzgesetz nicht beeinträchtigen. Eine Grenze dürfte dort liegen, wo eine Veränderung des Zustandes zum Negativen hin vorgenommen wird. Das ist aber in der bloßen genetischen Veränderung nicht der Fall.

---

[13] Neufassung vom 25.05.1998, BGBl I, S. 1105.

[14] Vgl. Bundestagsdrucksache 13/9275, S. 9.; vgl. weiter Nida-Rümelin u. v.d.Pfordten (1996), S. 884 ff.

Eine Besonderheit scheint aber im Verhältnis zu Primaten zu gelten. Wegen der größeren Übereinstimmung von Primaten mit den Menschen und der sich daraus ergebenden höheren Erfolgswahrscheinlichkeit einer Transplantation hat man bei Versuchen teilweise Primaten als Organquellen genutzt. Offenbar besteht aber eine gewisse Zurückhaltung bei der Verwendung von Primaten, wohl wegen der größeren Konkordanz mit dem Menschen. Wahrscheinlich spielt dabei auch eine Rolle, dass diese Tiere ein anthropomorphes Erscheinungsbild haben[15]. Im übrigen wird aber auch angenommen, dass das Infektionsrisiko wegen der engeren genetischen Verwandtschaft im Verhältnis zu Nichtprimaten ein höheres ist. Deswegen hat die amerikanische Gesundheitsbehörde FDA auch letzthin nichtmenschliche Primaten als Organquelle verboten. Zudem ist die Aufzucht weit schwieriger.

Zu berücksichtigen bleibt vor allem die artgerechte Haltung der für die Xenotransplantation vorgesehenen Tiere. Wenn hier versucht wird, das Übertragungsrisiko hinsichtlich Viren zu reduzieren und Tiere unter SPF bzw. QPF-Bedingungen (vgl. hierzu Kap 5) zu halten, die praktisch einen Kontakt zur Außenwelt unterbinden, können Zweifel entstehen. Das Tier muss seinen Bedürfnissen entsprechend ernährt, gepflegt und untergebracht werden. Es muss die Möglichkeit artgemäßer Bewegung haben[16].

11.1.3.4
Bundesseuchengesetz bzw. Infektionsschutzgesetz

Das Bundesseuchengesetz[17] hat zum Zweck die Prävention von Gefahren und die Bekämpfung hinsichtlich unmittelbar oder mittelbar auf den Menschen übertragbarer Erkrankungen.

Nach der gegenwärtigen Situation ist nicht auszuschließen, dass durch die Xenotransplantation Viren übertragen werden oder Retroviren entstehen, die schwere übertragbare Krankheiten hervorrufen können. Wer nach § 19 Abs. 1 Nr. 1 b Bundesseuchengesetz vermehrungsfähige Erreger von auf den Menschen übertragbaren Viruskrankheiten aufbewahren, abgeben oder mit ihnen arbeiten will, bedarf einer Erlaubnis der zuständigen Behörde. Der Wortlaut der Vorschrift des Bundesseuchengesetzes zielt auf bereits vorhandene bekannte Krankheitserreger ab. Bei der Xenotransplantation ist eine Arbeit mit solchen Erregern gerade nicht beabsichtigt. Die Anwendung des Bundesseuchengesetzes kommt demnach nur in Betracht, wenn sich beim Organempfänger eine Virusinfektion entwickeln sollte. Die Gewinnung des Xenotransplantates ist daher vom Bundesseuchengesetz jedenfalls in seiner bisherigen Fassung nicht betroffen, in Betracht kommen eher der Anwendungs- bzw. Transplantationsbereich.

Im Katalog der meldepflichtigen Krankheiten nach § 3 ist eine Infektion durch Viren oder Retroviren, die bei der Xenotransplantation auftreten, nicht erwähnt. Wenn sich jedoch die Übertragbarkeit einer auftretenden Infektion herausstellen sollte, hat das Gesundheitsamt nach § 31 Bundesseuchengesetz Ermittlungen

---

15 Vgl. dazu Pichlmayr (1997), S. 6.

16 Vgl. Lorz, Tierschutzgesetz, Kommentar, 4. Aufl. München 1992, § 2 Rn. 13.

17 In der Fassung vom 18.12.1979, BGBl I, S. 2262.

anzustellen. Es kann, falls dies notwendig ist, Kranke, Krankheitsverdächtige sowie Ausscheider und Ausscheidungsverdächtige nach § 36 einer Beobachtung unterziehen oder sogar nach § 37 eine Absonderung dieser Personen anordnen. Nach § 34 ist dies möglich, soweit und solange es zur Verhinderung der Verbreitung übertragbarer Krankheiten erforderlich ist.

Die Bundesregierung hat kürzlich einen Gesetzentwurf zur Neuordnung seuchenrechtlicher Vorschriften (Seuchenrechtsneuordnungsgesetz, SeuchRNeuG) in den Bundesrat eingebracht, durch den das bestehende Seuchenrecht novelliert und ein modernes Infektionsschutzgesetz geschaffen werden soll[18]. Unter anderem ist in dem Gesetz ein neues Meldesystem vorgesehen, das unter anderem sicherstellen soll, dass das Auftreten neuer Infektionskrankheiten schneller erkannt wird. Beim Robert-Koch-Institut als epidemiologischen Zentrum sollen künftig alle infektionsepidemiologischen Informationen zentral gesammelt und ausgewertet werden. Inwieweit das neue Infektionsschutzgesetz hinsichtlich der Xenotransplantation eine Bedeutung haben wird, die über die Regelungen des Bundesseuchengesetzes hinausgeht, ist derzeit noch offen.

11.1.3.5
Arzneimittelgesetz

In Betracht zu ziehen sind für die Xenotransplantation weiter die Vorschriften des Arzneimittelgesetzes[19].

Von ausschlaggebender Bedeutung ist, ob es sich bei dem Xenotransplantat um ein Arzneimittel handelt. Nur dann ist das Arzneimittelgesetz überhaupt anwendbar.

Was unter einem Arzneimittel zu verstehen ist, definiert § 2 des Gesetzes. Nach Abs. 1 Nr. 1 dieser Bestimmung sind Arzneimittel Stoffe und Zubereitungen aus Stoffen, die dazu bestimmt sind, durch Anwendung am oder im menschlichen Körper Krankheiten, Leiden, Körperschäden oder krankhafte Beschwerden zu heilen, zu lindern, zu verhüten oder zu erkennen.

Was ein „Stoff" ist, wird in § 3 des Arzneimittelgesetzes (AMG) umschrieben. Nach Nr. 3 dieser Bestimmung sind Stoffe unter anderem Körperteile und -bestandteile von Mensch oder Tier in bearbeitetem oder unbearbeitetem Zustand. Beispielhaft werden in der Literatur Drüsen, Knochen, Haut, Gewebematerial, Hormone und Blut genannt[20]. Danach fällt auch ein Tierorgan unter einen der Begriffe „Körperteil" oder „Körperbestandteil"[21]. In Betracht kommt auch eine Einordnung als „Zubereitung aus Stoffen", weil bei der gentechnischen Veränderung des Tierorgans menschliche Erbsubstanz, also ein anderer Stoff in das Tierorgan eingebracht wird.

---

18 Bundesrats-Drucksache 566/99 vom 15.10.1999.

19 Gesetz in der Fassung vom 19.10.1994, BGBl I, S. 3018, letzte Änderung durch das 8. Gesetz zur Änderung des Arzneimittelgesetzes vom 07.09.1998, BGBl I, S. 2649.

20 Kloesel u. Cyran, Arzneimittelrecht. Kommentar, Stand 1996, zu § 3 AMB, Anm. 5.

21 So Wolfslast u. Rosenau, Zur Anwendung des Arzneimittelgesetzes auf die Entnahme von Organ- und Gewebetransplantaten, NJW 1993, S. 2348; Vesting u. Müller (1996), S. 203 ff.

Man wird daher nicht daran vorbeigehen können, dass das Xenotransplantat ein Arzneimittel im Sinne des Arzneimittelgesetzes darstellt[22]. Ob das eine für die Xenotransplantation sachlich richtige und zweckmäßige Einordnung ist, soll damit nicht gesagt sein. Es erscheint eher verfehlt. Das Transplantationsgesetz hat durch § 21 Nr. 1 auch § 2 Abs. 3 Nr. 8 des Arzneimittelgesetzes dahin verändert, dass für Transplantationszwecke vorgesehene Organe im Sinne von § 9 Satz 1 des Transplantationsgesetzes keine Arzneimittel mehr sind und sie damit aus dem Anwendungsbereich des Arzneimittelgesetzes herausgenommen. Dazu zählen Herz, Niere, Leber, Lunge, Bauchspeicheldrüse und Darm. Wie ausgeführt, ist bisher das Transplantationsgesetz allerdings nur auf menschliche Organe anwendbar, so dass diese Ausnahme für Xenotransplantate nicht gilt. Der Gesetzgeber hat in der amtlichen Begründung zum Transplantationsgesetz auch zum Ausdruck gebracht, dass alle anderen Transplantate - somit auch xenogene - weiterhin dem Arzneimittelbegriff unterliegen sollen. Im übrigen schließt der durch das 1. Medizinprodukte-Änderungsgesetz (1. MPG-ÄndG[23]) eingefügte § 2 Abs. 5 Nr. 5 Medizinproduktegesetz (MPG) die Anwendung des MPG für Transplantate, Gewebe und Zellen tierischen Ursprungs ausdrücklich aus. Somit scheidet auch eine alternative Einordnung von Xenotransplantaten als Medizinprodukte aus. Bis zu einer etwaigen gesetzlichen Veränderung müssen daher Xenotransplantate als Arzneimittel im Sinne des Arzneimittelgesetzes angesehen werden. Es sollte eine Gelegenheit gesucht werden, auch die Xenotransplantation aus dem Arzneimittelgesetz herauszunehmen.

Die derzeitige Einordnung als Arzneimittel hat zur Folge, dass nach § 5 Abs. 1 Arzneimittelgesetz Xenotransplantate wegen möglicher schädlicher Wirkungen als bedenkliche Arzneimittel dem Verbot unterliegen können, sie in den Verkehr zu bringen. Als schädliche Wirkung kann das Auftreten von Infektionsgefahren angesehen werden. Es reicht dafür der begründete Verdacht nach dem jeweiligen Stand der wissenschaftlichen Erkenntnisse.

Weiter folgt aus der Einordnung als Arzneimittel, dass eine Herstellungserlaubnis nach § 13 Abs. 1 des Arzneimittelgesetzes erforderlich ist. Einer solchen Herstellungserlaubnis durch die zuständige Behörde bedarf derjenige, der Arzneimittel im Sinne des § 2 Abs. 1 Arzneimittelgesetz gewerbs- oder berufsmäßig zum Zwecke der Abgabe an andere herstellen will. § 4 Abs. 14 definiert das Herstellen als Gewinnen, Anfertigen, Zubereiten oder Verarbeiten. Gewinnen ist dabei ein Hervorbringen aus natürlichem Vorkommen. Auch eine Organgewinnung vom Tier muss dabei dem Zweck der Abgabe an andere als Arzneimittel dienen. Wird ein zuvor genetisch modifiziertes Organ entnommen, so hat sich der Wille zur Verwendung als Arzneimittel bereits vor der Entnahme manifestiert, so dass die erforderliche Zweckbestimmung vorliegt. Da Xenotransplantate jedenfalls zur Zeit nicht ohne eine vorherige genetische Veränderung übertragen werden können, ist es kaum vorstellbar, dass diese Zweckbestimmung erst nach der Entnahme erfolgt. Unter Herstellen im Sinne des Gesetzes ist im übrigen nicht nur der letzte Teilabschnitt der Produktion zu verstehen, in dem das Arzneimittel seine endgültige Form erhält. Es gehören vielmehr auch die Vorstadien dazu.

[22] Unrichtig angesichts der klaren Gesetzeslage, Deutsch, Dt. Ärzteblatt 2000, S. 321.
[23] Bundesgesetzblatt I, Nr.49, S. 2005 vom 11.08.1998.

Die genetische Modifikation des Xenotransplantats erfüllt auch das Merkmal des Verarbeitens eines Rohstoffes und damit des Herstellens. Gewerbsmäßig ist jede auf die Erzielung dauernder Einnahmen gerichtete Tätigkeit. Unter den gleichen Voraussetzungen handelt berufsmäßig, wer wie der Arzt kraft Gesetzes kein Gewerbe ausübt. Auch ein Arzt bzw. eine Ärztin, die an der Gewinnung des Transplantats beteiligt sind, werden dies im Rahmen ihrer beruflichen Tätigkeit tun.

Weiter muss die Herstellung zum Zwecke der Abgabe an andere erfolgt sein. Eine solche Abgabe liegt nach § 13 Abs. 1 Satz 3 nur vor, wenn die Person, die das Arzneimittel herstellt, eine andere ist als die, die es anwendet. Erforderlich ist ein Wechsel in der Verfügungsgewalt. Das bloße Implantieren beim Organempfänger stellt dabei keine Abgabe dar, sondern eine Anwendung, weil der Empfänger nicht mehr über das Transplantat verfügen und es weitergeben kann. Der Arzt, der das Organ selbst gewinnt und auch transplantiert, ist also kein Hersteller. Hier könnte sich eine mögliche Regelungslücke auftun. Allerdings ist dieser Fall nicht sehr wahrscheinlich; denn der große Aufwand der Entwicklung von Xenotransplantation, der Forschungseinrichtungen und die pharmazeutische Industrie betrifft, ist jedenfalls vorerst nicht von einzelnen Medizinern, die zugleich die Transplantation ausführen, zu leisten. Eine Abgabe an andere liegt auch vor, wenn noch nicht zugelassene Arzneimittel an Ärzte zum Zwecke einer klinischen Prüfung abgegeben werden. Danach dürfte eine Herstellungserlaubnis so lange erforderlich sein, als die Xenotransplantation noch nicht zu einem Standardeingriff entwickelt ist, der von jedem Mediziner selbst vorgenommen werden kann.

Eine Herstellungserlaubnis kann nur nach bestimmten Vorschriften, das heißt nach § 14 Abs. 1 des Arzneimittelgesetzes verweigert werden. Im abschließenden Katalog des § 14 Abs. 1 Arzneimittelgesetz werden im wesentlichen die mangelnde Sachkenntnis des Herstellungsleiters, Nr. 1, des Kontrolleiters, Nr. 4 oder das Nichtvorhandensein von geeigneten Räumen und Einrichtungen zur Herstellung, Prüfung und Lagerung der Arzneimittel genannt.

Im Verfahren über die Herstellungserlaubnis findet freilich keine medizinische Prüfung auf biologische Sicherheit oder Unsicherheit nach § 5 Arzneimittelgesetz statt.

Gemäß § 21 des Arzneimittelgesetzes unterliegen Fertigarzneimittel einer Zulassungspflicht. Fertigarzneimittel sind nach § 4 Abs. 1 Arzneimittelgesetz solche, die im voraus hergestellt und in einer zur Abgabe an den Verbraucher bestimmten Packung in den Verkehr gebracht werden. Zwar sollen Xenotransplantate durchaus im voraus hergestellt werden, dennoch kann wohl davon ausgegangen werden, dass sie nicht massenhaft abgepackt und standardisiert den Status eines Fertigarzneimittels enthalten. Eine Zulassungspflicht gemäß § 21 Arzneimittelgesetz für Fertigarzneimittel dürfte bei der Xenotransplantation also nicht bestehen. Die Arzneimittelprüfrichtlinien[24] finden daher ebenfalls auf das Gewinnen der Xenotransplantate keine Anwendung.

Hinzuweisen ist allerdings darauf, dass derjenige, der Arzneimittel herzustellen beabsichtigt, einer allgemeinen Anzeigepflicht nach § 67 Arzneimittelgesetz

24 Diese sind nach § 26 AMG erlassen, zuerst am 14.12.1989, Bundesanzeiger Nr. 243 vom 29.12.1989, geändert am 22.12.1994, Bundesanzeiger Nr. 244 vom 29.12.1994.

unterliegt. Vor Aufnahme seiner Tätigkeit hat also auch derjenige, der Xenotransplantate herstellen will, dies der zuständigen Behörde anzuzeigen.

Ob die Vorschriften über die klinische Prüfung nach §§ 40 bis 42 des Arzneimittelgesetzes gelten, soll erst im nächsten Abschnitt untersucht werden, wenn die Xenotransplantation als Heilversuch bzw. Experiment behandelt wird.

11.1.4 Anwendung der Xenotransplantation in der klinischen Praxis

Die weitere Entwicklung der Xenotransplantation wird über den Heilversuch stattfinden. Im Gegensatz zum klinischen Experiment, das zu Zwecken der Forschung und Weiterentwicklung der Medizin erfolgt, ohne im einzelnen Falle einer Anwendung als Heilbehandlung zu dienen, steht beim Heilversuch die Hilfe für einen bestimmten Patienten im Vordergrund. Seine Lebensrettung bzw. die Besserung oder Linderung seiner Leiden sind der wesentliche Zweck eines solchen Heilversuchs. Dabei kann ein Heilversuch zugleich auch einem über den Einzelfall hinausgehenden Erkenntnisgewinn dienen.

11.1.4.1 Einzelner Heilversuch und klinische Prüfung

Der Heilversuch findet statt als klinischer Versuch, meist in Versuchsreihen angeordnet bzw. in der klinischen Prüfung eines Arzneimittels im Sinne von §§ 40 – 42 des Arzneimittelgesetzes.

Ein Heilversuch kann aber auch als einzelner Versuch, in Gestalt eines ganz auf den individuellen Patienten abgestellten Rettungsversuches stattfinden[25]. Die Einordnung als Arzneimittel hat nicht zur Folge, dass eine versuchsweise Durchführung der Xenotransplantation nur in Gestalt der klinischen Prüfung stattfinden könnte. Auf diese Weise wird voraussichtlich auch der Einstieg in die klinische Anwendung der Xenotransplantation erfolgen. Es ist unrichtig, wenn für solche Einzelversuche vielfach verlangt wird, es dürfte mit ihnen keine Erkenntnis über den Einzelfall hinaus erstrebt werden. Mit der erstmaligen Anwendung eines noch unerprobten Verfahrens darf der Anwendende neben dem Interesse der Heilung eines konkreten Patienten selbstverständlich auch die Prüfung des neuen Verfahrens für etwaige spätere weitere Anwendungen verbinden. In der klinischen Prüfung nach einem bestimmten Prüfplan steht die Gewinnung allgemeiner Erkenntnisse neben der Heilung des einzelnen Patienten ebenfalls im Blickfeld.

---

25 Zum Heilversuch vgl. Deutsch, Medizinrecht, Rn. 528; Schreiber, Rechtliche Regeln für Versuche mit Menschen 1986, S. 15 ff.; Schreiber, Rechtsprobleme bei Therapiestudien, in: Verhandlungen der Deutschen Krebsgesellschaft, Bd. 4, 1983, S. 13-19.

11.1.4.2 Deklaration von Helsinki / Tokio

Für den Heilversuch gelten zunächst die Regeln der Deklaration von Helsinki / Tokio des Weltärztebundes[26]. Danach muss beim Heilversuch stets das Interesse des konkreten, einzelnen Patienten im Vordergrund stehen. Die beiden wesentlichen Gesichtspunkte für seine Zulässigkeit sind die Risiko/Nutzenabwägung und die Einwilligung nach Aufklärung.

11.1.4.2.1 Risiko/Nutzenabwägung

Bei der Abwägung des Nutzens gegen das Risiko einer Xenotransplantation fällt auf der einen Seite die mögliche Lebensverlängerung und die Verbesserung der gesundheitlichen Situation des betroffenen Patienten durch den Eingriff ins Gewicht. Sie ist abzuwägen gegen die Risiken und Nachteile, die eine solche Behandlung dem Patienten bringen kann. Hier sind zunächst die allgemeinen Risiken eines solchen noch unerprobten Eingriffs zu berücksichtigen, wie Operationsrisiko, Gefahr der möglichen Infektion des Patienten selbst und der Weitergabe der Infektion an die Umwelt des Kranken. Erforderlich ist für den Heilversuch einer Xenotransplantation zunächst, dass es für den Patienten keine andere Option gibt als die Xenotransplantation[27]. Eine Transplantation, lediglich als Versuch, die Sache überhaupt in Bewegung zu setzen und Erfahrungen zu sammeln, wäre nicht zulässig. Vielmehr muss die Transplantation einige Aussicht für den Patienten bieten. Hierfür genügt nicht, dass er die Operation überhaupt lebend überstehen kann. Eine gewisse Verlängerung seines Lebens muss in Aussicht stehen. Dass diese Verlängerung möglicherweise keine lange Dauer haben wird, würde den Heilversuch nicht ausschließen. Aber die Dauer der Verlängerung des Lebens und die Verbesserung der Qualität des Lebens dürfen nicht nur ganz kurzfristig sein. Bei der Nutzen-Risiko-Abwägung können insofern auch noch nicht restlos geklärte Infektionsrisiken wegen der Aussicht auf eine Lebensverlängerung in den Hintergrund treten. Freilich darf die Überlebensaussicht nicht nur einige Tage unter erheblichen Belastungen durch Operation und Medikation betragen. Im Tierversuch sind bisher Überlebensfristen für das Organ von etwa einem Monat erzielt worden. Diese Frist müsste für den Menschen wohl überschritten werden. Nicht erforderlich sind andererseits - wie teilweise verlangt wird - Erwartungen von mindestens drei bis zu sechs Monaten Überlebenszeit. Diskutiert wird auch, ob die Möglichkeit einer Überbrückung bis zum Gewinn eines Organs von einem Menschen auch kürzere Überlebenserwartungen rechtfertigen kann. Zu berücksichtigen ist dabei aber, dass solche Überbrückungen bei der Niere durch Dialyse und beim Herz durch Kunstherzen eventuell unter geringerem Risiko und niedrigerer Belastung möglich sind.

Zwar gilt, dass je größer die krankheitsbedingte Gefahr für den Patienten ist, auch das in Kauf zu nehmende Risiko größer sein darf. Das heißt aber nicht, dass

---

[26] Vgl. die neueste Fassung von Somerset West, Oktober 1996, engl. Fassg. abgedruckt bei Laufs u. Uhlenbruck, Handbuch des Arztrechts, Anhang zu § 130, deutsche Fassung. bei Deutsch, Medizinrecht, Rn. 1032.

[27] Vgl. dazu Vesting u. Müller (1996), S. 203 ff., S. 208.

etwa an Todkranken oder Sterbenden beliebig Versuche unternommen werden dürfen, weil sie ja auch nicht mehr viel schaden können. Es muss vielmehr eine individuelle Erwartung einer nicht nur unwesentlichen Verbesserung des Zustandes des Patienten vorliegen. Ob das in der gegenwärtigen Situation gegeben ist, kann schon fraglich sein. Denn wenn bei Versuchen mit Primaten bisher nur ganz kurzfristige Überlebenszeiten erzielt worden sind, so lässt das den Versuch am Menschen zweifelhaft werden.

Ist die Anwendung von Xenotransplantaten im Rahmen einer klinischen Prüfung beabsichtigt, das heißt in einer mehrere Fälle umfassenden Reihe von Untersuchungen mit dem Zweck, über den Einzelfall hinaus Erkenntnisse über den therapeutischen Wert einer Methode zu gewinnen, so sind die materiellen und formellen Voraussetzungen der §§ 41 ff. des Arzneimittelgesetzes zu beachten. Dazu gehört vor allem, wie beim einzelnen Heilversuch, die Prüfung und Abwägung des möglichen therapeutischen Nutzens gegenüber dem Risiko und den Belastungen. Wenn keine Aussicht auf Erfolg besteht und der Patient auch nach dem Eingriff in Stunden oder in wenigen Tagen sterben wird, erscheint ein solcher Eingriff nicht mehr vertretbar. Im Vergleich zur Anwendung der üblichen Therapie muss die Xenotransplantation dem Patienten einen darüber hinausgehenden Vorteil versprechen. Ist der Ertrag nur gering, so darf auch kein höheres Risiko eingegangen werden. Gegenwärtig scheint noch die Gefahr einer nicht nur den einzelnen Patienten, sondern auch andere Personen gefährdenden viralen Infektion bei der Abwägung negativ ins Gewicht zu fallen. Es wird darauf ankommen, das Infektionsrisiko näher abzuklären. Dass es völlig ausgeräumt sein müsse, ist für die Zulässigkeit eines Heilversuches nicht zu verlangen. Es muss aber bei der Risiko-Nutzen-Abwägung eine Aussicht bestehen, ohne eine mögliche Infektion auszukommen.

Was für die klinische Prüfung gesagt ist, gilt ebenso für den einzelnen Heilversuch, mit dem die Xenotransplantation voraussichtlich beginnen wird.

11.1.4.2.2 Aufklärung und Einwilligung

Weitere Voraussetzung ist die Einwilligung des Patienten nach Aufklärung. Der Patient muss einwilligungsfähig, das heißt in der Lage sein, Wesen, Bedeutung, Tragweite und Risiken der Versuchsbehandlung zu verstehen. In der Aufklärung müssen die wesentlichen Risiken, also insbesondere das Risiko der hyperakuten Abstoßung sowie die Infektionsrisiken genannt werden. Auch, dass bei Tierversuchen bisher keine längeren Überlebenszeiten erreicht wurden, darf nicht verschwiegen werden. Der Versuchscharakter der Behandlung ist dem Patienten zu erläutern.

Es fragt sich, ob solche Aufklärung bei den in Betracht kommenden Patienten überhaupt möglich sein wird. Sie werden sich meist in sehr schlechtem Zustand, möglicherweise am Rande der Bewusstlosigkeit befinden. Bei einem vorbereiteten Eingriff muss darauf geachtet werden, dass die Aufklärung zu einem Zeitpunkt stattfindet, zu dem ein Zugang zum Patienten möglich ist, bei einer geplanten möglichen Xenotransplantation also wohl schon im Vorfeld des Eingriffs.

Die Einwilligung muss nicht unbedingt schriftlich erklärt werden. Vorzuziehen ist aber eine solche schriftliche Einwilligung, die im Einwilligungsformular die besonderen Risiken des Heilversuchs mit einer Xenotransplantation nennt.

Zu bedenken ist, ob im Notfall, also bei besonderer Dringlichkeit eines Eingriffs und einer fehlenden Einwilligungsfähigkeit des Patienten, auf eine Einwilligung nicht gänzlich entsprechend § 41 Nr. 5 Arzneimittelgesetz verzichtet werden kann. Maßgeblich wäre dann der mutmaßliche Wille des Patienten. Angesichts der Unerprobtheit der Xenotransplantation bestehen jedoch erhebliche Bedenken, ob hier mit Hilfe des Notstandes bzw. über die Figur der mutmaßlichen Einwilligung, die ja ihre Grundlage ebenfalls im Notstand hat, eine Zulässigkeit der Transplantation angenommen werden kann. Hier sollte nicht ohne eine vielleicht schon in einem früheren Stadium eingeholte Einwilligung des Patienten gearbeitet werden.

11.1.4.2.3 Beteiligung von Ethikkommissionen

Sowohl beim einzelnen Heilversuch als auch bei der in Anlehnung an §§ 40 ff. des Arzneimittelgesetzes stattfindenden klinischen Prüfung ist wegen der komplexen Situation die Beteiligung einer Ethikkommission erforderlich. Deren Votum bindet zwar nicht, hat aber für die Entscheidung über die Vornahme eines Eingriffs mit Versuchscharakter eine nicht zu verzichtende Bedeutung. § 40 Abs. 1 Satz 2 schreibt für die klinische Prüfung ausdrücklich vor, dass sie zuvor von einer nach Landesrecht gebildeten unabhängigen Ethikkommission zustimmend bewertet sein muß. Beim klinischen Arzneimittelversuch hat die Beratung durch Ethikkommissionen daher einen noch höheren Stellenwert. Stimmt die Ethikkommission nicht zu, darf dennoch mit der klinischen Prüfung begonnen werden, wenn die zuständige Bundesbehörde innerhalb einer Frist von 60 Tagen nach Vorlage der entsprechenden Unterlage nicht widersprochen hat. Auch die Berufsordnung für die deutschen Ärzte[28] verpflichtet den Arzt, sich vor der Durchführung klinischer Versuche am Menschen durch eine bei der Ärztekammer oder bei einer medizinischen Fakultät eingerichtete Ethikkommission über die mit seinem Vorhaben verbundenen berufsethischen und berufsrechtlichen Fragen beraten zu lassen. Hier handelt es sich freilich nicht um einen Zustimmungsvorbehalt, sondern lediglich um eine Beratungspflicht. Es wird bezweifelt, ob die Xenotransplantation dem Votum einzelner, örtlicher Ethikkommissionen überlassen bleiben darf, oder ob sie nicht von einer Zentralen Kommission, etwa der bei der Bundesärztekammer eingerichteten zentralen Ethikkommission, geprüft werden muss. Die Bedenken gegen die Entscheidung der einzelnen, lokalen Ethikkommissionen erscheinen begründet. Es geht um eine grundlegend neue, die Grenze zwischen Mensch und Tier berührende Behandlung, deren Entwicklung wegen der vielen Risiken zunächst jedenfalls nicht verschiedenen einzelnen Instanzen überlassen werden darf, sondern zentral beobachtet werden sollte. Ähnlich sind die vorläufigen Regelungen auch im Ausland. Die Entscheidung über die Zulässigkeit der Xenotransplantation im Heilversuch wird in den dargestellten Abwägungen zwischen Nutzen und Risiko für den Patienten fallen.

---

28 Neueste Fassung: Deutsches Ärzteblatt 1997, S. 2 f.

11.1.4.2.4 Berufsrechtliche Vorschriften

Grundsätzlich sind für den Arzt bei der Xenotransplantation auch sogenannte standesrechtliche – besser: berufsrechtliche – Vorschriften maßgeblich; die Ärztekammern können neben der Berufsordnung auch Bestimmungen erlassen, die die ärztliche Behandlung auf bestimmten Gebieten betreffen oder rechtliche Maßstäbe für sie bestimmen.

Es existiert bereits eine vorläufige Stellungnahme des Wissenschaftlichen Beirats der Bundesärztekammer zur Xenotransplantation[29], die auf Grund der unvollständig geklärten immunologischen, physiologischen und mikrobiologischen Barrieren zu dem Ergebnis kommt, dass derzeit die Voraussetzungen für eine hinreichend risikobegrenzte Durchführung von Xenotransplantationen noch nicht gegeben sind. Um die Nützlichkeit der Xenotransplantation für den Menschen zu sichern, bedürfe es der Entwicklung und Etablierung wirksamer Maßnahmen zwecks Verhinderung zu befürchtender Abstoßungsreaktionen, sowie weiterer, besserer Erkenntnisse über das Risiko der Übertragung von teils unbekannten Infektionserregern vom Xenotransplantat auf den Empfänger und auf Dritte. Insbesondere die zentrale Frage der Abschätzung des Nutzen-Risiko-Verhältnisses bedürfte noch weiterer Abklärung.

Zur Zeit befinden sich indessen Richtlinien der Bundesärztekammer zur Xenotransplantation, vergleichbar etwa denen zum Gentransfer in menschliche Körperzellen[30], in Vorbereitung, die die neueren Forschungsergebnisse berücksichtigen werden. Voraussichtlich werden die erwarteten Richtlinien der Bundesärztekammer - ähnlich denen der amerikanischen FDA - Bestimmungen enthalten hinsichtlich der Aufzucht der für Xenotransplantationen benötigten Tiere, der Durchführung von Test- und Screeningverfahren an diesen und an menschlichen Organempfängern und deren Kontaktpersonen, sowie Dokumentationspflichten. Die Einrichtung einer Zentralen Ethikkommission sollte ebenfalls Gegenstand solcher neuer Richtlinien sein. Diese Richtlinien der Bundesärztekammer müssen dann aber auch noch von den Landesärztekammern in geltendes Berufsrecht umgesetzt werden.

11.1.5 Vorschriften im europäischen Recht

Das europäische Gemeinschaftsrecht arbeitet mit Richtlinien und mit Verordnungen. Bisher gibt es keine EG-Richtlinie zur Xenotransplantation. Würde sie erlassen, so müsste sie durch eine Rechtsverordnung in Deutschland nach § 6 in Verbindung mit § 83 Arzneimittelgesetz umgesetzt werden. Eine Verordnung der EG würde dagegen eine unmittelbare Geltung im deutschen Bereich entfalten, ohne dass sie nach § 83 des Arzneimittelgesetzes erst in deutsches Recht transformiert werden müsste.

29 Deutsches Ärzteblatt (1999), S. 1920-1926.

30 Deutsches Ärzteblatt (1995), S. 789-794; mitunter wird die Xenotransplantation auch als eine Form der Gentherapie angesehen: vgl. Vesting (1997), S. 28.

11.1.5.1 Richtlinie zur klinischen Prüfung von Humanarzneimitteln

Im September 1997 hat die Europäische Kommission einen Entwurf zur Angleichung der Rechts- und Verwaltungsvorschriften der Mitgliedsstaaten über die Anwendung der Guten Klinischen Praxis bei der Durchführung von klinischen Prüfungen mit Humanarzneimitteln vorgelegt. Die Richtlinie beabsichtigte, einheitliche Rahmenbedingungen zu schaffen und die Anforderungen an die Durchführung klinischer Prüfungen zu vereinheitlichen. Der Richtlinienvorschlag wurde vom Europäischen Parlament zwar mit einigen Änderungen angenommen, jedoch waren insbesondere die für den Beginn der klinischen Prüfung vorgesehenen Verfahren im Ministerrat nicht konsensfähig. Die Europäische Kommission hat nun im April 1999 einen geänderten Vorschlag für die Richtlinie vorgelegt. Danach sollen Arzneimittel, die unter Liste A („Biotech-Arzneimittel“) der EG-Verordnung Nr. 2309/ 93 (siehe dazu nachfolgend Abschnitt 11.1.5.2.) fallen, einem Genehmigungsverfahren unterliegen. Für alle übrigen Arzneimittel soll eine Notifizierung bei Vorliegen eines positiven Ethikvotums für den Beginn der klinischen Prüfung ausreichen[31].

In der Sache enthält die geplante Richtlinie zur klinischen Prüfung keine wesentlich vom bisher in Deutschland geltenden Recht abweichende Regelungen. Es bleibt abzuwarten, wann die vorgesehene Richtlinie verabschiedet werden wird und welchen Inhalt sie dann hat[32]. Freilich bedarf es allerdings nach dem endgültigen Erlass der EG-Richtlinie noch einer Umsetzung in die jeweilige nationale Gesetzgebung.

11.1.5.2 Verordnung Nr. 2309/93 des Europarates

In Betracht kommt weiter für die Xenotransplantation die Verordnung Nr. 2309/93 des Europarates zur Festlegung von Gemeinschaftsverfahren für die Genehmigung und Überwachung von Human- und Tierarzneimitteln und zur Schaffung einer Europäischen Agentur für die Beurteilung von Arzneimitteln[33]. Die Verordnung stammt vom 22.07.1993. Hier wird ein zentrales Zulassungsverfahren für technologisch hochwertige Arzneimittel, insbesondere aus der Biotechnologie, mit Wirkung für den gesamteuropäischen Markt eingerichtet. § 21 Abs. 1 Satz 1 des Arzneimittelgesetzes ermöglicht alternativ zu einem Zulassungsverfahren bei der zuständigen Bundesoberbehörde eine Genehmigung durch die Kommission der Europäischen Gemeinschaften oder den Rat der Europäischen Union nach Art. 3 Abs. 1 bzw. 2 der genannten Verordnung. Eine wichtige Position nimmt in einem solchen Verfahren die Europäische Agentur für die Beurteilung von Arzneimitteln ein, bei der ein Zulassungsantrag zu stellen wäre. Ob ein Xenotransplantat, das – wie oben festgestellt – grundsätzlich als Arzneimittel zu gelten hat, unter

---

31 Sickmüller u. Becker (1999), S. 899ff., dort abgedruckt auch der vollständige Text des geänderten Vorschlags.

32 Vgl. zum Ganzen Sickmüller (1998), S. 80 ff.

33 Abgedruckt bei Kloesel u. Cyran, Arzneimittelrecht EU 1, Bd. 6.

diese Verordnung fällt, ist fraglich. Als Mittel zu hochtechnologischer Therapie könnten auch Xenotransplantate unter die im Anhang genannten Arzneimittel fallen. Jedenfalls könnte Teil B des Anhangs, der die fakultative Anmeldung und Zulassung durch die Europäische Union betrifft, hier anwendbar sein. Genannt sind unter anderem Arzneimittel, die mit biotechnologischen Verfahren hergestellt werden und nach Ansicht der Europäischen Agentur eine bedeutende Innovation darstellen. Zweifelhaft bleibt der Weg in dieses Zulassungsverfahren aber auch deshalb, weil es sich bei Xenotransplantaten um jeweils speziell hergestellte Arzneimittel handelt.

11.1.5.3 Empfehlungen des Europarates und Arbeitsgruppe für Xenotransplantation

Das *Ministerkomitee des Europarates* ist in seiner Empfehlung No. R (97) 15 vom 30. September 1997 davon ausgegangen, dass die Xenotransplantation schon in sehr naher Zukunft eine praktische therapeutische Behandlung werden könnte, und hat in Anbetracht des Infektionsrisikos Regelungen der Mitgliedsstaaten für empfehlenswert gehalten. Das Ministerkomitee empfiehlt insbesondere die Schaffung von Mechanismen für die Registrierung und Regulierung der Grundlagenforschung und klinischer Versuche, der Gewinnung und des Umgangs mit den verwendeten Tieren, Xenotransplantationsprogrammen und Langzeit-Beobachtungen von Xenotransplantat-Empfängern und den Tieren, von denn die Transplantate stammen.

Die *Parlamentarische Versammlung des Europarates* hat daraufhin eine Empfehlung zur Xenotransplantation erarbeitet. In ihrer Empfehlung 1399 (1999) vom 29. Januar 1999 geht sie davon aus, dass das Risiko der Abstoßung des Organs und der Krankheitsübertragung zur Zeit bei der Xenotransplantation noch unkontrollierbar ist. Deswegen sollte vor jeder klinischen Anwendung noch Forschung zur Lösung dieser Probleme angeregt werden. Die Parlamentarische Versammlung schlägt dem Ministerkomitee vor, auf die schnelle Einführung eines rechtlich verbindlichen Moratoriums für alle klinischen Xenotransplantationen in den Mitgliedsstaaten hinzuwirken und die Durchführbarkeit der Ausarbeitung eines zweiten Protokolls zur Bioethik-Konvention (siehe dazu Abschnitt 11.1.5.4.) zu erwägen.

Das *Ministerkomitee des Europarats* hat in seiner Antwort vom 25. März 1999 (Doc. 8363) auf die Empfehlung 1399 (1999) der Parlamentarischen Versammlung zum Ausdruck gebracht, dass es insbesondere das Interesse der Parlamentarischen Versammlung an den ethischen und Sicherheitsaspekten teilt. Das Ministerkomitee entschied daraufhin, eine Arbeitsgruppe zur Xenotransplantation (CDBI/CDSP-Xeno) unter Leitung des Steering Committee on Bioethics (CDBI) und des European Health Committee (CDSP) einzusetzen. Aufgabe dieser Arbeitsgruppe ist insbesondere die Vorbereitung eines Richtlinienentwurfs zur Xenotransplantation. Die Arbeitsgruppe hat im Jahr 1999 bereits zweimal getagt und zuletzt Vorschläge für Richtlinien diskutiert, die inhaltlich noch weiter überarbeitet werden sollen. Auch ist noch offen, ob die Richtlinien in Form eines Zusatzprotokolls zur Bioethik-Konvention oder als Empfehlung ausgestaltet werden sollen, was einen unterschiedlichen Verbindlichkeitscharakter bedeuten würde. Die weitere Entwicklung bleibt abzuwarten.

11.1.5.4
Zusatzprotokoll zur Bioethik-Konvention

Der Lenkungsausschuss für Bioethik (CDBI) des Europarates hat am 03.02.1999 den Entwurf eines Zusatzprotokolls zu dem Übereinkommen zum Schutz der Menschenrechte und der Menschenwürde im Hinblick auf die Anwendung von Biologie und Medizin (sogenannte Bioethik-Konvention) über die Transplantation von Organen und Geweben menschlichen Ursprungs vorgelegt. Gegenstand des Zusatzprotokolls ist die Verpflichtung der Vertragsparteien, die Würde und die Identität jeder Person zu schützen und ohne Diskriminierung die Wahrung ihrer Integrität sowie ihrer sonstigen Grundrechte und Grundfreiheiten im Hinblick auf die Transplantation von Organen und Geweben menschlichen Ursprungs zu gewährleisten. Das Protokoll betrifft nicht die bei Tieren entnommenen Organe oder Gewebe, gleich ob diese genetisch verändert wurden oder nicht. Im Erläuternden Bericht zu dem Zusatzprotokoll wird die Einschränkung auf menschliche Transplantate damit begründet, dass sich beim derzeitigen Stand der wissenschaftlichen Erkenntnisse die Xenotransplantation weitgehend noch im Stadium der Theorie oder allenfalls in der Forschungsphase befinde und es deshalb ratsam scheine, sie aus dem Anwendungsbereich des Protokolls auszuschließen. Somit hätte das Zusatzprotokoll in der jetzigen Fassung keine Bedeutung für die Xenotransplantation.

11.1.6
Bisherige rechtliche Regelungen im Ausland

11.1.6.1
Schweiz

Derzeit ist die Xenotransplantation in der Schweiz im Bereich des Infektionsschutzes durch den Bundesbeschluss vom 22. März 1996 über die Kontrolle von Blut, Blutprodukten und Transplantaten geregelt. Nach diesem Erlass unterliegt die Xenotransplantation u.a. einer Meldepflicht (Art. 18) und einer Testpflicht (Art. 19). Der Bundesrat wurde mit einer vom Parlament überwiesenen Motion der Kommission für Wissenschaft, Bildung und Kultur des Nationalrates vom 22. Mai 1997 beauftragt, die Xenotransplantation zu regeln und vorläufig einer Bewilligungspflicht zu unterstellen.

Der Bundesrat hat die Motion entgegengenommen und am 3. Juni 1998 die Botschaft betreffend die Änderung des Bundesbeschlusses über die Kontrolle von Blut, Blutprodukten und Transplantaten zur Beratung durch das Parlament verabschiedet. Damit sollte die bestehende Regelung über die Xenotransplantation verschärft werden, um den bestehenden Risiken und Unsicherheiten im Bereich des Infektionsschutzes Rechnung zu tragen. Die Übertragung von tierischen Organen, Geweben und Zellen auf den Menschen sollte grundsätzlich verboten werden, allerdings sollten ausnahmsweise klinische Versuche und die Übertragung von tierischen Geweben oder Zellen, bei denen ein Infektionsrisiko für die Bevölkerung ausgeschlossen und ein therapeutischer Nutzen nachgewiesen werden kann, möglich sein. Die Ausnahmebewilligung sollte vom Bundesamt für Gesundheit erteilt werden können. Das Verbot sollte befristet sein auf eine Zeit von drei Jahren und im Rahmen der Erarbeitung eines künftigen Transplantationsgesetzes, das frühestens im Jahre 2002 in Kraft treten dürfte, überprüft werden.

Die eidgenössischen Räte haben nach der parlamentarischen Beratung am 8. Oktober 1999 einen gegenüber der Botschaft geänderten Gesetzestext verabschiedet. Nach dem dort beschlossenen Art. 18 a bedürfen Xenotransplantationen einer Bewilligung. Klinische Versuche sind nur erlaubt, wenn ein Infektionsrisiko für die Bevölkerung mit hoher Wahrscheinlichkeit ausgeschlossen ist und ein therapeutischer Nutzen erwartet werden kann. Im Rahmen einer Standardbehandlung dürfen Xenotransplantate nur übertragen werden, wenn nach dem Stand von Wissenschaft und Technik ein Infektionsrisiko für die Bevölkerung ausgeschlossen werden kann und der therapeutische Nutzen der Übertragung auf Grund klinischer Versuche nachgewiesen ist. Nach Art. 19 unterliegen Xenotransplantate beziehungsweise das Tier, dem es entnommen wurde, einer Testpflicht auf Krankheitserreger oder Hinweise auf solche. Außerdem sollen nach Art. 20 weitere Vorschriften über den Umgang mit Transplantaten, das Bewilligungsverfahren und Kontroll- und Meldepflichten erlassen werden. Die Inkraftsetzung dieser Änderung soll im Verlauf des Jahres 2000 erfolgen.

11.1.6.2 USA

Xenotransplantate unterliegen in den USA der Regelungsbefugnis der FDA (Food and Drug Administration bzw. dem CBER (Center for Biologics Evaluation and Research. Eine gesetzliche Regelung der Xenotransplantation existiert zwar nicht, jedoch hat die FDA verschiedene Richtlinien entwickelt. Vom 23. September 1996 stammt der Entwurf einer Richtlinie *„Draft Public Health Service Guideline on Infectious Disease Issues in Xenotransplantation“*. Diese Richtlinie enthält detaillierte Ausführungen u.a. hinsichtlich der Zusammensetzung und der Funktionen eines Xenotransplantationsteams, der Datenverwaltung, der Gewebeaufbewahrung und von Kontroll- und Überwachungsprozeduren. Außerdem schlägt sie für die Tierquellen bestimmte Zuchtbedingungen und ein Prätransplantationsscreening vor, des weiteren Aufklärungsmaßstäbe für den Patienten, ein Monitoring des Transplantatempfängers, sowie der Kontaktpersonen und der an der Behandlung Beteiligten, Regelungen hinsichtlich der Kontakte des Transplantatempfängers, der Infektionsvermeidung in der Klinik und Sondervorschriften für das

Pflegepersonal. Die Regelungen dieses Richtlinienentwurfs sind allerdings nicht bindend.

An die Pharmaindustrie gerichtet sind als Orientierungshilfen die „*Guidance For Industry: Public Health Issues Posed by the Use of Non-Human Primate Xenografts in Humans*“ vom 6. April 1999 und die “*Guidance For Industry: Precautionary Measures to Reduce the Possible Risk of Transmission of Zoonoses by Blood and Blood Products from Xenotransplantation Product Recipients and Their Contacts*” vom 30. Dezember 1999. Letztgenannte Empfehlungen richten sich in Hinblick auf mögliche Infektionsrisiken gegen die Verwendung von Primaten für Xenotransplantationszwecke und legen außerdem Kriterien fest, um die Gefahr einer Übertragung von Infektionskrankheiten durch Blut und Blutprodukte von Xenotransplantatempfängern und deren Kontaktpersonen zu vermindern. In den USA wurden bereits mehrere klinische Versuche behördlich genehmigt und auch durchgeführt.

11.1.6.3 Spanien

Am 8. Mai 1997 regte die Nationale Transplantations-Kommission die Schaffung einer Xenotransplantations-Kommission an. Im Juni des gleichen Jahres drängte auch der spanische Kongress die Regierung, die Xenotransplantationsaktivitäten zu überwachen. Daraufhin richtete das spanische Gesundheitsministerium eine interdisziplinär besetzte Xenotransplantations-Kommission ein. Seit dem 17. Juni 1998 existiert auch eine Empfehlung für eine Regelung der Xenotransplantation. Danach evaluiert die Kommission jede *in vivo*-Studie an Primaten oder Menschen. Weiter wird vorgeschlagen, dass Organe transgener Schweine beim Menschen verwendet werden können, wenn der Erfolg im Primatenversuch länger als sechs Monate ohne erkennbare Virusinfektion sichergestellt ist. Zusätzlich werden u.a. Regeln aufgestellt zur Erstellung des klinischen Protokolls, hinsichtlich eines präklinischen Screenings auf bekannte Erreger, der Aufzucht und Überwachung der für die Xenotransplantation vorgesehenen Tiere und der Archivierung von Daten und Gewebeproben. Das Monitoring der Xenotransplantatempfänger soll lebenslänglich in bestimmten Intervallen durchgeführt werden.

11.1.6.4 Schweden

Von der schwedischen Regierung wurde Ende 1997 eine Kommission zur Xenotransplantation eingesetzt. Im November 1999 übermittelte die Kommission dem schwedischen Gesundheitsminister einen Bericht mit Vorschlägen zu ethischen, medizinischen, rechtlichen und Tierschutzaspekten. Zur Zeit ist die Xenotransplantation gesetzlich nicht erfasst. Das Transplantationsgesetz aus dem Jahr 1995 betrifft nur menschliche Transplantate. Im Tierschutzgesetz finden sich allerdings einige Regelungen, die für die Xenotransplantation einschlägig sein können. Von schwedischen Wissenschaftlern wurde ein freiwilliges Moratorium hinsichtlich einer klinischen Anwendung beschlossen.

11.1.6.5
Großbritannien

Die britische Regierung hat sich im wesentlichen den Ergebnissen einer von ihr eingesetzten Expertenkommission (Kennedy-Report vom Januar 1997) angeschlossen, wonach klinische Versuche gegenwärtig nicht vertretbar sind. Allerdings wurde eine ständige Kommission (*United Kingdom Xenotransplantation Interregulatory Authority* - UKXIRA-) eingerichtet, die im Rahmen von Genehmigungsverfahren hinsichtlich klinischer Tests eine Einzelfallprüfung durchführen sowie erfolgte Xenotransplantationen überwachen soll. Ein generelles Verbot existiert also nicht. Am 30. Juli 1998 hat die UKXIRA Richtlinien zur Xenotransplantation (*Guidance on Making Proposals to Conduct Xenotransplantation on Human Subjects*) veröffentlicht. Darin sind insbesondere die Bedingungen beschrieben, unter denen klinische Versuche genehmigt und unternommen werden können. Zur Zeit arbeitet die UKXIRA an Richtlinien zur Transplantatqualität, zur biologischen Sicherheit und einem nationalen Monitoring-System.

11.1.6.6
Niederlande

In den Niederlanden wurde 1996 eine Xenotransplantations-Kommission eingerichtet, die in einem Bericht vom 21. Januar 1998 zur Xenotransplantation Stellung genommen hat. Die Kommission hielt die Xenotransplantation für grundsätzlich ethisch vertretbar. Die Verwendung von Tieren ist in einem Tierschutzgesetz geregelt, wonach biotechnologische Verfahren wie die genetische Modifikation abhängig ist von einer positiven ethischen Bewertung der Kommission für Biotechnologie und Tiere. Nicht geregelt ist die Verwendung von solchen Tieren, die im Ausland gezüchtet wurden. Insoweit hat die Kommission eine Gesetzesänderung vorgeschlagen. Genetisch modifizierte Organe und auch Xenotransplantat-Empfänger unterfallen den rechtlichen Regelungen für genetisch veränderte Organismen; der Empfänger außerdem dem Gesetz über umweltgefährliche Stoffe. Die Kommission hat die Schaffung von Qualitätsmaßstäben empfohlen, zumal die in den Niederlanden existierenden Regelungen über Medizinprodukte nicht geeignet sind zur Erfassung des Handels mit lebendem Material, insbesondere Xenotransplantaten. Klinische Versuche sollten durch das zu schaffende Gesetz über medizinische Forschung (am Menschen) erfasst sein. Die Einführung einer Genehmigungspflicht oder auch ein Verbot der Xenotransplantation soll aus dem geplanten Gesetz für besondere Medizinische Verfahren hergeleitet werden können. Vorgeschlagen wurden von der Kommission weiter eine Genehmigungspflicht durch die Zentrale Ethik-Kommission Patienten-Aufklärungsmaßstäbe (informed consent des Patienten und seiner Kontaktpersonen) und eine Quarantäne nach der erfolgten Xenotransplantation. Die übliche Zustimmung durch lokale Ethik-Kommissionen soll bei der Xenotransplantation ersetzt werden durch die einer Zentralen Ethik-Kommission, welche durch das in Entstehung befindliche Gesetz zur Medizinischen Forschung auch am Menschen eingerichtet werden soll.

11.1.6.7 Kanada

Verantwortlich für die Regelung der Xenotransplantation in Kanada ist „*Health Canada*", durch das ein Regelwerk „*Standards Based Risk Management – SBRM*" für die Sicherheit aller für die Transplantation verwendeten Organe und Gewebe geschaffen wurde. Zur Zeit ist die Xenotransplantation in Kanada nicht verboten. Xenotransplantate unterfallen als Therapeutika dem „*Food and Drugs Act*". Bisher sind durch Health Canada noch keine klinischen Versuche genehmigt worden. Im Juli 1999 sind die „*Proceedings of the Canadian Xenotransplantation Forum*" und der „*Draft Proposed Canadian Standard for Xenotransplantation*" der Öffentlichkeit zur Stellungnahme vorgelegt worden.

11.1.6.8 Frankreich

Am 14. Januar 1998 hat das französische Parlament einen Gesetzesentwurf angenommen über „ *Health and Safety Regulations*", der auch Aussagen über die Xenotransplantation enthält. Dieses Gesetz macht es zur Bedingung, dass die Xenotransplantationsforschung geregelt wird durch die bestehende Gesetzgebung zur biomedizinischen Forschung und dass Anträge auf Durchführung eines klinischen Versuchs der Billigung durch die neu eingerichtete Agentur für Gesundheit und Sicherheit (*Agence Francaise de Sécurité Sanitaire des Produits de Santé*) und durch das Gesundheitsministerium bedarf. Klinische Versuche werden wohl nur in Betracht kommen nach der Schaffung eines nationalen Mechanismus zur epidemiologischen Langzeitüberwachung.

11.2 Schlussfolgerung

Die vorstehenden Ausführungen haben gezeigt, dass für die Zulässigkeit der Xenotransplantation in der Bundesrepublik vor allem die Bestimmungen des Arzneimittelgesetzes sowie die Regeln über den Heilversuch in Betracht kommen. Das Gentechnikgesetz erfasst nur einen geringen Ausschnitt der Vorgänge bei einer Xenotransplantation, nämlich die Herstellung gentechnisch veränderter Spendertiere. Das Tierschutzgesetz steht der Nutzung von Tieren für die Transplantation nicht entgegen. Wesentlich sind die Bestimmungen über den Heilversuch der revidierten Deklaration von Helsinki/Tokio und, jedenfalls analog, die Bestimmungen über die klinische Prüfung von Arzneimitteln in den §§ 40 ff.

Arzneimittelgesetz. Danach ist Voraussetzung der Zulässigkeit einer Xenotransplantation eine differenzierte Nutzen-Risiko-Abwägung, die ergibt, ob eine Xenotransplantation ethisch und rechtlich vertretbar ist. Dass die Xenotransplantation Risiken enthält, steht ihrer Erprobung nicht im Wege. Es erscheint aber derzeit zweifelhaft, ob die Gefahren und Risiken nicht den möglichen Nutzen für den Patienten übersteigen. Das Abstoßungsrisiko ist noch weitgehend ungeklärt. Es ist aber zu erwarten, dass es jedenfalls für einen gewissen Zeitraum wird beherrscht werden können. Unklar ist, ob die Xenotransplantation die Möglichkeit einer nicht nur ganz kurzfristigen Verlängerung menschlichen Lebens bzw. die Verbesserung seiner Qualität darstellt. In Fällen, in denen ein Leichenorgan oder eine Lebendspende nicht zur Verfügung steht und akute Lebensgefahr besteht, könnte sie aber als ultima ratio trotz der Ungeklärtheit der möglichen Dauer der Funktionsfähigkeit, etwa eines tierischen Herzens, als zusätzlicher Versuch in Betracht kommen.

Bei der Frage des Infektionsrisikos scheint eine Abschätzung der Gefahren derzeit kaum möglich. Das würde gegen die Zulassung der Xenotransplantation zum gegenwärtigen Zeitpunkt sprechen. Weitere Klärungen scheinen erforderlich, insbesondere im Tierversuch bei Primaten. Die Risiken einer seuchenartigen Verbreitung auch auf an einer Transplantation Nichtbeteiligte sind eher als gering einzuschätzen.

Voraussetzung eines Heilversuchs, der zunächst nicht als kontrollierte klinische Prüfung, sondern als individueller Heilversuch in Betracht kommt, wäre weiter eine Aufklärung über die genannten Risiken, Aussichten und Gefahren. Diese Aufklärung müsste angesichts der vorhandenen Ungewissheiten jedenfalls deutlich weitergehen als beim standardisierten und bewährten Heileingriff.

Gesetzlicher Regelungsbedarf besteht derzeit wohl nicht. Denn nach geltendem Recht ist ein Rahmen für die Behandlung der Xenotransplantation erkennbar. Die Xenotransplantation ist ein Heilversuch, der nur bei besonderer Indikation nach vorausgegangener Abschätzung des Nutzens und des Risikos sowie nach eingehender Aufklärung und nach Einwilligung möglich ist. Er müsste eine Aussicht auf eine jedenfalls nicht nur ganz kurzfristige Besserung des Zustandes des Patienten bieten. Noch ungeklärt scheint die Frage der Gefährdung durch virale Infektionen bzw. der Möglichkeiten ihrer Bekämpfung. Das aber ist eine tatsächliche Frage, die durch ein besonderes Gesetz nicht geklärt werden kann. Die Xenotransplantation kann auch in Anlehnung an die Bestimmungen des Arzneimittelgesetzes gesehen werden. Diese Bestimmungen scheinen aber primär nicht für die Transplantation gemacht.

Das Transplantationsgesetz gibt für die Xenotransplantation nichts her. Einige in diesem Transplantationsgesetz für die Organübertragung vom menschlichen Spender geregelte Punkte, etwa hinsichtlich der Notwendigkeit der Übertragung durch einen Arzt, der Regelung der Organgewinnung sowie über die Anlegung einer Warteliste könnten in einem Spezialgesetz für die Xenotransplantation nutzbar gemacht werden. Gegenwärtig besteht aber kein hinreichender Anlass für ein spezielles Gesetz zur Xenotransplantation. Nach der Klärung des Infektionsrisikos wird der Weg voraussichtlich zunächst über Einzelfall-Heilversuche gehen. An eine gesetzliche Regelung sollte man erst denken, wenn man mit solchen Heilversuchen eine Reihe von Erfahrungen gemacht hat.

12 Anwendungs- und Folgekosten der Xenotransplantation

Auch im Gesundheitswesen gewinnen ökonomische Aspekte von medizinischen Vorgängen eine immer größer werdende Bedeutung. Die selbst bei sehr gut funktionierenden Versicherungssystemen existierende Begrenztheit der Mittel erzwingt, Behandlungskosten verschiedener Therapieformen gegeneinander zu stellen und in Wirtschaftlichkeitsanalysen optimierte Lösungen hinsichtlich der Kosten-Nutzen-Relation – welche Behandlungsform ist die effektivste – bestehender, aber vor allem auch neuer Behandlungsformen zu suchen. Gefragt wird in diesem Zusammenhang auch danach, ob und wie eine Behandlung im Hinblick auf die Lebenserwartung und -qualität wirksam ist.

Während die Kostenseite solcher Analysen in aller Regel relativ gut fassbar ist und nur die Zuordnung indirekter Kosten Entscheidungsoptionen offen lässt, sind auf der Nutzenseite größere Schwierigkeiten zu bewältigen. Je nach Art der Zielgrößen wurden deshalb verschiedene Analyseformen entwickelt: die Kosten-Analyse, bei der ein Vergleich direkter und gegebenenfalls auch indirekter Kosten ansonsten gleichwertiger Therapieverfahren durchgeführt wird, die Kosten-Nutzen-Analyse, die neben den Kosten auch die direkten (eingesparte, ansonsten notwendige Behandlungskosten) und indirekten Nutzenkomponenten (Minderung von krankheitsbedingten Arbeitsausfällen) bewertet, die Kosten-Wirksamkeitsanalysen, die als Erfolg eine monetär nicht messbare Größe wertet, nämlich z.B. die Anzahl der durch den finanziellen Behandlungsaufwand gewonnenen Lebensjahre, die Kosten-Nutzwert-Analyse, die die Wirksamkeitsanalyse insofern erweitert, als die subjektive Komponente des Patienten, also seine Bewertung der gewonnenen Lebensqualität, mitberücksichtigt wird.

In den nachfolgenden Überlegungen zu den ökonomischen Aspekten der Xenotransplantation werden diese differenzierten Fragen zum Nutzen nur sehr eingeschränkt behandelt, weil seriöse Angaben hierzu bei jeglichem Fehlen von praktischen Erfahrungen noch nicht abgeleitet werden können. Der Schwerpunkt der Ausführungen liegt auf der Kostenseite, die in Analogien zur allogenen Transplantation betrachtet werden.

12.1 Kosten für die Generierung gentechnisch veränderter Schweine

Bei der Ermittlung der Kosten für die Erstellung transgener Schweine kann auf Erfahrungswerte aus verschiedenen Bereichen der Biotechnologie zurückgegriffen werden, weil in den letzten fünfzehn Jahren von einer Reihe von Arbeitsgruppen transgene Schweine für die verschiedensten Zwecke (Wachstumsregulation, Krankheitsresistenz, Bioreaktoren etc.) generiert worden sind. In den meisten Fällen wurden zwar keine exakten Kostendaten erhoben bzw. publiziert, aber es gibt einige Schätz- und Näherungswerte. Im Prinzip kann davon ausgegangen werden, dass die Erstellung eines transgenen Founders zwischen DM 50.000.- und 100.000.- kosten wird, wenn bei den für den Gentransfer benötigten Schweinen als Embryonenquelle und als Embryonenempfänger auf konventionell gehaltene Tiere zurückgegriffen werden kann.

Sollte aber daran gedacht sein, bereits bei den für den Gentransfer benötigten Schweinen SPF oder gar Xeno/Gnotobioten einzusetzen, würden die Kosten sicherlich um das bis zu zweifache steigen, weil relativ viele hygienisch hochwertige Tiere, die entsprechend teuer sind bzw. aufwendig bereitgestellt werden müssen, für den Gentransfer benötigt würden. Es scheint aber beim jetzigen Wissensstand nicht notwendig zu sein, bereits für die Generierung der transgenen Founder auf Tiere mit höherem bzw. höchsten Hygienestatus zurückgreifen zu müssen. Es ist wesentlich effizienter, sprich kostengünstiger, den Gentransfer mit konventionell gehaltenen Schweinen durchzuführen und die Verbesserung des Hygienestatus anschließend mittels Embryotransfer zu erreichen. Dazu werden transgene Embryonen - nach geeigneter Behandlung - auf Empfängertiere des gewünschten Hygienestatus in den dazu erforderlichen Stallungen übertragen. Die Behandlung der Embryonen, die der Entfernung der äußerlich der *Zona pellucida* anhaftenden Mikroorganismen dient, wird durch wiederholte (bis zu zehnmalige) Waschungen und enzymatisches Anverdauen bzw. Ablösen der äußeren Schichten der *Zona pellucida* erreicht. Damit können in der Regel alle Kontaminationen, die in den Reproduktionsorganen (Ovarfollikel, Eileiter, Uterus) auf diese äußere Hülle der Embryonen gelangen können, entfernt werden. Wichtig ist, dass keine Embryonen übertragen werden, die Beschädigungen der *Zona Pellucida* aufweisen, durch die Keime in den perivitellinen Raum bzw. die Embryonalzellen (Blastomeren) eingedrungen sein könnten.

Hinsichtlich der gewünschten Freiheit von endogenen Retroviren (PERVs) wird diskutiert, durch Testung und Selektion Schweine zu finden bzw. auszuwählen, denen bestimmte Sequenzen fehlen. Wenn nun bereits für die Generierung der transgenen Founder solche Tiere verwendet werden sollen, führt dies zu höheren Kosten, da die Bereitstellungskosten für solche speziell ausgewählten Tiere höher liegen. Diese müssen nämlich erstens in der Population mittels molekulargenetischer Diagnostik (meist nur heterozygote Tiere verfügbar) gefunden, zweitens angekauft und drittens durch Paarung vermehrt und nach noch mehrmaliger Testung für den Gentransfer als Embryonenquelle bereitgestellt werden. Dadurch sind die Kosten für die benötigten Tiere sicherlich doppelt so hoch wie bei den üblicherweise zur Verfügung stehenden Tiere. Die Kosten für die Erstellung transgener Schweine würden sich dadurch um etwa ein Drittel erhöhen und auch zeitlich um bis zu einem Jahr verzögern.

Neben den Primärkosten für die Generierung der Foundertiere müssen auch die Kosten für die Zucht transgener Nachkommen bzw. den Aufbau transgener Linien berücksichtigt werden. Solange diese Vermehrungszucht unter konventionellen Bedingungen erfolgen kann, sind die dafür zu veranschlagenden Kosten etwa doppelt so hoch wie die Kosten für die übliche Ferkelproduktion und Schweineaufzucht bzw. Mast (siehe Tab. 12.1). Diese höheren Kosten resultieren aus dem erhöhten Sicherheits- (S1-Anlage) und Betreuungsaufwand, der notwendigen Diagnostik zur Identifizierung der transgenen Nachkommen und deren Status (hemi- oder homozygot), sowie der Notwendigkeit der Entsorgung nicht benötigter Tiere über die Tierkörperverwertungsanstalten.

Die Erhaltung und Weiterentwicklung einer transgenen Linie mit ausreichend vielen Zuchttieren kann pro Jahr mit etwa DM 25.000.- veranschlagt werden. Bis zur Nutzung transgener Schweine für die Xenotransplantation muss mit einer Vorbereitungszeit von wenigstens drei Generationen (ca. 3 Jahre) gerechnet werden, bis die multi-transgenen und hygienisch spezifizierten Tiere zur Verfügung stehen werden. Dazu sind nach Identifikation der am besten exprimierenden Linie pro Konstrukt Kreuzungen verschiedener transgener Linien und Sanierungen durch Embryotransfer notwendig. Deshalb werden die Gesamtkosten für die Erstellung einer transgenen Schweinelinie, die alle Voraussetzungen erfüllt, indem sie wenigsten vier Konstrukte (ursprünglich jeweils wenigstens fünf Founder pro Konstrukt) integriert haben und mindestens SPF-Status mit getestetem Zoonose-Status haben, im Minimum in der Größenordnung eines zweistelligen Millionenbetrages liegen.

Wie später noch deutlich werden wird, spielt die Höhe dieser „Primär"-kosten für die Kosten der Xenotransplantation nicht die bestimmende Rolle, da sie nur einmalig entstehen bzw. aufgebracht werden müssen, während die Kosten für die Zucht bzw. Bereitstellung der tatsächlich für die Organentnahme benötigten Schweine in jedem einzelnen Fall entstehen und gedeckt werden müssen (siehe unten).

Die Kosten für die Klonierung beim Schwein können noch nicht zuverlässig angegeben werden, obwohl die Medien kürzlich berichteten, dass diese Technik nunmehr auch beim Schwein erfolgreich angewendet worden ist. Geht man davon aus, dass der methodisch-technische Aufwand nicht größer sein wird als bei den Wiederkäuern, bei denen die Klonierung mit verschiedenen Kernherkünften bereits in mehreren Labors gelungen ist, werden die Kosten für die Generierung klonierter transgener Ferkel um etwa die Hälfte höher liegen als bei konventionellem Vorgehen. Der immense Vorteil der Klonierung wäre aber, dass dabei nicht nur ein additiver, sondern auch ein rekombinatorischer Gentransfer möglich wäre. Dies würde die Zahl der notwendigen Linien und damit letztendlich auch die Gesamtkosten verringern und dabei gleichzeitig eine Optimierung der genetischen Veränderungen erlauben.

12.2 Haltungskosten für Schweine im konventionellen und im SPF-Bereich

Die Haltungskosten für Schweine sind in starkem Umfange abhängig von den vorgegebenen Haltungs- und vor allem Hygienebedingungen, die erfüllt werden müssen. Die in der konventionellen Aufzucht und Mast von Schweinen anfallenden Kosten variieren zwischen den Betrieben in Abhängigkeit von der Betriebsgröße, der Aufstallungsform, dem Fütterungs-, Umstallungs- und Entmistungsregime und der Betreuungsintensität. Sie liegen etwa zwischen DM 2.- und DM 3.- pro Tier und Tag (Tabelle 12.1). Entscheidend ist, dass für die Kalkulationen nicht die in der Landwirtschaft übliche Deckungsbeitragsrechnung, die nur die variablen Kosten berücksichtigt, verwendet wird, sondern dass eine Vollkostenrechnung angestellt wird, die auch die Kosten für Gebäude, Arbeit, Maschinen etc. einbezieht.

Die Gestehungskosten für ein Schwein, das zur Organentnahme aufgezogen wird, setzen sich zusammen aus den Kosten für das Ferkel und die Aufzuchtkosten. Die Kosten für die Generierung der Elterntiere, also die Erstellung der transgenen Linien und deren Kombinationskreuzung, sind dabei noch nicht enthalten.

Die angegebenen Kosten schwanken sehr stark in Abhängigkeit von der Herkunft der Tiere. Eine große Schwierigkeit für die Vorhersage der zukünftigen Kosten besteht aber vor allem darin, dass die Bedingungen, die an die Aufzucht und Haltung von transgenen Schweinen für die Xenotransplantation gestellt werden, noch nicht genau genug definiert sind. Gerade wegen der Problematik der Zoonosen und speziell der Übertragbarkeit von endogen (Retro-)Viren, die in der normalen SPF-Haltung keine oder zumindest fast keine Rolle spielen, können die Kosten für die Haltung von Schweinen für die Xenotransplantation deutlich höher liegen.
Man wird hinsichtlich des Hygienestatus (siehe Tab. 12.2) wohl nicht so weit gehen, eine gnotobiotische - also eine völlig keimfreie - Aufzucht zu fordern, aber der Hygienestatus wird weit über dem SPF-Status liegen müssen, allein schon deswegen, weil die Freiheit von einer wesentlich größeren Zahl an Keimen gefordert werden wird. Dadurch werden die veterinärhygienischen, mikrobiellen und molekulargenetischen Untersuchungen und Diagnosen deutlich zunehmen. Dies wiederum wird nicht unerhebliche Mehrkosten verursachen.

Darüber hinaus muss auch noch berücksichtigt werden, dass es sich bei den Schweinen, die als Organquelle genutzt werden sollen, um mehrfach transgene Tiere handelt, die unter besonderen Sicherheitsbedingungen gehalten, transportiert und entsorgt werden müssen. Dies ist aber weniger eine Frage der Kosten als eine Frage der Einhaltung und Erfüllung von der Genehmigungsbehörde administrativ vorgegebener Auflagen.

Tabelle 12.1 Kosten für die Haltung von Schweinen unter verschiedenen Bedingungen

A. Konventionelle Schweinehaltung	
Kosten für ein 20-25 Kilogramm schweres Ferkel	ca. DM 60-100
Futter- und sonstige variable Kosten für bis zu 150 Tage	ca. DM 150-300
Anteilige Kosten für Gebäude (Afa und Unterhalt) pro Schwein	ca. DM 40-60
Anteilige Kosten für Arbeit pro Schwein (1-2 AKh; DM 25.-)	ca. DM 25-50
Gesamtkosten pro Schwein (100 kg)	ca. DM 275-510
B. Kosten für spezielle Haltungsformen	
Gesamtkosten pro Tag -	
konventioneller Mastbetrieb Europa	DM 2.- bis 3.-
SPF Versuchsbetrieb Schweiz	DM 26.- bis 47.-
SPF Versuchsbetrieb USA	DM 18.- bis 30.-
SPF/Gnoto/Xenobetrieb	DM 50.- bis 100.-
Kosten 25 kg Ferkel -	
konventioneller Mastbetrieb Europa	DM 60.- bis 100
SPF Versuchsbetrieb Schweiz	DM 350.- bis 400
SPF Versuchsbetrieb USA	DM 400.- bis 600
SPF/Gnoto/Xenobetrieb	DM1000.-bis 2000.-

Tabelle 12.2 Kosten für ein 100 kg Schwein in Abhängigkeit vom Hygienestatus

konventionell Mastbetrieb Europa	DM 275-510
SPF Versuchsbetrieb Schweiz	DM 2000-3000
SPF Versuchsbetrieb USA	DM 1500-2000
SPF/Gnoto/Xenobetrieb	DM 7000-14000

12.3 Erwartete Kosten bei Organentnahme von transgenen Tieren

Zur Entnahme von Organen bei transgenen Schweinen müssen diese in der Regel zum Transplantationszentrum transportiert und dort zum Abklingen der Transportbelastung und des -stresses wenigstens für einen Tag aufgestallt werden. Vor

der Organentnahme müssen die Tiere gereinigt, gewaschen und desinfiziert werden. Die Betäubung wird durch eine Injektionsnarkose eingeleitet, während der Operation wird eine Inhalationsnarkose (Halothan) durchgeführt. Zur Organentnahme werden die Tiere in einen speziellen Tier-Operationsraum gebracht, dort in entsprechender Position fixiert (Rücken- oder Seitenlage) und das Operationsfeld samt -umgebung durch sterile Tücher abgedeckt bzw. abgeklebt. Die Entnahme des Organes erfolgt nach den Regeln der chirurgischen Kunst.
Das entnommene Organ wird vor der Verpflanzung gegebenenfalls noch gespült bzw. transfundiert, um Blut und Lymphflüssigkeit des originären Organismus möglichst vollständig zu entfernen. Das vorbereitete Organ wird dann unmittelbar zum Operationssaal gebracht, in dem der Organempfänger auf die Transplantation vorbereitet wurde. Außerdem muss für das Tier, von dem das Organ entnommen wird, und auch für das Organ selbst eine im Detail noch festzulegende Qualitätsüberprüfung durchgeführt werden, die aber mindestens das Vorhandensein der erforderlichen transgenen Veränderungen und die Freiheit von als kritisch einzustufenden Mikroorganismen garantiert bzw. bestätigt.

Die Kosten für die Entnahmeoperation (Tab. 12.3) setzen sich zusammen aus den Kosten für Transport, Aufstallung und Vorbereitung. Dafür werden zwei Manntage gerechnet. Das Entnahmeteam aus Tiermedizinern, Medizinern, Anästhesisten, Operationsschwestern und Technikern wird mit fünf Manntagen veranschlagt.

Die Kosten für die Entnahme von Organen sind deutlich geringer, wenn vom gleichen Transplantationszentrum pro Tag bzw. Termin mehrere Organe entnommen werden (Tab. 12.4). Bei den höheren Organentnahmekosten sind die Kosten pro Organ in etwa zu verdoppeln.

Nach Schätzungen von Laing (1996) sollen die direkten Produktionskosten (incl. Arbeit, Fütterung etc.) im angelsächsischen Bereich bei etwa 1.500.- DM pro Organ bzw. Schwein liegen. Die zusätzlichen indirekten Organkosten (Organentnahme, Behandlung, Lieferung, Qualitätskontrolle) würden diesen Schätzungen

Tabelle 12.3 Operationsbedingte Kosten bei der Organentnahme

Kosten für einen Tier-OP pro Tag (Transplantationsszentrum)	DM 1500.- bis 2500.-
Kosten für Verbrauchsmaterial und Entsorgung	DM 500.- bis 1000.-
Kosten für das Personal (7 Manntage)	DM 2000.- bis 3500.-
Summe	DM 4000.- bis 8000.-
alternativ	
Kosten für einen Tier-OP pro Tag (US-Forschungszentrum)	DM 3000.- bis 4000.-

Tabelle 12.4 Kosten bei der Organentnahme bei Mehrfachentnahmen

DM 4000.- (100%)	ein Organ pro Tag entnommen
DM 2400.- (60%)	zwei Organe vom selben Team pro Tag entnommen
DM 1700.- (42,5%)	drei Organe vom selben Team pro Tag entnommen
DM 1400.- (35%)	vier Organe vom selben Team pro Tag entnommen
DM 1200.- (30%)	fünf Organe vom selben Team pro Tag entnommen

zufolge auch nur in der gleichen Größenordnung liegen, so dass die Kosten für ein bereitgestelltes Xeno-Organ letztendlich nicht mehr als DM 3.000.- betragen würden. Die Firma, die diese Organe an die Transplantationszentren liefern würde (in diesem Beispiel Imutran via Sandoz - jetzt Novartis) würde dann als Verkaufspreis etwa DM 25.000.- veranschlagen, um mit der Differenz zwischen Produktionskosten und Verkaufspreis die Kosten für die Entwicklung der Methode und den Gewinnanteil abzudecken.

Bei genauerer Betrachtung dieser Kostenschätzungen kann der Eindruck nur schwer vermieden werden, dass die Kosten der Erstellung und Gewinnung transgener Schweineorgane deutlich unterschätzt sind (siehe oben), während der Kostenanteil, der der Entwicklung und damit letztendlich der Firma zukommt, eher großzügig bemessen ist. Diese Kostenschätzung bzw. Verteilung der Umsatzanteile auf tatsächliche und auf solche, die zur Refundierung der Entwicklungskosten dienen, ist natürlich für Aktionäre bzw. Kapitaleigner der Firma, für die diese Schätzungen wohl auch angefertigt worden sind, wesentlich attraktiver als die oben abgeleiteten Zusammenstellungen.

Wie optimistisch, ja unrealistisch diese Ausführungen von Laing, die mit Daten von Salomon Brothers gekoppelt in Financial Times im Jahr 1996 erschienen waren, tatsächlich sind, zeigt die Aussage in dem oben zitierten Artikel, dass im Jahr 2000 bereits pro Jahr 5.000 Schweinenieren, 250 Schweineherzen und 150 Lungen transplantiert würden. Daneben würden im Jahr 2000 fast 1.000 extrakorporale Lebern genutzt und insgesamt schon über 6.000 Schweine benötigt. Wie wir mittlerweile wissen, sind wir aber von einer solchen Situation noch einige Jahre entfernt.

12.4 Transplantationskosten

Die Kosten für eine Transplantation einschließlich der direkten Folgekosten schwanken zwischen den verschiedenen Transplantationszentren und Operationen sehr stark . Tabelle 12.5 zeigt Kosten der Nierentransplantation.

Ein speziell für die Abrechnung von Transplantationsleistungen eingeführtes Punktesystem und die mancherorts zwischen Krankenkassen und Kliniken geübte Praxis der unterschiedlichen Bewertung von Transplantationsleistungen im Vergleich zu anderen klinischen Leistungen wirken sich ebenfalls auf die Transplantationskostenabrechnung aus. Für das Beispiel der Nieren- und Lebertransplantation sind in Tabelle 12.6 einige Werte zusammengestellt.

Eine Kostenanalyse nach Niechzial et al. (1999) zeigt, dass sich die Kosten bei verschiedenen Organen sehr unterschiedlich auf die verschiedenen Kostenbereiche verteilen (Tabelle 12.7).

Tabelle 12.5 Kosten der Nierentransplantation nach Behandlungsphasen (n = 75; in kDM) (nach Niechzial et al. 1999)

Behandlungsphase	Mittelwert	Minimum	Maximum
Phasenunabhängige Kosten	6,9	3,4	14,7
Evaluationskosten	0,6	0,6	0,6
Kosten der Organbeschaffung	12	12	12
Kosten der präoperativen Phase	0,5	0,5	0,5
Kosten der Operation	4,6	2,4	7,1
Kosten der Behandlung auf Intensivstation	11,7	0,9	163,1
Kosten der Behandlung auf Normalstation	21,2	4,3	53,5
Kosten weiterer Operationen	2,5	0,0	29,0
Gesamtkosten	60	33,1	221,9

Tabelle 12.6 Durchschnittliche Kosten für Transplantationen

	Nierentransplantation	Lebertransplantation
Durchschnittskosten	60 kDM	225 kDM
Schwankungsbreite	30-220 kDM	85-600 kDM

Tabelle 12.7 Verteilung der Transplantationskosten auf Kostenbereiche (nach Niechzial et al. 1999)

	Nierentransplantation	Lebertransplantation
Normalstation	35%	14%
Intensivstation	20%	54%
Transplantation	8%	12%
Präoperative Kosten	1%	0%
Organbereitstellung	20%	8%
Evaluation	1%	5%
Phasenunabhängige Kosten	11%	5%
Andere Interventionen	4%	2%

Die Kosten für die eigentliche Transplantation auf den Patienten sollten für xenogen bereitgestellte Organe nicht höher liegen als für die Transplantation von Allo-Organen. Natürlich müssen aber anstelle der Kosten für die Organbereitstellung der Allo-Organe die Kosten für die Organbereitstellung der transgenen/xenogenen Organe treten (siehe oben).

12.5 Kosten der Nachbehandlung mit und ohne Immunsuppression

Nach der Transplantation von Organen müssen die Patienten in der Regel eine lebenslange Immunsuppressionstherapie durchführen. In wenigen Fällen, die u.a. durch nachlässige Patienten, die ihre Medikamente nicht mehr eingenommen haben, offenkundig geworden sind, hat sich zwar gezeigt, dass es auch eine Akkomodation von Fremdorganen geben kann. Diese Anpassung als Regelfall zu erreichen ist beim jetzigen Stand des Wissens leider nicht erwartbar.

Eine umfassende Kosten-Nutzen-Analyse von Organtransplantationen wurde für den deutschsprachigen Raum erstmals 1999 vorgelegt (Nagel u. Niechzial 1999). Für den Bereich der Nierentransplantation konnte ein Vergleich mit den Kosten der konventionellen Nierenersatztherapie (Hämodialyse) vorgenommen werden. Dabei ergab sich folgendes Bild:

Tabelle 12.8 Langfristige direkte Kosteneffekte von Nierentransplantationen

Abdiskontierte Kosten[1]	bei Transplantation	ohne Transplantation	Differenz
1. Jahr	67.482,88	55.162,53	12.320,34
2. Jahr	15.391,41	52.535,75	./. 37.144,34
3. Jahr	15.601,85	50.034,04	./. 34.432,20
4. Jahr	16.730,83	47.651,47	./. 30.920,64
5. Jahr	15.376,91	45.382,35	./. 30.005,44
6. Jahr	14.602,38	43.221,29	./. 28.618,91
7. Jahr	13.634,19	41.163,13	./. 27.528,94
8. Jahr	11.627,36	39.202,98	./. 27.575,62
9. Jahr	12.385,13	37.336,17	./. 24.951,05
10. Jahr	11.353,48	35.558,26	./. 24.204,78
Gesamt	194.186,41	447.247,99	./. 253.061,58

[1] Für den langfristigen Vergleich der Kosten von Transplantation und der jeweiligen Alternativbehandlung wurde ein Diskontierungszinssatz von 5 % gewählt, der in Sensitivitätsanalysen auf 0 % und 10 % variiert wurde - die Ergebnisse waren unabhängig vom Diskontierungszinssatz.

Die Kostenangaben für die Behandlung „ohne Transplantation" wurden auf einen typischen Dialysepatienten bezogen. Wesentliche Grund- und Begleiterkrankungen (z.B. Diabetes mellitus oder hohe Blutfettwerte) wurden gemäß dem geschätzten Patientenanteil bei der Berechnung berücksichtigt. Da in Deutschland 85% der Patienten mit einem Hämodialyseverfahren versorgt werden, wurden die Berechnungen auf diese Behandlung beschränkt. Deutlich wurde dabei, dass durch eine erfolgreiche Nierentransplantation im Vergleich zur Hämodialysebehandlung erhebliche Einsparpotentiale realisiert werden können. So führt die Transplantation einer Niere bereits im zweiten Jahr nach der Operation zu einem Kostenvorteil von 37.000 DM gegenüber der Dialyse-Situation. Diese Differenz wächst innerhalb von 10 Jahren auf eine Summe von über 250.000 DM an. Dies schafft ökonomischen Handlungsspielraum für die Entwicklung therapeutischer Alternativen, so auch der Xenotransplantation. Unter der Voraussetzung, dass diese medizinisch sicher, d.h. mit vertretbaren Risiken für das Individuum und die Bevölkerung durchgeführt werden kann, und dass das xenogene Organ auch langfristig funktionsfähig ist, sollte prospektiv geprüft werden, inwieweit diese Einsparpotentiale ausreichen würden. Unter den genannten Bedingungen würde man Kosten für die Bereitstellung eines Xeno-Organs bis zu einer Größenordnung von 250.000 DM noch einen vorteilhaften Effekt zuschreiben können. Dies gilt umso mehr, wenn man davon ausgeht, dass vernünftigerweise der für ein Xeno-Organ erzielbare Preis von den Firmen, die solche Organe einmal werden liefern können, weit unter einer viertel Millionen DM liegen dürfte. Für eine transplantierbare Schweineniere ist z.B. ein Bereitstellungspreis von etwa 50.000 DM anzunehmen. Dies berücksichtigt allerdings noch nicht die durch die Xenotransplantation entstehenden zusätzlichen Kosten im Bereich der Organkonditionierung, der Immunsuppression und der mikrobiologischen und virologischen Überwachung. Für einen Vergleich herkömmlicher Verfahren mit denen der Xenotransplantation ist es unabdingbar, entsprechende medizinische Forschungsvorhaben um wichtige ökonomische Fragestellungen zu erweitern, um langfristig eine vergleichende Bewertung des Therapieverfahren auch in ökonomischer Hinsicht zu ermöglichen.

12.6 Kostenanalysen für den Bereich der Xenotransplantation

Das Ziel sollte sein, eine mit vertretbarem Aufwand hinreichend genaue Istkostenkalkulation[2] zu ermöglichen. Detailgenauigkeit ist dabei gegenüber dem Aufwand und der erwarteten Validität der Daten bei der Kostenerfassung abzuwägen. In der jetzigen Phase der Therapieentwicklung werden daher sogenannte *bottom-up* Ansätze der Kostenermittlung, d.h. aggregierende Schätzungen, vor *top-down* Ansätzen dominieren. Folgende Elemente sollten aber in alle anwendungsorientierten klinischen Forschungsprojekte und Studien zur Xenotransplantation einbezogen werden:

- eine fallbezogene Kostenerfassung des Behandlungsverlaufs jedes einzelnen Studienpatienten (Personal- und Sachmittelaufwand);

[2] Nagel, Niechzial M, et al., Pichlmayr R (1994), S. 135-40

- eine Abschätzung der Aufwendungen für die unmittelbare prä-, peri- und postoperative Betreuung durch das transplantierende Zentrum unter Berücksichtigung der besonderen Anforderungen bei der Immunsuppression und der Prophylaxe opportunistischer Infektionen;
- die Ermittlung eines „Kaufpreises“ für das zu transplantierende Organ;
- eine Bewertung der im ambulanten Bereich entstehenden Kosten unter Bezugnahme auf die im Bereich der Xenotransplantation spezifischen Probleme bei der Patientenauswahl und -vorbereitung sowie der postoperativen Nachsorge und Überwachung.

Um eine undurchsichtige Querfinanzierung der Xenotransplantation auf Kosten anderer Abteilungen oder anderer Therapieansätze innerhalb eines Zentrums von vornherein zu vermeiden, müssen neben diesen Einzelkosten, die dem behandelten Patienten direkt zuzuordnen sind, auch sämtliche Gemeinkosten der Abteilung, der Klinik oder des Zentrums anteilig verrechnet werden. Zunächst ist also ein sogenanntes Mengengerüst zu erstellen, dass die für eine Xenotransplantation notwendigen Leistungen auf der Grundlage der z.T. vorhandenen, zu einem großen Teil aber noch zu erarbeitenden Leitlinien für die präoperative Diagnostik, die Behandlung und die postoperative Überwachung zusammenfasst und damit eine übersichtliche und nachvollziehbare Kostenbewertung ermöglicht. Dabei erscheint es sinnvoll, den jeweiligen Patienten selbst als Kostenträger zu betrachten und die Aufwendungen in den folgenden Behandlungsphasen zu analysieren:

- Ambulante Auswahl und Vorbereitung des Patienten zur Xenotransplantation
- Stationäre Behandlung inklusive Transplantationsoperation, postoperative Intensivbehandlung, Behandlung auf der Normalstation und Behandlung von Komplikationen
- Ambulante Nachbetreuung und mikrobiologisch-virologische Überwachung des Patienten.

Aus der in Abschnitt 12.4 dargestellten Analyse der bei einer allogenen Nierentransplantation anfallenden direkten, also unmittelbar im Zusammenhang mit der Behandlung stehenden Kosten wissen wir, dass etwa ein Drittel der Gesamtkosten auf die Betreuung der Patienten auf der Normalstation, hier insbesondere auf die immunologische Überwachung und die Behandlung von Abstoßungsreaktionen, und jeweils 20% auf die intensivmedizinische Behandlung und die Pauschale für die Organbereitstellung entfallen (siehe Tabelle 12.7). Lediglich 8 % der Gesamtkosten werden durch die Operation des Organs verursacht.

Gleichzeitig war festzustellen, dass die Grenzen zwischen den direkten Kosten und den sogenannten indirekten Kosten, d.h. den z.B. durch Arbeitsausfall verursachten Kosten, fließend sind: Nebenwirkungen und Komplikationen, welche die Behandlungsdauer signifikant beeinflussen, sind z.T. unvermeidbar und von hoher Kostenrelevanz. Vor allem der Bereich der indirekten Kosten könnte bei der Xenotransplantation eine besondere Rolle spielen.

Indirekte Kosten fallen nur bei Personen mit eigenem Arbeitseinkommen an. Der Anteil Erwerbstätiger auf der Warteliste zur Nierentransplantation der Medizinischen Hochschule Hannover lag 1993, zum Zeitpunkt der Untersuchung, bei 58,7% und damit 4% unter dem entsprechenden Wert für die Gesamtbevölkerung[3]. Bewertet mit dem durchschnittlichen Einkommen aus unselbständiger Arbeit für das gleiche Jahr ergaben sich näherungsweise durch vorzeitiges Ausscheiden aus dem Arbeitsprozess verursachte indirekte Kosten in Höhe von DM 1.840. Gemäß AOK-Statistik kamen noch durchschnittlich 18 Fehltage von Dialysepatienten am Arbeitsplatz hinzu[4]. Diese wurden wiederum mit dem durchschnittlichen Bruttoeinkommen aus unselbständiger Arbeit pro Erwerbstätigen und Tag bewertet, so dass sich die indirekten Kosten der Dialysebehandlung auf DM 4.100 addierten[5].

Für den langfristigen Kostenvergleich sind neben dem Ressourcenverbrauch beim stationären Aufenthalt auch die Kosten der ambulanten Nachsorge und der regelmäßigen Überwachung von Bedeutung. Für immunsuppressiv wirksame Medikamente nach einer allogenen Nierentransplantation, Laboruntersuchungen und ambulante ärztliche Leistungen wurden pro Jahr im Durchschnitt DM 15.000 berechnet. Ebenso berücksichtigt werden müssen die durchschnittlichen Überlebensraten (der Patienten und der Organe), die durch chronische Abstoßungsreaktionen, Rezidive der Grunderkrankung und andere Komplikationen beeinflusst werden. Aus den Statistiken der EUROTRANSPLANT-Foundation ergab sich, dass 10 Jahre nach einer allogenen Nierentransplantation noch knapp 71% der Patienten am Leben sind und etwa 48% der Transplantate funktionieren. Bei den anschließenden Berechnungen wurden für die Patienten, deren Transplantat nicht mehr funktionierte, wiederum Dialysekosten berücksichtigt. Die Ergebnisse sind in der Tabelle 12.1 zusammengefasst.

12.7 Markt für die Xenotransplantation

Die Prävalenz der Dialyse in Deutschland ist 40.000. Die Hälfte dieser Patienten kämen für eine Nierentransplantation in Frage, also auf vier Jahre verteilt 5.000 pro Jahr. Die Inzidenz der Neuaufnahmen liegt bei 12.000 pro Jahr, von denen ebenfalls die Hälfte (n=6.000) für eine Nierentransplantation in Frage kämen. Somit ergibt sich ein Bedarf von bis zu 10.000 Nieren pro Jahr allein in Deutschland. Weltweit kann mit einem wenigstens fünfmal so großen Bedarf gerechnet werden, da es 750.000 Dialysepatienten gibt, von denen zur Zeit nur etwa 35.000 pro Jahr eine Transplantation erhalten können.

Unter Berücksichtigung eines postulierten Preises von 50.000.- DM und des Bedarfs in Deutschland von 10.000 Nieren ergibt sich schon in Deutschland ein möglicher Umsatz für Schweinenieren zur Xenotransplantation von 500 Millionen

---

[3] 1993 lebten in der Bundesrepublik Deutschland insgesamt 53.137.400 Personen im Alter zwischen 18 und 65 Jahren. Davon waren gemäß Mikrozensus des Statistischen Bundesamtes 33.391.000 Personen erwerbstätig, entsprechend einem Anteil in dieser Altersgruppe von 62,8 %.

[4] AOK-Bundesverband (Hrsg.): Krankheitsartenstatistik 1992, Bonn 1995

[5] Diese Vorgehensweise zur Bewertung der krankheitsbedingten Produktivitätsverluste am Arbeitsplatz wird auch in den zur Zeit gültigen Richtlinien zur gesundheitsökonomischen Evaluation empfohlen (Vgl. auch: Schulenburg et al. 1996, S. 485-490)

DM pro Jahr. Weltweit wird mit etwa 2 Milliarden gerechnet. Die laufenden Kosten für die Bereitstellung dieser Organe aus transgenen Schweinen werden (ohne Berücksichtigung der Forschungskosten zur Entwicklung der transgenen Schweine) weniger als 20% des Bruttoumsatzes betragen.

Jährlich erkranken allein in Deutschland 3.000 Menschen unter 20 Jahren an Diabetes mellitus Typ 1, so dass sich mittlerweile die Zahl der Diabetiker unter 20 Jahren auf 17 pro Hunderttausend Einwohner oder umgerechnet auf fast 14.000 erhöht hat. Jeder zweite bis dritte Diabetiker erkrankt später an Nierenversagen. Bei Lebern und Herzen liegt der jährliche Bedarf bei 500 bis 2.500, wobei auch hier von einer weiteren Steigerung ausgegangen werden kann.

Es gibt ernstzunehmende Schätzungen, die der Xenotransplantation für das Jahr 2010 einen Markt von über 10 Milliarden DM zutrauen. Allein in den USA sollen 400.000 Menschen im Alter von 55 Jahren oder weniger eine Herzkondition haben, die am besten durch eine Transplantation zu therapieren wäre. Jedes Jahr sollen 160.000 dazu kommen und pro Jahr werden gerade mal 2.300 tatsächlich transplantiert.

Diese Zahlen ließen sich für andere Krankheiten in ähnlicher Weise darstellen. Der Bedarf an Organen ist jetzt schon sehr groß und offensichtlich immer weiter steigend. Dazu kommt, dass üblicherweise bei ausreichender Verfügbarkeit einer neuen Therapieform die Art und Zahl der Indikationsstellungen für diese Therapie zunimmt. Es würde zweifelsohne eine ganz neue Form der Medizin entstehen.

12.8 Schlussfolgerung

Am Beispiel der Nierentransplantation lässt sich im Hinblick auf die ökonomischen Aspekte einer künftig möglichen Verpflanzung xenogener Organe folgendes festhalten:

Im Vergleich zum Standardverfahren der Allotransplantation würden – zumindest gleiche Effektivität im Hinblick auf Transplantatfunktionsraten vorausgesetzt – zusätzliche Kosten dann anfallen, wenn:

- der Behandlungsverlauf des Patienten im Durchschnitt signifikant länger wäre,
- der Preis für das xenogene Organ die derzeitigen Kosten der Organbeschaffung um ein Vielfaches übersteigen würde, und
- es trotz aller Vorsichtsmassnahmen zum Ausbruch einer Xenozoonose mit allen dann möglichen Konsequenzen im Hinblick auf Untersuchung, Behandlung, Quarantäne und epidemiologische Überwachung sämtlicher Kontaktpersonen käme.

Auf die Notwendigkeit, die mit der Xenotransplantation theoretisch verbundenen Risiken auch aus ökonomischen Gründen so gut wie möglich einzugrenzen, wurde schon eingangs hingewiesen. Für eine überschlägige Berechnung indirekter Kosten kann bis auf Weiteres sicherlich auf die aus der Allotransplantation verfügbaren Zahlen zurückgegriffen werden (siehe Tabelle 12.5).

Weitergehende ökonomische Betrachtungen i.S. einer Kosten-Wirksamkeits-Analyse erscheinen bei der xenogenen Nierentransplantation kaum angezeigt, da ein zusätzlicher Nutzen dieser Behandlungsalternative i.S. gewonnener Lebensjahre bzw. geringerer Mortalitätsraten nicht zu erwarten ist. Eine solche Bewertung könnte allerdings für den Bereich der Herz- und Lebertransplantation einmal Bedeutung gewinnen, insbesondere wenn durch die dann planbare Transplantation eines nicht durch Ischämieeffekte geschädigten Organs zum „richtigen" Zeitpunkt optimale Bedingungen geschaffen und damit höhere und länger anhaltende Funktionsraten erzielt werden können.

Inwieweit die Lebensqualität der Patienten nach einer xenogenen Nierentransplantation anders beeinflusst wird als nach einer allogenen Nierentransplantation, dargestellt am Beispiel der aus einer Befragung von Patienten vor und nach einer Nierentransplantation im Vergleich mit einer Bevölkerungsstichprobe mit dem sogenannten Nottingham-Health-Profile[6] gewonnenen Daten, ist derzeit ebenfalls Gegenstand von Spekulationen. Vorstellbar ist eine bewusste oder unbewusste Ablehnung des Organs „tierischer" Herkunft ebenso wie eine psychische Entlastung im Vergleich mit den bei der Allotransplantation diskutierten ethischen Problemen, z.B. im Zusammenhang mit dem für die Transplantation „erforderlichen" Tod des Spenders und der Hirntoddebatte. Auch solche Fragen sollten in den Rahmen der Xenotransplantationsforschung einbezogen werden, ohne dabei schon standardisierte Erhebungsinstrumente (z.B. Fragebögen) einsetzen zu wollen, die eine Berechnung „qualitätskorrigierter Lebensjahre" und damit eine Kosten-Nutzwert-Analyse erlauben würden. Diese Form der ökonomischen Analyse sollte schon aufgrund der vielfältigen mit ihr verbundenen methodischen Probleme der Bewertung etablierter Therapieverfahren vorbehalten bleiben.

Mit dem vorbeschriebenen Verfahren könnte eine Grundlage für die Berechnungen geschaffen werden, die für die Weiterentwicklung der Xenotransplantation mittel- bis langfristig aus betriebswirtschaftlicher Sicht, d.h. für das Management der Transplantationszentren, aber auch der Kostenträger ebenso notwendig sind wie aus volkswirtschaftlicher Sicht, um die Ausgabenentwicklung im Gesundheitswesen beurteilen und die im Bereich der Transplantationsmedizin angewandten pauschalen Entgeltsysteme zielgerichtet fortschreiben zu können.

[6] Kohlmann, Bullinger, Hunt, McKenna (1992). Der Vergleich mit einer repräsentativen Bevölkerungsstichprobe verdeutlicht, dass deren Beschwerdeniveaus von der Gruppe der transplantierten Patienten dauerhaft (15 Monate nach der Transplantation) erreicht bzw. sogar unterschritten werden.

13 Grundsätze und Empfehlungen/ Principles and Recommandations

Die Empfehlungen im Abschnitt C gehen von folgender Sachlage und den im Abschnitt B genannten ethisch-rechtlichen Grundsätzen aus:

A. Sachlage

1. Die Transplantation menschlicher Zellen, Gewebe und Organe stellt seit mehr als einem Vierteljahrhundert ein bewährtes medizinisches Verfahren der Lebensrettung und Leidverminderung dar. Infolge des Mangels an humanen Spenderorganen einerseits und des Ansteigens der Zahl transplantatbedürftiger Patienten andererseits stehen die Medizin und die Gesellschaft als ganze vor der dringlichen Frage, wie sie ihrer Verpflichtung zum Schutz und zur Erhaltung menschlichen Lebens bei einer immer größer werdenden Zahl von Patienten nachkommen können. Hinzu kommt das Problem einer gerechten Verteilung der in zu geringer Zahl vorhandenen Transplantate.

2. Weder durch konsequente Präventionsmaßnahmen noch durch Verbesserung der Spendebereitschaft lässt sich eine langfristige Lösung für alle in Frage kommenden Patienten erreichen. Angesichts dieser Situation sind Wissenschaft und Gesellschaft aufgerufen, nach anderen beziehungsweise weiteren Lösungsmöglichkeiten zu suchen.

3. Zu den international diskutierten und in der wissenschaftlichen Forschung vorangetriebenen Verfahren gehört auch die Herstellung bioartifizieller Konstrukte. Resultate dieser Forschung sind derzeit schwer absehbar. Es ist jedenfalls nicht anzunehmen, dass (a) diese Verfahren allein den erforderlichen Transplantatbedarf in seiner *Gesamtheit* decken werden noch dass (b) jedes dieser Verfahren in *jedem* Bereich einsetzbar sein wird.

4. Aus dem Gesagten folgt, dass die gebotene Suche gleichzeitig auf mehreren Wegen erfolgen muss, um ein insgesamt zufriedenstellendes Ergebnis zu erreichen. Dazu gehört auch die Prüfung des Verfahrens der Xenotransplantation.

5. Es wird im folgenden davon ausgegangen, dass der Terminus ‚Xenotransplantation', der die Übertragung von lebenden Zellen, Geweben und Organen zwischen verschiedenen Spezies bezeichnet, sich hier auf die Übertragung vom

Tier auf den Menschen bezieht. Diese Definition ist in zunehmendem Maße international verbindlich geworden. Sie umfasst den Rahmen, der für medizinische Zwecke geeignet ist, und schließt interpretatorische Spielräume aus. Dies ist vor allem aus zwei Gründen wichtig: Bei jeder Transplantation xenogener Zellen auf den Menschen besteht ein potentielles virologisches Infektionsrisiko. In jedem Fall ist mit immunologischen Reaktionen zu rechnen. Es ist daher richtig, alle vom Tier gewonnenen lebenden Zellen, Gewebe oder Organe unter einem einheitlichen Gesichtspunkt zu erfassen, wenn sie zum Zwecke der Substitution ausgefallener oder fehlerhafter Funktionen beim Menschen Verwendung finden. Diese Definition schließt auch xenogene extrakorporale Perfusionen und Bioreaktoren ein, desgleichen wichtige Teilbereiche der Biotechnologie, auch wenn die Zellen in Bioreaktoren oder bei Verkapselung scheinbar abgeschirmt sind.

Die Definition ist unabhängig von der Tierquelle und von Methoden der Erzeugung und Gewinnung des Materials (etwa durch Genmanipulation und Klonierung). Des weiteren erlaubt die Definition eine nicht auf rein biologische Kriterien abhebende Abgrenzung des Menschen vom Tier. Damit wird einem Verständnis Rechnung getragen, welches in der westlichen Kultur tief verwurzelt ist und in ethischen und juristischen Überlegungen ein bedeutendes, wenn nicht konstitutives Element darstellt.

B. Ethisch-rechtliche Grundsätze

Die nachstehenden Empfehlungen beruhen auf folgenden Grundsätzen:

1. Schutz und Erhalt menschlichen Lebens

Ethisch und rechtlich wird von der individuellen und gesellschaftlichen Verpflichtung zum Schutz und Erhalt menschlichen Lebens ausgegangen. Der Schutzpflicht von Staat und Gesellschaft, die sich aus dem Lebensrecht des Individuums herleitet, steht die Leistungspflicht zur Seite, dem Anspruch des Einzelnen auf Hilfe bei Krankheit durch Bereitstellung und Förderung geeigneter medizinischer Verfahren zu entsprechen. Dies erfordert eine gründliche Überprüfung auch neuer medizinischer Verfahren, einschließlich der Xenotransplantation, sowie deren Legitimation.

2. Autonomie und Selbstbestimmungsrecht

Unbeschadet des genannten Lebensschutzrechts hat der Einzelne auf der Grundlage seiner Autonomie, d.h. seiner prinzipiellen Unverfügbarkeit, das Recht, selbstbestimmt zu entscheiden, welche medizinischen Verfahren er unter Voraussetzung einer entsprechenden medizinischen Indikation für sich selbst akzeptiert und welche nicht. Der Respekt vor der Autonomie und dem Selbstbestimmungsrecht des Individuums impliziert auch den Respekt vor der Autonomie und Selbstbestimmung der Kontaktpersonen und des übrigen Umfeldes des Xenotransplantatempfängers. Dies macht im Hinblick auf die Entscheidung über die Erforschung und evtl. Anwendung der Xenotransplantation einen öffentlichen Diskurs und Konsens der Gesellschaft notwendig.

3. Verpflichtung gegenüber Tieren

In der Frage, ob der Mensch ein Recht auf unbedingten Zugriff auf Tiere besitzt, besteht in der heutigen Gesellschaft keine Einmütigkeit. In Übereinstimmung mit den gesetzlichen Bestimmungen über Schutz und Wohl der Tiere gehen die folgenden Empfehlungen davon aus, dass der Mensch unter strenger Abwägung zum Schutz und Erhalt menschlichen Lebens auf Tiere zurückgreifen darf. Das bedeutet nicht, dass man der Begründungs- und Rechtfertigungspflicht der Inanspruchnahme von Tieren enthoben wäre; auch ist weiterhin nach Verfahren zu suchen, welche eine solche Inanspruchnahme von Tieren vermeiden helfen.

4. Notwendigkeit eines öffentlichen Diskurses

In Würdigung der ärztlichen und gesellschaftlichen Verpflichtung zu Schutz und Erhalt menschlichen Lebens und angesichts der entsprechenden wissenschaftlichen Entwicklungen wird es für notwendig gehalten, in der Öffentlichkeit Vorbehalte gegen die Übertragung tierischer Zellen, Gewebe oder Organe auf den Menschen mit dem Ziel einer Konsensfindung zu diskutieren. Dabei ist dem Respekt gegenüber betroffenen Kranken Rechnung zu tragen.

C. Empfehlungen

1. Der Diskussion um die Xenotransplantation ist die oben in A. 5 genannte Definition des Terminus ‚Xenotransplantation' zugrunde zu legen, unter Einschluss von extrakorporalen Perfusionen, Bioreaktoren und weiteren Teilbereichen wie *Tissue Engineering*.

2. Die Unterscheidung zwischen Zellen, Geweben und Organen bei der Übertragung vom Tier auf den Menschen ist aus immunologischen und klinischen Gründen notwendig und spielt bei der abgestuften Annäherung an die Verwirklichung der Xenotransplantation eine wichtige Rolle.

3. Hinsichtlich der Klärung virologischer Probleme, welche Zellen, Gewebe und Organe im Prinzip gleichermaßen, *de facto* vermutlich jedoch in abgestufter Form betreffen, wird empfohlen, dem Grundsatz zu folgen, das Risiko einer möglichen Infektion infolge des xenogenen Transplantats nicht einzugehen, wenn es sich um Anwendungsgebiete handelt, für die ausreichend klinisch praktikable Alternativen bereitstehen.

4. Das Schwein als derzeitige Transplantatquelle der Wahl ist Wirt einer Reihe von Viren, von denen einige bekannt, andere noch nicht bekannt sind. Die

meisten der derzeit bereits bekannten Viren können durch effektive SPF-Haltung eliminiert werden. Andere, in diesem SPF-Bestand vorhandene und später entdeckte potentiell gefährliche Viren, wie z.B. Retroviren, müssten möglicherweise mit Hilfe gentechnischer Methoden in einem zweiten Schritt kontrolliert bzw. eliminiert werden. Es muss eine SPF-Population aufgebaut werden, welche die Kontrolle bzw. Eliminierung sowohl bereits bekannter als auch neu entdeckter Viren möglich macht.

5. Was das mutmaßliche Risiko von bisher noch nicht entdeckten Viren sowie von bekannten, aber nicht leicht eliminierbaren Viren angeht, so ist die Wahrscheinlichkeit einer Infektion von menschlichen Zellen und einer möglichen Weiterverbreitung nicht quantifizierbar. Risiko-Möglichkeiten sind daher nicht bestimmbar, außer - wie auch sonst üblich - auf dem Weg über Erfahrungswerte. Das Risiko möglicher Infektionen einzugehen, erscheint in Fällen vollständiger Alternativlosigkeit im Rahmen eines Heilversuchs in ansonsten aussichtsloser Situation und bei Vorliegen eines *informed consent* des Empfängers und seiner ärztlichen und sozialen Umgebung rechtfertigungsfähig. Bei Organen wird dies zunächst nur bei kurzzeitiger Transplantation zum Zwecke der Überbrückung (*bridging*) praktikabel sein, unter streng kontrollierten Bedingungen. Das Ausmaß des virologischen Risikos wird dann durch Erfahrung geklärt werden können.

6. Im Hinblick auf die immunologischen Probleme, die im wesentlichen in der Verhinderung der verschiedenen Xenotransplantat-Abstoßungsreaktionen bestehen, wird empfohlen, insbesondere die Forschung in Richtung der Erreichung der Immuntoleranz zu fördern, weil hierin generell der immunologisch entscheidende Schritt der Transplantations-Medizin zu sehen ist. Der derzeit im außerdeutschen Bereich begonnene Übergang in klinische Erprobungen im Hinblick auf die Zelltransplantation sollte unter immunologischen Gesichtspunkten auch in Deutschland aufgenommen und in Richtung auf eine in Zukunft mögliche Organtransplantation weiterentwickelt werden. Dient diese zur Überbrückung, dann muss es eine reelle Chance geben, dass das Xenotransplantat auch über einen bestimmten Zeitraum hinweg funktionieren kann, sei es mit dem Ziel der Restitution des geschädigten Organs, sei es bis zur Ermöglichung einer Allotransplantation. Die Bedingungen müssen mithin so weit entwickelt sein, dass von einer erwartbaren Überlebenszeit des xenogenen Organs im Empfänger von mehreren Monaten ausgegangen werden kann.

7. Während unter immunologischen Aspekten empfohlen wird, die Xenotransplantation fortzuführen, besteht unter virologischen Gesichtspunkten weiterhin Klärungsbedarf wegen des Infektionsrisikos. Daher ist zugleich angezeigt, nach Alternativen zu suchen. Was Zelltransplantationen angeht, so gibt die Entwicklung immortalisierter Zellinien, die noch die Fähigkeit haben, sich zu differenzieren, Anlass zur Hoffnung, mit dieser Technologie allogene oder gar autologe Zellen für Transplantationen *in vitro* züchten zu

können. Sollte dies gelingen, würde sich eine Ergänzung oder Erweiterung zur xenogenen Zelltransplantation anbieten, die folgende Vorzüge böte: *immunologisch* würden sich die Abstoßungsreaktionen reduzieren lassen; *virologisch* wäre das Infektionsrisiko auf menschliche Viren beschränkt. Die gezüchteten Zellen könnten genau charakterisiert und standardisiert werden. Dies impliziert eine deutliche Verbesserung der *Qualitätssicherung*. Zugleich könnte dem *ethischen* Gebot Folge geleistet werden, Tiere für Transplantationszwecke dann nicht bzw. nicht in größerem Umfang in Anspruch zu nehmen, wenn Alternativen zur Verfügung stehen.

Die Stammzellforschung ist noch nicht sehr weit fortgeschritten. Auch könnte diese Technologie Nachteile gegenüber der Verwendung xenogener Zellen haben: Im Unterschied zu *in vitro* gezüchteten menschlichen Zellen sind xenogene Zellen nicht immortalisiert, müssen gerade nicht artifiziell gezüchtet werden, sondern liegen unter anderem als komplexe multizelluläre Zellverbände mit differenzierten Funktionen vor und eröffnen risikoärmere Möglichkeiten für genetische Manipulationen und damit für die Anpassung an den Spenderorganismus. Es bedarf weiterer empirischer Überprüfung, ob nicht gerade diese Unterschiede unter gewissen Umständen eine bevorzugte Anwendung xenogener Zellen nahelegen. In diesem Zusammenhang darf auch nicht übersehen werden, daß zur Zeit xenogene Zellen im Prinzip unbegrenzt zur Verfügung stehen. Insgesamt ist es angesichts der schon fortgeschrittenen Untersuchungen im xenogenen Zellbereich einerseits und der erst in den Anfängen stehenden Stammzellforschung andererseits nicht angezeigt, auf die weitere Erforschung der ersteren zu verzichten, um auf die noch ausstehenden Ergebnisse der letzteren zu warten.

8. Unbedingt erforderlich sind bei der Verwendung tierischer Zellen, Gewebe oder Organe einschließlich therapeutischer Organperfusionen konsequentes immunologisches und virologisches *Monitoring* des Transplantatempfängers und ein virologisches Monitoring seiner Umgebung sowie eine effektive *Qualitätskontrolle*. Dies betrifft auch den Einsatz von verkapselten Zellen, Bioreaktoren und extrakorporalen Organperfusionen.

9. Angesichts der sich abzeichnenden Entwicklung, dass die unter den Begriff ‚Xenotransplantation' fallenden Verfahren in unterschiedlicher Weise und Schnelligkeit in die medizinische Therapie eingeführt werden, und in Anbetracht des Umstandes, dass die Xenotransplantation auf der einen Seite ein großes therapeutisches Potential enthält, auf der anderen Seite aber mit dem noch zu klärenden Risiko von Virusinfektionen behaftet ist, das nicht nur den Empfänger, sondern möglicherweise auch sein Umfeld und die Gesellschaft betrifft, wird aus einer Nutzen-Risiko-Abwägung heraus und im Respekt vor der Forschungsfreiheit empfohlen, für das weitere Vorgehen eine Zentrale Kommission einzurichten. Die Einrichtung einer solchen Zentralen Kommission wird insbesondere wegen der übergeordneten Problematik der Xenotransplantation empfohlen, welche nicht auf der Ebene lokaler Ethikkommissionen eine der Sache gemäße Behandlung erfahren kann.

9.1 Diese Zentrale Kommission soll so zusammengesetzt werden, dass sie die erforderlichen Kompetenzen in medizinischer (klinischer), immunologischer, virologischer, ethischer und juristischer Hinsicht sowie aus öffentlichkeitsrelevanten Bereichen in sich vereinigt.

9.2 Die Zentrale Kommission muss Regularien erarbeiten, wie bei den verschiedenen Anwendungsbereichen (Zellen, Gewebe, Organe) vorzugehen ist und welche Qualitätskriterien zu beachten sind. Darüber hinaus sollte die Kommission festlegen, welche Kriterien im Rahmen der Nachsorge angelegt werden müssen. Institutionen, die eine Xenotransplantation durchführen, sollten verpflichtet werden, die Nachsorgeprotokolle zur Überprüfung der Zentralen Kommission vorzulegen. Hier käme ein Audit-Verfahren in Frage. Der Kommission, die auch für die zentrale Registrierung von Xenotransplantationen zuständig sein soll, ist ein evtl. Verdacht auf Infektionen zu melden. Schließlich soll die Kommission über Kontakte zu vergleichbaren Institutionen der EU-Staaten dafür Sorge tragen, dass ein möglichst harmonisiertes Vorgehen bei der Xenotransplantation in Europa erreicht wird.

10. Alle Institutionen, die xenogene Verfahren an Menschen anwenden, müssen in Analogie zum Transplantationsgesetz von der zuständigen Landesbehörde dafür zugelassen werden. Institutionen, die xenogene Verfahren im oben definierten Sinne planen, müssen für jeden Heilversuch bei der Zentralen Kommission um Zustimmung nachsuchen.

11. Es müssen in verstärktem Maße Diskussionen mit und in der Öffentlichkeit über Chancen und Risiken der Xenotransplantation stattfinden, da es einerseits um das Verständnis gegenüber Menschen geht, die sich in Situationen befinden, in denen sie ein Transplantat brauchen, andererseits aber die Gesellschaft in größerem Umfange davon betroffen ist als bei bisherigen Transplantationsverfahren.

Principles and Recommendations

The recommendations mentioned in section C are based upon the following state of affairs and the ethical and legal principles listed in section B:

A. State of Affairs

1. The transplantation of human cells, tissues and organs has proven itself a valuable life-saving, suffering-alleviating medical procedure for more than a quarter of a century. Due to the shortage of human donor organs on the one hand, and to the growth in the number of patients in need of a transplant on the other, medicine and society as a whole stand before the urgent question of how they are to fulfil their duty to protect and preserve human life with an ever increasing number of patients. An additional problem is that of the just distribution of the insufficient number of available transplants.

2. Neither by means of consistent preventative efforts, nor through improvement of the willingness to donate organs is a long-term solution to be found for all patients in question. Given this situation, science and society are called upon to seek out other or further possible solutions.

3. To the internationally discussed and scientifically propagated procedures belongs also the production of bioartificial constructs. The results of this research are presently difficult to predict. In any case it cannot be assumed that (a) these procedures alone would meet the transplantation demand in its *entirety*, nor that (b) every one of these procedures could be employed in *every* area.

4. Thus it follows that this search must take several possible alternatives into consideration in order to reach a generally satisfactory result. This includes also the evaluation of xenotransplantation.

5. It will be henceforth presupposed that the term, "xenotransplantation", which means the transfer of living cells, tissues and organs between two different species, refers here to the transfer from animal to man. This definition has become ever more binding on the international level. It includes the region which is appropriate for medical purposes, and excludes problematic hermeneutic slack. This is important for two main reasons: In every transplantation of xenogenic cells to a human being inheres a potential risk of viral infection. In any case immunological reactions are to be expected. It is hence fitting to grasp all living cells, tissues and organs got from an animal under a uniform aspect, inasmuch as they serve the end of replacing those in

man which function poorly or not at all. This definition includes also xenogenic extra-corporal perfusions and bio-reactors, likewise important areas of biotechnology, even if the cells are apparently isolated in bio-reactors or by encapsulation.
The definition is also independent both of the individual animal source and of the method of generation or acquisition of the material (for example, via gene manipulation or cloning). Moreover, the definition allows for a distinction between human and animal on not exclusively biological criteria. Thus an understanding is allowed for which is deeply rooted in western culture, and which constitutes a significant, if not essential, element of ethical and legal reflection.

B. Ethical and legal principles

The recommendations in Section C are based upon the following principles:

1. Protection and preservation of human life

The individual and social duty to preserve and protect human life is ethically and legally presupposed. With the duty of the state and of society to protect and preserve, which is founded upon the individual's right to life, is juxtaposed the duty to aid, i.e. to accord to the right of the individual to the necessary treatment in making available and promoting appropriate medical procedures. This necessitates in turn a thorough examination of new medical procedures, including xenotransplantation as well as their legitimation.

2. Autonomy and the right to self-determination

Without detriment to the aforementioned right to the protection of life, the individual has on the basis of his autonomy, i.e. his principal indisposability, the right to decide independently, with the prerequisite of the appropriate medical indication, which medical procedure he accepts for himself, and which he refuses. The respect for the individual's autonomy and right to self-determination implies also the respect for the autonomy and self-determination of the contact persons and of the organ recipient's other surroundings. This presupposes a public dialogue and consensus of society with regard to the decision about the research and possible application of xenotransplantation.

3. Responsibility to animals

There is yet no consensus in contemporary society on the issue of whether or not man should have animals at his disposal. In agreement with the legal provisions for the safety and well-being of animals, the following recommendations are founded on the presumption that after serious consideration man shall be allowed to resort to animals in order to protect and preserve human life. This is not to say that one were released from the duty to ground and justify the use of animals;

further procedures are also to be sought, which would help to avoid the implementation of animals.

4. The necessity of a public discourse

In appreciation of the medical and social duty to protect and preserve human life, and considering the corresponding scientific developments it is deemed necessary to discuss reservations vis-à-vis the transplantation of animal cells, tissues, or organs to humans in public, so that a consensus may be reached, whereby the respect for the patients concerned is not to be lost from view.

C. Recommendations

1. The definition of the term, "xenotransplantation", given above, which includes extracorporal perfusions, bio-reactors and further areas such as tissue engineering, is to be taken as the basis of discussion.

2. The distinction between cells, tissues and organs in the transfer from animal to man is necessary for immunological and clinical reasons, and plays an important role in the gradual approach to the realisation of xenotransplantation.

3. With regard to the clarification of virological problems, which principally pertain to cells, tissues and organs alike, even if, as is most likely the case, de facto to varying degrees, the principle is generally recommended, not to take the risk of a possible xenogenic transplant-induced infection in areas where other clinically practical alternatives are sufficiently available.

4. The pig, as present organ resource of choice, is a breeding ground of viruses, some of which are known, others still unknown. Most of the presently known viruses can be eliminated through effective specific pathogen free (spf) containment. Other, in this spf state present and later discovered potentially dangerous viruses, like for instance retroviruses, would need to be controlled and eliminated in a second step, possibly with the help of genetic methods. An spf-population must be developed which makes possible the control, and elimination, of known as well as newly discovered viruses respectively.

5. As regards the presumable risk of still unknown viruses and of known, but not easily eliminable viruses, the probability of infection of human cells and the possibility of its spreading is not quantifiable. Thus risk possibilities cannot be determined except – as is usually done – by way of experience. To take the risk of possible infections in the attempt to treat an individual case seems justifiable in cases in which there is clearly no other alternative, and with the patient's informed consent, as well as that of his medical and social environment. With organs this will at first only be practical in short-term transplantation for bridging purposes, and under strict regulation. The degree of virological risk can then be clarified through experience.

6. With regard to immunological problems, which consist essentially in the suppression of the several different rejections of xenotransplants, it is recommended that especially the research in the area of the achievement of immune tolerance be supported, as herein is the generally decisive step in transplantation medicine to be seen. The present introduction into clinical testing with regard to cell transplantation in the extra-German area should be taken up also in Germany under immunological aspects and developed toward the possibility of organ transplantation in the future. Should this serve bridging purposes, then there must be a real chance, that the xenotransplant can function over a certain period, whether to the end of the restitution of damaged organs, or unto the possibility of allotransplantation. Conditions must be developed to the extent that a life span of several months can be assumed of the xenogenic organ in the recipient.

7. Whereas with regard to immunological aspects it is recommended that xenotransplantation be continued; as regards the virological question, the need remains to clarify the risk of infection. Thus it behoves to search at the same time for other alternatives. As concerns cell transplantation, the development of immortalised cell lines which are yet capable of differentiating themselves gives hope that, with this technology, allogenic or even autologous cells could be bred *in vitro* for transplantation. Should this meet with success, a complement or expansion to xenogenic cell transplantation would be made which offered the following advantages: *immunologically* the usual rejection mechanisms would be reducible; *virologically* the risk of infection would be limited to human viruses. The cells bred could be exactly characterised and standardised. This implies a distinct improvement of quality control. At the same time, the *ethical* mandate not to use animals for transplantation purposes then, or to a greater extent, when other alternatives were available, could be complied with.

8. Stem cell research is still in its opening stages. This technology could also have its disadvantages over and against the use of xenogenic cells: In difference to human cells bred *in vitro*, xenogenic cells are not immortalised, do not need to be artificially bred but are available *inter alia* as complex multicellular cell compounds with differentiated functions, opening new, less risky possibilities for genetic manipulations and thus for the adjustment to the donor organism. Further empirical testing is necessary to discover whether these very differences might not show the use of xenogenic cells to be preferable under certain circumstances. In this context it is not to be ignored that, for the time being, xenogenic cells are in practically unlimited supply.
In general it is not fitting, in the face of the already far advanced research in the area of xenogenic cells on the one hand, and of the barely begun stem cell research on the other hand, to abandon the further research of the former, in order to await the results of the latter.

In the use of animal cells, tissues or organs, inclusive of therapeutic organ perfusions, strict immunological and virological *monitoring* of the recipient and a virological monitoring of his surroundings, as well as an effective *quality check*, are absolutely necessary. This also pertains to the employment of encapsulated cells, bio-reactors and extra-corporal organ perfusions.

9. In the face of the immanent development that the procedures which fall under the category, "xenotransplantation", are introduced into medical therapy in different ways and at different paces, and considering the situation that xenotransplantation on the one hand contains a great therapeutic potential, but on the other, that it also brings with it a still unclarified risk of viral infection which affects not only the recipient, but possibly also his surroundings and the society as a whole, it is recommended on the basis of estimation of risk and benefit and in respect for freedom of research, that a *central commission* be established for any further procedure.
The establishment of such a central commission is recommended especially because of the superordinate problematic of xenotransplantation which cannot receive appropriate treatment at the level of local ethics commissions.

9.1. This central commission must be so composed that it unites within itself the required competence in medical (clinical), immunological, virological, ethical and legal regard, as well as public-relevant areas.

9.2. The central commission must draft regulations for procedure in the different regions of application (cells, tissues, organs) and for the quality criteria to be observed. Therebeyond the commission should determine which quality criteria should be applied in the area of aftercare. Institutions which carry out a xenotransplantation shall be required to present the aftercare protocols to the central commission for revision. An audit procedure may be indicated here. Any suspicion of possible infection is to be reported to the commission, which shall also be in charge of central registration of xenogenic procedures. Finally, the commission shall provide through contact to comparable institutions in the EU-countries for as harmonious a procedure in European xenotransplantation as possible.

10. All institutions practising xenotransplantation on humans must be licensed for this in analogy to the laws for transplantation by the public office in charge. Institutions planning to carry out a xenogenic procedure in the sense defined above must apply for approval for each therapeutic attempt at the central commission.

11. Discussions must take place with and in the public on a larger scale about the chances and risks of xenotransplantation, as on the one hand an understanding for persons in the situation of needing a transplant is called for, but on the other hand because the public is affected to a greater extent by this than by traditional transplantation procedures.

(englische Übersetzung: Alan Duncan)

not receive appropriate treatment at the level of local ethics commissions.

which shall also be in charge of central regulation of xenogenic procedures. Finally, the commission shall provide through ... comparable facilities

Glossar

1,3 Gal-Epitope	siehe: Gal-α (1,3) – Gal
Abstoßungsreaktion	im wesentlichen spezifisch-immunologische Reaktionen, die von unspezifischen Reaktionen begleitet werden und gegen Fremdzellen gerichtet sind. Hinsichtlich der Geschwindigkeit und der Mechanismen unterscheidet man bei Xenotransplantaten hyperakute vaskuläre und akute vaskuläre Abstoßung von Organtransplantaten, akute Abstoßung von Zell-Transplantaten (ohne Gefäßanschluß), akute T-Zell-vermittelte und chronische Abstoßung.
Akkomodation	Überleben vaskularisierter Organe bei Vorhandensein von anti-Transplantat-Antikörpern und Komplement im Empfängerblut.
Allel	eine von verschiedenen Varianten eines Gens
Allo-Diskrimination	Erkennung genetisch differenter Individuen derselben Spezies
allogene Transplantation	auch Allotransplantation, Übertragung von Zellen, Geweben oder Organen genetisch differenter Individuen derselben Spezies
Allokation	Zuordnung von Gütern, an denen Mangel herrscht, hier von den zahlenmäßig nicht ausreichenden humanen Spenderorganen
Allotransplantation	siehe: allogene Transplantation
Altwelt-Affen	Primaten der alten Welt (Asien, Afrika, Europa): Schimpansen, Gorilla, Orang-Utan, Gibbons, Makaken

Antigen	fremdwirkende Struktur, gegen die eine spezifische immunologische Reaktion in Gang gesetzt werden kann.
Antikoagulation	Verhinderung der Blutgerinnung durch Medikamente oder natürliche Substanzen (Heparin, Hirudin)
Antikörper	auch als Immunglobuline oder Gammaglobuline bezeichnete, große Eiweißmoleküle in den Körperflüssigkeiten, insbesondere im Blut, die zu hochspezifischer Bindung an Antigene befähigt sind und einen wesentlichen Teil immunologischer Reaktionen auslösen können, z.B. hyperakute und akute Xenotransplantat-Abstoßung
Apoptose	programmierter Zelltod
Art (Spezies)	Der Terminus „Art" bezieht sich sowohl auf eine taxonomische Kategorie als auch auf einen biologischen Begriff. Im allgemeinen ist die „Art" eine grundlegende taxonomische Kategorie, der aufgrund zu bestimmender Kriterien individuelle Exemplare zugeordnet werden. In der Literatur werden bis zu 25 unterschiedliche Artbegriffe verwendet. Außerhalb der Fachdisziplinen ist der sogenannte „biologische Artbegriff" am bekanntesten. Danach ist die Art definiert als bestehend aus allen Mitgliedern von Populationen, die sich unter natürlichen Bedingungen miteinander kreuzen oder potentiell kreuzen können.
autologe Transplantation	Zell- oder Gewebsübertragung innerhalb desselben Organismus, daher keine immunologische Abwehrreaktion gegen fremd
bioartifizielle Konstrukte	Komposition aus Biomaterialien und Zellen, die vorher *in vitro* kultiviert, vermehrt und verändert wurden.
biokompatibel	biologisch verträglich
biologischer Artbegriff	siehe: Art

Biomaterialien	künstliche Materialien (metallische, anorganische, natürliche oder synthetische organische) möglichst hoher biologischer Verträglichkeit
Bioreaktor	Gerät zur Erhaltung großer Zellmengen in funktionsfähiger Verfassung außerhalb eines Organismus, teils zur Vermehrung gewünschter Zellen im Laboratorium, teils für den direkten, extrakorporalen klinischen Einsatz allogener oder xenogener, frischer oder kultivierter Zellen zum temporären Ersatz ausgefallener lebenswichtiger Organfunktionen.
Blastomeren	Zellen von frühen Embryonalstadien (bis zur Blastozyste)
Blastozyste	Bläschenstadium der Embryonalentwicklung (Stadien vor dem Verlassen der *Zona pellucida*)
Blutplasma	siehe: Plasma
bovin	vom Rind stammend
Bridging	Überbrückung einer Notsituation, vor allem beim Herzversagen, bis zu einer Transplantation. Im Zusammenhang mit der Xenotransplantation: Überbrückung durch ein Xenotransplantat oder einen Bioreaktor bis zur Bereitstellung eines allogenen Transplantats
B-Zellen	B-Lymphozyten, eine Teilpopulation weißer Blutkörperchen, die sich zu den Antikörper produzierenden Plasmazellen weiterentwickeln können.
Chimärismus	Zusammenleben und Kooperieren von Zellen verschiedener Abstammung (aus verschiedenen Individuen) in einem Organismus.
Chromatin	Komplex aus DNA und Proteinen (hauptsächlich Histone) im Zellkern eukaryotischer Zellen.

Chromosom	fadenähnliches, aus Chromatin aufgebautes Partikel, das genetisches Material eines Organismus enthält.
chronische Abstoßung	verschiedene Vorgänge, teils immunologischer, teils unspezifischer Natur, die zum allmählichen Organversagen nach Transplantation im Langzeitverlauf führen.
compliance	in der Transplantationsmedizin: Mitwirkung des Transplantatempfängers an notwendigen Maßnahmen der Prävention zur möglichst langen Erhaltung des Transplantats; z.B.: regelmäßige Einnahme medikamentöser Immunsupressiva.
Ciclosporin	früher Cyclosporin, zeitlich nach Immuran entdecktes und dann potenteres Immunsuppressivum. Ermöglichte nach der Nierentransplantation erst die Transplantation anderer Organe in großem Umfang.
DAF	*Decay accelerating factor*, ein Komplement-Regulatorprotein das auf den meisten Körperzellen exprimiert ist. Es hindert das Komplement an der Attacke von autologen Körperzellen.
Diabetes mellitus	Zuckerkrankheit. Man unterscheidet Typ 1, meist im Kindes- und Jugendalter beginnend, mit einem Autoimmunprozeß, der zur Zerstörung der Langerhans'schen Inseln führt, von einem Typ 2, der meist erst jenseits des 40. Lebensjahres beginnt und in der Regel mit Übergewicht einhergeht.
Dialyse	Verfahren zur Entfernung harnpflichtiger Substanzen.
diskordante Systeme für Transplantate	Xenotransplantation zwischen Tierarten, bei denen das Transplantat im Empfänger innerhalb von weniger als 2 Stunden hyperakut abgestoßen wird. Diskordante Systeme sind meist Tierarten (Transplantatquelle und -Empfänger) aus 2 zoologischen Ordnungen: z.

	B.: Maus-Ratte, Schwein-Hund. Siehe auch: Diskordantes System für Transplantate
Donoren	Spender, Geber; hier: menschliche Organspender.
DSO	Abkürzung für Deutsche Stiftung Organtransplantation. Organisation, die für die Regelung der Organspende verantwortlich ist.
Elektrofusion	Verschmelzung von aneinanderliegenden Zellmembranen, die durch kurzzeitige Gleichstrompulse induziert wird.
Ektoparasiten	auf Körperoberflächen schmarotzende Parasiten (Laus, Milbe, Floh etc.).
embryonale Stammzellen	siehe: Stammzellen.
Embryotransfer	Übertragung natürlich gezeugter oder extrakorporal befruchteter Eier in den Uterus einer Rezipientin
Endogen	im Körper entstehend, aus innerer Ursache, anlagebedingt
endogene procine Retroviren	Endogene Retroviren sind RNA-Viren, die Zellen infizieren und ins Genom des Wirtes übernommen werden. Endogene Viren bleiben im Genom im Ruhezustand verankert. Gelangen Retroviren in germinative Zellen (Spermien oder Eizellen) können sie von Eltern auf Kinder übertragen werden. Eine Xenotransplantation könnte diese Viren im den Schweinezellen reaktivieren und zur Produktion neuer Retroviren führen. Diese könnten dann in das genetische Material der menschlichen Empfänger gelangen.
Endoparasiten	im Inneren seines Wirtes lebender Parasit (Wurm).
Endothelzellen	Zellen (einschichtiges Plattenepithel), die Blut oder Lymphe führende Gefäße bzw. Organe auskleiden (Arterien, Venen, Lymphbahnen, aber auch das Herz).

Enkapsulierung	siehe: Verkapselung
Enukleation	Entfernung des Kerns oder chromosomalen Materials einer Zelle
Epidemie	massenhaftes Auftreten einer Krankheit, vor allem von Infektionskrankheiten
Epidemologie	Lehre von der Häufigkeit und Verteilung von Krankheiten sowie deren Ursachen
epitheliale Stammzellen	siehe: Stammzellen
Epithelzellen	Zellen, die in ein- oder mehrschichtigen Lagen alle mit der Außenwelt in Verbindung stehenden Flächen bedecken (Haut, Schleimhaut, Darm und Harnwege).
EUROTRANSPLANT	1967 von J.J. van Rood gegründete Organisation (Stiftung) zur Vermittlung von postmortalen Organen (vor allem Nieren) nach dem Prinzip der Gewebeübereinstimmung. Dem Verbund gehören neben den Niederlanden Belgien, Luxemburg, Österreich, Deutschland und Slowenien an.
ex vivo	aus einem Organismus entnommen, außerhalb des lebenden Körpers (siehe *in vivo*).
extrakorporale Perfusion	außerhalb des Körpers meist nach dem Prinzip der Herz-Lungen-Maschine durchgeführte Perfusion von Organen
extrazelluläre Matrizes	biologische Gerüste, in die Zellen eingelagert sind; sie sind im Organismus nicht nur als mechanische Stütze, sondern auch biochemisch, für Zellvermehrung, ihre Differenzierung, Wanderung, Anheftung usw. wichtig.
fetal	die Fetalperiode betreffend, Fetalgewebe
Gal-α(1,3)–Gal Epitop	Galaktosyl-α(1,3)-Galaktose ist eine endständige Zuckerseitenkette auf der Oberfläche vieler Säugetierzellen, nicht bei Mensch und Altwelt-Affen. Gal-α(1,3)-Gal ist eine normale

	Komponente der Glykolisierung vieler Glykoproteine und Glykolipide. Ca. 80% der im Blut des Menschen normalerweise vorhandenen sogenannten natürlichen xenogenen Antikörper sind gegen dieses Epitop gerichtet.
Gefäßendothelzellen	siehe: Endothelzellen
Gen	Abschnitt auf einem Chromosom, der für die Bildung eines Proteins benötigt wird und aus Strukturgen und regulatorischen Einheiten besteht.
Genbank	Sammlung klonierter DNA-Fragmente, die ein gesamtes Genom repräsentieren.
Genom	vollständiger Satz der Gene im haploiden Chromosomensatz der Zellen eukaryoter Organismen
Genotyp	für einen Organismus charakteristische Ausstattung mit Genen und genetischen Elementen
Gentechnik, -technologie	Wissenschaft, die sich mit der Übertragung von Genen (Gentransfer) auf fremde Organismen befaßt, um diese zur Gen-Expression des Spendergens zu veranlassen.
Gentransfer	stabile Integration von *in vitro* rekombinierter DNA in das Genom
Gefäßanastomose	Naht zur Vereinigung von Blutgefäßstümpfen
gnotobiotische Tiere	keimfrei geborene und aufgezogene Versuchstiere
Granulozyten	zu den weißen Blutzellen gehörende, polymorphkernige Zellen (60-70% der Blutleukozyten), die bei den unspezifischen Abwehr- und Entzündungsreaktionen eine wichtige Rolle spielen.
GVO	Gentechnisch veränderter Organismus
hämopoetische Stammzellen	Stammzellen im Knochenmark, aus denen die verschiedenen Differenzierungslinien blutbil-

dender Zellen hervorgehen, wie Erythrozyten (rote Blutkörperchen), Thrombozyten (Blutplättchen), Granulozyten (siehe dort) und Lymphozyten (d.h. die Zellen des Immunsystems).

heterotope Transplantation — an atypische Stelle transplantiertes Organ, z.B. bei der Nierentransplantation die Implantation im Beckenbereich an die Beckengefäße.

Heterozygotie — Individuum mit einem Paar gleicher Allele eines bestimmten Gens

Hirntod — dauernder, nichtbehebbarer Funktionsverlust des Gesamthirns und damit sicherer Eintritt des Todes beim Menschen, in der Regel nur so bezeichnet, wenn die Herz-Kreislauf-Funktion unter intensiv-medizinischen Bedingungen noch aufrechterhalten wird.

Histokompatibilität — Gewebeverträglichkeit

Histoinkompatibilität — Gewebeunverträglichkeit

HLA – System — MHC (siehe dort)-System des Menschen

HLA-idente Transplantation — Transplantation zwischen Menschen geringgradiger Gewebeunverträglichkeit

HLA-differente Transplantation — Transplantation zwischen Menschen höhergradiger Gewebeunverträglichkeit

humorale Abstoßung — durch Antikörper und Komplement ausgelöste Abstoßungsreaktion. Im xenogenen System sind präformierte Antikörper die Initiatoren der Reaktion, HXR TYP I. Akut vaskuläre Abstoßung (AVR) entspricht HXR TYP II oder *Delayed xenogeneic rejection* (DXR).

hyperakute Abstoßung — eine innerhalb von Minuten bis Stunden einsetzende Abstoßungsreaktion (siehe dort). Der Mechanismus ist durch normalerweise vorhandene (sogenannte präformierte) Antikörper und über sie bewirkte Komplementaktivierung bedingt. Dies führt über Gefäßthrombosen zum Organverlust.

immortalisieren	unsterblich machen, insbesondere einer Zellkultur.
Immundefiziens	Defekte in der Produktion oder Funktion immunkompetenter Zellen
Immunmodulation	Veränderung der immunologischen Reaktionslage, insbesondere durch sogenannte immunregulatorische Zellen, die zu einem Status der Immuntoleranz führen können.
Immunologie	Lehre von den unspezifischen und den spezifischen lebensnotwendigen Abwehrreaktionen der Wirbeltiere, insbesondere der Säugetiere, auf Strukturen, die als nicht-körpereigen erkannt werden.
Immunsuppression	kontrollierte Hemmung bestimmter Schritte bei Immunreaktionen durch eine von außen zugeführte Substanz; sie wirkt im Gegensatz zur Immuntoleranz nicht Antigen-spezifisch.
Immunsuppressiva	der Immunsuppression dienende Substanzen verschiedener Art mit verschiedenen Wirkmechanismen
Immunsystem	lebenswichtiges Funktionssystem, das sich bei Wirbeltieren bis zu den Säugetieren zunehmend entwickelt hat, der Erkennung und Abwehr fremder und gefährlich werden könnender Strukturen (z.B. Mikroorganismen, fremdwirkende Zellen) dient, aus einem angeborenen, unspezifischen und einem besonders effizienten, jeweils hochspezifisch erworbenen Systemteil besteht und als Funktionsträger sowohl humorale Faktoren wie Zellen hat, die meist in einem komplizierten Wechselspiel stehen; die wichtigsten Elemente sind Antigen-präsentierende Makrophagen, T-Lymphozyten, Antikörper und Interleukine.
Immuntoleranz	Umprogrammierung der Fremderkennung dahingehend, dass neben den körpereigenen Strukturen selektiv die Antigene eines bestimmten Transplantats keine immunologische Abwehrreaktion induzieren.

Implantat	im Gegensatz zum Transplantat: Gewebe oder Prothesen biologischer oder biokompatibler Natur ohne lebende Zellen.
Indikationsstellung	in der Medizin: Klärung der Frage, ob eine Behandlung oder Operation aus medizinischen Gründen erfolgen soll oder muss. Von absoluter Indikation spricht man - im Gegensatz zur relativen Indikation - in lebensbedrohenden Situationen. Eine weitere Differenzierung ergibt sich im Hinblick auf die zeitliche Dringlichkeit zwischen elektiver und akuter Indikation; siehe auch: Kontraindikation.
Indikation, akut	Bei der akuten Indikationsstellung handelt es sich um akutes, nichtkompensierbares Versagen eines lebenswichtigen Organs. Beispiel: Leberversagen in Folge einer Vergiftung.
Indikation, elektiv	Bei der elektiven Indikationsstellung handelt es sich um chronische Versagenszustände. Beispiele: chronische Niereninsuffizienz; Leberzirrhose.
Inkompatibilität	kann sich auf unterschiedliche Systeme beziehen, etwa Inkompatibilität zwischen Blutgruppen, zwischen Geweben (siehe auch Histoinkompatibilität).
Innere Zellmasse	Zellen in der Blastozyste, die den späten Embryo und Fetus bilden (ICM-*inner cell mass*).
in situ	„am Ort", in natürlicher Lage, innerhalb des Körpers
in vitro	im „Reagenzglas", also unter künstlichen Bedingungen; bezieht sich im allgemeinen auf außerhalb organismischer Kontexte durchgeführte Verfahren (Versuche) mit biotischem Material, z.B. Züchtung von Zellen oder Geweben; sogenannte „künstliche" Befruchtung.
in vivo	„im Lebenden", bezieht sich im allgemeinen auf Beobachtung oder Experimente innerhalb des organismischen Kontextes.

Inselzellen	siehe: Langerhans'sche Zellen.
Ischämiezeit	Zeit, beispielsweise während einer Transplantation, in der das zu transplantierende Organ nicht mit Blut versorgt wird.
Karyoplast	Zellkern ohne oder mit wenig Zytoplasma
Klon	ungeschlechtlich aus einem Mutterorganismus entstandene erbgleiche Nachkommenschaft
Klonen	Übertragung eines Zellkerns in eine entkernte Zelle
Klonierung	embryologisches Verfahren zur Erstellung von Embryonen mit identischem Genotyp durch Kerntransfer
Klongeschwister	Tiere mit identischem Genotyp
Komplement Regulatorproteine	Oberflächenstrukturen auf (Endothel-)Zellen, welche die physiologische Komplementreaktion speziesspezifisch unterdrücken. Siehe auch: DAF, MCP.
Komplement System	System hochmolekularer Proteine in Plasma und Körperflüssigkeiten, das spezifisch (klassisch, durch Immunoglobuline) oder unspezifisch (alternativ, durch andere Faktoren) aktiviert wird und nachfolgend verschiedene biologische Wirkungen entfaltet. Es besteht aus multiplen Faktoren.
Komplementrezeptoren	Anheftungsstellen für Komplement Komponenten auf der Oberfläche verschiedener Zelltypen
konkordantes System für Transplantate	Xenotransplantation zwischen Tierarten, in deren Folge das Transplantat im Empfänger über Tage und Wochen funktionieren und einer akuten, zellulären immunologischen Reaktion unterliegt. Immunsuppression ist wirksam. Siehe auch: diskordantes System für Transplantate.

Kontraindikation	Der Begriff bezeichnet medizinische Gründe, die eine an sich sinnvolle Heilmethode im konkreten Fall verbieten, weil begleitende Erkrankungen den Erfolg von vornherein in Frage stellen. Siehe auch: Indikationsstellung.
Künstliche Organe	z.B. Dialyse, mechanische Blutpumpen (z.B. Novakor, Berlin Heart).
Langerhans'sche Inseln	aus Inselzellen gebildete, im Bauchspeicheldrüsengewebe eingelagerte, rundliche Zellverbände
Makrophagen	eine Gruppe sowohl im Gewebe (z.B. als sogenannte Dendritenzellen) wie im Blut (als zu den weißen Blutzellen gehörende Monozyten) vorkommender Zellen, die sowohl der unspezifischen Abwehr dienen wie als Antigenpräsentierende Zellen die spezifische Abwehr in Gang setzen können.
Mikroinjektion	direkte Einbringung von Genkonstrukten in Zellkerne (Gentransfer)
MCP	*membrane co-factor protein*, ein Komplement Regulatorprotein, das auf Zellen exprimiert wird. Wie DAF hindert es das Komplement an seiner Aktion.
mesenchymale Stammzellen	siehe: Stammzellen
MHC	Abkürzung für *major histocompatibility complex*, d.h. die Genregion bzw. die durch die zahlreichen Allele einer Vielzahl von Genen dieser Region kodierten Eiweißmoleküle auf den Oberflächen der meisten Zellen; die sehr große Vielfalt der Kombinationsmöglichkeiten dieser Moleküle determiniert den wichtigsten Teil der körperlichen Individualspezifität und kann damit zugleich als wichtigstes Transplantantigen wirken; außerdem sind die MHC-Moleküle auf Antigen-präsentierenden Zellen notwendig zur Antigen-Erkennung durch T-Lymphozyten.

mitochondriale DNA	eigenständiges Genom in den Mitochondrien, also im Zytoplasma von Zellen. Wird nur matroklin, also von der Mutter auf die Nachkommen vererbt.
Monitoring	genaue Überwachung von Reaktionen im Körper Kranker, so etwa der Immunabwehr nach Organtransplantationen.
Mosaik	Individuum, das aus zwei oder mehreren genetisch verschiedenen Zellpopulationen besteht, die aus derselben Zygote stammen.
Mutation	Veränderung des genetischen Materials (Austausch, Verlust oder Hinzufügen von Basen).
NK-Zellen	Abkürzung für Natürliche Killerzellen: der Zellgruppe der Lymphozyten zugeordnete, aber funktionell im wesentlichen zu den Trägern der unspezifischen Abwehr gehörende Zellen, die abnorme Zellen (deren Oberflächen keine reaktionsfähigen MHC-Klasse I-Moleküle enthalten) erkennen und zerstören können, z.B. infizierte Zellen, Tumorzellen oder Xenotransplantatzellen.
Organperfusion	siehe: Perfusion
orthotope Transplantation	Transplantation eines Organs an den natürlichen Ort (z.B. Herztransplantation).
Pandemie	auf große Gebiete eines Landes oder Erdteils übergreifende Epidemie (z.B. AIDS).
Pankreas	Bauchspeicheldrüse
Perfusion	Durchströmung eines Organs bzw. eines Organismus über die Blutgefäße mit Blut oder blutähnlichen Lösungen.
Phänotyp	Äußerliche Erscheinungsform eines Individuums
Pharmakokinetik	Konzentrationsverhalten eines Arzneimittels in einem Organismus, das durch Aufnahme,

	Stoffwechsel und Ausscheidung bestimmt wird.
Plasma	auch Blutplasma, eiweißhaltige Flüssigkeit des Blutes nach Entfernung aller Zellen
Plasmapherese	nach Blutentnahme die Abtrennung des Plasmas von den korpuskulären Elementen
pluripotente Stammzellen	siehe: Stammzellen
Poliomyelitis	Kinderlähmung
Porcin	vom Schwein stammend, zum Schwein gehörig
präformierte natürliche xenogene Antikörper	Antikörper, die gegen xenogene Antigene gerichtet sind und meist nach der Geburt durch Kontakt mit Bakterienantigenen entstehen. Jedes Säugetier besitzt solche PNXAK. Sie induzieren die hyperakute Abstoßungsreaktion.
Prävention	in der Medizin: einer Krankheit vorbeugende Gesundheitsfürsorge; nach einer Transplantation besteht die Aufgabe der Prävention im engeren Sinn darin, für ein möglichst langes Leben des Transplantats im Empfänger zu sorgen.
Primaten	alle Affenarten und der Mensch. Eine zoologische Ordnung.
primordiale Keimzellen	Vorläufer von Ei- bzw. Samenzellen, die aus Feten isoliert werden und sich unter bestimmten Kulturbedingungen zu Stammzellen weiterentwickeln (EG-Zellen – *embryonic germ cells*).
Produktionstiere	Tiere, die der Produktion bestimmter Substanzen dienen.
Proliferation	in der Biologie: Zellvermehrung

Quellentiere	Quellentiere sind Tiere, von denen Zellen und Gewebe oder Organe zum Zweck der Transplantation entnommen werden.
Rekombinante DNA	DNA-Molekül, das aus Anteilen verschiedener DNA-Moleküle besteht, die *in vitro* miteinander verknüpft wurden.
Reprogrammierung	Rückführung eines zellspezifischen Genexpressionsprogramms der Kern-DNA in ein Stadium, wie es in einer befruchteten Eizelle vorliegt, so dass die genomische DNA die Entwicklung eines Individuums steuern kann (Klonierung).
Retrovirus (Retroviren)	Familie der Retroviren, Unterfamilien Onko-Viren, Spuma-Viren und Lenta-Viren. Besitzen eine reverse Transkriptase. Tumorviren und das AIDS Virus gehören zu der Gruppe.
semipermeable Membran	Membran, die nicht für alle Teilchen einer Lösung durchlässig ist. Bei eiweißhaltigen Flüssigkeiten in der Regel Membranen, die nicht für Eiweiß durchlässig sind.
somatischer Gentransfer	Übertragung von Genkonstrukten in somatische Zellen eines Organismus ohne Beteiligung der Keimbahn
Somatische Zellen	alle Zellen eines höheren Organismus, die nicht Geschlechtszellen sind.
Spezies	siehe unter „Art“
SPF (spezifisch pathogen frei)	Versuchstierhaltung, bei der eine Kontamination mit spezifisch pathogenen Keimen vermieden wird.
Splenektonomie	Entfernung der Milz
Stammzellen	Zellen, aus denen sich ein ganzer Organismus (totipotente Stammzellen) oder die differenzierten Zellen verschiedener Zell- und Gewebsarten (pluripotente Stammzellen) entwickeln können. Erstere findet man nur in der frühesten Embryonalphase, letztere oder zu-

	mindest differenzierungsdeterminierte Vorläuferzellen findet man in allen Geweben während der Embryonalzeit und in fast allen Geweben im Erwachsenenleben. Z.B. enthält Knochenmark auch eines älteren Menschen hämopoetische (siehe dort) und mesenchymale Stammzellen, aus denen verschiedenste Bindegewebszellen entstehen können.
Substitutionstherapie	Kompensation funktioneller Defizite durch a) Hormone oder hormonähnliche Substanzen (z.B. Insulingaben bei Diabetes mellitus) b) maschinelle Substitution (z.B. Hämodialyse bei Niereninsuffizienz) oder c) Transplantation von Zellen, Geweben oder Organen, d) Verwendung mehr oder weniger biokompatibler Materialien (z.B. Kontaktlinsen, Chirurgiestahl, bioaktive Implantate, wie etwa Mineralstruktur des Knochen nachahmende Kalziumphosphat-Keramiken).
Syngene Transplantation	Transplantation zwischen genetisch identischen Tieren, Z. B. eineiigen Zwillingen, klonierten Tieren und – mit hoher Annäherung – auch zwischen Tieren eines Inzuchtstammes.
Systematik	in der Taxonomie: Das taxonomische System, bei dem Lebewesen anhand evolutionshistorischer Rekonstruktionen und genetischer Beziehungen (Ähnlichkeiten und Unterschiede) in rekonstruierte Stammbäume sortiert werden. Siehe auch: Taxonomie; Art.
Taxonomie	Benennung und Zuordnung von Organismen zu taxonomischen Einheiten (z.B. die "Art"). Außerdem Bezeichnung für die entsprechende wissenschaftliche Disziplin.
Therapeutisches Klonen	Reprogrammierung von Kernen geeigneter Zellen durch Kerntransfer in enukleierte Eizellen mit anschließender *in vitro* Differenzierung zu pluripotenten Stammzellen.
Tissue engineering	Anwendung von Prinzipien und Methoden der Technik und der Zellbiologie zur Entwicklung

	bioartifizieller Konstrukte (siehe dort), um Gewebe- und Organfunktionen zu ersetzen, zu erhalten oder zu verbessern.
Toleranzinduktion	Maßnahmen zur Erzeugung immunologischer Reaktionslosigkeit gegen Allo- oder Xenotransplantate; siehe auch Akkomodation und insbesondere Immuntoleranz.
Totipotente Stammzellen	siehe: Stammzellen
Transgen	funktionsfähiges Genkonstrukt aus rekombinierten DNA – Fragmenten
transgene Linien	Tierlinie, die ein Genkonstrukt vererbt.
transgenes Tier	Tier, das ein Genkonstrukt im Genom enthält.
transgenes Produkt	Eiweißstoff, der von einem Genkonstrukt stammt.
Transkription	Bildung eines RNA-Moleküls von einer doppelsträhnigen DNA als Matrix
Transplantat	Zellen, Gewebe oder Organe, die für die Einpflanzung in einen anderen Organismus vorgesehen sind.
Transplantation	Übertragung oder anderweitige direkte Funktionsnutzung lebensfähiger Zellen oder Zellverbände, einschließlich ganzer Organe oder Körperteile in bzw. für einen Empfängerorganismus.
Unspezifische Immunreaktion (Unspezifische Abwehrreaktion)	siehe auch: Immunologie
Verkapselung	Ummantelung von Einzelzellen oder kleinen Zellverbänden (z.B. Pankreasinseln) mittels Membranen, die für Antikörper und Lymphozyten undurchlässig sind und dadurch der Immunisolation dienen.
Virologie	Wissenschaft von der Systematik und Biologie von Viren

Virolyse	Zerstörung von Viren durch Effekte des Komplementsystems, der wichtigsten natürlichen Barriere gegen virale Infektionen bei Tier und Mensch.
Virus	krankheitserregende, bakteriendichte Filter passierende stabförmige oder fast runde Partikel, bestehen im allgemeinen nur aus einer Proteinhülle und genetischem Material DNS oder RNS. Viren besitzen keinen eigenen Stoffwechsel und können sich daher nur im Inneren einer lebenden Zelle vermehren, indem sie ihre genetische Information in der Wirtszelle einprogrammieren und dabei diese Zelle oft zerstören.
Vorkern	Kern in einer Eizelle, der ein haploides Genom enthält.
Xenobiotika	Stoffe, wie Antigene oder Toxine, die im Organismus Abwehrreaktionen auslösen.
Xeno-Diskrimination	Erkennung von Individuen anderer Spezies
xenogene Organe	Organe, die von einer anderen Spezies stammen.
xenogen	(heterolog) Spezies-different
xenogene Transplantation	Spender und Empfänger einer Transplantation gehören nicht zur selben Spezies und sind demzufolge immungenetisch different.
Xenoreaktive Antikörper	siehe: präformierte natürliche xenogene Antikörper
Xenotransplantate	Xenotransplantate für Transplantationen auf den Menschen umfassen sowohl Produkte (lebende Zellen, Gewebe, Organe), die von transgenen oder nicht-transgenen Tieren stammen, als auch solche, die in Kombination mit Arzneimitteln oder in bioartifiziellen Konstrukten verwendet werden. Nicht-lebende Tierprodukte (z.B. Herzklappen) sind von der Definition ausgeschlossen. Siehe auch: Xenotransplantation.

Xenotransplantation	im medizinisch-therapeutischen Kontext: Jedes Verfahren, bei dem lebende Zellen, Gewebe oder Organe tierischer Herkunft in einen Menschen transplantiert oder zur Perfusion mit menschlichen Körperflüssigkeiten, die in den menschlichen Körper zurückgeführt werden, verwendet werden. In der biologischen und tierexperimentellen Forschung auch: Transplantation zwischen unterschiedlichen Tierarten.
Xenozoonose	durch transplantierte Tierorgane auf den Menschen übertragene Erkrankungen
Zoonosen	durch Tiere auf den Menschen übertragene Erkrankungen
Zygote	befruchtete Eizelle
Zytoplast	Zelle mit Zytoplasmainhalt ohne Kern

Literaturverzeichnis

Abels H (1998) Interaktion, Identität, Präsentation. Opladen/Wiesbaden

Abouna GM, Cook JS, Fisher JM et al. (1972) Treatment of acute hepatic coma by ex-vivo baboon and human liver perfusions. Surgery 71: 537

Ach JS (1997) „Ersatzteillager Tier". In: Ach JS, Quante M (Hrsg): Hirntod und Organverpflanzung. Ethische, medizinische, psychologische und rechtliche Aspekte der Transplantationsmedizin. Stuttgart-Bad Cannstatt, 291-312

Allan GM, McNeilly F, Kennedy S, Daft B, Clarke EG, Ellis JA, Haines DM, Meehan BM & Adair BM (1998). Isolation of porcine circovirus-like es from pigs with a wasting disease in the USA and Europe. *J Vet Diagn Invest* 10: 3-10

Altner G (1991) Naturvergessenheit. Grundlagen einer umfassenden Bioethik. Darmstadt

Alwayn IPJ, Basker M, Buhler L, Cooper DKC (1999) The problem of anti-pig antibodies in pig-to-primate xenografting: current and novel methods of depletion and/or suppression of production of anti-pig antibodies. Transplantation 6:157-168

Artrip JH, Kwiatkowski P, Michler RE, Wang S-F, Tugulea S, Ankersmit J, Christholm L, McKenzie IFC, Sandrin MS, Itescu S (1999) Target cell susceptiblity to lysis by human natural killer cells is augmented by alpha (1,3)-galactosyltransferase and reduced by alpha (1,2)-fucosyltransferase. J Biol Chem 274:10717-10722

Auchincloss H, Sachs DH (1998) Xenogenic transplantation. Annu Rev Immunol 16:433-470

Avgoustiniatos ES, Colton CK (1997) Design considerations in immunoisolation. In: Lanza RP, Langner R, Chick WL (HRSG) Principles of Tissue Engineering Academic Press R.G. Landes Company, Austin, pp. 333-346

Bach F, Ferran C, Soares M, Wrighton CJ, Anrather J, Winkler H, Robson SC, Hancock WW (1997) Modification of vascular responses in xenotransplantation: Inflammation and apoptosis. Nature 3:944-948

Bach FH, Fineberg HV (1998) Call for A Moratorium on Xenotransplants, in:Nature 391:326

Bach FH, Fishman JA, Daniels N, Proimos J, Anderson B, Carpenter CB, Forrow BL, Robson SC, Fineberg HV (1998) Uncertainty in Xenotransplantation: Individual Benefit versus Collective Risk, in: Nature Medicine 4(2): 141-144

Bachmann (1998) Species as units of diversity: an outdated concept. Theory Biosci. 117: 213-230

Bader A, Frühauf N, Zech K, Haverich A, Borlak J (1998) Development of a small scale bioreactor for drug metabolism studies maintaining hepatospecific functions. Xenobiotica 28:815-825

Bader A, Schilling T, Teebken OE, Brandes G, Herden T, Steinhoff G, Haverich A (1998) Tissue engineering of heart valves – human endothelial cell seeding of detergent acellularized porcine valves. Eur J Cardiovasc Surg 14:279-284

Baily LL, Jong J, Johnston W (1985b) Orthotopic cardiac xenografting in the newborn goat. J.Thorac. Cardiovasc. Surg. 89: 242

Baily LL, Li ZH, Roost H, et al. (1984) Host maturation after orthotopic cardiac transplantation during neonatal life. Herat transplant. 3: 265

Baily LL, Nehlsen-Cannarella S, Conception W (1985a) et al Baboon to human cardiac xenotransplantation in a neonate. JAMA. 254: 3358

Banerjee PT, Ierino FL, Kaynor GC, Giovino M, Hawley R, Rosa MD, LeGuuern C, Sachs DH, Monroy R (1997) Expression of swine MHC class II genes in a cynomolgus monkey: Retrovirus-mediated gene therapy in a preclinical transplantation model. Xenotransplantation 4:174-185

Banse G/Bechmann G (1998) Interdisziplinäre Risikoforschung. Eine Bibliographie. Opladen/Wiesbaden

Barker RA, Dunnett SB, Richards A (1999) Analyses & Commentaries. Transplantation 68:1091-1096

Barnard CN, Wolpowitz A, Losman JG (1977) Heterotopic cardiac transplantation with a xenograft for assistance of the left heart in cardiogenic shock after cardiopulmonary bypass, S. Afr.med. J. 52: 1035

Bartholomew AM, Powelson J, Dachs DH, Bailin M, Boskovic S, Colvin R, Hong HZ, Johnson M, Kimikawa M, LeGuern A, Meehan S, Sablinski T, Wee SL, Cosimi AB (1999) Tolerance in a concordant nonhuman primate model, Transplantation 68:1708-1716

Beckmann JP (1996) Einführung. In: Beckmann JP (Hrsg) Fragen und Probleme einer medizinischen Ethik. Berlin/New York, 1-41

Beckmann JP (1997) Xenotransplantation. Ethische Fragen und Probleme. Europäische Akademie zur Erforschung von Folgen wissenschaftlich-technischer Entwicklungen. Bad Neuenahr-Ahrweiler (= Graue Reihe Band 7)

Beckmann JP (1998) Xenotransplantation und Ethik. Über die Notwendigkeit einer Vergleichzeitigung wissenschaftlicher Entwicklungen und ethischer Analyse, in: Honnefelder L, Streffer C (Hrsg) Jahrbuch für Wissenschaft und Ethik 3, 97-111

Beckmann JP (1999a) Natur und Person vor dem Hintergrund bioethischer Grundprobleme, in: Dreyer M, Fleischhauer K (Hrsg) Natur und Person im ethischen Disput. Freiburg, 235-257

Beckmann JP (1999b) Xenotransplantation aus ethischer Sicht. In: Zentralblatt für Chirurgie, 124: 636-640

Beckmann JP (1999c) Zu ethischen und anthropologischen Fragen der Xenotransplantation. In: Transplantationsmedizin 11: 131-138

Beckmann JP (2000) Menschliche Identität und die Transplantation von Zellen, Geweben und Organen tierischer Herkunft, in: Honnefelder L, Streffer C (Hrsg.) Jahrbuch für Wissenschaft und Ethik 5, 169-182

Bell E (1997) Organotypic and histiotypic models. In: Lanza RP, Langer R, Chick WL (Hrsg) Principles of Tissue Engineering, Academic Press R.G. Landes Company, Austin, pp.151-165

Benda B, Sandberg JO, Holstad M, Korsgren O (1998) T Cells in islet-like cell cluster xenograft rejection. Transplantation 66:435-440

Bentham J (1970) Introduction to the Principles of Morals and Legislation. London

Bergelson, J. M., Mohanty, J. G., Crowell, R. L., St. John, N. F., Lublin, D. M. & Finberg, R. W. (1995). Coxsackievirus B3 adapted to growth in RD cells binds to decay- accelerating Faktor (CD55). *J Virol* 69: 1903-6

Berghella L, De Angelis L, Coletta M, Berarducci B, Sonnino C, Salvatori G, Anthonissen C, Cooper R, Butler-Browne GS, Mouly V, Ferrari G, Mavilio F, Cossu G (1999) Reversible immortalization of human myogenic cells by site-specific excision of a retrovirally transferred oncogene. Human Gene Therapy 10:1607-1617

Berkowitz, R., Fisher, J. & Goff, S. P. (1996). RNA packaging. *Curr Top Microbiol Immunol* 214: 177-218

Besenfelder, U., J. Mödl, M. Müller and G. Brem (1997). Endoscopic embryo collection and embryo transfer into the oviduct and the uterus of pigs. Theriogenology 47: 1051-1060

Bhatia M, Bonnet D, Wu D, Murdoch B, Wrana J, Gallacher L, Dick J E (1999) Bone morphogenetic proteins regulate the developmental program of human hematopoietic stem cells. J Exp Med 189:1139-1147

Bhatti F N K, Schmoeckel M, Zaidi A, Cozzi E, Chavez G, Goddard M, Dunning J J, Wallwork J, White DJG (1999) Three-month survival of HDAFF transgenic pig hearts transplanted into primates. Transplant Proc 31:958

Birchmeier C et al. (1997) Tiermodelle in der biomedizinischen Forschung, in: Ganten D, Ruckpaul K (Hrsg) Handbuch der Molekularen Medizin, Bd. 1: 338-358, Berlin

Birnbacher D (1996) The Great Apes - Why They Have a Right to Life. Etica Animali 8: 142-154

Birnbacher D, Koch D (1983) Zum Problem der Rationalität in der Akzeptanz technologischer Risiken, in: Der Mensch und die Wissenschaften vom Menschen (Beiträge des XII. Deutschen Kongresses für Philosophie) Innsbruck, 487-498

Bosco D, Moda P (1997) Reconstructing islet function in vitro. Adv Exp Biol 426:285-298

Bradley JA (1999) Analyses & Commentaries. Transplantation 68:9-14

Brasier CM (1997) Fungal species in practice: Identifying species units in Fungi. In: Claridge MF, Dawah HA, Wilson MR (Hrsg.): Species. Chapman & Hall, London, Weinheim

Breimer ME, Björck S, Svalander CT, Bengtsson A, Rydberg L, Lje-Karlsen K, Attmann P-O, Aurell M, Samuelsson BE (1996) Extracoporeal („ex vivo") connection of pig kidneys to human. I. Clinical data and studies of platelet destruction. Xenotransplantation 3:328-339

Breitkreuz A, Ulrichs K, Eckstein V, Müller-Ruchholtz W (1993) Long-term suppression of natural and graft-induced xenophile antibodies by short-term antigen-cyclophosphamide treatment. Transplant Proc 1:416-418

Brem, G., B. Brenig, H. M. Goodman, R. C. Selden, F. Graf, B. Kruff, K. Springmann, J. Hondele, J. Meyer, E.-L. Winnacker and H. Kräusslich (1985). Production of transgenic mice, rabbits and pigs by microinjection ito pronuclei. Reprod. Dom. Anim. 20: 251-252

Brem, G., U. Besenfelder, B. Aigner, M. Müller, I. Liebel, G. Schütz and L. Montoliu (1996). YAC Transgenesis in Farm Animals: Rescue of Albinism in Rabbits. „Mol. Repr. Dev. 44: 56-62

Breßler HP (1997) Ethische Probleme der Mensch-Tier-Beziehung. Frankfurt/M.

Briggs R, King TJ (1952) Transplantation of living nuclei from blastula cells into enucleated frogs'eggs. Proc. Natl. Acad. Sci. U.S.A. 38: 445-463

Brüstle O, McKay RD (1996) Neuronal progenitors as tools for cell replacement in the nervous system. Curr Opin Neurobiol 6:688-695

Brüstle, O., K. Choudhary, K. Karram, A. Huttner, K. Murray, M. Dubois-Dalcq, RD McKay (1998): Chimeric brains generated by intraventricular transplantation of fetal human brain cells into embryonic rats. Nature Biotechnology 16, S 1040-1044

Brüstle, O., O. D. Wiestler (2000) Zellersatz aus embryonalen Stammzellen. Neue Perspektiven für die Transplantationsmedizin. Deutsches Ärtzeblatt 97: A [Heft 24], S 1666 – 1673

Bundesärztekammer (2000) Richtlinien zur Organtransplantation gemäß § 16 Transplantationsgesetz. Deutsches Ärzteblatt 97 A. 396-411

Bunzel B (1996) Herztranplantation: Psychosoziale Grundlagen und Forschungsergebnisse zur Lebensqualität. Stuttgart/New York

Bunzel B, Laederach-Hofmann K, Schubert MT (1999) Pattients benefit -partners suffer? The impact of heart transplantation on the partner relationship, in: Transplant internat. 12: 33–41

Buonomano R, Tinguely C, Rieben R, Mohacsi PJ, Nydegger UE (1999) Quantitation and characterization of anti-Galα1-3Gal antibodies in sera of 200 healthy persons. Xenotransplantation 5:173-180

Butler D (1998) Last Chance to Stop and Think on Risks of Xenotransplants. In: Nature 391: 320-25

Byrne GW, McCurry KR, Martin MJ, McClellan SM, Platt JL, Logan JS(1997) Transgenic pigs expressing human CD59 and decay-accelerating factor produce an intrinsic barrier to complement-mediated damage. Transplantation 63:149-55

Calne RY (1970) Organ Transplantation between widely disparate species. Transplant Proc 2: 550

Campbell. K. H., J. McWhir, W. A. Ritchie and I. Wilmut (1996) Sheep cloning by nuclear transfer from a cultures cell line. Nature 380: 64-66

Caplan AI, Bruder SP (1997) Cell and molecular engineering of bone regeneration. In: Lanza RP, Langer R, Chick WL (Hrsg) Principles of Tissue Engineering, Academic Press R.G. Landes Company, Austin, S 603-618

CDC (1996) Draft Public Health Service Guideline on Infectious Disease Issues in Xenotransplantation. Federal Register, Vol. 61, No. 185:49920-49932

Chant, K., Chan, R., Smith, M., Dwyer, D. E. & Kirkland, P. (1998). Probable human infection with a newly described virus in the family Paramyxoviridae. The NSW Expert Group. *Emerg Infect Dis* 4: 273-5

Chen D, Riesbeck K, McVey JH, Kemball-Cook G, Tuddenham EGD, Lechler RI, Dorling A (1999a) Regulated inhibition of coagulation by porcine endothelial cells expressing P-Selectin-tagged hirudin and tissue factor pathway inhibitor fusion proteins. Transplantation 68:832-839

Chen RH, Mitchell RN, Kadner A, Adams DH (1999b) Differential galactose α(1,3) galactose expression by porcine cardiac vascular endothelium. Xenotransplantation 6:169-172

Cheng J, Glaser R, Cooper DKC, White-Scharf M E, Thall AD (1999) Macrophage depletion promotes xenogeneic hematopoietic chimerism. AST 18th Annu Meeting Abstr 1006

Chentoufi AA, Nizet Y, Havaux X, De La Parra B, Cormont F, Hermans D, Bazin H, Latinne D (1999) Differential effects of injections of anti-μ and anti-δ monoclonal antibodies on B-cell populations in adult mice. Transplantation 68:1728-1736

Child CG, Turcotte JG (1964) Surgery and portal hypertension. In: Major Probl Clin Surg 1:1-85

Chua KB, Goh KJ, Wong KT, Kamarulzaman A, Tan PS, Ksiazek TG, Zaki SR, Paul G, Lam SK and Tan CT (1999). Fatal encephalitis due to Nipah virus among pig-farmers in Malaysia [see comments]. *Lancet* 354: 1257-9

Cibelli JB, Stice SL, Golueke PJ, Kane JJ, Jerry J, Blackwell C, Abel Ponce de Leon F und Robl JM (1998) Cloned transgenic calves produced from nonquiescent fetal fiboblasts. Science 280: 1256-1258

Clement-Sengewald A, Palma GA, Berg U and Brem G (1992) Comparison between in vitro produced and in vivo flushed donor embryos for cloning experiments in cattle. Theriogenology 37:196

Codex Veterinarius (1999), wiederabgedruckt in: Honnefelder L, Streffer C (Hrsg) Jahrbuch für Wissenschaft und Ethik 4, 401-404

Coffin JM, Hughes SH and Varmus HE (1997) Retroviruses. Cold Spring Harbor: Cold Spring Harnor Press.

Cohen C (1997) Do animals have rights? In: Ethics and Behavior, 7 (2),

Colas G, Hollands P, Locatelli A, Le Vern Y, Cotinot C, Canepa S, Kerbeoeuf D, Thomas A, Pisselet C, Dacheux JL, Popescu P, Salmon H (1999) The xenotransplantation of goat and human hemopoietic cells to sheep fetuses. Transplantation 67: 984-990

Cooley DA., Heneman GL, Bloodwell RD et al. (1968) Human heart transplantation, 22: 804

Cooper DKC (1998) Xenoantigens and xenoantibodies. Xenotransplantation 5:6-17

Cooper DKC, Human PA, Lexer G et al. (1988) Effects of Cyclosporin and antibody adsorption on pig cardiac xenograft survival in the baboon. J .Heart transplant, 7: 238

Cooper DKC, Kemp E, Reemtsma K, White DJG (Hrsg) Xenotransplantation. The Transplantation of organs and tissues between species. Berlin, Heidelberg, New York

Cornetta K, Morgan RA, Gillio A, Sturm S, Baltrucki L, O'Reilly R, Anderson WF (1991) No retroviremia or pathology in long-term follow-up of monkeys exposed to a murine amphotropic retrovirus. Hum Gene Ther 2: 215-219

Cornetta, K, Moen RC, Culver K, Morgan RA, McLachlin JR, Sturm S, Selegue J, London W, Blaese RM, Anderson WF (1990) Amphotropic murine leukemia retrovirus is not an acute pathogen for primates. Hum Gene Ther 1: 15-30

Cowen P, Shinkel TA, Aminian A, Romanelle M, Wigley PL, Lonie AJ, Nottle MB, Pearse MJ, d'Apice AJF (1998) High-level co-expression of complement regulators on vascular endothelium in transgenic mice: CD55 and CD59 provide greater protection from human complement-mediated injury than CD59 alone. Xenotransplantation 5:184-190

Cozzi E, Langford GA, Pino-Chavez G, Wright L, Levy A, Miller N, Davies Hff, Chatterjee M, Lancester R, Tolan M J, White DJG (1996) Longitudinal analysis of the expression of human decay accelerating factor (hDAF) on lymphocytes, in the plasma, and in the skin biopsies of transgenic pigs. Xenotransplantation 3:128-133

Daar AS (1997) Ethics of Xenotransplantation: Animal Issues, Consent, and Likely Transformation of Transplant Ethics, in: World Journal of Surgery 21: 975-982

Dalmasso AP, He T, Benson BA (1996) Human IgM xenoreactive natural antibodies can induce resistance of porcine endothelial cells to complement-mediated injury. Xenotransplantation 3:54-62

Dawkins MS (1985) The scientific basis for assessing suffering in animals. In: Lexikon für Bioethik (Hrsg) im Auftrag der Görresgesellschaft von Wilhelm Korff...in Verbindung mit Ludger Honnefelder Gütersloh, Bd 2, S. 835

Dehoux JP, Hori S, Talpe S, Cormont F, Bazin H, Latinne D, Gianello P (1999) In baboon, the complete elimination of circulating IgM by anti-µ monoclonal antibody allows a pig kidney xenograft to survive up to six days. 9th Congr Eur Soc Organ Transplant: Abstr 86

Denner J (1998) Immunosuppression by retroviruses: implications for xenotransplantation. Ann N Y Acad Sci 862: 75-86

Desille M, Corcos L, L'Helgoualc'h A, Frémond B, Campion JP, Guillouzo A, Clement B (1999) Detoxifying activity in Pig Livers and Hepatocytes intended for Xenotherapy. Transplantation 68:1437-1443

Deutsche Forschungsgemeinschaft (1999) Stellungnahme zum Problemkreis „Humane embryonale Stammzellen" vom 19. März

Deutsche Stiftung Organtransplantation (2000) Organspende und Transplantation in Deutschland 1999 (5. Bericht der DSO)

Diamond LE, McCurry KR, Martin MJ, McClellan SB, Oldham ER, Platt JL, Logan JS (1996) Characterization of transgenic pigs expressing functionally active human CD59 on cardiac endothelium. *Transplantation* 61, 1241-9

Donahue RE, Kessler SW, Bodine D, McDonagh K, Dunbar C, Goodman S, Agricola B, Byrne E, Raffeld M, Moen R, Bacher J, Zsebo KM und Nienhuis A (1992) Helper virus induced T cell lymphoma in nonhuman primates after retroviral mediated gene transfer. J. Exp. Med. 176, 1125-1135

Dorig RE, Marcil A, Chopra, A. und Richardson CD (1993). The human CD46 molecule is a receptor for measles virus (Edmonston strain). *Cell* 75, 295-305

Dorling A, Lechler R (1998) T cell-mediated xenograft rejection: Specific tolerance is probably required for long term xenograft survival. Xenotransplantation 5:234-245

Dorling A, Riesbeck K, Warrens A, Lechler R (1997) Clinical xenotransplantation of solid organs. Lancet 349:867-871

Dorling A, Stocker C, Tsao T, Haskard DO, Lechler RI (1996) In vitro accommodation of immortalized porcine endothelia cells: resistance to complement mediated lysis and down-regulation of VCAM expression induced by low concentrations of polyclonal human IgG antipig antibodies. Transplantation 62:1127-1136

Drees G, Deng, MC, Scheld HH (1997) Psychologische Probleme bei Herztransplantationen, in: Ach JS, Quante M (Hrsg) Hirntod und Organverpflanzung. Ethische, medizinische, psychologische und rechtliche Aspekte der Transplantationsmedizin. Stuttgart-Bad Cannstatt, 189-195

Duke RC, Newell E, Schleicher M, Meech S, Bellgrau D (1999) Transplantation of cells and tissues expressing Fas Ligand. Transpl Proc 31:1479-1481

Dupré J (1992) Species: Theoretical Contexts. In: Keller EK, Lloyd EA (Hrsg): Keywords in Evolutionary Biology. Harvard University Press, Cambridge[Mass.], London, S 312-317

Eaglstein WH, Falanga V (1997) Tissue engineering and the development of apligraf, a human skin equivalent. Clin Ther 19:894-905

Ehlers B, Ulrich S, Goltz M (1999) Detection of two novel porcine herpesviruses with high similarity to gammaherpesviruses. J. Gen. Virol. 80: 971-978

Eigler FW (1994) Organtransplantation und „Hirntod". Med. Klinik 89, 389-391
Eigler FW (1997) Das Problem der Organspende vom Lebenden. Dtsch.Med.Wschr. 122: 1398–1401
Eigler FW (2000) Langzeitergebnisse der Nierentransplantation. Langenbeck's Arch. Kongreßband (im Druck)
Eldredge N (1992) (Hrsg.) Systematics, ecology, and the biodiversity crisis. Columbia University Press, New York
Embley TM, Stackebrandt E (1997) Species in practice: Exploring uncultured procaryote diversity in natural samples. In: Claridge MF, Dawah HA, Wilson MR (Hrsg.) Species. Chapman & Hall, London, Weinheim, S 61-82
Engels E-M (1998) Ethical Problems of Cross-Species Transplantation. Biomedical Ethics 3: 27-30
Engels E-M (1999) Ethische Problemstellungen der Biowissenschaften am Beispiel der Xenotransplantation, in: Engels E-M (Hrsg) Biologie und Ethik, 283-328. Stuttgart
Ereshefsky M (1992) Introduction. In: Ereshefsky M (Hrsg.) The units of evolution. MIT Press, Cambridge [Mass.], xiii-xvii
Erhard J (1998) Konservierung und Transplantation der Leber. Essener Unikate N° 10: 76–83
Erikson EH (1994) Identität und Lebenszyklus. Stuttgart
Evans MJ, Kaufman MH (1991) Establishment in culture of pluripotent cells from mouse embryo. Nature 292:154-156
Eyre-Walker A, Keightley PD (1999) High genomic deleterious muation rates in hominids. Nature 97, 344-347
Faustamann D, Coe C (1991) Preventon of xenograft rejection by masking donor HLA class I antigens. Science 252: 1700-1702
Fecke W, Farries TC, D'Cruz LG, Napper CM, Harrison RA (1998) Expression of Faktor I-resistant mutants of the human complement component C3 in heterologous systems. Xenotransplantation 5: 29-34
Ferber D (1999) Lab-grown organs begin to take shape. Science 284:422-425
Fields BN, Knipe DM, Howley PM (1996) Virology, 3 edn. Lippincott-Raven, Philadelphia
Fishman JA (1997) Xenosis and Xenotransplantation: Addressing the Infectious Risks Posed by an Emerging Technology. Kidney Int. Supplement 58: 541-45
Fleischhauer K, Hermerén G, Holm S, Honnefelder L, Kimura R, Quintane O, Serrao D (2000) Comparative Report on Transplantation and Relevant Ethical Problems in Five European Countries, and Some Reflections on Japan. Transplant International 13:266-275
Flury A (1999) Der moralische Status der Tiere. Freiburg/München
Freed LE, Vunjak-Novakovic G (1997) Tissue culture bioreactors: Chondrogenesis as a model system. In: Lanza RP, Langer R, Chick WL (Hrsg) Principles of Tissue Engineering, Academic Press R.G. Landes Company, Austin, S 151-165
Frey RG (1996) Medicine, Animal Experimentation and the Moral Problem of Unfortunate Humans. Social Philos. and Policy 13: 181–210
Frey RG (1997) Rechte, Interessen, Wünsche und Überzeugungen. In: Krebs A (Hrsg) Naturethik. Grundtexte der gegenwärtigen tier- und ökoethischen Diskussion, 76-91. Frankfurt/M
Friedmann T, Shimizu A, Smith RN, Colvin RB, Seebach JD, Sachs DH, Jacomini J (1999) Human CD4+ T cells mediate rejection of porcine xenografts. J Immunol 162:5256-5262
Futuyma DJ (1990) Evolutionsbiologie. Birkhäuser Verlag, Basel Boston Berlin
Galili U (1999) Significance of anti-Gal IgG in chronic xenograft rejection. Transplant Proc 31:940-941
Galili U, Tibell A, Samuelsson B, Rydberg L, Groth CG (1995) Increased anti-Gal activity in diabetic patients transplanted with fetal porcine islet cell clusters. Transplantation 59:1549-1556
Gao F, Bailes E, Robertson DL, Chen Y, Rodenburg CM, Michael SF, Cummins LB, Arthur LO, Peeters M, Shaw GM, Sharp PM, Hahn BH (1999) Origin of HIV-1 in the chimpanzee Pan troglodytes troglodytes [see comments]. Nature 397, 436-41

Garcia V, Bittar A, Keitel E, Goldani J, Minozzo M, Pontremoli M, Garcia C, Neumann J (1997) Patient Noncompliance as a Major Cause of Kidney Graf & Failure Transplantation Proceedings 29: 252-254

Gardner MB (1993) Genetic control of retroviral disease in aging wild mice. Genetica 91, 199-209

Geertsma A, Kranenburg J, Williams L, Sieber-Rasch NM, Ploeg RJ (1998) Don Quichot - a Prospective Nationwide Study of Organ and Tissue Donation in the Netherlands. Transplantationsmedizin, Suppl., S 70

Gerber U (1999) Xenotransplantation als Testfall für den gesellschaftlichen Diskurs. Ethica 7: 339-353

Gerlach JC (1996) Development of a hybrid liver support system: a review. Int J Artific Organs 19:645-654

Gerson SL (1999) Mesenchymal stem cells: No longer second class marrow citizens. Nat Med 5:262-264

Gethmann CF (1984) Interaktionismus, symbolischer, in: Mittelstraß J (Hrsg) Enzyklopädie Philosophie und Wissenschaftstheorie, Bd. 2, 267-8. Mannheim/Wien/Zürich

Gethmann CF (1991) Ethische Aspekte des Handelns unter Risiko, in: Lutz-Bachmann M (Hrsg) Freiheit und Verantwortung, 152-169. Berlin

Gethmann CF (1993) Zur Ethik des Handelns unter Risiko im Umweltstaat, in: Gethmann CF, Kloepfer M (Hrsg) Handeln unter Risiko im Umweltstaat, 1-54. Berlin

Gethmann CF (1999) Zumutbarkeit und Inkaufnahme von Risiken, in: Honnefelder L und Streffer C (Hrsg) Jahrbuch für Wissenschaft und Ethik 4: 283-291

Gethmann CF, Sander Th (1999) Rechtfertigungsdiskurse, in: Grunwald A, Saupe St (Hrsg) Ethik in der Technikgestaltung. Springer, Berlin Heidelberg New York, 117-151

Ghiselin M (1992) A radical solution of the species problem. In: Ereshefsky M (Hrsg) The units of evolution. MIT Press, Cambridge [Mass.], S 279-292

Gourlay WA, O'Neil JJ, Hancock WW, Monaco AP, Maki T (1999) Resistance of established porcine islet xenografts to humoral rejection by hyperimmune sera. Transplantation 68:888-893

Greiner W (1999) Ökonomische Evaluationen von Gesundheitsleistungen. Fragestellung, Methoden und Grenzen, dargestellt am Beispiel der Transplantationsmedizin. Baden-Baden

Gutmann M (1996) Die Evolutionstheorie und ihr Gegenstand. Berlin

Gutmann M, Janich P (1998) Species as cultural kinds: Towards a culturalist theory of rational taxonomy. Theory Biosci. 117: 237-288

Halpin, K, Young PL, Field H, Mackenzie JS (1999) Newly discovered viruses of flying foxes. Vet Microbiol 68: 83-7

Hammer RE, Pursel VG, Rexroad Jr. CE, Wall RJ, Palmiter RD, Brinster RL (1985) Production of transgenic rabbits, sheep and pigs by microinjection. Nature, 315: 680-683

Haraguchi S, Good RA, Day NK (1995) Immunosuppressive retroviral peptides: cAMP and cytokine patterns. Immunol Today 16: 595-603

Hardy J, Chavez C, Kurrus F et al.(1964) Heart transplantation in man: Developmental studies and report of case. J.A.M.A., 188: 1132

Haußer K (1983) Identitätsentwicklung. New York

Hayflick L (1994) How and why we age. Ballantine, New York

Heald KA, Carless N, Jay TR, Boucher N, Dowing R (1999) Expression of the GALalpha (1-3) GAL epitope on pig islets. J Molec Med 77:169-171

Helmchen H (1989) Humanexperiment/Heilversuch (1.Medizin), in: Eser A, v. Lutterotti M, Sporken P (Hrsg) Lexikon Medizin, Ethik, Recht. Freiburg Basel Wien, 487-496

Heneine W, Tibell A, Switzer WM, Sandstrom P, Rosales GV, Mathews A, Korsgren O, Chapman LE, Folks TM, Groth CG (1998) No evidence of infection with porcine endogenous retrovirus in recipients of porcine islet-cell xenografts. Lancet 352:695-699

Henze U, Zwadlo-Klarwasser G, Klosterhalfen B, Höcker H, Richter H, Mittermayer C (1999) Kunststoffe für den medizinischen Einsatz als Implantatmaterialien. Dt. Ärzteblatt 96:687-691

Herpenez S, Johann B, Lichtblau K, Stadtbäumer M, Kocnar M, Krämer-Paust R, Paust R, Heinemann H, Senf W (2000) Patienten mit Diabetes mellitus: psychosoziale Belastung und Inanspruchnahme von psychosozialen Angeboten, in: Med Klin, 95: 369–377

Heywood VH (1998) The species concept as a socio-cultural phenomenon – a source of the scientific dilemma. Theory Biosci. 117: 203-212

Höffe O (1984) Ethische Grenzen der Tierversuche, in: Händel UM (Hrsg) Tierschutz, 82-102. Frankfurt/M

Höffe O (1993) Moral als Preis der Moderne: Ein Versuch über die Wissenschaft, Technik und Umwelt. Frankfurt/M

Honnefelder L (1994) Das Problem der philosophischen Anthropologie, in: Honnefelder L (Hrsg) Die Einheit des Menschen. Zur Grundfrage der philosophischen Anthropologie, 9-24. Paderborn u. a.

Honnefelder L, Lanzerath D, Hillebrand I (1999) Klonen von Tieren. Kriterien einer ethischen Urteilsbildung. In: Honnefelder L, Streffer C (Hrsg) Jahrbuch für Wissenschaft und Ethik 4, 293-351

Hopt UT (2000) Empfängerauswahl, Immunsuppression und Begleitprobleme bei kombinierten Pankreas-/Nierentransplantationen. Langenbecks Arech. (Kongreßband) 2000

Horellou P, Mallet J (1998) Neuronal grafts for Huntington's disease. Nature 4:669-670

Horwitz EM, Prockop DJ, Fitzpatrick LA, Koo WWK, Gordon PL, Neel M, Sussman M, Orchard P, Marx JC, Pyeritz RE, Brenner MK (1999) Transplantability and therapeutic effects of bone marrow-derived mesenchymal cells in children with osteogenesis imperfecta. Nat Med 5:309-313

Hubbell JA (1997) Matrix effects. In: Lanza RP, Langer R, Chick WL (Hrsg) Principles of Tissue Engineering, Academic Press R.G. Landes Company, Austin, S 247-262

Hughes RD, Williams R (1996) Use of bioartificial and artificial liver support devices. Semin Liver Dis 16:435-444

Hull DL (1992) The effect of essentialism on taxonomy: Two thousand years of stasis. In: Ereshefsky M (Hrsg): The units of evolution. MIT Press, Cambridge [Mass.], S 199-226

Hull DL (1997) The ideal species concept - And why we can't get it. Claridge MF, Dawah HA, Wilson MR (Hrsg.): Species. Chapman & Hall, London Weinheim, S 357-380

Hüsing B, Engels E-M, Frick Th, Menrad K, Reiß Th (1998) Technikfolgenabschätzung Xenotransplantation. Schweizerischer Wissenschaftsrat (TA 30/1998), Bern

Ierino FL, Gojo S, Banerjee PT, Giovino M, Xu Y, Gere J, Kaynor C, Awwad M, Monroy R, Rembert J, Hatch T, Foley A, Kozlowski T, Yamada K, Neethling FA, Fishman J, Bailin M, Spitzer TR, Cooper DKC, Cosimi AB, LeGuern C, Sachs DH (1999) Transfer of swine major histocompatibility complex class II genes into autologous bone marrow cells of baboons for the induction of tolerance across xenogeneic barriers. Transplantation 67:1119-1128

Ierino FL, Kozlowski T, Siegel JB, Shimizu A, Colvin RB, Banerjee PT, Cooper DKC, Cosimi AB, Bach FH, Sachs DH, Robson SC (1998) Disseminated intravascular coagulation in association with the delayed rejection of pig-to-baboon renal xenografts. Transplantation 66:1439-1450

Isacson O, Breakefield XO (1997) Benefits and risk of hosting animal cells in the human brain, Nature 3:964-969

Jaboulay M.: Greffe de rein au pli du coude par soudures arterielles et vein, Lyon med. 1906, 107: 575

Jauregui HO, Mullon CJP, Solomon BA (1997) Extracorporeal artificial liver support. In: Lanza RP, Langer R, Chick WL (Hrsg) Principles of Tissue Engineering, Academic Press R.G. Landes Company, Austin, S 463-479

Ji P, Xia G, Sefrioui H, Rutgeerts O, Segers C, War M (1999) Induction of T-independent xenotolerance in a semi-discordant hamster-to-presensitized, nude rat model. Transplantation 68:130-136

Kant I (1907), Anthropologie in pragmatischer Hinsicht. Akademie-Ausgabe Bd.VII. Berlin (ND 1968)

Kato Y, Tani T, Sotomaru Y, Kurokawa K, Kao J, Doguchi H, Yasue H, Tsunoda Y (1998) Eight Calves from Somatic Cells of a Single Adult. Science 282: 2095-2098

Kazazian HH, Moran JV (1998). The Impact of L1 Retrotransposons on the Human Genome. Nature Genetics 19, 19-24

Keller G, Snodgrass H R (1999) Human embryonic stem cells: The future is now. Nat Med 5:151-152

Kim SS, Kaihara S, Benvenuto M, Choi RS, Kim BS, Mooney DJ, Taylor GA, Vacanti JP (1999) Regenerative signals for tissue-engineering small intestine. Transpl Proc 31:657-660

Kimikawa M, Kawai T, Sachs DH, Colvin RB, Bartholomew AM, Cosimi AB (1997) Mixed chimerism and transplantation tolerance induced by a nonlethal preparative regimen in cynomolgus monkeys. Tranplant Proc 29: 1218

Kirchenamt der Evangelischen Kirche in Deutschland, Sekretariat der Deutschen Bischofskonferenz (Hrsg) (1998) Xenotransplantation. Eine Hilfe zur ethischen Urteilsbildung. Hannover, Bonn (= Gemeinsame Texte 13)

Kirk AD, Burkly LC, Batty DS, Baumgartner RE, Berning JD, Buchanan K, Fechner Jr. JH, Germond RL, Kampen RL, Patterson NB, Swanson SJ, Tadaki DK, TenHoor CN, White L, Knechtle SJ, Harlan DM (1999) Treatment with humanized monoclonal antibody against DC40L=CD154 prevents acute renal allograft rejection in nonhuman primates. Nature 5:686-693

Kitcher P (1992) Species: Ereshefsky M (Hrsg) The units of evolution. MIT Press, Cambridge [Mass.], S 317-342

Klein D, Bugl B, Günzburg WH, Salmons B (2000) Accurate estimation of transduction efficiency necessitates a multiplex real-time PCR. Gene Therapy 7, 458-463

Klein D, Janda P, Steinborn R, Müller M, Salmons B, Günzburg WH (1999) Proviral load determination of different FIV isolates using Real-time PCR: influence of mismatches on Quantification. Electrophoresis 20, 291-299

Kloepfer M, Rossi M (1998) Tierschutz in das Grundgesetz? Juristenzeitung, JG 53, Bd. 8, S 369-420

Koch HG, Schaupp W (1998) Humanexperiment/ Heilversuch/ Heilbehandlung, in: Korff W, Beck L, Mikat P (Hrsg) Lexikon der Bioethik, Bd 2, 238-246. Gütersloh

Kohlmann T, Bullinger M, Hunt SM, McKenna SP (1992) Zur Messung von Dimensionen der subjektiven Gesundheit: Die deutsche Version des "Nottingham Health Profile" (NHP). Lübeck. (Arbeitsbericht)

Korbutt GS, Aspeslet LJ, Rajotte RV, Warnock GL, Ao Z, Ezekowitz J, Malcom A J, Koshal A, Yatscoff RW (1996) Natural human antibody-mediated destruction of porcine neonatal islet cell grafts. Xenotransplantation 3:207-216

Korsgren O (1997) Acute cellular xenograft rejection. Xenotransplantation 4: 11-19

Koyamada N, Miyatake T, Candinas D, Mark W, Hechenleitner P, Hancock W W, Soares MP, Bach FH (1998) Transient complement inhibition plus T-Cell immunosuppression induces long-term survival of mouse-to-rat cardiac xenografts. Transplantation 65:1210-1215

Kozlowski T, Monroy R, Giovino M, Hawley R J, Glaser R, Li Z, Meshulam DH, Spitzer TR, Cooper DKC, Sachs DH (1999) Effect of pig-specific cytokines on mobilization of hematopoietic progenitor cells in pig and on pig bone marrow engraftment in baboons. Transplantation 6:17-27

Kozlowski T, Monroy R, Xu Y, Glaser R, Awwad M, Cooper DKC, Sachs DH (1998) Anti-Galα1-3Gal antibody response to porcine bone marrow in unmodified baboons and baboons conditioned for tolerance induction. Transplantation 66:176-182

Kozlowski T, Shimizu A, Lambrigts D, Yamada K, Fuchimoto Y, Glaser R, Monroy R, Xu Y, Awwad M, Colvin RB, Cosimi AB, Robson SC, Fishman J, Spitzer TR, Cooper DKC, Sachs DH (1999) Porcine kidney and heart transplantation in baboons undergoing a tolerance induction regimen and antibody adsorption. Transplantation 67:18-30

Krebs A (1993) Haben wir moralische Pflichten gegenüber Tieren? Das pathozentrische Argument in der Naturethik. Zschr. F. Philosophie 41: 995-1008

Krebs A (1996) Ökologische Ethik I: Grundlagen und Grundbegriffe, in: J. Nida-Rümelin (Hrsg.) Angewandte Ethik, 346-385. Stuttgart

Krebs A (Hrsg) (1997) Naturethik, Grundtexte der gegenwärtigen tier- und ökoethischen Diskussion. Frankfurt/M

Kremer M, Berger A (2000) Perspektiven des künstlichen Herzersatzes. Deutsches Ärzteblatt 97 A 1222–1227

Kroshus, T. J., Bolman, R. M., III, Dalmasso, A. P., Rollins, S. A., Guilmette, E. R., Williams, B. L., Squinto, S. P. & Fodor, W. L. (1996). Expression of human CD59 in transgenic pig organs enhances organ survival in an ex vivo xenogeneic perfusion model. Transplantation 61: 1513-21

Kühtreiber WM, Lanza RP, Chick WL (1999) Foreword in Cell Encapsulation Technology and Therapeutics In: Kühtreiber WM, Lanza RP, Chick WL (Hrsg) Cell Encapsulation Technology and Therapeutics, Birkhäuser, Boston, Basel, Berlin.

Kulseng B, SkjÅK-BrÆk G, Ryan L, Andersson A, King A, Faxvaag A, Espevik T (1999) Transplantation of alginate microcapsules. Transplantation 67:978-984

Küsswetter W, Teschner M (1999) Gentechnisch induziertes Knochenwachstum. Dt Ärztebl 96:1378-1382

Kwiatkowski P, Artrip JH, Edwards NM, Lietz K, Tugulea S, Michler RE, McKenzie IFC, Sandrin MS, Itescu S (1999) High level porcine endothelial cell expression of alpha(1,2)-fucosyltransferase reduces human monocyte adhesion and activation. Transplantation 67:219-226

Lachmann R, Meuter N (1997) Medizinische Gerechtigkeit, München

Laing P (1996) Xenotransplantation – a multi-billion dollar market by 2010. Finacial Times, Biotechnology News, April 1996, Vol. 6, Issue 123: 12-16

Lambrigts D, Cooper DKC (1997) Pig-to-primate organ xenotransplantation – a brief review. Xenotransplantation 5:28-30

Lambrigts D, Sachs DH, Cooper DKC (1998) Discordant organ xenotransplantation in primates. Transplantation 66. 5:547-561

Lanza RP, Chick WL (1997) Endocrinology:Pancreas. In: Lanza RP, Langer R, Chick WL (Hrsg) Principles of Tissue Engineering, Academic Press R.G. Landes Company, Austin, S 405-425

Lanza RP, Cooper DKC, Chick WL (1997) Xenotransplantation. Spektrum der Wissenschaft 9:70-75

Lanza RP, Jackson R, Sullivan A, Ringeling J, McGrath C, Kühtreiber W, Chick WL (1999) Xenotransplantation of cells using biodegradable microcapsules. Transplantation 67:1105-1111

Lanzerath D (1998) ‚Chimäre/Hybride', in:Korff W, Beck L, Mikat P (Hrsg) Lexikon der Bioethik, Bd 1. Gütersloh, 434-438

Larsson LC, Czech KA, Widner H, Korsgren O (1999) Discordant neural tissue xenografts survive longer in immunoglobulin deficient mice. Transplantation 68:1153

Laus R, Ulrichs K, Müller-Ruchholtz W (1988) Carbohydrate-Specific Human Heterophile Antibodies in Normal Human Sera That React with Xenogeneic Cells. Int Archs Allergy appl Immun 85: 201-207

Lehnert AM, Yi S, Burgess J, O'Connel PJ (1999) Tolerance following CTLA4-Fc & anti-CD40L, mAB treatment is associated with increased T-cell apoptosis but not immune deviation. AST 18th Annu Meeting, Abstr 454

Leib-Mösch C, Brack-Werner R, Werner T, Bachmann M, Faff O, Erfle V, Hehlmann R (1990) Endogenous retroviral elements in human DNA. Cancer Res. 50: 5636s-5642s.

Lenschow DJ, Zeno Y, Thistlewaite J R, Montag A, Brady W, Gibson MG, Linsley PS, Bluestone JA (1992) Long term survival of xenogeneic pancreatic islet grafts induced by CTLA4-Ig. Science 257:789

Levy MF, Crippin J, Sutton S, Netto G, McCormack J, Curiel T, Goldstein RM, Newman JT, Gowna TA, Banchereau J, Diamond LE, Byrne G, Logan J, Klintmalm GB (2000) Liver Allotransplantation after Extracorporeal Hepatic Support with Transgenic (hCD55/hCD59) Porcine Livers. Transplantation 69:272-280

Lie TS (1981) Extracorporeal hemo-perfusion over the human and baboon liver. In: Brunner G., Mito M. eds. Artificial liver support: Concepts, Methods, Results. Springer Verlag, Berlin Heidelberg

Liebert UG (1997) Measles virus infections of the central nervous system. Intervirology 40, 176-84

Lin SS, Weidner BC, Byrne GW, Diamond LE, Lawson JH, Hoopes CW, Daniels LJ, Daggett CW, Parker W, Harland RC, Davis RD, Bollinger RR, Logan JS, Platt JL (1998) The role of antibodies in acute vascular rejection of pig-to-baboon cardiac transplants. J Clin Invest 101, 1745-56

Lin Y, Goebels J, Xia G, Ji P, Vandeputte M, Waer M (1998) Induction of specific transplantation tolerance across xenogeneic barriers in the T-independent immune compartment. Nature 4:173-180

Lin Y, Soares MP, Sato K, Takigami K, Csizmadia E, Anrather J, Bach FH (1999) Rejection of cardiac xenografts by $CD4^{+}$ or $CD8^{+}$. T cells. J Immunol 162:1206-1214

Lin Y, Soares MP, Sato K, Takigami K, Csizmadia E, Smith N, Bach FH (1999) Accommodated xenografts survive in the presence of anti-donor antibodies and complement that precipitate rejection of naive xenografts. J Immunol 163:2850-2857

Loeper E v. (1996) Tierschutz ins Grundgesetz. Zeitschrift für Rechtspolitik 4:146-149

Love JW (1997) Cardiac protheses. In: Lanza RP, Langer R, Chick WL (Hrsg) Principles of Tissue Engineering, Academic Press R.G. Landes Company, Austin, S 365-379

Löwer R (1999). The pathogenic potential of endogenous retroviruses: facts and fantasies. Trends in Microbiology 7, 350-356

Luhmann N (1987) Sicherheit und Risiko aus der Sicht der Sozialwissenschaften. Düsseldorf (Rhein.-Westf. Akad. d. Wiss.,Vorträge N 351)

Macchiarini P (1998) Tracheal transplantation: beyond the replacement of a simple conduit. Eur J Cardiothoracic Surg 14:621-623

Magnus D (1996) Theory, practice, and epistemology in the development of species concepts. Stud. Hist. Phil. Soc. 27: 521-545

Makowka L, Wu WD, Hoffmann A et al. (1994) Immuno-histo-pathological lesions associated with the rejection of a pig to human liver xenograft. Transplant. Proc., 26:1074

Mandel TE (1999) Fetal islet xenotransplantation in rodents and primates. J Molec Med 77:155-160

Martin J, Herniou E, Cook J, O'Neill RW, Tristem M (1999) Interclass transmission and phylectic host tracking in murine leukemia virus-related retroviruses. *J. Virol.* 73: 2442-2449

Martins-Green M (1997) The dynamics of cell-ECM interactions with implications for tissue engineering. In: Lanza RP, Langer R, Chick WL (Hrsg) Principles of Tissue Engineering, Academic Press R.G. Landes Company, Austin, S 23-46

Matzinger P (1999) Graft tolerance: A duel of two signals. Nature 5:616-617

Maurer A (1998) 'Identität/Identitätsfindung' (ethisch), in: Korff W, Beck L, Mikat P (Hrsg) Lexikon der Bioethik Bd. 2, 270-272. Gütersloh

Maury W (1998). Regulation of equine infectious anemia virus expression. J Biomed Sci 5, 11-23

Mayr E (1997) This is biology. Harvard Univ. Press, Cambridge [Mass.]

McCarthy CR (1996) A New Look At Animal-to-Human Organ Transplantation. Kennedy Institute of Ethics Journal 6/2, S 138-188

McKane W, Lee J, Preston R, Hacking A, Simpson SL, Goldberg L, Cairns T, Taube D (1998) Polymorphism in the human anti-pig natural antibody repertoire. Transplantation 66:626-633

McKenzie IF, Osman N, Cohney S, Vaughan HA, Patton K, Mouhtouris E, Atkin JD, Elliott E, Fodor WL, Squinto SP, Burton D, Gallop MA, Oldenburg KR, Sandrin MS (1996) Strategies to overcome the anti-Gal alpha (1-3)Gal reaction in xenotransplantation. Transplant Proc 28: 537

McKenzie IFC, Koulmanda M, Mandel TE, Sandrin MS (1998) Pig islet xenograft are susceptible to "Anti-Pig" but not Galα(1,3)Gal antibody plus complement in Gal o/o mice. J Immunol 161:5116-5119

McKenzie IFC, Koulmanda M, Mandel TE, Xing PX, Sandrin S (1995) Pig to human xenotransplantation. the expression of Gal α(1,3) Gal epitopes on pig islet cells. Xenotransplantation 2:1-7

Mead GH (1973) Geist, Identität und Gesellschaft. Frankfurt/M

Meehan BM, McNeilly F, Todd D, Kennedy S, Jewhurst VA, Ellis JA, Hassard LE, Clark EG, Haines DM, Allan GM (1998) Characterization of novel circovirus DNAs associated with wasting syndromes in pigs. J Gen Virol 79, 2171-9

Meng XJ, Halbur PG, Haynes JS, Tsareva TS, Bruna JD, Royer RL, Purcell RH, Emerson SU (1998) Experimental infection of pigs with the newly identified swine hepatitis E virus (swine HEV), but not with human strains of HEV. Arch Virol 143, 1405-15

Meng XJ, Purcell RH, Halbur PG, Lehman JR, Webb DM, Tsareva TS, Haynes JS, Thacker BJ, Emerson SU (1997) A novel virus in swine is closely related to the human hepatitis E virus. Proc Natl Acad Sci U S A 94, 9860-5

Mettenleiter TC (1991). Molecular biology of pseudorabies (Aujeszky's disease) virus. Comp Immunol Microbiol Infect Dis 14, 151-63

Michler RE, McManus RP, Smith CR (1987) Prolongation of primate cardiac xenograft survival with cyclosporin. Transplantation, 44: 632

Migunova BV, Kuznetsov OK (1981). [Incorporation of influenza virus antigens into the envelope of the avian oncornavirus]. Vopr Onkol 27, 63-7

Mirenda V, Le Mauff B, Boeffard F, Cassard A, Jugeau N, Soulillou J-P, Anegon I (1998) Intact pancreatic islet function despite humoral xenorecognition in the pig-to monkey combination. Transplantation 66:1485-1495

Miyatake T, Koyamada N, Hancock WW, Soares M P, Bach FH (1998) Survival of accommodated cardiac xenografts upon retransplantation into cyclosporine-treated recipients. Transplantation 65:1563-1569

Moda P (1996) Role of intercellular communication via gap junctions in insulin secretion. Ann Endocrinol 57:481-483

Mohacsi PJ, Thompson JF, Nicholson JK, Tiller DJ (1997) Patients' attitudes to xenotransplantation. Lancet 349, 1031

Mravak S, Bienzle U, Feldmeier H, Hampl H, Habermehl KO (1987) Pseudorabies in man [letter]. Lancet 1: 501-2

Müller S, Prelle K, Rieger N, Petznek H. Lassing C, Luksch U, Aigner B, Wolf E, Müller M, Brem G (1999) Chimeric pigs following blastocyst injection of transgenic porcine primordial germ cells. Mol. Reprod. Dev. 54: 244-254

Müller-Ruchholtz W (1966) Immunologische Folgen fortgesetzter Kreuztransfusionen (Unter besonderer Berücksichtigung der Transplantat-Toleranz) Habilitationsschrift, Medizinische Fakultät der Universität Kiel

Müller-Ruchholtz W (1998) Concepts and mechanisms of immune activation, graft rejection, immunosuppression and tolerance. In: Timmermann W et al. (Hrsg) Organtransplantation in rats and mice. Springer, Berlin Heidelberg New York, S 225-252

Müller-Ruchholtz W (1999) Glances at the history of transplantation immunology. Transplant Proc 31:1443-1451

Müller-Ruchholtz W, Müller-Hermelink HK, Wottge H-U (1979) Induction of lasting hemopoietic chimerism in a xenogeneic (Rat → Mouse) Model. Transplant Proc 11: 517-521

Müller-Ruchholtz W, Wottge H-U, Müller-Hermelink HK (1980) Restitution potentials of allogeneically or xenogeneically grafted lymphocyte-free hemopoietic stem cells. In: Thierfelder S, Rodt H, Kolb HJ (Hrsg) Immunobiology of Bone Marrow Transplantation, Springer, Berlin Heidelberg New York, S 153-177

Naegele H, Dapper F, Rödiges W (1998) Stellenwert von Therapieintensivierung und regionalisierter Spenderherzallokation in der Versorgung terminal herzinsuffizienter Patienten. Z. Kardiol. 87: 676–682

Nagel E, Niechzial M (1999) Angemessen, Notwendig, Zweckmäßig - Bewertung medizinischer Behandlungsverfahren am Beispiel von Nieren- und Lebertransplantationen. Berlin Heidelberg NewYork

Nagel E, Niechzial M, Pichlmayr R (1994) Ökonomische Aspekte der Transplantationschirurgie. In: Neugebauer E, Troidl H (Hrsg) Effektivität und Ökonomie chirurgischen Handelns. Stuttgart, 135-40

Naniche D, Varior-Krishnan G, Cervoni F, Wild TF, Rossi B., Rabourdin-Combe und Gerlier D (1993). Human membrane coFaktor protein (CD46) acts as a cellular receptor for measles virus. J Virol 67, 6025-32

Naughton GK (1997) Skin and epithelia. In: Lanza RP, Langer R, Chick WL (Hrsg) Principles of Tissue Engineering, Academic Press R.G. Landes Company, Austin, 769-782

Neuhof H (1923) Transplantation of Tissues, Surg. Monographs, 260, New York Appleton Company

Nida-Rümelin (1996) Tierethik I. In: Ders. (Hrsg) Angewandte Ethik. Stuttgart, 559-483

Nida-Rümelin J (1996) Ethik des Risikos. In: Ders. (Hrsg) Angewandte Ethik. Stuttgart, 806-830

Nida-Rümelin J, v.d.Pfordten D (1996) Tierethik II: Zu den ethischen Grundlagen des Deutschen Tierschutzgesetzes in: Nida-Rümelin J (Hrsg.) Angewandte Ethik. Stuttgart

Nikolic B, Lei H , Pearson DA, Sergio JJ, Swenson KG, Sykes M (1998) Role of intrathymic rat class II^+ cells in maintaining deletional tolerance in xenogeneic rat → mouse bone marrow chimeras. Transplantation 65:1216-1224

Nikolic B, Sykes M (1999) Porcine thymus supports development of human T cell that are tolerant to porcine xenoantigens. Transplant Proc 31: 924

Norin AJ, Brewer RJ, Lawson N, Grijalva GA, Vaynblatt M, Burton W, Squinto SP, Kamholz S, Fodor WL (1996) Enhanced survival of porcine endothelial cells and lung xenografts expressing human CD59. Transplant Proc 28, 797-8

Nuffield Council on Bioethics (1996) Animal-to-Human-Transplants. The Ethics of Xenotransplantation. London

O'Grady JG, Alexander GJM, Hayllar KM et al. (1989) Early indicators of prognosis in fulminant hepatic failure, in: Gastroenterology 97: 439

Ohdan H, Yang YG, Sykes M (1999) Reduction of anti-Galα1-3Gal natural antibodies in sera of α1,3-Galactosyltransferase-deficient mice receiving Gal-positive bone marrow transplantation. Transplant Proc 31:945-946

Olsen BR (1997) Matrix molecules and their ligands. In: Lanza R P, Langer R, Chick W L (Hrsg) Principles of Tissue Engineering, Academic Press R.G. Landes Company, Austin, 47-65

Organ GM, Vacanti JP (1997) Tissue engineering neointestine. In: Lanza RP, Langer R, Chick WL (Hrsg) Principles of Tissue Engineering, Academic Press R.G. Landes Company, Austin, 441-462

Oriol R Ye Y, Koren E, Cooper DKC (1993) Carbohydrate antigens of pig tissues reacting with human natural antibodies as potential targets for hyperacute vascular rejection in pig-to-man organ xenotransplantation. Transplantation 56:1433-1442

Orth RS (1998) Renoparenchymale Hypertonie – Pathogenetische Aspekte und Behandlung. Klinikarzt 27: 256–262

Pachence JM, Kohn J (1997) Biodegradable polymers for tissue engineering. In: Lanza RP, Langer R, Chick WL (Hrsg) Principles of Tissue Engineering, Academic Press R.G. Landes Company, Austin, 273-293

Palmetshofer A, Galili U, Dalmasso AP, Robbson SC, Bach FH (1998b) α-Galactosyl epitope-mediated activation of porcine aortic endothelial cells. Type II Activation. Transplantation 65:971-978

Palmetshofer A, Galili U, Dalmasso AP, Robson SC, Bach FH (1998a) α-Galactosyl epitope-mediated activation of porcine aortic endothelial cells. Type I Activation. Transplantation 65:844-853

Paradis K, Langford G, Long Z, Heneine W, Sandstrom P, Switzer WM, Chapman LE, Lockey C, Onions D und Otto E (1999). Search for cross-species transmission of porcine endogenous retrovirus in patients treated with living pig tissue [see comments]. Science 285, 1236-41

Pathak, VK, Hu WS (1997) "Might as well jump!" template switching by retroviral reverse transcriptase, defective genome formation and recombination. Seminars in Virology 8, 141-150

Patience C, Patton GS, Takeuchi Y, Weiss RA, McClure MO, Rydberg L, Breimer ME (1998a) No evidence of pig DNA or retroviral infection in patients with short- term extracorporeal connection to pig kidneys [see comments]. Lancet 352, 699-701

Patience C, Takeuchi Y und Weiss RA (1997). Infection of human cells by an endogenous retrovirus of pigs [see comments]. Nat Med 3, 282-6

Patience C, Takeuchi Y, Cosset FL und Weiss RA (1998b). Packaging of endogenous retroviral sequences in retroviral vectors produced by murine and human packaging cells. J. Virol. 72, 2671-6

Patience C, Takeuchi Y, Weiss RA (1997): Infection of Human Cells by Endogenous Retrovirus of Pigs. Nature Medicine 3 (1997) 282-86

Patzig G (1984) Ökologische Ethik - innerhalb der Grenzen bloßer Vernunft. In: Elster HJ (Hrsg) Umweltschutz - Herausforderung unserer Generation, Weickersheim

Payer L (1993) Andere Länder, andere Leiden. Ärzte und Patienten in England, Frankreich, den USA und hierzulande. Campus Verlag Frankfurt/New York, 75 ff.

Pearse MJ, Witort E, Mottram P, Han W, Murray-Segal L, Romanella M, Salvaris E, Shinkel TA, Goddman DJ, Dápice AJ (1998) Anti-GAL antibody-mediated allograft rejection in α1,3-Galactosyltransferase gene knockout mice. Transplantation 66:748-754

Pepin M, Vitu C, Russo P, Mornex JF und Peterhans E (1998). Maedi-visna virus infection in sheep: a review. Vet Res 29: 341-67

Perelson AS, Neumann AU, Markowitz M, Leonard JM und Ho DD (1996). HIV-1dynamics in vivo: virion clearence rate, infected cell life-span, and viral generation time. *Science* 271: 1582-1586

Peterman TA, Stoneburner RL, Allen JR, Jaffe HW und Curran JW (1988). Risk of human immunodeficiency virus transmission from heterosexual adults with transfusion-associated infections. J. Am. Med. Assoc. 259: 55-58

Petermann Th, Sauter A (1999) TA-Monitoring "Xenotransplantation". Sachstandsbericht. Büro für Technikfolgenabschätzung beim Deutschen Bundestag (TAB Arbeitsbericht Nr. 64, Dezember 1999). Berlin

Petersen BE, Bowen WC, Patrene KD, Mars WM, Sullivan AK, Murase N, Boggs SS, Greenberger JS, Goff JP (1999) Bone marrow as a potential source of hepatitic oval cells. Science 284: 1168-1170

Pichlmayr R (1997) Medizinische Ethik und medizinischer Fortschritt am Beispiel der Xenotransplantation. Niedersächsisches Ärzteblatt, Heft 7: 6-14

Pichlmayr R, Ringe B, Gubernatis G, Hauss J und H. Bunzendahl (1988) Transplantation einer Spenderleber auf zwei Empfänger (Splitting-Transplantation) – eine neue Methode in der Weiterentwicklung der Lebersegmenttransplantation. Langenbeck's Arch. Chir. 373: 127–130

Platt JL (1997) Hyperacute Xenograft Rejection. In: Cooper DKC, Kemp E, Platt JL, White DJG (Hrsg.) Xenotransplantation. The Transplantation of Organs and Tissues between Species. Springer, Berlin, Heidelberg, New York, S 8–16

Platt JL (1998) Genetic engineering the triumph or the bane of xenotransplantation? Transplantation 66:939-940

Platt JL (1999) Analyses & Commentaries. Transplantation 68:227-730

Platt JL, Fischel RJ., Matas AJ (1991) Immunopathology of hyper-acute xenograft rejection in a swine to primate model. Transplantation :214

Platt JL, Lin SS, McGregor CGA (1998) Acute vascular rejection. Xenotransplantation 5:169-175

Platt JL, Lindmann BJ, Geller RL, Noreen HJ, Swanson JL, Dalmasso AP, Bach, FH (1991) The role of natural antibodies in the activation of xenogeneic endothelial cells. Transplantation 52:1037-1043

Platt JL, Logan JS (1996) Use of transgenic animals in xenotransplantation. Transplantation Reviews 10:69-77

Platt JL, Plattner W (1995) Another step towards xenotransplantation. Nature Medicine, 1: 1248-1250

Plessner H (1982) Philosophische Anthropologie. Gesammelte Schriften Bd. VII. Frankfurt/M

Pollok JM, Ibarra C, Fröschle GW, Broelsch CE, Vacanti JP (1998) Eine neuartige Methode der Verkapselung von Langerhans'schen Inseln in einer biologischen Membran aus Chondozyten mit dem Ziel der Immunisolation. Transplant Med 10:48-52

Pollok JM, Vacanti JP (1996) Tissue engineering. Semin Pediatr Surg 5:191-196

Preece R, Chamberlain L (1995) Animal Welfare and Human Values. Waterloo

Prentice ED et al. (1995) The Ethics of Xenotransplantation, in: Bayne KAL et al. (Hrsg) Current Issues and New Frontiers in Animal Research, 93-97. Greenbelt

Prineteau M (1905) Greffe renale. J.Med. Bordeaux, 26: 549

Pugh RNH, Murray-Lyon JM, Dawson JL, Pietroni MC, Williams R (1973) Transsection of the oesophagus for bleeding oesophageal varices. Brit.J.Surg. 60: 646

Quante M (1996) Meine Organe und ich. Personale Identität als ethisches Prinzip im Kontext der Transplantationsmedizin. Zschr. f. medizin. Ethik 42: 103-118

Quante M, Vieth A (Hrsg) Schwein gehabt? Ethische und rechtliche Probleme der Xenotransplantation. Paderborn (MS, erscheint 2000/1)

Rathjen PD, Lake J, Whyatt LM, Bettress MD, Rathjen J (1998) Properties and uses of embryogenic stem cells, prospects for application to human biology and gene therapy. Reprod Fertil Dev 10:31-47

Reemtsma K, McCracken B, Schlegel J, et al. (1964) Heterotransplantation of the kidney. Two clinical experiences. Science, 143: 700

Regan (1988) The case for animal rights. London

Regan T (1995) Animal Welfare and Rights, in: Reich W (Hrsg) Encyclopedia of Bioethics, Bd I, 158-171. New York

Regan T, Singer P (1989) Animal Rights and Human Obligations, (2.Aufl.) Englewood Cliffs/N.J.

Reichenbach HD, Mödl J und Brem G (1993). Piglets born after non-surgical transcervical transfer of embryos into recipient gilts. Vet. Rec. 133: 3-9.

Reid HW, Pow I, Buxton D (1989). Antibody to alcelaphine herpesvirus-1 (AHV-1) in hamsters experimentally infected with AHV-1 and the 'sheep-associated' agent of malignant catarrhal fever. Res Vet Sci 47: 383-6

Reid LM (1997) Stem cell/lineage biology and lineage-dependent extracellular matrix chemistry: Keys to tissue engineering of quiescent tissues such as liver. In: Lanza RP, Langer R, Chick WL (Hrsg) Principles of Tissue Engineering, Academic Press R.G. Landes Company, Austin, 481-514

Rescher N (1983) Risk. A Philosophical Introduction to the Theory of Risk Evaluation and Management. Washington

Reynolds BA, Weiss S (1992) Generation of neurons and astrocytes from isolated cells of the adult mammalian central nervous system. Science 255:1707-1710
Ricken F (1987) Anthropozentrismus oder Biozentrismus? Begründungsprobleme der ökologischen Ethik. Zschr. f. Theologie u. Philosophie, Bd 62, 1-21
Robl JM, Prather RS, Barnes F, Eyestone W, Northey D, Gilligan B und First NL (1987) Nuclear transplantation in bovine embryos. J. Anim. Sci. 64: 642-647
Robson SR (1999) Analysis & Commentary. Transplantation 67:193-194
Rogers NJ, Dorling A, Moore A (1998) Xenotransplantation: Steps towards a clinical reality. Immunol Today 19:206-208
Rohwedel J, Kleppisch T, Pich U, Guan K, Zuschrattor W, Hopf C, Hoch W, Hescheler J, Witzemann V, Wobus AM (1998) Formation of postsynaptic-like membranes during differentiation of embryonic stem cells in vitro. Exp Cell Res 239:214-225
Rohwedel J, Sehlmeyer U, Jin S, Meister A, Wobus AM (1996) Primordial germ cell-derived mouse embryonic germ (EG) cells in vitro resemble undifferentiated stem-cells with respect to differentiation capacity and cell cycle distribution. Cell Biol Intern 20:579-587
Rose NR (1999) Reflections on tolerance, self-tolerance and Felix Milgrom. Transplant Proc 31:1460-1463
Rota PA, Rocha EP, Harmon MW, Hinshaw VS, Sheerar MG, Kawaoka Y, Cox NJ und Smith TF (1989). Laboratory characterization of a swine influenza virus isolated from a fatal case of human influenza. J Clin Microbiol 27, 1413-6
Runggaldier E (1994) Mind - Brain. In: Honnefelder L (Hrsg) Die Einheit des Menschen. Zur Grundfrage der philosophischen Anthropologie. Paderborn u. a., 73-90
Rydberg L, Björck S, Hallberg E, Magnusson S, Sumitran S, Samuelsson BE, Strokan V, Svalander CT, Breimer ME (1996) Extracorporeal („ex vivo“) connection of pig kidneys to humans. II. The anti-pig antibody response. Xenotransplantation 3:340-353
Saadi S, Takahashi T, Nagayasu T, Holzknecht RA, Platt JL (1999) The role of cytokines in rejection of discordant xenotransplants. Transplant Proc 31:911-912
Sablinski T, Emery DW, Monroy R, Hawley RJ, Xu Y, Gianello P, Lorf T, Kozlowski T, Bailin M, Cooper DKC, Cosimi AB, Sachs DH (1999) Long-term discordant xenogeneic (porcine-to-primate) bone marrow engraftment in a monkey treated with porcine-specific growth factors. Transplantation 67:972-977
Sachs DH, Sablinski T(1995) Tolerance across discordant xenogeneic barriers. Xenotransplantation 2:234-239
Sadeghi AM, Laks H, Drinkwater DC et al. (1991) Herat-lung transplantation in primates. J. Heart-Lung Transplant. 10:442
Saltzman WM (1997) Cell interactions with polymers. In: Lanza RP, Langer R, Chick WL (Hrsg) Principles of Tissue Engineering, Academic Press R.G. Landes Company, Austin, 225-246
Salvetti A, Mattei P, Sudano Y (1999) Renal Protection and Antihypertensive Drugs, Current Status. Drugs 57: 665-693
Sandrin MS, Fodor WL, Mouhtouris E, Osman N, Cohney S, Rollins SA, Guilmette ER, Setter E, Squinto SP, McKenzie IFC (1995) Enzymatic remodelling of the carbohydrate surface of a xenogeneic cell substantially reduces human antibody binding and complement-mediated cytolysis. Nat Med 1:1261-1267
Sandrin MS, McKenzie IFC (1999) Recent advances in xenotransplantation. Cur Opin Immunol 11:527-531
Sarich V, Wilson A (1967) Rates of albumin evolution in primates. Proc. Natl. Acad. Sci. USA 58:142-148 Brüstle O, Wiestler OD (2000) Zellersatz aus embryonalen Stammzellen, in: Dt. Ärzteblatt, 97 A: 1666–1673
Sasaki H, Xu X-C, Mohanakumar T (1999) HLA-E and HLA-G Expression on Porcine Endothelial Cells Inhibit Xenoreactive Human NK Cells Through CD94/NKG2 - Dependent and–Independent Pathways. J Immunol 163:6301-6305

Satake M, Kawagishi N, Moller E (1996) Direct activation of human responder T cells by porcine stimulator cells leads to T cell proliferation and cytotoxic T cell development. Xenotransplantation 3:198-206

Sato K, Takigami K, Miyatake T, Csizmadia E, Latinne D, Bazin H, Bach FH, Soares MP (1999) Suppression of delayed xenograft rejection by specific depletion of elicited antibodies of the IgM isotype. Transplantation 68:844-854

Saxton NE, Hallaway RV, Ladyman HM, Janczynski BT, Nesbitt AM, Zinkewich-Peotti K, Smith R, Foulkes R (1999) Anti-major histocompatibility complex class II treatment prevents graft rejection in the hamster-to-rat cardiac xenograft. Transplantation 67:1599-1606

Schäfers RF, Lütkes P, Ritz E und Philipp T (2000) Leitlinie zur Behandlung der arteriellen Hypertonie bei Diabetes mellitus. Dtsch.med.Wschr. 124: 1356–1372

Scheding S, Kratz-Albers K, Meister B, Brugger W, Kanz L (1998) Ex vivo expansion of hematopoietic progenitor cells for clinical use. Semin Hematol 35:232

Schildhauer TA, Gekle CJE, Muhr G (1999) Neue Biomaterialien am Skelettsystem. Chirurg 70:888-896

Schippers IJ, Moshage H, Roelofsen H, Muller M, Hermans HS, Ruiters M, Kuipers F (1997) Immortalized human hepatocytes as a tool for the study of hepatocatic (de-)differentiation. Cell Biol Toxicol 13:375-386

Schlitt HJ, Brunkhorst R, Haverich A, Raab, R (1999) Attitude of patients toward transplantation of xenogeneic organs. Langenbeck's ArchSurg, 384-391

Schlitt HJ, Brunkhorst R, Schmidt HHJ, Nashan B, Haverich A, Raab R (1999) Attitudes of patients before and after transplantation towards various allografts. Transplantation 68, 510-514

Schmoeckel M, Bhatti FNK, Zaidi A, Cozzi E, Waterworth PD, Tolan M, Goddard M, Warner RG, Langford GA, Dunning JJ, Wallwork J, White DJG (1998) Orthotopic heart transplantation in a transgenic pig-to-primate model. Transplantation 65:1570-1577

Schreiber HL, Wachsmuth W (1986) Die Würde des Menschen ist jedes Menschen eigene Aufgabe, Frankfurter Allgemeine Zeitung vom 05.08.1986, S 9; sowie Deutsche Gesellschaft für Chirurgie, Heft 5, 1986, 154

Schulenburg JM Graf v.d., Greiner W et al. (1996). Konsensgruppe „Gesundheitsökonomie": Empfehlungen zur gesundheitsökonomischen Evaluation - Hannoveraner Konsens. Zeitschrift für Allgemeinmedizin, Vol. 72, S 485-490

Schumpelick V (1999) Biotop Mensch. Chirurg 70:845-846

Schweitzer A (1986) Was sollen wir tun? 2. Aufl., Heidelberg

Seebach JD, Waneck GL (1997) Natural killer cells in xenotransplantation. Xenotransplantation 4:201-211

Selvey LA, Wells RM., McCormack JG, Ansford AJ, Murray K, Rogers RJ, Lavercombe PS, Selleck P und Sheridan JW (1995). Infection of humans and horses by a newly described morbillivirus [see comments]. Med J Aust 162: 642-5

Shamblott MJ et al. (1998) Derivation of pluripotent stem cells from cultured human primordial germ cells. Proc Natl Acad Sci 95:13726-13731

Sharma A, Okabe J, Birchi P, McCellan SB, Martin MJ, Platt JF, Logan JS (1996) Reduction in the level of Gal (a 1,3) Gal in transgenic mice and pigs by the expression of an a (1,2) fucosyltransferase. Proc. Natl. Acad. Sci USA, 93: 7190-7195

Sheil AGR (1997) The Transplantation Society and Xenotransplantation. Transpl Soc Bull 6:11-14

Sheil AGR (1997) The Transplantation Society and Xenotransplantation. Transpl. Soc. Bull., Dec. issue no. 6

Shen J, Chong ASF, Xiao F, Liu W, Huang W, Blinder L, Foster P, Sankary H, Jensik S, McChesney L, Mital D, Williams JW (1998) Histological characterization and pharmacological control of chronic rejection in xenogeneic and allogeneic heart transplantation. Transplantation 66:692-698

Shinoka T, Shum-Tin D, Ma PX, Tanel RE, Isogai N, Langer R, Vacanti JP, Mayer JE Jr. (1998) Creation of viable pulmonary artery autografts through tissue engineering. J Thorac Cardiovasc Surg 115:536-46

Sickmüller B (1998) Pharma Recht, Heft 3, S 80

Sickmüller B, Becker S (1999) Pharmazeutische Industrie 61, Nr.10, 899ff.

Siebers U, Horcher A, Brandhorst H, Brandhorst D, Hering B, Federlin K, Bretzel RG, Zekorn T (1999) Analysis of the cellular reaction towards microencapsulated xenogeneic islets after intraperitoneal transplantation. J Molec Med 77:215-218

Siep L (1999) Bemerkungen zum Begriff der Natürlichkeit, in: Honnefelder L, Streffer C (Hrsg) Jahrbuch für Wissenschaft und Ethik, Bd. 4. Berlin, 267-272

Simeonovic CJ (1999) Xeneogeneic islet transplantation. Xenotransplantation 6:1-5

Sims MM, Rosenkrans CF and First NL (1991) Development in vitro of bovine embryos. Theriogenology 35: 272

Singer P (1992) Xenotransplantation and Speciesism. Transplantation Proceedings, 24/2: 728-732

Singer P (1994) Praktische Ethik (2., rev. und erw. Aufl.). Stuttgart

Singer P (1996) Animal Liberation. Die Befreiung der Tiere. (Erweiterte Neuausg.) Reinbek

Smit H, Sasse R, Molzahn M, Schulin B (1999) Organspende und Transplantation in Deutschland 1998, in: 4. Bericht der Deutschen Stiftung Organtransplantation

Smyth MJ, Kelly JM (1999) Accessory function for NK1.1+ natural killer cells producing interferon-γ in xenospecific cytotoxic T lymphocyte differentiation, Transplantation 68:840-843

Soares MP, Lin Y, Anrather J, Csizmadia E, Takigami K, Sato K, Grey ST, Colvin RB, Chor AM, Poss KD, Bach FH (1998) Expression of heme oxygenase-1 can determine cardiac xenograft survival. Nature 4:1073-1077

Starzl T (1993) Liver allo- and xenotransplantation. Transplant. Proc. 25: 15

Starzl T, Marchioro T, Peters G, et al. (1964) Renal hetero-transplantation from baboon to man: Experiences in six cases. Transplantation, 2: 752

Steinborn R, Müller M, Brem G (1998). Genetic variaton in functionally important domains of the bovine mtDNA control region. Biochim. Biophys. Acta 1397: 295-304

Steinborn R, Schinogl P, Zakhartchenko V, Achmann R, Schernthaner W, Stojkovic M, Wolf E, Müller M und G. Brem (2000). Mitochondrial DANN heteroplasmy in cloned cattle produced by fetal and adult cell cloning. Nature Genetics, in press

Steinhoff G, Stock U, Bader A, Haverich A (2000) Gewebezüchtung (Tissue Engineering) von Herzklappen. Dt Ärztebl 97:358-361

Stern PC, Fineberg HV (1996)(Hrsg) Understanding Risks. Washington D.C.

Stevens PF (1992) Species: Historical Perspectives. In: Keller EK, Lloyd EA (Hrsg.): Keywords in Evolutionary Biology. Harvard University Press, Cambridge[Mass.], London, S 302–311

Stewart CL, Gadi I, Bhatt H (1994) Stem cells from primordial germ cells can reenter the germ line. Dev Biol 161:626-628

Stoye JP, Tissier PL, Takeuchi Y, Patience C und Weiss RA (1998). Endogenous Retroviruses: a potential problem for xenotransplantatio? Ann. N.Y. Acad. Sci. 862: 67-74

Streilein JW, Yamada J, Dana MR, Ksander BR (1999) Anterior chamber-associated immune deviation, ocular immune privilege, and orthotopic corneal allografts. Transplant Proc 31:1472-1475

Strokan V, Mölne J, Svalander CT, Breimer ME (1998) Heterogeneous expression of GALα1-3GAL xenoantigen in pig kidney. Transplantation 66:1495-1503

Strübing C, Ahnert-Hilger G, Shan J, Wiedenmann B. Hescheler J, Wobus AM (1995) Differentiation of pluripotent embryonic stem cells into the neuronal lineage in vitro gives rise to mature inhibitory and excitatory neurons. Mech Dev 53:275-287

Sykes M (1994) Inducing specific tolerance across xenogeneic barriers. Xeno 2:65-67

Takahashi T, Kalka C, Masuda H, Chen D, Silver M, Kearney M, Magner M, Isner JM, Asahara T (1999) Ischemia- and cytokine-induced mobilization of bone marrow-derived endothelial progenitor cells for neovascularization. Nat Med 5:434

Takeuchi Y, Patience C, Magre S, Weiss R, Banerjee PT, Tissier PL und Stoye JP (1998) Host range and interference studies of three classes of pig endogenous retrovirus. J.Virol. 72, 9986-9991

Tanemura M, Maruyama S, Galili R (2000) Differential Expression of α-GAL Epitopes (Galα1-3Galß1-4GlcNAc-R) on Pig and Mouse Organs. Transplantation 69:187-190

Taniguchi S, Neethling FA, Korchagina EY, Bovin N, Ye Y, Kobayashi T, Niekrasz M, Li S, Koren E, Oriol R, Cooper DKC (1996) In vivoimmunoadsorption of antipig antibodies in baboons using a specific Gal α 1-3 Gal column. Transplantation 62:1379-1384

Taylor PW (1981) The Ethics of Respect for Nature. In: Enviromental Ethics 3

Taylor R (1996) Baboon graft fails, but patient thrives. Nature 2:259

Technikfolgenabschätzung Xenotransplantation. Drucksache 14/3144 des Deutschen Bundestages v. 6.4.2000. Berlin

Teutsch GM (1979) Die Intensivhaltung von Nutztieren in ethischer Sicht. - Als Ms. gedr. Ebenhausen (Isartal), Langewiesche Brandt

Teutsch GM (1995a) Die „Würde der Kreatur". Erläuterungen zu einem neuen Verfassungsbegriff am Beispiel des Tieres. Bern

Teutsch GM (1995b) Das Tier als Objekt: Streitfragen zur Ethik des Tierschutzes (2., überarb. Aufl.). Frankfurt/M

Thall AD, Murphy HS, Lowe JB (1996) α1,3-Galactosyltransferase-deficient mice produce naturally occuring cytotoxic anti-Gal antibodies. Transplant Proc 28:556-557

Thomas M, Northrup SR, Hornsby PJ (1997) Adrenocortical tissue formed by transplantation of normal clones of bovine adrenocortical cells in scid mice replaces the essential functions of the animals' adrenal glands. Nature 3:978-982

Thomson JA et al. (1998) Embryonic stem cell lines derived from human blastocyts. Science 282:1145-1147

Tischer I, Bode L, Apodaca J, Timm H, Peters D, Rasch R, Pociuli S und Gerike E (1995) Presence of antibodies reacting with porcine circovirus in sera of humans, mice, and cattle. Arch Virol 140: 1427-39

Trautwein C, Manns M (1999) Chronische Virushepatitis-Diagnostik. Therapie und Prognose. Versicherungsmedizin 51: 3–11

Tsubota K, Satake Y, Kaido M, Shinozaki N, Shimmura S, Bissen-Miyajima H, Shimazaki J (1999) Treatment of severe ocular-surface disorders with corneal epithelial stem-cell transplantation. N Engl J Med 340(22):1697-1703

Tucker AW, Galbraith D, McEwan P und Onions D (1999) Evaluation of porcine cytomegalovirus as a potential zoonotic agent in xenotransplantation. Transplant Proc 31: 915

Uchida T, Tomita Y, Anzai K, Zhang Q-W, Yoshikawa M, Kishihara K, Nomoto K, Yasui H (1999) Roles of CD4+ and CD8+ T cells in discordant skin xenograft rejection. Transplantation 68:1721-1727

Ullmann E (1902) Experimentelle Nierentransplantation, Wien. Klin. Wschr. 15: 281

Unger E (1910) Nierentransplantation, Wien Klin. Wschr. 47: 573

Urich K (1990) Vergleichende Biochemie der Tiere. Gustav Fischer, Jena

Van Schilfgaarde R, De Vos P (1999) Factors influencing the properties and performance of microcapsules for immunoprotection of pancreatic islets. J Molec Med 77:199-205

Vanhove B (1999) Analyses & Commentaries. Transplantation 67:1515-1516

Veatch RM (1986) The Ethics of Xenografts, in: Transplantation Proceedings 18/3, Suppl. 2: 93-97

Vesting JW (1997) Somatische Gentherapie: Regelung und Regelungsbedarf in Deutschland. Nomos-Verl.-Ges., Baden-Baden

Vesting JW, Müller S (1996) Xenotransplantation: Naturwissenschaftliche Grundlagen, Regelung und Regelungsbedarf. Medizinrecht, 5: 203

Vitek CR, Breiman RF, Ksiazek TG, Rollin PE, McLaughlin JC, Umland ET, Nolte KB, Loera A, Sewell CM und Peters CJ (1996) Evidence against person-to-person transmission of hantavirus to health care workers. Clin Infect Dis 22: 824-6

Walz MK, Albrecht KH, Niebel W und Eigler FW (1992) De-novo-Malignome unter medikamentöser Immunsuppression, in: Dtsch.med.Wschr. 117: 927–934

Walz MK, Albrecht KH, Niebel W, Eigler FW (1992) De-novo-Malignome unter medikamentöser Immunsuppression. Dtsch. med. Wschr. 117: 927-934

Ward E (1997) Attitudes to xenotransplantation. Lancet 349: 1775

Ward T, Powell RM, Pipkin PA, Evans DJ, Minor PD und Almond JW (1998) Role for beta2-microglobulin in echovirus infection of rhabdomyosarcoma cells. J Virol 72: 5360-5

Warnock DJ (1971) The Object of Morality. London

Weiss RA, Wrangham RW (1999). From Pan to pandemic [news; comment]. *Nature* 397: 385-6

Wekerle T, Sykes M (1999) Mixed chimerism as an approach for the induction of transplantation tolerance. Transplantation 68:459-467

Wells DN, Misca PM und Tervit HR (1999) Production of conec calves following nuclear transfer with cultured adult mural granulosa cells. Biol. Reprod. 60: 996-1005

Wells RM, Young J, Williams RJ, Armstrong LR, Busico K, Khan AS, Ksiazek TG, Rollin PE, Zaki SR, Nichol ST und Peters CJ (1997) Hantavirus transmission in the United States. Emerg Infect Dis 3: 361-5

White D, Cardiac xenotransplantation. Ann. Cardiac. Surg. 1995, 56:167

White DJG, Calne RY (1996) Xenotransplantation. Chirurg 67: 324-330

Widner H (1998) Review of allo- and xenogeneic neural grafts in neurodegenerative disorders. Transplant Proc 31:936-938

Willadsen SM, Janzen RE, McAlister RJ, Shea BF, Hamilton G und Mc Dermand D (1991) The viability of late morulae and blastocysts produced by nuclear transplantation in cattle. Theriogenology 35: 161-170

Williams MB (1992) Species: Current Usages. In: Keller EK, Lloyd EA (Hrsg.): Keywords in Evolutionary Biology. Harvard University Press, Cambridge[Mass.], London, S 318-323

Wilmut I, Schieke AE, McWhir J, Kind AJ, Campbell KH (1997) Viable offspring derived from fetal and adult mammalian cells. Nature 385: 810-813

Wilson CA, Wong S, Van Brocklin M und Federspiel MJ (2000). Extended Analysis of the In Vitro Tropism of Porcine Endogenous Retrovirus. J Virol 74: 49-56

Wintermantel E, Meier J, Ruffieux K, Breunink A und Eckert KL (1999) Biomaterialien – humane Toleranz und Integration. Chirurgie 70: 847–857

Wobus AM, Guan K (1998) Embryonic stem cell-derived cardiac differentiation: Trends. Cardiovasc Med 8:64-74

Wolf J-C (1993) Tierethik. Neue Perspektiven für Menschen und Tiere. Freiburg (Schweiz)

Wolf J-C (1994) Darf man Tiere töten oder ihnen Leid zufügen? Eine Auseinandersetzung mit Peter Singer. Soziale Medizin 3: 28-32

Wolf U (1990) Das Tier in der Moral, Frankfurt/M

Wolf U (1997) Haben wir moralische Verpflichtungen gegen Tiere? In: Naturethik. Grundtexte der gegenwärtigen tier- und ökoethischen Diskussion, in: Angelika Krebs (Hrsg). Suhrkamp, Frankfurt/Main, 47-75

Wolfslast G, Rosenau H (1993) Zur Anwendung des Arzneimittelgesetzes auf die Entnahme von Organ- und Gewebetransplantaten, NJW, S 2348

Wolters G, Elepfandt A, Vogt M (1998) Evolution/Evolutionstheorie(n), in: Korff W, Beck L, Mikat P (Hrsg) Lexikon der Bioethik, Bd. I, 706-721. Gütersloh

Wright RA (1991) An Ethical Framework for Considering the Development of Xenotransplantation in Man, in: D.K.C.Cooper et al. (Hg.): Xenotransplantation. Wien/New York

Wu A, Enaola N F, Yamada K, Awwad M, Shimizu A, Huang C, Wain J, Zhao Y, Neville Jr. D M, Cooper DKC, Sykes M, Sachs D H (1999b) Xenogeneic thymic transplantation in a pig-to-nonhuman primate model. Transplant Proc 31: 957

Wu A, Yamada K, Awwad M, Shimizu A, Watts A, Gojo S, Neville. D, Cooper DKC, Sykes M, Sachs DH (1999a) Prolonged xenogeneic skin graft survival after xenogeneic porcine thymic transplantation in a non-human primate model. AST 18th Annu Meeting, Abstr 1011

Xu XC, Naziruddin B, Sasaki H, Smith DM, Mohanakumar T (1999) Allele-specific and peptide-dependent recognition of swine leukocyte antigen class I by human cytotoxic T-cell clones. Transplantation 68:473-479

Xu XC, Naziruddin B, Sasaki H, Smith DM, Shenoy S, Lowell J, Howard T, Mohanakumar T (1999) Human cytolytic T lymphocyte recognition of miniature swine xenoantigens. Transplant Proc 31:916-917

Yamada K, Sachs DH, DerSimonian H (1995) Human anti-porcine xenogeneic T cell response: evidence for allelic specificity of mixed leukocyte reaction and for both direct and indirect pathways of recognition. J Immunol 155:5249-5256

Yi S, Feng X, Wang Y, Kay TWH, Wang Y, O'Connell PJ (1999) CD4+ cells play a major role in xenogeneic human anti-pig cytotoxicity through the Fas/Fas ligand lytic pathway. Transplantation 67:435-443

Young JC, Mills JN, Enria DA, Dolan NE, Khan AS und Ksiazek TG (1998). New World hantaviruses. Br Med Bull 54: 659-73

Young JH, Teumer J, Kemp PD, Parenteau NL (1997) Approaches to transplanting engineering cells and tissues. In: Lanza R P, Langer R, Chick W L (Hrsg) Principles of Tissue Engineering, Academic Press R.G. Landes Company, Austin, 297-307

Zaidi A, Schmoeckel M, Bhatti F, Waterworth P, Tolan M, Cozzi E, Chavez G, Langford G, Thiru S, Wallwork J, White D, Friend P (1998) Life-supporting pig-to-primate renal xenotransplantation using genetically modified donors. Transplantation 65:1584-1590

Zakhartchenko V, Alberio R, Stojkovic M, Prelle K, Schernthaner W, Stojkovic P, Wenigerkind H, Wanke R, Düchler M, Steinborn R, Müller M, Brem G und Wolf E (1999). Adult cloning in Cattle: Potential of Nuclei from a Permanent Cell Line and from Primary Cultures. Mol. Reprod. Dev. 54: 264-272

Zakhartchenko V, Durcova-Hills G, Schernthaner W, Stojkovic M, Reichenbach HD, Müller S, Prelle K, Steinborn R, Müller M, Wolf E, and Brem G (1999) Potential of fetal germ cells for nuclear transfer in cattle. Mol. Reprod. Dev. 52: 421-426

Zakhartchenko V, Schernthaner W, Stojkovic M, Düchler M, Bugingo D, Wolf E und Brem G (1998). Cultured bovine mammary gland cells as donors for nuclear transfer. Theriogenology 49: 332

Zawada WM, Cibelli JB, Chor PK, Clarkson ED, Gouueke PJ, Witta SE, Bell KP, Kane J, Abel F, de Leon P, Jerry DJ, Robl JM, Freed CR, Stice SL (1998) Somatic cell cloned transgenic bovine neurons for transplantation in parkinsonian rats. Nature 4:569-574

Zhang L, Dailey PJ, He T, Gettie A, Bonhoeffer S, Perelson AS und Ho DD (1999). Rapid clearance of simian immunodeficiency virus particles from plasma of rhesus macaques. J Virol 73, 855-60

Zhao Y, Barth RN, Swenson K, Pearson DA, Sykes M (1998) Functionally and phenotypically mature mouse $CD8^+$ T cells develop in porcine thymus grafts in mice. Xenotransplantation 5:99-104

Zhao Y, Swenson K, Sergio JJ, Arn JS, Sachs DH, Sykes M (1996) Skin graft tolerance across a discordant xenogeneic barrier. Nature 2:1211-1215

Zielinski BA, Goddard MB, Lysaght MJ (1997) Immunoisolation, in: Lanza RP, Langner R, Chick WL (Hrsg) Principles of Tissue Engineering. Academic Press R.G. Landes Company, Austin, 323-332

Sachregister

Abstoßung 117, 146, 152, 173
akute Abstoßung 53, 151
akute T-Zell-vermittelte Abstoßung 152
akute vaskuläre Abstoßung 149
Beeinflussung der Abstoßungsreaktionen 157
chronische Abstoßung 11, 40, 49
chronische Abstoßungsreaktion 154
humorale Abstoßung 79
hyperakute Abstoßung 8, 11, 147, 162, 166, 184
Transplantatabstoßung 40
vaskuläre Abstoßung 166
zellvermittelte Abstoßungsreaktionen 154
Abstoßung, hyperakute 84, 85, 86, 90, 95
Abstoßungsreaktionen 145
Adaptation 14
Akkommodation 165, 166
Allokation 17, 99, 262, 273
Allotransplantation 99, 111, 193, 251, 252, 255
Anthropologie 241, 247, 249
Anthropozentrismus 8, 105, 115, 136, 255
Antikörper 146, 149, 151, 152, 160, 163, 164, 168, 173
Art 89, 92
Artbegriff 98
Artgrenzen 89
Artzugehörigkeit 88
biologische Artdefinition 90
biologischer Artbegriff 90
Arterhaltung 115, 116
Artgefährdung 115
Artgerechtheit 116, 132
Art-Identität 12
Arzneimittelgesetz 277, 292
Aufklärung 44, 282
Autonomie 61, 236, 237, 246, 253, 254, 257
Begriff der Gefahr 234
bioartifizielle Konstrukte 6, 7
Biodiversität 12, 183, 192
Bioethik-Konvention 287
Biokompatibilität 81
Biomaterialien 64, 80
Bioreaktoren 7, 73, 81, 86, 121, 124, 143
Biotechnologie 6, 7, 63, 80
Biozentrismus 8, 9, 102, 106, 109, 115, 136
Bundesseuchengesetz 276
Chimäre 181
Chimären 270, 271
Chimärismus 143, 170, 243, 248
Ciclosporin 168
Codex Veterinarius 183
Datenschutz 259
Deklaration von Helsinki 281, 291
Diabetes 131
Diabetes mellitus 39, 41, 46
Dialyse 39, 40, 41, 44, 51, 52, 55, 57, 61, 84, 306
DNA 194
DNA Mikroinjektion 184
DNA, mitochondriale 190
Ebola-Virus 207
Einwilligung 282, 283, 292

Einzelversuche 280
Embryonenschutzgesetz 271
Endothelzellen 125, 130, 147, 149, 150
Enzyme 121, 124, 126, 129
Ethik 241, 251
Ethikkommissionen 283
Europäische Kommission 285
Evolution 118, 126, 244
Freiheit 246, 259
Fremdnützigkeit 257
Genetik
  genetische Manipulation der Quellentiere 92
  genetische Manipulationen des Tieres 94
Genexpression 178
Genkonstrukt 179, 180, 181, 191
Genom 175, 176, 178, 180, 181, 232
Gentechnik 175
Gentechnikgesetz 133
Gentransfer 12, 175, 176, 177, 178, 179, 180, 182, 191
  somatischer Gentransfer 180, 181, 183
Gerechtigkeit 262, 264
Gerechtigkeitsprinzip 104, 107
Gleichheitsprinzip 102, 104, 113
gnotobiotisch 298
Heilversuch 18, 256, 258, 280, 292
Heilzweck 17, 256
Herpesvirus 205
Herz, künstliches 63
Herz, künstliches 42
Herzklappenersatz 76
Herztransplantate, xenogene 97
Herztransplantation 39, 55, 85, 95
Histoinkompatibilität 158
HIV-Infektion 48, 86, 207
Hormone 121, 124, 126, 127, 128
Humanexperiment 17, 256, 258
Identität 16, 241, 246, 247, 249, 250
Immunabwehr 161
Immundefizienz 166
Immunisolation 161
Immunität 140
Immunmechanismen 173
Immunogenität 153
Immunologie 139, 140, 173
Immunprivilegierung 160, 161
Immunreaktionen 166
Immunsuppression 11, 124, 166, 168, 182, 187, 193, 215, 222, 228, 232
Immunsuppressiva 132, 153, 174
Immunsystem 139, 141, 143, 169, 231
Immuntoleranz 11, 141, 143, 166, 173, 174
Implantat, künstliches 77
in vitro kultivierte Zellen 68
Infektion 50, 227, 229, 232, 238, 282, 292
Infektionen 135
Infektionen, chronische bakterielle 48
Infektionsrisiko 92
Infektionsrisiko 233, 235, 236, 237, 254, 259
informed consent 15, 17, 237, 238, 256, 257, 264
Inseltransplantation 49
Ischämiezeit 58
Keimbahn 175, 179, 180, 183, 190
Kerntransfer 175, 188, 190, 191
Klon 187
Klonierung 10, 12, 92, 137, 175, 176, 177, 180, 187, 188, 189, 191
Klonierung 297
kollektiver informed consent 257
Komplement
  Komplementaktivierung 198
  Komplementinhibition 197
  Komplementlyse 198
  Komplementreaktion 199
  Komplementregulationsproteine 197
  Komplementsystem 199
Komplementaktivierung 149

Komplementaktivierungs-Kaskade 184
Komplementsystem 184
Konstrukte, bioartifizielle 93
Konstrukte, bioartifizielle 63, 77, 80
Kosten der Xenotransplantation
  Folgekosten 301
  Gestehungskosten 298
  Haltungskosten 298
  Kosten 295, 297, 300
  Kostenanalyse 295, 302
  Produktionskosten 300
  Transplantationskosten 301
Kosten-Nutzen-Abwägung 295
Kunststoffe 66
Langerhans'sche Inseln 130
Lebendspende 5, 42, 47, 52, 55, 57
Lebenserhaltung 99, 110
Lebensrettung 136, 252, 253, 255, 265, 266
Lebensschutz 17, 60, 253, 255, 259, 263
Leber 124, 132
Leber, künstliche 99, 121
Leberkoma 126
Leberlappenspende 55, 57
Lebern, extrakorporale 86
Lebertransplantation 45, 50, 86
Leberversagen 47
Leberversagen 125
Leberzirrhose 44, 48, 52
Leidensverminderung 99, 110, 136
Leidverminderung 253, 266
Manipulationen, transgene 98
Marburg - Virus 207
Materialien, biokompatible 40
Matrices, extrazelluläre 64, 69, 76, 77
Menschenwürde 60, 94, 241, 245, 246
Mikrochimärismus 214
Modifikation, genetische 290
Monitoring 14, 16, 135, 228, 237, 259, 267
Moral 104, 107, 108, 109, 251
  moralische Gemeinschaft 105, 108
  moralischer Status 101, 103, 104, 105, 107, 108, 111, 112, 114, 115, 136
  Subjekt/Objekt von Moral 108, 109, 114
Morbus Parkinson 143
Mutation 190
Natur 243, 244, 249, 250
naturalistischer Fehlschluss 244
Natürlichkeit 241, 242, 243
Niere 39, 40, 41, 44, 46, 49
  künstliche Niere 44, 47, 51, 54, 55
Niere, künstliche 99
Nieren 78, 122, 132
  künstliche Nieren 63
Nierenkrankheiten, chronische 39, 44
Nutzen-Risiko-Abwägung 235, 281, 291
Organhandel 59
Organmangel 40, 61, 99, 251
Organquelle 112, 115, 136, 250
Organspende, postmortale 5, 40, 47, 52, 53, 54, 55, 56, 58
Organspender 250
Organ-Spender 111
Pandemie 14
Pankreasinseln 187
Pankreasteilentnahme 57
Pankreastransplantation 44, 46, 49
Pathozentrismus 8, 9, 103, 104, 106, 108, 109, 112, 115, 116, 136
Patientenaufklärung 47, 100
Perfusion, extrakorporale 164
Persönlichkeitsrechte 259
PERV 228, 229, 231, 232, 296
PERVs
  endogene Retroviren 14
  porcine Retroviren 13
Physiozentrismus 244
Porcine Enteroviren 213
Porcine Pestiviren 213
Prävention 37, 38, 40, 61

Präventionsmaßnahmen 16
Primaten 84, 85, 129, 137
Qualitätskontrolle 135
Quallitätskontrolle 267
Retroviren 202, 203, 204, 215, 216, 217, 218, 225, 229, 231, 271, 276
Risiko 15, 227, 231, 232, 233, 234, 256, 259, 281, 286
Risikoabschätzung 228, 267
Risikobereitschaft 235, 236
Risikobewertung 133, 135, 227, 239
RNA 194
Schmerzempfindungsfähigkeit 105, 106, 107, 109, 110, 112
Schwein 119, 121, 127, 128, 131, 134, 135, 136
Schweine 95
Schweine, transgene 184, 186
Schweineherz 121, 127
Schweineleber 73, 86, 120
Schweinelebertransplantation 126
Schweineniere 124, 128
Schweineviren 227
Selbstbestimmung 15, 16
Selbstbestimmungsrecht 61, 235, 236, 237, 244, 245, 253, 257, 259
Spendebereitschaft 255
Speziesismus 106, 113
SPF-Status 134, 135, 136, 223, 296, 297
Stammzellen 6, 7, 69, 70, 71, 72, 80, 176, 181, 189
System, diskordantes 86, 90, 95, 174
System, konkordantes 90, 97
System, konkordantes 137
Systeme, extrakorporale 63, 79
Taxonomie 89, 90, 92, 94
Teillungentransplantation 57
Tierethik 8
Tierethikdiskussion 136
Tiergenom 270, 275
Tierhaltung 137
  SPF-Status 132
Tiernutzung 101, 107, 110
Tierquelle 137
Tierschutzgesetz 110, 111, 132, 137
Tierversuch 112
tissue engineering 6, 7, 64, 66, 81
Toleranzerzeugung 2, 54
Tötung von Tieren 104, 106, 115, 116, 136
transgene Schweine 12, 297, 298, 299, 307
transgene Tiere 83, 93, 132, 133, 134, 135, 175, 183, 184
transgenes Tier 275
Transplantationsgesetz 61
Transplantationskodex 58
Überbrückung (bridging) 164
Verkapselung 74, 76, 80, 81, 161
Versuchstiere 132
Verteilungsgerechtigkeit 54, 252
Viren 227, 228, 229, 231, 233
Viren, humanpathogene 207
Viren, persistente 201
Virolyse 194, 196, 198, 200, 232
Wirtszellengenom 201, 203
Xenotransplantat 277, 278
Xenotransplantations-Definition
  therapeutisches Konzept 88, 89, 98
  tierexperimentelles Konzept 88, 91, 92, 98
Xenozoonose 193, 207
Zellkern-Transfer 72
Zelltransplantate 151
Zellyse 195
zoonotisch 207, 227, 228

Personenregister

Abels 247
Abouna 86
Ach 111
Aebischer 124
Alexis Carrel 7
Allan 210
Altner 182, 244
Alwayn 164
Artrip 150
Auchincloss 151, 153, 154, 158, 161, 170
Avgoustiniatos 160
Baby Fae 85, 97
Bach 160, 165, 166, 236, 237
Bachmann 90
Bader 73, 74, 77
Baily, L. 85, 95, 96
Banerjee 158
Banse 234
Barker 160
Barnard, C. 85
Bartholomew 168
Bechmann 234
Becker 285
Beckmann 101, 241, 243, 246, 247, 248, 249, 250, 251, 252, 253, 267
Benda 153
Bentham, J. 103, 113
Bergelson 221
Berger 68, 77
Berghella 69
Berkowitz 217
Besenfelder 186
Bhatia 70
Bhatti 159
Birchmeier 116, 182
Birnbacher 105, 117, 237
Böckle 256
Bosco 76
Bradley 172
Brasier 90
Breakefield 143
Breimer 163
Breitkreuz 163, 172
Brem 127, 179, 180
Breun 198
Briggs 188
Bruder 69
Brunkhorst 260, 261
Brüstle 71, 93
Bullinger 308
Bundesärztekammer 3
Bundesärztekammer 45, 48, 54, 59, 284
Bundesverfassungsgericht 59
Bunzel 52, 246, 261
Buonomano 146
Butler 209, 261
Byrne 159
Cairns 163
Calne 86, 89, 121
Calne, Roy 84
Campbell 189
Caplan 69
Carrel, Alexis 83
CDC 93
Chamberlain 105
Chant 208
Chen 158, 160
Cheng 172
Chentoufi 164
Chick 161
Child 46
Chua 207

Cibelli 189
Clement-Sengewald 189
Coe 187
Coffin 202, 204, 234
Cohen 111, 187
Colas 170
Colton 160
Cooley, Denton 85
Cooper 148, 149, 165, 258
Cooper, D. 95
Corbet 204
Cornetta 231
Cowen 159
Cozzi 159
Cyran 277, 285
Daar 238, 241, 255
Dalmasso 165
Dawkins 105
de Vos 74
Deglon 160
Dehoux 164
Deng 246
Denner 204
Desille 164
Deutsch 280
Diamond 197
Donahue 229, 231, 232
Dorig 221
Dorling 152, 153, 165
Drees 246
Duke 161
Dupré 90
Eaglstein 77
Ehlers 206
Eigler 40, 56, 59
Eldregde 90
Elepfandt 245
Embley 90
Engels 101, 234, 241, 247, 252, 255, 263, 264, 267
Ereshefsky 90
Erhard 55
Erikson 247
Eser 256
Europarat 285
Evans 73
Eyre-Walker 232
Falanga 77
Faustman 187
Fecke 199
Ferber 77, 79
Fields 201, 202, 205, 206
Fineberg 235, 236, 237
Fleischer 56, 83
Flury 107
Freed 73
Frey 105, 114
Frick 252
Friedman 153
Futuyma 90
Galili 129, 151
Gao 204
Garcia 53
Geertsma 56
Gelbmann 229, 231
Gerber 94
Gerlach 73
Gerson 69
Gethmann 234, 235, 247
Ghiselin 90
Gourlay 151
Gradner 212
Greiner 262
Guan 73
Günther 270, 271
Günzburg 231
Gutmann 90, 91
Habermas 250
Halpin 207
Hammer 120, 179
Haraguchi 204
Hardy 85, 120
Haußer 249
Haverich 260, 261
Hayflick 190
Heald 151
Health Canada 291
Helmchen 256
Heneine 143, 211
Herre 119
Heywood 90
Hillebrand 101

Ho 228
Höffe 111
Honnefelder 101, 249
Hopt 46
Horellou 143
Horwitz 69
Hu 217
Hubbell 64
Hughes 74
Hull 90
Hunt 308
Hüsing 234, 241, 252
Ierino 150, 158
Illmensee 188
Imutran 98
Isacson 143
Isobe 187
Jaboulay, Mathieu 84
Jaeger 261
Janich 90
Jauregui 73
Jetzt 217
Ji 172
Kaiser 270, 271
Kant 114, 250
Kato 190
Kaufman 73
Kazazian 232
Keightley 232
Keller 72, 270, 271
Kelly 152
Kernstock-Jörns 248
Kessinger 69
Kim 76
Kimikawa 168
King 188
Kiper 269
Kirk 173
Kirkman 122
Kitcher 90
Klein 224
Kloepfer 272
Kloesel 277, 285
Koch 237, 256
Kohlmann 308
Kohn 64
Korbutt 151
Korsgren 151
Koyamada 165
Kozlowski 171, 172
Krebs 101, 244
Kremer 68, 77
Kroshus 197, 200
Kühtreiber 74
Kulseng 161, 162
Küsswetter 66
Kuznetsov 218
Kwiatkowski 150
Lachmann 264
Laing 300, 301
Lambrigts 148, 164, 165, 166
Lanza 74, 161
Lanzerath 101, 243
Larsson 160
Laus 164
Lechler 152, 153
Lehnert 173
Leib-Mösch 216
Lenschow 172, 187
Levy 164
Lie 86
Lieber 205
Liebert 202
Lin 153, 165, 172, 197
Linsley 187
Loeb 83
Logan 159
Lorz 276
Love 63
Löwer 212
Luhmann 234, 235
Macchiarini 144
Magnus 90
Makowka 86
Mallet 143
Mandel 152
Manns 44
Markowka 120
Martin 205, 218
Martins-Green 64
Matzinger 173
Maurer 249

Maury 202
Mayr 90
McCarthy 241
McKane 163
McKay 71
McKenna 308
McKenzie 150, 151, 197, 200
Mead 247
Medawar 168
Meehan 210
Meng 211
Menrad 252
Mettenleiter 206
Meuter 264
Michler 96
Migunova 218
Mirenda 151
Miyatake 165
Moda 76
Mohacsi 260
Moran 232
Morita 214
Mravak 210
Müller 277, 281
Müller-Ruchholtz 153, 168, 169, 170
Nagel 303, 304
Naniche 221
Nashan 261
Nature Medicine 266
Naughton 77
Neuhof 84
Nicholson 260
Nida-Rümelin 110, 234, 238, 275
Niechzial 302, 303, 304
Nikolic 170
Nomura 124
Norin 197, 200
O'Grady 47
Ohdan 172
Olsen 64
Orth 39
Otto 86
Owen 168
Pachence 64
Palmetshofer 148, 150
Paradis 214, 215, 224
Parker 187
Pathak 217
Patience 211, 217
Patzig 111
Payer 56
Pearse 146
Pepin 202
Perelson 228
Peterman 233
Petersen 71
Pichlmayr 55, 276, 304
Platt 90, 95, 146, 149, 151, 152, 159, 163, 187
Plessner 248
Pollock 64
Pollok 162
Preece 105
Prentice 113, 241
Princeteau 84
Pugh 46
Quante 248, 258, 263
Raab 260, 261
Rathjen 143
Reemtsma, Keith 84
Regan 101, 106, 110
Reichenbach 185
Reid 69, 225
Reiß 252
Renner 229, 231
Rescher 234
Reynolds 71
Ricken 106
Robl 189
Robson 130, 150
Rogers 162
Rohwedel 73
Rose 172
Rosenau 277
Rossi 272
Rota 208, 219
Rother 198
Rydberg 163
Saadi 149
Sablinski 171, 172

Sachs 151, 153, 154, 158, 161, 170, 171
Sadeghi 87
Salmons 229, 231
Salvetti 39
Sandrin 150, 159, 187
Sarich 126
Sasaki 150, 158
Satake 153
Sato 165
Saxton 166
Schäfers 39
Schaupp 256
Schedel 180
Scheding 70
Scheld 246
Schildhauer 66
Schippers 69
Schlitt 249, 260, 261, 262
Schmidt 261
Schmöckel 120
Schmoeckel 159
Schön 124
Schopenhauer, A. 103
Schreiber 270, 280
Schulenburg 306
Schumpelick 66
Schweitzer 102
Seebach 151
Selvey 207
Shamblott 73
Sharma 187
Sharp 69
Sheil 93
Shen 155
Shinoka 76
Shustik 215
Sickmüller 285
Siebers 161
Siep 243
Simeonovic 151, 152, 153
Sims 189
Singer 101, 103, 104, 105, 106, 113, 114
Smyth 152
Snodgrass 72
Soares 160
Somerset 281
Spemann 188
Stackebrandt 90
Staehelin 128
Starzl 85, 86, 119, 121, 215
Steinborn 191
Steinhoff 77
Stern 235
Stevens 90
Stewart 73
Stoye 211, 228, 234
Streilein 160
Strokan 158
Strübing 73
Sykes 170
Takahashi 71
Takeuchi 196, 211, 228, 231
Tanemura 159
Taniguchi 146
Temin 218
Teschner 66
Teutsch 102, 103, 104
Thall 159
Thomas 143
Thompson 260
Thomson 73
Tiller 260
Tischer 210
Todero 205
Trautwein 44
Tsubota 71
Tucker 206
Uchida 153
Ullmann, Emerich 84
Unger, Ernst 84
Urich 92
v.d.Pfordten 275
Vacanti 64, 76
van Schilfgaarde 74
Vanhove 166
Veatch 262
Vesting 277, 281, 284
Vitek 207
von der Pforten 110
von Loeper, E. 110

Vunjak-Novakovic 73
Wachsmuth 270
Walz 49
Waneck 151
Ward 221, 260
Warnock 109
Weinhold 119
Weiss 71, 204, 234
Wells 190, 207
West 119, 281
White 89, 98, 121, 186
Widner 143
Wiestler 71, 93
Willadsen 189, 191
Williams 74, 90
Wilmut 189
Wilson 211
Wintermantel 66
Wobus 73
Wolf, J.C. 101, 103
Wolf, U. 101, 103, 104, 109
Wolfslast 277
Wolters 183, 245
Wrangham 204
Wright 241
Wu 170
Xenotransplantation Association 93
Xu 153, 154
Yamada 153
Yi 153
Young 68, 207
Zaidi 122, 159
Zakhartchenko 189
Zawada 143
Zhang 218, 228, 229, 232
Zhao 170
Zielinski 161

Autorenverzeichnis

Beckmann, Jan P., Professor Dr. phil., Studium der Philosophie, Sprach- und Literaturwissenschaften in Bonn und München, Postdoctorate an der Universität Yale, Promotion und Habilitation in Philosophie Universität Bonn. Professor und Gf. Direktor des Instituts für Philosophie, FernUniversität Hagen. 1986 Ruf an die Universität Bamberg (abgelehnt). Gastdozenturen: Yale University, Bonn, Oxford, Münster, Essen. Lehrauftrag für Medizinische Ethik: Medizin. Fakultät, Universität Essen. Mitglied des Direktoriums des Instituts für Wissenschaft und Ethik Bonn/Essen und des Deutschen Referenzzentrums für Ethik in den Biowissenschaften, Bonn. Arbeitsgebiete: Erkenntnis- u. Wissenschaftstheorie, Metaphysik, antike u. mittelalterl. Philos., Ethik in den Biowissenschaften, speziell Medizinische Ethik. Anschrift: FernUniversität Hagen, Institut für Philosophie, Feithstraße 140/AVZ II, 58084 Hagen

Brem, Gottfried, Professor Dr. med. vet., Dr. habil., Dr. h.c. Studium der Veterinärmedizin, Agrarwissenschaften und Wirtschaftswissenschaften an der Ludwig-Maximilians-Universität München. Promotion 1979, Habilitation 1985. Nach Professur in München und Rufen nach Kiel u. Hannover seit 1993 Professor und Vorstand des Instituts für Tierzucht und Genetik der Veterinärmedizinischen Universität Wien, seit 1994 Leiter der Abt. Biotechnologie des Interuniversitäts-Instituts für Agrobiotechnologie (IFA) Tulln und seit 1997 Direktor des Ludwig-Boltzmann-Instituts für Cyto-, Immuno- u. Molekulargenetische Forschung. Martin-Lerche-Forschungspreis, Uovo d'Oro. Anschrift: Veterinärmedizinische Universität Wien, Institut für Tierzucht und Genetik, Veterinärplatz 1, A-1210 Wien

Eigler, Friedrich-Wilhelm, Professor Dr. med., Studium der Medizin in Marburg, Freiburg, München und Gießen. Chirurgische Weiterbildung in Köln Merheim und Köln-Lindenthal. Habilitation für das Fach Chirurgie 1967 an der Albertus-Magnus-Universität zu Köln. Seit 1971 Professor für Allgemeine Chirurgie am Universitätsklinikum Essen, seit August 1997 emeritiert. Vorsitzender des Wissenschaftlichen Beirates des Instituts für Wissenschaft und Ethik der Universitäten Bonn und Essen. Arbeitsgebiete: Transplantationsmedizin, gastroenterologische und onkologische Chirurgie sowie Ethik in der Medizin. Anschrift: Sundernholz 13, 45134 Essen

Günzburg, Walter H., Professor Ph. D., Dr. rer. nat. habil., Studium der Biologie an der Universität Birmingham/England. Ph. D. am Institut für Genetik, Forschungszentrum Karlsruhe und Imperial Cancer Research Fund, London/England.

Habilitation für Genetik an der Ludwig-Maximilians-Universität, München. Professor und Vorstand des Instituts für Virologie der Veterinärmedizinischen Universität Wien. Mitglied der Kommission "Somatische Gentherapie" der Bundesärztekammer, Köln. Arbeitsgebiete: Regulation der Genexpression von Retroviren, Gentherapieansätze für solide Tumoren, Entwicklung von retroviralen Vektoren. Anschrift: Veterinärmedizinische Universität Wien, Institut für Virologie, Veterinärplatz 1, A-1210 Wien

Hammer, Claus, Professor Dr. med. Dr. med. vet., Studium der Tiermedizin und Medizin an der Ludwig Maximilians-Universität in München, Habilitation für experimentelle Chirurgie, Universität München, Professor für chirurgische Forschung an der Universität München. Gastdozenturen an den Universitäten Nairobi und Montreal, Sekretär der Europäischen Gesellschaft für Organtransplantation (ESOT), Treasurer der internationalen Gesellschaft für Transplantation. Mitglied des Ethikbeirates „Xenotransplantation“ bei der Bundesärztekammer. Arbeitsgebiete: Xenotransplantation, Transplantationsimmunologie. Anschrift: Klinikum Großhadern, Institut für Chirurgische Forschung, Marchionistraße 15, 81366 München

Müller-Ruchholtz, Wolfgang, Professor Dr. med. Dr. med. dent. Dr. med. h.c., Studium der Medizin und Zahnheilkunde an den Universitäten Mainz, Innsbruck, Köln, Paris und Düsseldorf. 1966 Habilitation für Immunologie und Medizinische Mikrobiologie an der Universität Kiel. 1968 Visiting Full Professor an der State University of New York in Buffalo. 1970 Professor, 1980 Professor und Direktor des neugegründeten Instituts mit Lehrstuhl für Immunologie der Universität Kiel. 1973-1987 Stellvertretender Sprecher des Sonderforschungsbereichs 111 der Deutschen Forschungsgemeinschaft. 1982 und 1986 Ablehnung von Rufen in die USA. Seit 1995 Emeritus. Arbeitsgebiete: Allgemeine Immunologie, insbesondere Transplantationsimmunologie, Allgemeine Vakzinologie. Anschrift: Klinikum der Universität Kiel, Institut für Immunologie, Brunswikerstraße 4, 24105 Kiel

Neumann-Held, Eva, Dr. rer. nat. Dipl.-Biol., Studium der Biologie an der Ruhr-Universität Bochum. 1985 Promotion. Mehrjährige Forschungsaufenthalte als Postdoc an den Carlsberg Laboratorien (Kopenhagen) und an der Texas A&M University, USA. Studium der Philosophie an der Ruhr-Universität Bochum. Z. Zt. Forschungsprojekt „Genom und Organismus. Philosophische Interpretation der Entwicklungsbiologie“ gefördert von der Stiftung MGU, Universität Basel. Seit April 1998 wissenschaftliche Mitarbeiterin der Europäischen Akademie zur Erforschung von Folgen wissenschaftlich-technischer Entwicklungen Bad Neuenahr-Ahrweiler GmbH, Projektleiterin „Xenotransplantation“. Arbeitsgebiete: Philosophie der Biologie und Wissenschaftstheorie. Anschrift: Europäische Akademie GmbH, Wilhelmstraße 56, 53474 Bad Neuenahr-Ahrweiler

Schreiber, Hans-Ludwig, Professor Dr. jur. Dr. jur. h.c. Dr. med. h.c., Studium der Rechtwissenschaften und der Philosophie in Bonn und München, 1956 erste und 1962 zweite Juristische Staatsprüfung, 1962 bis 1966 Richter in Niedersachen,

1965 Promotion zum Dr. jur. in Bonn, dort 1970 Habilitation in den Fächern Strafrecht, Strafprozessrecht und Rechtsphilosophie, 1971 Professur in Bonn für die genannten Fächer. Rufe nach Hannover, Bielefeld, Mannheim und Freiburg abgelehnt. 1972 Professor für Strafecht und Allgemeine Rechtstheorie in Göttingen und Direktor des Instituts für Medizinrecht; 1981-1983 Vizepräsident der Universität Göttingen, 1987 bis 1990 Staatssekretär im Niedersächsischen Ministerium für Wissenschaft und Kunst, 1989 bis 1994 Vorsitzender und zwischen 1994 und 1999 stellvertretender Vorsitzender des Kuratoriums der Volkswagen-Stiftung. 1992-1998 Präsident der Georg-August-Universität Göttingen. Arbeitsgebiete: Strafrecht, Strafrechtsforschung, Rechtsphilosophie und Medizinrecht. Anschrift: Juristisches Seminar der Universität Göttingen, Platz der Göttinger Sieben 6, 37073 Göttingen

In der Reihe *Wissenschaftsethik und Technikfolgenbeurteilung* sind bisher erschienen:

Band 1: A. Grunwald (Hrsg.) Rationale Technikfolgenbeurteilung. Konzeption und methodische Grundlagen, 1998

Band 2: A. Grunwald, S. Saupe (Hrsg.) Ethik in der Technikgestaltung. Praktische Relevanz und Legitimation, 1999

Band 3: H. Harig, C. J. Langenbach (Hrsg.) Neue Materialien für innovative Produkte. Entwicklungstrends und gesellschaftliche Relevanz, 1999

Band 4: J. Grin, A. Grunwald (Eds.) Vision Assessment. Shaping Technology for 21st Century Society, 1999

Band 5: C. Streffer et al., Umweltstandards. Kombinierte Expositionen und ihre Auswirkungen auf den Menschen und seine natürliche Umwelt, 2000

Band 6: K.-M. Nigge, Life Cycle Assessment of Natural Gas Vehicles. Development and Application of Site-Dependent Impact Indicators, 2000

Band 7: C. R. Bartram et al., Humangenetische Diagnostik. Wissenschaftliche Grundlagen und gesellschaftliche Konsequenzen, 2000

MIX
Papier aus verantwortungsvollen Quellen
Paper from responsible sources
FSC® C105338

If you have any concerns about our products,
you can contact us on
ProductSafety@springernature.com

In case Publisher is established outside the EU,
the EU authorized representative is:
Springer Nature Customer Service Center GmbH
Europaplatz 3, 69115 Heidelberg, Germany

Printed by Libri Plureos GmbH
in Hamburg, Germany